In der Zahnarztpraxis
Prüfungsvorbereitung Teil 1

Autorinnen und Autoren
Dr. Bernhard Alfter, Waltraud Hollstein,
Albert Mergelsberg, Dr. Dr. Brigitte Nestle-Oechslin,
Susanne Weiß

In Zusammenarbeit mit der Verlagsredaktion

Cornelsen

In der Zahnarztpraxis
Prüfungsvorbereitung Teil 1

Redaktion:
Dr. Franz Schaller

Außenredaktion:
Dr. Angelika Fallert-Müller

Redaktionelle Mitarbeit:
Carla Junghans

Rechte und Lizenzen:
Gertha Maly

Umschlaggestaltung:
Ungermeyer, Berlin

Titelfoto:
mauritius images/Bruno Kickner

Layoutkonzept:
Ungermeyer, Berlin / Rosendahl, Berlin

Layout / Technische Umsetzung:
PER MEDIEN & MARKETING GmbH, Braunschweig

www.cornelsen.de

1. Auflage, 2. Druck 2025

Druck: Mohn Media Mohndruck, Gütersloh

ISBN 978-3-06-452396-8

Vorwort

Liebe/-r Auszubildende/-r,

für alle Auszubildenden, die ab 2022 ihre Ausbildung begonnen haben, gilt eine neue Verordnung über die Berufsausbildung zum/zur Zahnmedizinischen Fachangestellten und somit auch eine neue Prüfungsordnung.

Die neue Abschlussprüfung besteht nun aus zwei Teilen, die jeweils an verschiedenen Abschnitten der Ausbildung geprüft werden. Da beide Prüfungsteile zum Gesamtergebnis beitragen, spricht man auch von einer gestreckten Abschlussprüfung.

Teil 1 der gestreckten Abschlussprüfung findet im 4. Ausbildungshalbjahr statt und umfasst alle Inhalte, die im Ausbildungsrahmenplan der Ausbilderinnen bzw. Ausbilder für die ersten 18 Monate genannt sind. Im Rahmenlehrplan der Berufsschule entspricht dies den Lernfeldern 1 bis 7.

Die Abschlussprüfung Teil 1 umfasst die folgenden zwei Prüfungsbereiche:

- **Prüfungsbereich 1:** „Durchführen von Hygienemaßnahmen und Aufbereiten von Medizinprodukten" mit einer Dauer von 60 Minuten. Der Anteil an der Abschlussnote beträgt 25 %. Die Inhalte werden im Wesentlichen im Unterrichtsschwerpunkt Behandlungsassistenz im Lernfeld 3 vermittelt und praxisbezogen in der jeweiligen Zahnarztpraxis.
- **Prüfungsbereich 2:** „Empfangen und Aufnehmen von Patientinnen und Patienten" (nicht zu verwechseln mit Lernfeld 2) mit einer Dauer von 60 Minuten. Der Anteil an der Abschlussnote beträgt 10 %. Die Inhalte werden in den Unterrichtsschwerpunkten Behandlungsassistenz (Lernfeld 1 bis 7) sowie Praxisorganisation und zahnärztliche Abrechnung vermittelt sowie praxisbezogen in der jeweiligen Zahnarztpraxis.

Die Abschlussprüfung Teil 2 findet am Ende der Berufsausbildung statt.

Dieses Buch soll Sie während der Vorbereitung auf den ersten Teil Ihrer Abschlussprüfung unterstützen. Die prüfungsrelevanten Inhalte sind in konzentrierter Form zusammengestellt und sollen Ihnen das Wiederholen und Lernen erleichtern.

Anhand der zahlreichen programmierten Aufgaben (z. B. Multiple-Choice- oder Zuordnungsaufgaben) können Sie Ihr erworbenes Wissen überprüfen und anwenden. Auf diese Weise üben Sie auch diese Form der Fragestellung, die einen großen Anteil der Prüfungsfragen ausmachen wird.

Wir wünschen Ihnen viel Kraft und Energie für eine gute Vorbereitung und viel Erfolg für den ersten Teil Ihrer Abschlussprüfung.

Verbesserungsvorschläge und Anregungen senden Sie bitte an: service@cornelsen.de

Dr. B. Alfter und A. Mergelsberg für die Autorinnen und Autoren November 2023

Hinweis der Redaktion: Im Sinne der Geschlechtergerechtigkeit werden in diesem Buch die weibliche und die männliche Form abwechselnd verwendet. In der Regel sind damit immer alle Geschlechter gemeint.

Inhalt

Einführung: Tipps zur Prüfungsvorbereitung

Das vorliegende Buch soll Ihnen bei der Vorbereitung auf die Abschlussprüfung Teil 1 mit den beiden Prüfungsbereichen 1 und 2 helfen.

Dieser erste Teil der schriftlichen Abschlussprüfung umfasst eine große Stofffülle aus den Bereichen Behandlungsassistenz, Leistungsabrechnung sowie Praxisorganisation und Verwaltung, die Sie bereits durch den Unterricht in der Berufsschule kennengelernt haben. Für eine erfolgreiche Prüfung müssen Sie für diesen Prüfungstag alle Ausbildungsinhalte der ersten 18 Monate Ihrer Berufsausbildung vorbereiten.

Hier finden Sie Tipps, um diese Aufgabe gut zu lösen:

Merke

- Erstellen Sie sich einen **Lernplan**, der die Inhalte aller Fächer und den Zeitbedarf des Vorbereitens und Lernens umfasst.
- Verwenden Sie auch die **Lernmaterialien**, die Sie bereits während der Ausbildungszeit durchgearbeitet haben (z. B. Fachbücher, Arbeitsbücher, Arbeitsblätter, Klassenarbeiten und Lernkontrollen).
- Kontrollieren Sie Ihre Unterlagen auf Vollständigkeit und ergänzen Sie diese, falls erforderlich.
- Üben Sie die in ihrer Prüfung verwendeten **Fragearten** in der Vorbereitung (z. B. Multiple-Choice-Fragen, Zuordnungsaufgaben, ggf. freie Fragen).
- Beachten Sie die weiter unten aufgeführten Tipps zu Ihrem Verhalten vor und am Prüfungstag.

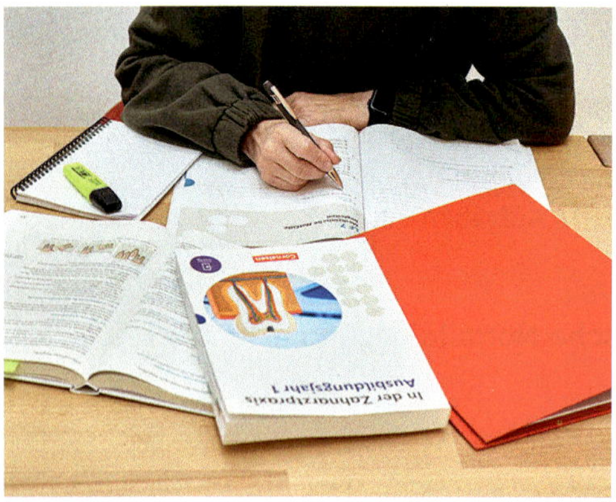

Die Vorbereitung auf die Prüfung ist ein aktiver Prozess.

Die Wochen vor der Prüfung: Strukturierung des Lernens

Was können Sie beitragen?

Die erfolgreiche Vorbereitung Ihrer Prüfung fordert von Ihnen ein hohes Maß an Selbstverantwortung.

Eigenständiges und selbstorganisiertes Arbeiten wird Ihnen vor der Prüfung helfen, da Sie sich in dieser Zeit relativ viel Stoff in verhältnismäßig kurzer Zeit aneignen müssen. Die zur Prüfungsvorbereitung verbleibende Zeit ist zudem begrenzt durch Ihre Arbeit in der Praxis und den Besuch der Berufsschule.

Genau deshalb ist es von besonderer Bedeutung, dass Sie der Vorbereitungszeit eine Struktur geben. Diese Struktur gliedert Ihre Vorbereitungszeit in Zeiten für die **Aneignung neuer Inhalte** und in Zeiträume für die **Wiederholung** des bereits Gelernten.

Der Lernplan

Bei der **Strukturierung des Lernens** hilft Ihnen ein einfacher Lernplan:

Merke

- Der **Lernplan** berücksichtigt Zeiten für die Aneignung des Stoffs und Zeiten der Wiederholung, um den gesamten Stoff stressfrei bewältigen zu können.
- Planen Sie ausreichend **Pausen** ein. Niemand kann konzentriert zehn Stunden am Stück lernen.
- Setzen Sie sich nur **realistische Ziele**. Der Lernplan muss abzuarbeiten sein, sonst droht Frustration. Berücksichtigen Sie also auch Tage, an denen Sie aus privaten oder beruflichen Gründen vielleicht nicht so viel schaffen können.
- Setzen Sie sich erreichbare **Zwischenziele**. – Damit verlieren Sie die Angst, nicht bis zum Termin fertig zu werden.
- Im Idealfall sind Sie so rechtzeitig fertig, dass Sie vor der Prüfung **noch eine Woche Zeit** haben, in der Sie nur wiederholen müssen.

Ihr individueller Lernplan sollte Zeiten für die Aneignung neuen Stoffs sowie für die Wiederholung des bereits Gelernten einräumen. Gleichzeitig zeigt er Ihnen, was Sie bereits geschafft haben und wo Sie sich noch bemühen müssen. Deshalb ist es sinnvoll, diesen Plan schriftlich zu erstellen.

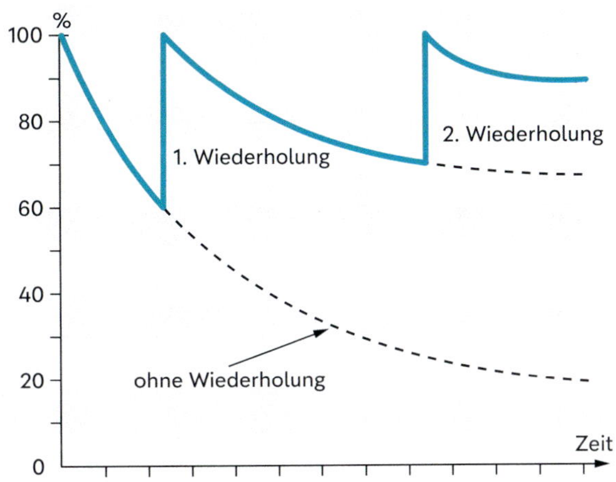

Um der Vergessenskurve entgegenzuwirken, sollten Wiederholungsphasen regelmäßig und häufig eingeplant werden.

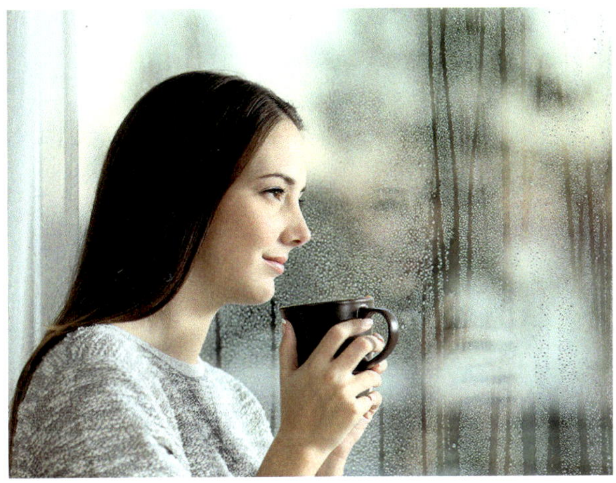

Ein Teil der Lernzeit sollte für Pausen verwendet werden.

Merke

- Die **Phasen der Aneignung** neuen Stoffs sollten möglichst **nach Einzelthemen** gegliedert verlaufen.
- **Schließen Sie ein Thema ab,** bevor Sie ein neues beginnen – es sei denn, die verschiedenen Bereiche sind inhaltlich so unterschiedlich, dass sie sich gegenseitig nicht „stören".

Wochenplan

	Montag	Dienstag	Mittwoch	Donnerstag	Freitag	Samstag	Sonntag
Vormittag		Schule Nadine u. Lara wg. Lerngruppe fragen					
Nachmittag		Schule				14.00–16.00 Wiederholung LF 5 bis einschl. Kariesfolgen	15.00–17.00 Wiederholung LF 5 Wurzelkanalbeh. + Abrechnung Check: Wo stehe ich? Nächste Lernwoche planen!
Abend	19.00–20.30 LF 5: Anatomie Kopf, Lokalanästhesie	18.30–20.00 LF 5: Pathologie der Entzündung	19.00–19.30 LF 5: Kariesfolgen	19.00–20.30 LF 5: Wurzelkanalbehandlungen	19.00–20.30 LF 5: Abrechnung (BEMA/GOZ)		

Das Lernen von inhaltlich ähnlichen Sachverhalten ist schwierig. Verknüpfen Sie also eher möglichst unterschiedliche Bereiche miteinander, wenn es sich aufgrund zeitlicher Enge nicht vermeiden lässt, mehrere Themen parallel zu bearbeiten: Lernen Sie nach der Anatomie des Unterkiefers lieber einen Bereich aus der zahnärztlichen Abrechnung als z. B. die Anatomie des Oberkiefers.

Ein Lernplan wie der hier dargestellte Beispiel-Wochenplan gibt Ihnen die Möglichkeit, solche Hindernisse im Vorfeld zu vermeiden, indem Sie zu Beginn der gesamten Lernphase festlegen können, in welcher Reihenfolge Sie welche Themen bearbeiten. Außerdem hilft Ihnen die systematische Auflistung dabei, den benötigten Zeitaufwand für die Vorbereitung genau abschätzen und gegebenenfalls rechtzeitig korrigieren zu können.

Der abgebildete Lernplan ist aber lediglich ein beispielhafter Ausschnitt! Die Abfolge der Inhalte, die Menge der Wiederholungen sowie die insgesamt veranschlagte Zeit sind von Prüfling zu Prüfling verschieden.

Nur ein individueller Lernplan ist ein guter Lernplan. Daher sollten Sie die Vorbereitungsphase nach Ihren Bedürfnissen und Möglichkeiten gestalten. Schauen Sie, wie viel tägliche Lernzeit sie realistischerweise erübrigen können, und planen Sie ausreichend Zeit für Wiederholungen ein.

Merke

- Nur ein individueller Lernplan ist ein guter Lernplan.
- Die **Wiederholungsphasen** sollten regelmäßig und häufig eingeplant werden. Auch wenn Sie in Ihrer Selbsteinschätzung ein Thema als „erledigt" abgehakt haben, heißt das auf keinen Fall, dass Sie sich nach einigen Wochen noch an die Inhalte erinnern. Auswendig gelerntes Wissen verblasst schnell, wenn man es nicht ständig anwendet. Oder es wird von neuen Inhalten überlagert.
- **Wiederholen Sie das bereits Gelernte** immer wieder – wenigstens einmal pro Woche –, sonst droht die Gefahr, dass Sie das zu Beginn oder in der Mitte Ihrer Vorbereitungsphase Angeeignete kurz vor der Prüfung vergessen haben.

Zeiten für die Wiederholung sollten Sie für die Phasen einplanen, in denen Sie das Tagespensum an neuem Stoff bereits abgearbeitet haben. Für den Abruf von bereits gelerntem Stoff benötigen Sie nicht ganz so viel Konzentration wie für das Verstehen von Neuem.

Für die Erstellung Ihres individuellen Lernplans heißt das: Je weiter Sie in der Vorbereitungsphase voranschreiten, desto mehr Zeit benötigen Sie für die Wiederholung. Der zu wiederholende Stoff wird also durch die Menge an vorher Gelerntem mit jedem Tag umfangreicher. Bedenken Sie dies bei der Berechnung von Lernzeiten!

Selbst kontrollieren und motivieren können Sie sich, indem Sie einzelne Wiederholungen zu zweit oder in Gruppen vornehmen. Hier kann z. B. ein Prüfling den anderen abfragen. Das hat den Vorteil, dass Sie sich im Vorfeld verpflichten, bis zu einem bestimmten Termin mit einem gemeinsam vereinbarten Thema fertig zu sein. Außerdem kann es mehr Spaß machen, als immer nur allein zu lernen.

Wenn Sie einzelne Themen wiederholen, erhöhen Sie den Lerneffekt, indem Sie nicht einfach nur in einem Fachbuch lesen, sondern aktiv mit den Büchern arbeiten. So können Sie z. B. beim wiederholten Bearbeiten der Fragen in diesem Buch die beiden rechten Spalten mit einer Karteikarte abdecken und sich auf diese Weise bereits beim Wiederholen selbst überprüfen.

Lernen und wiederholen Sie mit dem Buch an unterschiedlichen Orten, z. B. im Wohnzimmer, im Schlafzimmer, in der Praxis, im Klassenraum, im Park, in der Bibliothek. Gelernte Inhalte können in der Prüfung besser abgerufen werden, wenn die vorherige Lernumgebung der Prüfungsumgebung ähnelt. Da dies selten der Fall ist, verbessern Sie durch Lernen an verschiedenen Orten die Abrufleistung, weil Sie Ihr Gehirn damit „unabhängig“ von einer einheitlichen Umgebung machen.

Finden Sie für sich heraus, wie Ihr optimaler Lernplatz aussieht. Ein Zuviel an störenden Reizen ist lernhinderlich.

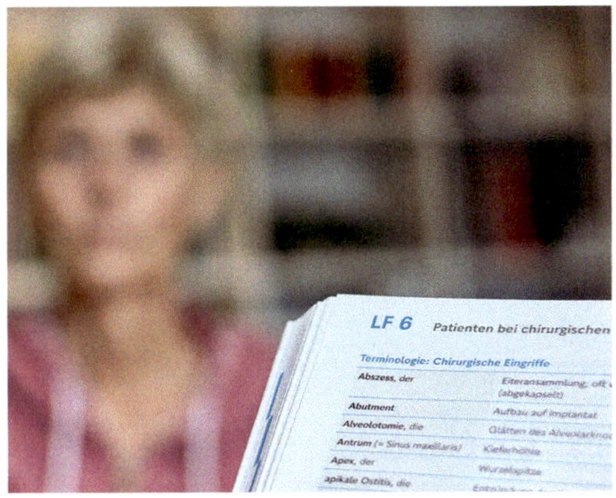

Gegenseitiges Abfragen hilft bei der Kontrolle des Kenntnisstandes.

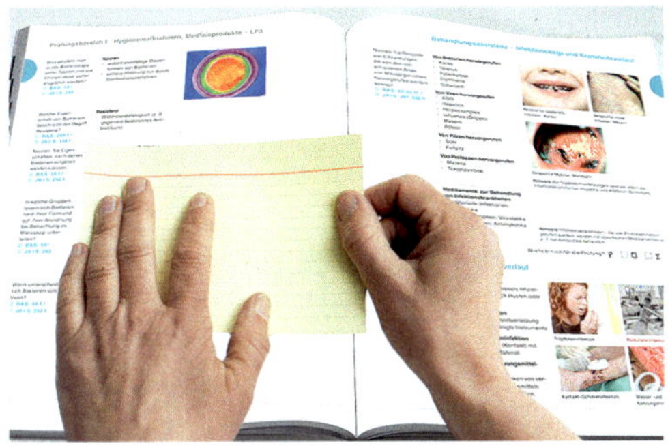
Lösungsvorschläge zunächst abzudecken und erst später mit den eigenen Antworten zu vergleichen ist eine Variante selbstgesteuerten aktiven Lernens und verbessert den Behaltenseffekt.

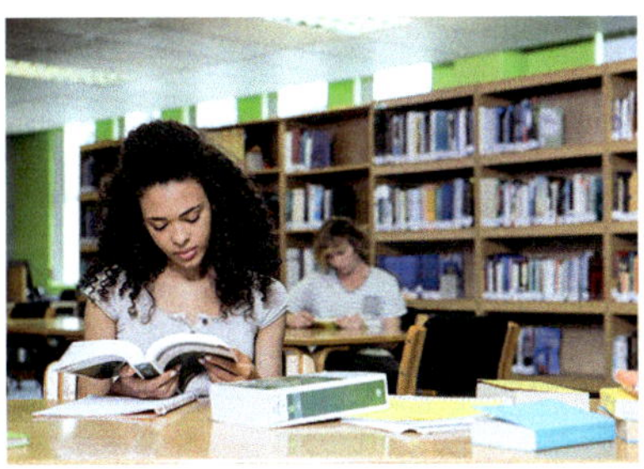
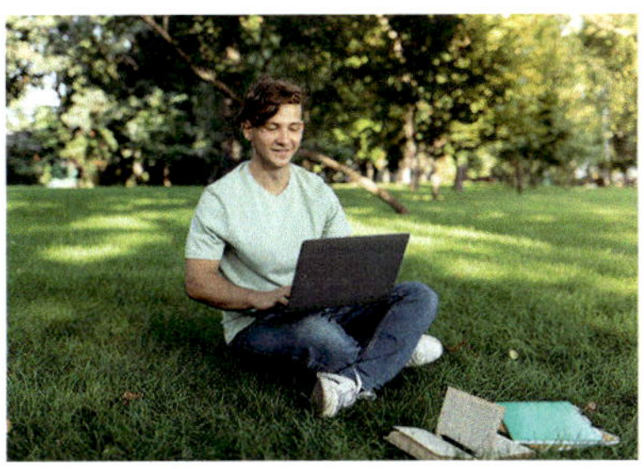
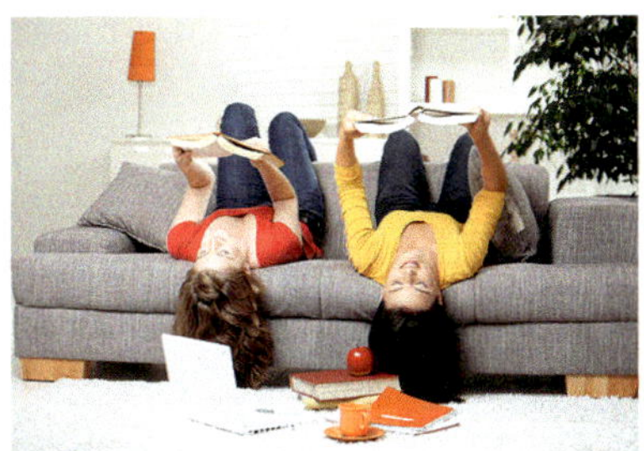
Lernen in verschiedenen Situationen, an unterschiedlichen Orten und im Team

Was kann das Buch beitragen?

In diesem Buch finden Sie die prüfungsrelevanten Inhalte für den ersten Teil der Abschlussprüfung aus den Bereichen Behandlungsassistenz, Leistungsabrechnung sowie Praxisorganisation und Verwaltung.

Die Anordnung der Lerninhalte erfolgt entsprechend den Lernfeldern, die Sie aus dem Unterricht der Berufsschule bereits kennengelernt und bearbeitet haben. Verweise auf die Schulbücher erleichtern Ihnen zudem die Orientierung, falls Sie ein bestimmtes Themengebiet noch einmal ausführlicher nachlesen möchten.

In jedem Lernfeld werden im **ersten Teilkapitel** zunächst die Lerninhalte fachsystematisch strukturiert in Form von Fragen und Antworten dargestellt. Dieser Abschnitt dient dem Lernen der Prüfungsinhalte und soll Ihnen das notwendige **Prüfungswissen** vermitteln. Die Antworten auf mögliche Fragestellungen erfolgen übersichtlich in Stichpunkten und werden durch geeignete Abbildungen ergänzt.

Für ein erfolgreiches Bearbeiten dieser „Wissenspakete“ hier noch einige Tipps:

Merke

- Bearbeiten Sie die Lerninhalte in kürzeren inhaltlichen Abschnitten, die Sie auch bewältigen können.
- Versuchen Sie zunächst, die jeweiligen Fragen und die entsprechenden Antworten zu verstehen. Sollte Ihnen noch etwas unklar sein, informieren Sie sich mithilfe der Lehrbücher oder Ihrer Unterlagen aus der Berufsschule.
- Wiederholen Sie die bereits durchgearbeiteten Themenbereiche regelmäßig. Durch das Abdecken der rechten Spalten können Sie Ihren Lernfortschritt selbst überprüfen.
- Kennzeichnen Sie sich die Inhalte, mit denen Sie noch Schwierigkeiten haben, und wiederholen Sie diese zusätzlich.

Im **zweiten Teilkapitel** wird dann in jedem Lernfeld das Prüfungswissen in **programmierter Fragestellung**, z. B. in Form von Multiple-Choice- oder Zuordnungsaufgaben, behandelt. In diesem Abschnitt sollen das Prüfungswissen in einer anderen Form wiederholt und zudem die Bearbeitung von Multiple-Choice-Aufgaben geübt werden.

Auf jeder Seite befinden sich unten die Lösungen der jeweiligen Aufgaben. Zur Kontrolle Ihres Lernfortschritts können Sie diese Lösungen beim wiederholten Bearbeiten der Aufgaben zunächst abdecken.

Hier noch einige Tipps zur Bearbeitung der **Multiple-Choice-Aufgaben**:

Merke

- Lesen Sie die Aufgabenstellung und die Antworten sorgfältig durch. Klären Sie, falls erforderlich, auch sprachliche Unklarheiten.
- Beachten Sie genau die Fragestellung. Manchmal wird auch nach nicht zutreffenden Aussagen gefragt.
- Markieren Sie (z. B. mit Bleistift) jede Aussage, ob sie im Sinne der Fragestellung richtig oder falsch ist.
- Bestimmen Sie abschließend die richtige Lösung.

Der Tag vor der Prüfung: Organisatorische Vorbereitung

Am Tag vor der Prüfung werden Sie aus Nervositätsgründen vermutlich nicht dazu in der Lage sein, sich neue Inhalte anzueignen. Dafür ist es dann ehrlicherweise auch zu spät.

Wenn es Ihnen Sicherheit gibt, können Sie das, was Sie in den vergangenen Wochen gelernt haben, noch einmal wiederholen.

Was Sie aber in jedem Fall tun sollten, ist, sich organisatorisch auf den Prüfungstag vorzubereiten. Dazu gehört erstens, dass Sie bereitlegen, was Sie zur Prüfung mitbringen sollen oder wollen:

Merke

- Personalausweis
- Einladungsschreiben zur Prüfung
- Taschenrechner (Das Mobiltelefon darf nicht verwendet werden!)
- ggf. Abrechnungsmappe
- Uhr (Das Mobiltelefon darf nicht verwendet werden!)
- satt machendes Essen (lieber Brot als Schokolade)
- durstlöschende Getränke (lieber Wasser als Kaffee)

Zweitens sollten Sie planen, auf welchem Weg und wie Sie zum Prüfungsort gelangen und wie viel Zeit die Anfahrt kosten wird.

Nutzen Sie einen Pkw und wenn ja, fahren Sie allein oder müssen Sie sich noch einmal mit anderen absprechen? Nutzen Sie öffentliche Verkehrsmittel und wenn ja, sind im Vorfeld mögliche Verzögerungen durch Baustellen oder die Umlegung von Haltestellen bekannt?

Rechnen Sie in jedem Fall – egal, wie Sie anreisen – genügend „Pufferzeit“ ein.

Wenn Sie soweit organisatorisch vorbereitet sind, haben Sie alles getan, um positiv in den Prüfungstag zu starten. Nutzen Sie die verbleibende Zeit, um sich noch ein wenig zu entspannen. Vermeiden Sie dabei aber Aktivitäten, die Ihre Nervosität „hochschaukeln“ – es ist nicht unbedingt sinnvoll, kurz vor dem Zubettgehen noch einmal mit der Mitschülerin zu telefonieren, um abzugleichen, was man alles kann (oder eben nicht). Ebenso vermeiden sollten Sie an diesem Abend allzu exzessives Filme- oder Serien-Schauen. Gelernte Inhalte werden davon eher überlagert. Gönnen Sie sich stattdessen ein wenig Ruhe und versuchen Sie, genügend Schlaf zu bekommen.

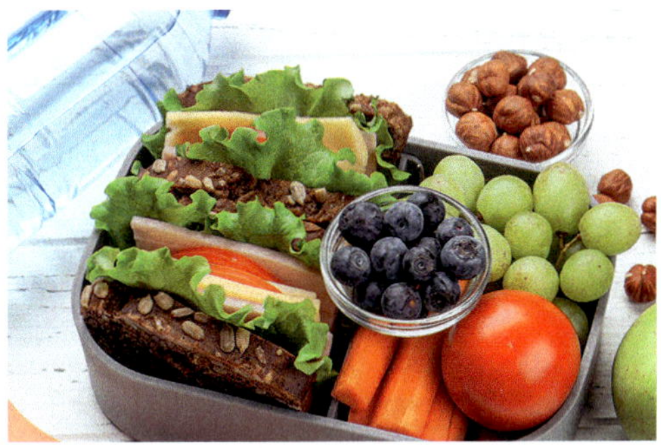

Ein gesunder Snack gibt Ihnen Energie für die Prüfung.

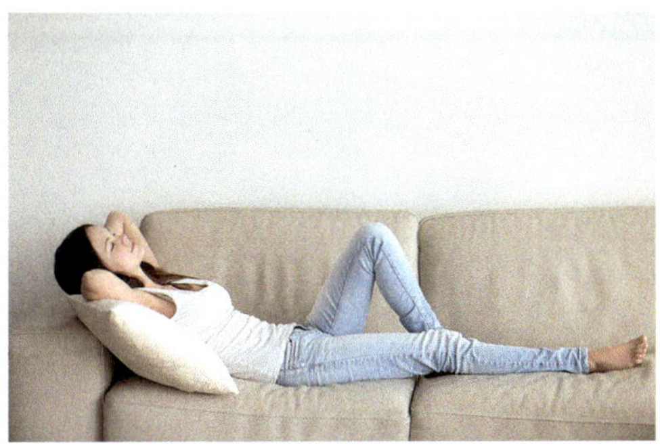

Der Vorabend der Prüfung gehört der Entspannung.

Bereit für die Prüfung: Sich informieren und organisieren

Ein gesundes Maß an Lampenfieber hilft dabei, das Gehirn zu Höchstleistungen zu motivieren – ein Zuviel an Nervosität bewirkt aber genau das Gegenteil. Letzteres können Sie vermeiden, indem Sie versuchen, alle Unsicherheitsfaktoren, die Sie selbst beeinflussen können, auszuschalten. Dazu gehört, dass Sie sich bereits im Vorfeld möglichst umfassend über den Ablauf der eigentlichen Prüfung informieren.

Merke

- Verschaffen Sie sich Kenntnis über die verschiedenen Arten der Aufgabenstellung. Dann müssen Sie in der Prüfungssituation nicht noch zusätzlich darüber nachdenken, wie die gestellten Aufgaben bearbeitet werden müssen.
- Informieren Sie sich über die zeitlichen Abfolgen: Welches Fach wird zuerst geprüft? Wie lange werden die jeweiligen Themenbereiche geprüft? Wie lang sind die Pausen zwischen den Prüfungsbereichen?

Wenn Sie wissen, welche Rahmenbedingungen Sie erwarten, reduziert das Ihre Prüfungsängste. Sie werden dann „nur noch" von den geforderten Prüfungsinhalten überrascht.

Ein Ausschalten der Unsicherheitsfaktoren bedeutet aber auch, dass Sie Hektik und Stress am Prüfungsmorgen vermeiden und organisiert in den Tag starten können.

Merke

- Stehen Sie rechtzeitig auf, sodass Sie genügend Zeit für ein Frühstück haben.
- Gehen Sie nicht ohne gegessen zu haben aus dem Haus!
- Gehen Sie rechtzeitig aus dem Haus, sodass Sie auf dem Weg zum Prüfungsort nicht in Stress geraten, wenn Ihnen ein Stau oder eine Baustelle dazwischenkommt.

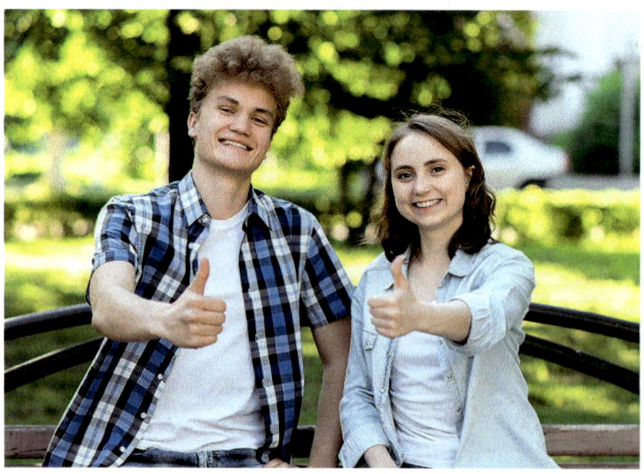

Ganz wichtig ist: Schalten Sie rechtzeitig Ihre Smartwatch und Ihr Mobiltelefon aus, am besten bereits zu Hause, damit Sie ganz sichergehen können, dass Sie dies später in der Aufregung nicht doch vergessen. Ein klingelndes Handy kann als Täuschungsversuch gewertet werden. Im Ernstfall droht der Ausschluss von der Prüfung, wenigstens aber kommt es zu Diskussionen mit den Aufsichtspersonen während der Prüfungszeit. Es ist ebenso nicht erlaubt, das Mobiltelefon als Uhr oder Taschenrechner zu verwenden!

Wenn Sie die Tipps für alle drei Zeitabschnitte der Prüfung – die Lernphase, den Vortag und den eigentlichen Prüfungstermin – berücksichtigen, werden Sie diese Zeit nicht nur mit einem fundierten Wissen, sondern auch gelassener durchlaufen. Beides ist unabdingbar für eine erfolgreiche Prüfung.

Und jetzt sind Sie dran – viel Erfolg!

Prüfungsbereich 1: Durchführen von Hygienemaßnahmen und Aufbereiten von Medizinprodukten

Lernfeld 3: Hygienemaßnahmen organisieren und Medizinprodukte aufbereiten

Grundbegriffe zur Hygiene

Erläutern Sie den Begriff Hygiene.
→ **BA S. 58 /**
→ **JB 1 S. 292**

Hygiene
- Lehre von der Erhaltung und Förderung der Gesundheit

Nennen Sie verschiedene Bereiche persönlicher Hygiene.
→ **BA S. 81 /**
→ **JB 1 S. 315**

Bereiche persönlicher Hygiene
- tägliche Körperpflege (Duschen, Waschen)
- sorgfältige Mundhygiene
- saubere Kleidung
- gesunde Ernährung
- ausreichend Schlaf
- Ausgleichssport
- gute soziale Beziehungen

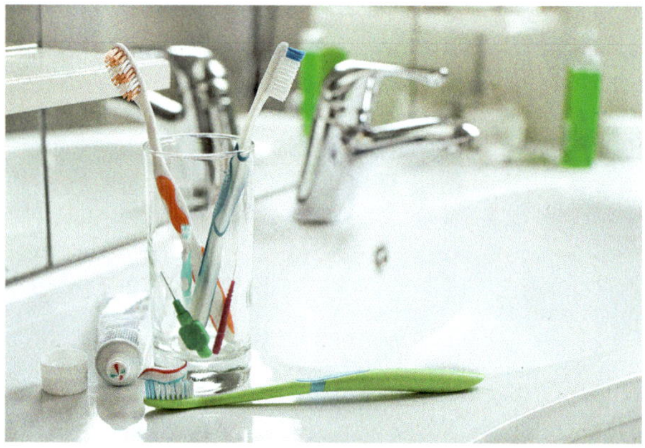

Erklären Sie die Begriffe Prävention bzw. Prophylaxe.
→ **BA S. 348 /**
→ **JB 3 S. 14**

Prävention/Prophylaxe
- vorbeugende Maßnahmen zur Verhütung von Krankheiten

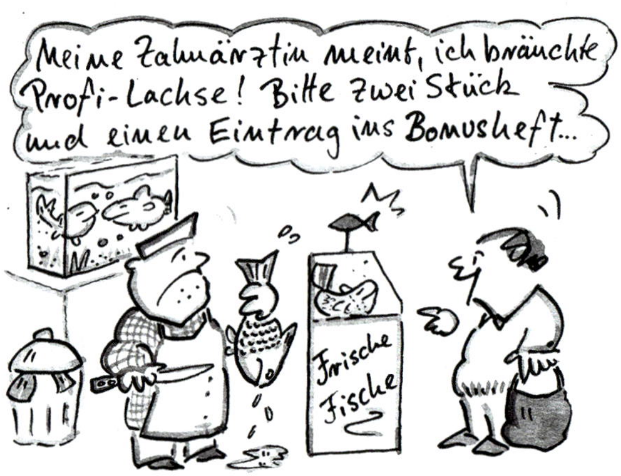
Meine Zahnärztin meint, ich bräuchte Profi-Lachse! Bitte zwei Stück und einen Eintrag ins Bonusheft...
Frische Fische

Was versteht man unter Mikroorganismen?
→ **BA S. 58 /**
→ **JB 1 S. 292**

Mikroorganismen
- Kleinstlebewesen, die nur unter dem Mikroskop sichtbar sind

Hinweis: Viren sind so klein, dass sie nur mithilfe eines Elektronenmikroskops sichtbar sind.

Erläutern Sie im Rahmen der Hygiene den Fachbegriff Kontamination.
→ **BA S. 63 /**
→ **JB 1 S. 297**

Kontamination
- Verunreinigung oder Verschmutzung von Gegenständen und Oberflächen durch Mikroorganismen

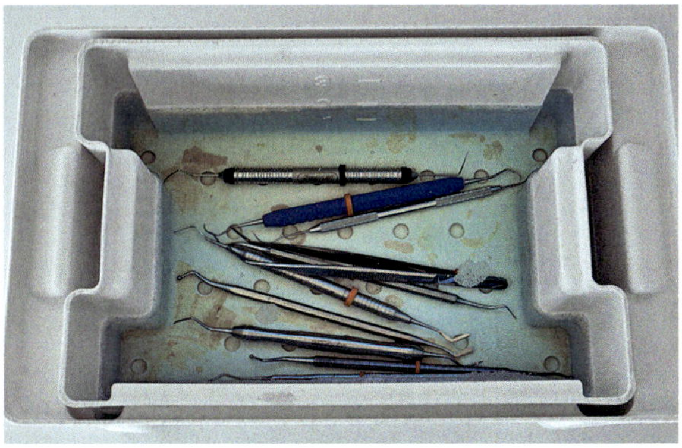
Instrumentenwanne mit eingelegten kontaminierten Instrumenten

Wie fit bin ich für die Prüfung? ☺ ☐ 😐 ☐ ☹ ☐

Mikrobiologie

In welche Hauptgruppen lassen sich die Mikroorganismen einteilen?
→ **BA S. 58 /**
→ **JB 1 S. 292**

Einteilung der Mikroorganismen
- Bakterien
- Viren
- Pilze
- Protozoen

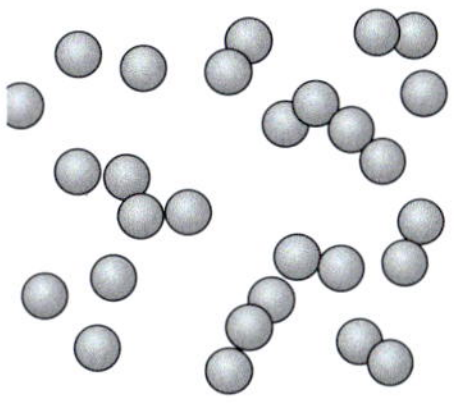
Bakterien

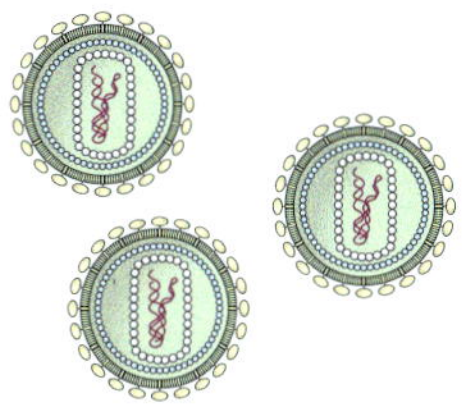
Viren

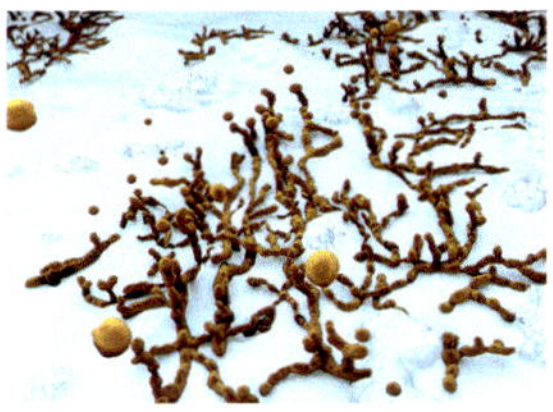
Pilze

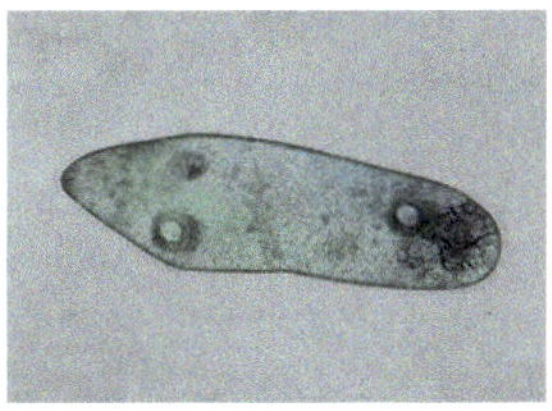
Protozoen

Geben Sie die Eigenschaften von Mikroorganismen an, die mit den Begriffen pathogen und apathogen beschrieben werden.
→ **BA S. 58 /**
→ **JB 1 S. 292**

pathogen
- krank machend

apathogen
- nicht krank machend

Hinweis: Die Vorsilbe a- bezeichnet die Verneinung des entsprechenden Begriffs.

Welche Eigenschaft von Erregern wird mit dem Begriff Virulenz bezeichnet?
→ **BA S. 63 /**
→ **JB 1 S. 297**

Virulenz
- Stärke der krank machenden Eigenschaften eines Erregers

Hinweis: Ist die Virulenz eines Erregers hoch, können bereits wenige Erreger zu einer Infektion führen.

Was versteht man in der Bakteriologie unter Sporen und wie können diese sicher abgetötet werden?
→ BA S. 59 /
→ JB 1 S. 293

Sporen
- widerstandsfähige Dauerformen von Bakterien
- sichere Abtötung nur durch Sterilisationsverfahren

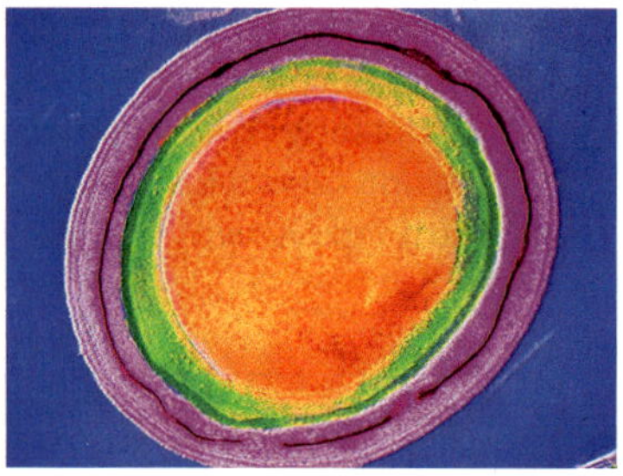

Welche Eigenschaft von Bakterien beschreibt der Begriff Resistenz?
→ BA S. 266 f. /
→ JB 2 S. 154 f.

Resistenz
- Widerstandsfähigkeit (z. B. gegen ein bestimmtes Antibiotikum)

Nennen Sie Eigenschaften, nach denen Bakterien eingeteilt werden können.
→ BA S. 58 f. /
→ JB 1 S. 292 f.

Eigenschaften von Bakterien
- aerob – mit Sauerstoff lebend
- anaerob – ohne Sauerstoff lebend
- grampositiv – blau einfärbbar (nach der Gram-Färbung)
- gramnegativ – rot einfärbbar (nach der Gram-Färbung)

Hinweis: Die verschiedenen Eigenschaften der Bakterien sind auch Kriterien für die systematische Einteilung dieser Erreger.

In welche Gruppen lassen sich Bakterien nach ihrer Form und ggf. ihrer Anordnung bei Betrachtung im Mikroskop unterteilen?
→ BA S. 59 /
→ JB 1 S. 293

Einteilung der Bakterien nach ihrer Form
- Kokken – kugelförmig
- Bazillen – stäbchenförmig
- Spirochäten – spiralförmig

Einteilung der Kokken nach ihrer Anordnung
- Staphylokokken – traubenartig
- Streptokokken – kettenförmig
- Diplokokken – paarweise

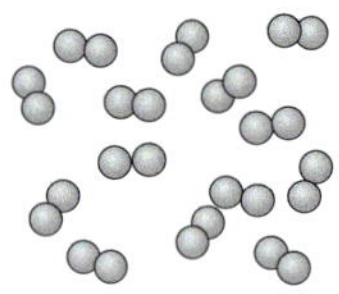
Kokken

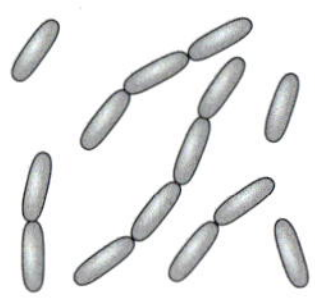
Bazillen

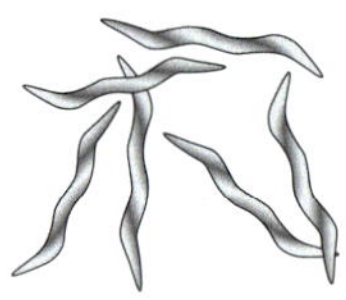
Spirochäten

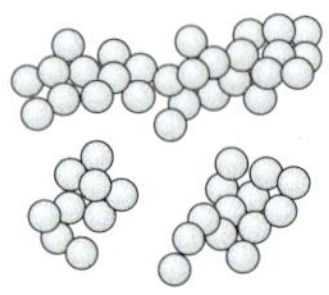
Staphylokokken

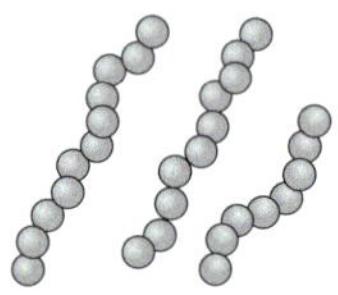
Streptokokken

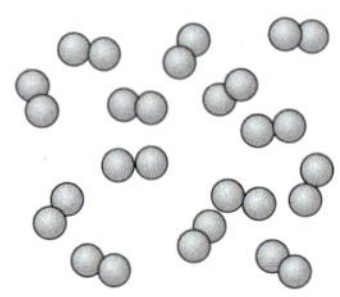
Diplokokken

Worin unterscheiden sich Bakterien von Viren?
→ BA S. 58 f. /
→ JB 1 S. 292 f.

Bakterien
- eigener Stoffwechsel
- können sich teilen
- im Lichtmikroskop sichtbar
- können widerstandsfähige Dauerformen (Sporen) bilden

Viren
- kein eigener Stoffwechsel
- benötigen lebende Zellen zur Vermehrung (Wirtszellen)
- vermehren sich nur in bestimmten Zellen (wirtsspezifisch)
- nur im Elektronenmikroskop sichtbar

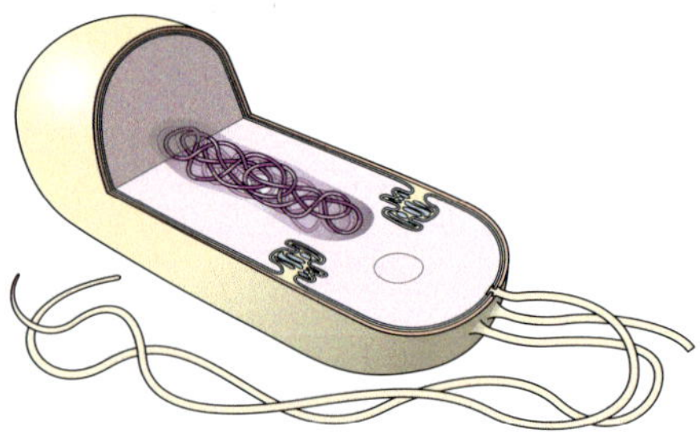
Bakterium

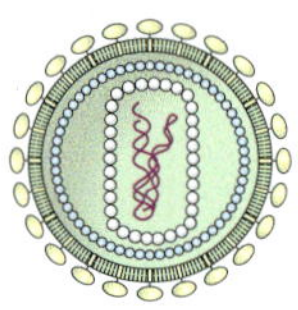
Virus

Nennen Sie Beispiele von Erkrankungen, die von den verschiedenen Arten von Mikroorganismen hervorgerufen werden können.
→ BA S. 63, 66 ff. /
→ JB 1 S. 297, 300 ff.

Von Bakterien hervorgerufen
- Karies
- Tetanus
- Tuberkulose
- Diphtherie
- Scharlach

Von Viren hervorgerufen
- AIDS
- Hepatitis
- Herpes simplex
- Influenza (Grippe)
- Masern
- Röteln

Von Pilzen hervorgerufen
- Soor
- Fußpilz

Von Protozoen hervorgerufen
- Malaria
- Toxoplasmose

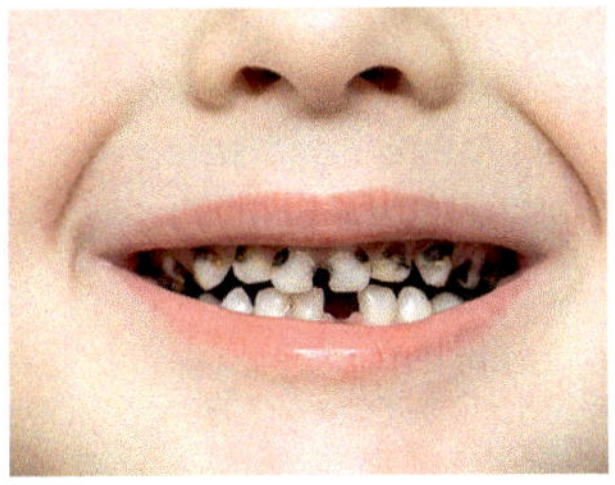
Beispiel für bakterielle Infektion: Karies

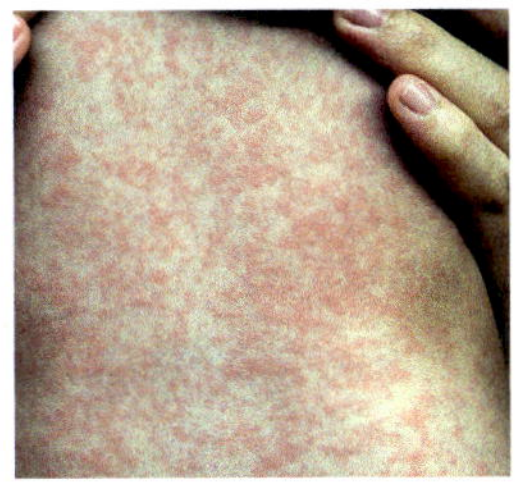
Beispiel für virale Infektion: Masern

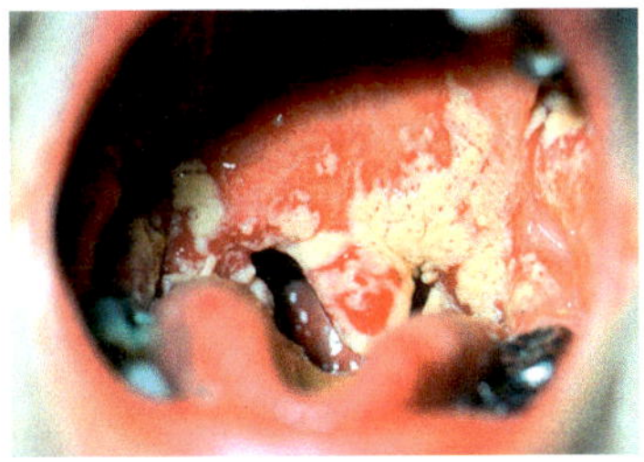
Beispiel für Mykose: Mundsoor

Hinweis: Bei Nadelstichverletzungen sind vor allem die Infektionskrankheiten Hepatitis und AIDS von Bedeutung.

Mit welchen Medikamenten werden bakterielle, virale und von Pilzen hervorgerufene Infektionen behandelt?
→ BA S. 59 /
→ JB 1 S. 293

Medikamente zur Behandlung von Infektionskrankheiten
- bakterielle Infektionen: Antbiotika
- virale Infektionen: Virostatika
- Pilzinfektionen: Antimykotika

Hinweis: Infektionskrankheiten, die von Protozoen hervorgerufen werden, werden mit spezifischen Medikamenten und z. T. mit Antibiotika behandelt.

Wie fit bin ich für die Prüfung? ☺ ☐ 😐 ☐ ☹ ☐

Infektionswege und Krankheitsverlauf

Nennen und erklären Sie wichtige Infektionswege.
→ BA S. 63 f. /
→ JB 1 S. 297 f.

Tröpfcheninfektion
- Einatmen des Aerosols infizierter Personen nach Husten oder Niesen

Perkutane Infektion
- Stich- oder Schnittverletzung durch verunreinigte Instrumente

Kontakt-/Schmierinfektion
- Verschmieren (Kontakt) mit infektiösem Material

Wasser- und Nahrungsmittelinfektion
- Verzehr oder Trinken von verunreinigten Lebensmitteln (z. B. durch Salmonellen, Hepatitis-A-Viren)

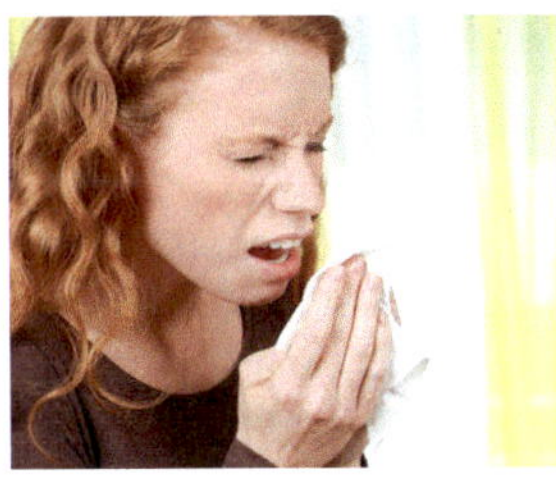
Tröpfcheninfektion

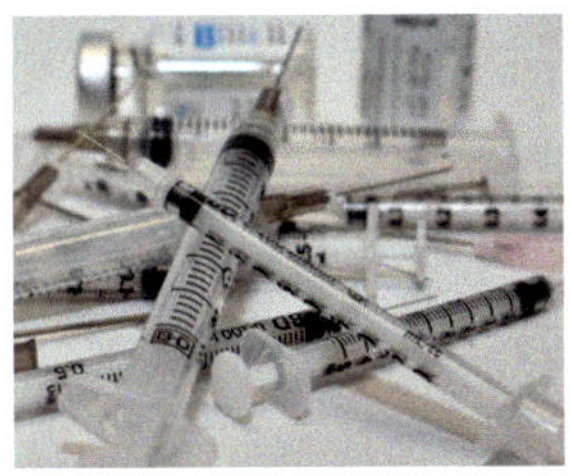
Perkutane Infektion

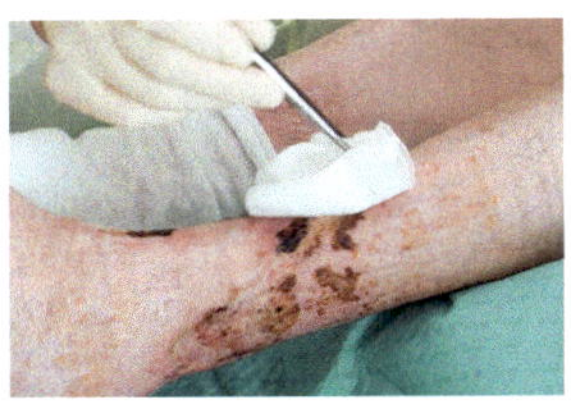
Kontakt-/Schmierinfektion

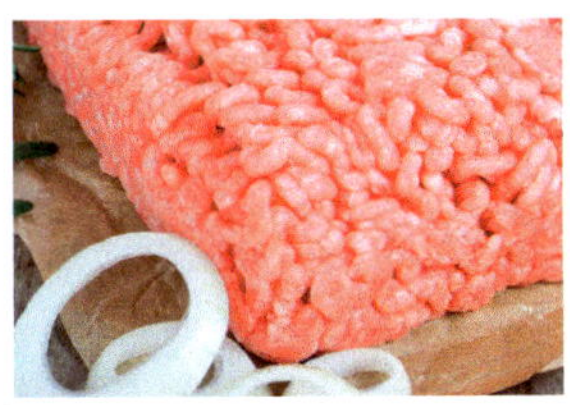
Wasser- und Nahrungsmittelinfektion

Erklären Sie die Begriffe Infektion und Symptom.
→ **BA S. 63, 65 /**
→ **JB 1 S. 297, 299**

Infektion (Ansteckung)
- Eindringen und Vermehrung von Mikroorganismen in einem lebenden Organismus

Symptom
- Krankheitszeichen

Hinweis: Die Vermehrung von Mikroorganismen innerhalb eines Organismus ist abhängig von der Stärke des Immunsystems.

Erläutern Sie die Begriffe Inkubationszeit und Rekonvaleszenz.
→ **BA S. 65 /**
→ **JB 1 S. 299**

Inkubationszeit
- Zeit zwischen Infektion (Ansteckung) und Auftreten der ersten Symptome (Krankheitszeichen)

Rekonvaleszenz
- Genesung bis zur vollständigen Wiederherstellung der Gesundheit

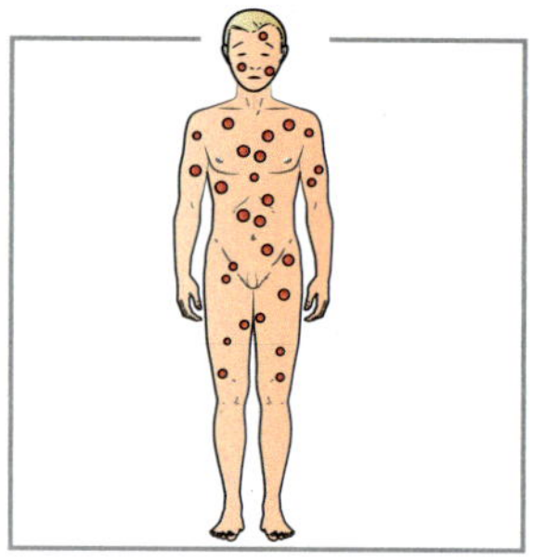
Inkubationszeit

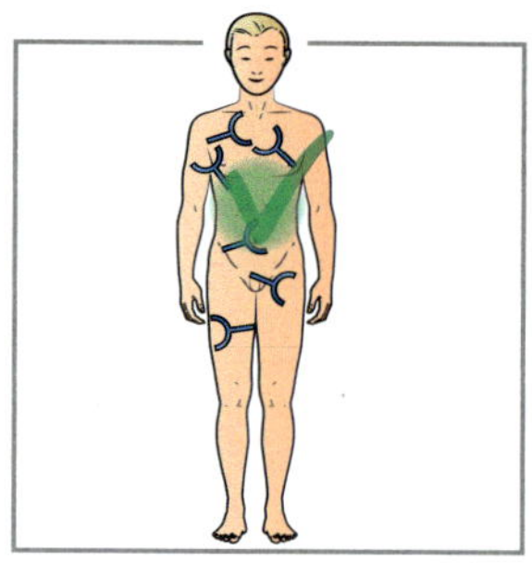
Rekonvaleszenz

Beschreiben Sie den Unterschied eines akuten bzw. chronischen Krankheitsverlaufs.
→ **BA S. 66 /**
→ **JB 1 S. 300**

Akuter Krankheitsverlauf
- plötzlich auftretend
- schnell verlaufend
- heftig verlaufend

Chronischer Krankheitsverlauf
- langsam auftretend
- lange verlaufend
- weniger heftig verlaufend

Hinweis: Chronische Erkrankungen, wie z. B. Diabetes mellitus oder Rheuma, können ein Leben lang verlaufen.

Wie fit bin ich für die Prüfung? ☺ ☐ 😐 ☐ ☹ ☐

Infektionskrankheiten und Schutz vor Infektionskrankheiten

Nennen Sie Ursache und Folgen einer AIDS-Erkrankung.
→ **BA S. 68 /**
→ **JB 1 S. 302**

AIDS-Erkrankung
- Infektion mit dem HI-Virus (durch Sexualkontakt oder infiziertes Blut)
- Verringerung der T-Helferzellen
- starke Verminderung der Immunabwehr
- gehäuftes Auftreten von Infektionskrankheiten und Tumoren
- krankhafte, sehr starke Abmagerung
- Tod

Hinweis: Durch eine Behandlung mit verschiedenen Virostatika lässt sich der Krankheitsverlauf stoppen bzw. stark verlangsamen.

Geben Sie Merkmale einer Hepatitis B an.
→ BA S. 67 /
→ JB 1 S. 301

Hepatitis B
- Virusinfektion
- durch perkutane Infektion (z. B. Nadelstichverletzung) oder durch ungeschützte Sexualkontakte
- führt zu einer Entzündung der Leber
- kann in eine chronische Leberentzündung übergehen und tödlich verlaufen

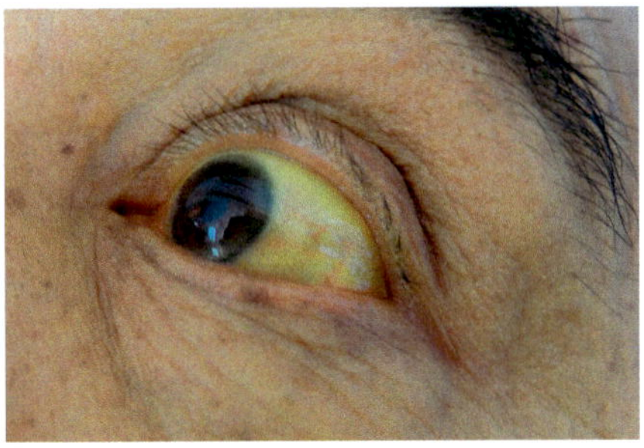

Gelbfärbung der Augenlederhaut und der Haut

Geben Sie Merkmale einer Hepatitis A an.

Hepatitis A
- Virusinfektion
- Infektion durch kontaminierte Lebensmittel
- führt zu einer Entzündung der Leber
- heilt vollständig aus

Nennen Sie die deutsche Bezeichnung der Infektionskrankheit Tetanus sowie die Erregerart dieser Erkrankung.

Tetanus
- Wundstarrkrampf
- bakterielle Wundinfektion durch anaerobes, Sporen bildendes Stäbchenbakterium

Hinweis: Der Impfschutz gegen Tetanus muss spätestens alle 10 Jahre aufgefrischt werden.

Wie kann man sich in der Zahnarztpraxis vor einer Hepatitis B schützen?
→ BA S. 66 f. /
→ JB 1 S. 300 f.

Schutz vor einer Hepatitis B
- persönliche Schutzausrüstung (Mund-Nasen-Schutz, Schutzbrille, Handschuhe, Arbeitskleidung)
- Impfung
- Beachtung der Hygienevorschriften

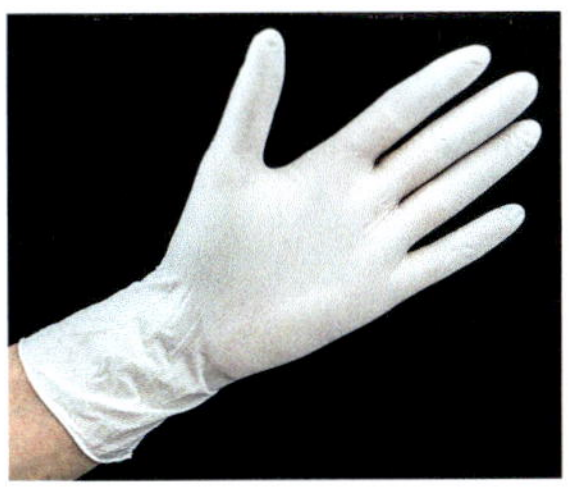

Schutzhandschuhe

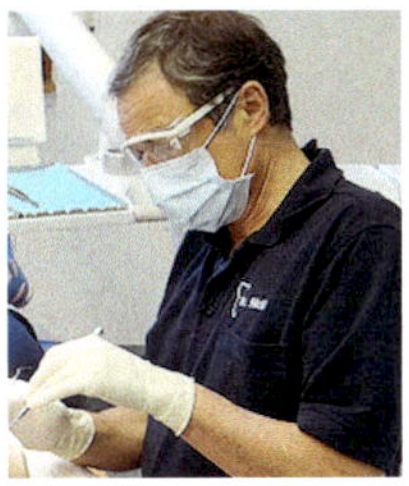

Mund-Nasen-Schutz

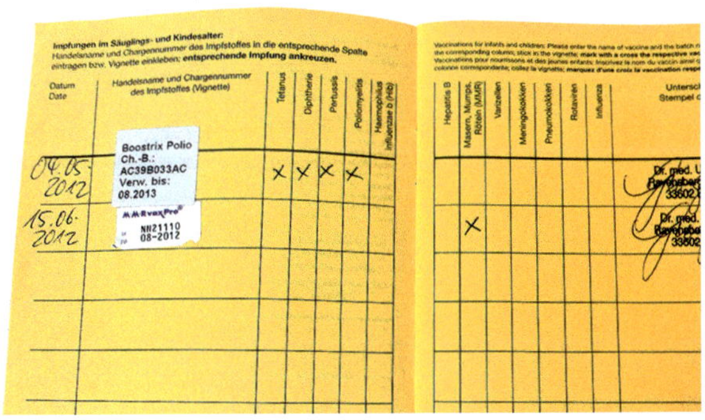

Impfbuch (Ausschnitt)

Erklären Sie allgemein den Begriff Schutzimpfung.
→ BA S. 69 /
→ JB 1 S. 301

Schutzimpfung (Immunisierung)
- künstliche Erzeugung einer Unempfindlichkeit des Organismus gegenüber Krankheitserregern

Hinweis: Im Jahr 1796 entwickelte der englische Arzt Edward Jenner die erste Schutzimpfung.

Was versteht man unter einer aktiven Impfung?
→ BA S. 70 /
→ JB 1 S. 304

Aktive Impfung
- ein- oder mehrmalige Injektion von abgeschwächten oder abgetöteten Krankheitserregern
- Aktivierung des Immunsystems zur Bildung von Antikörpern und Abwehrzellen
- Impfschutz oft erst nach der letzten Impfung
- mehrjähriger Schutz (8–10 Jahre)

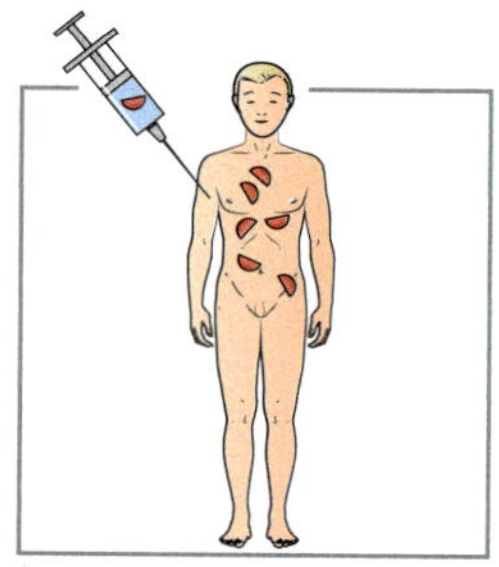
Impfung mit abgeschwächten Antigenen

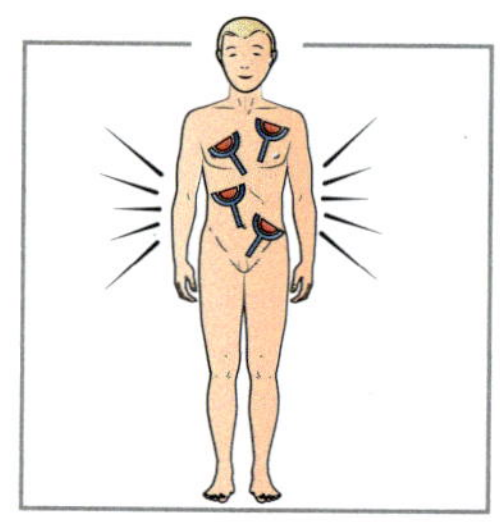
Aktive Bildung von Antikörpern

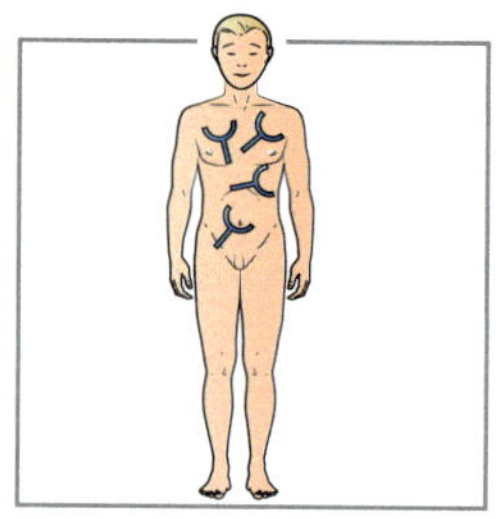
Langzeitschutz durch spezifische Antikörper

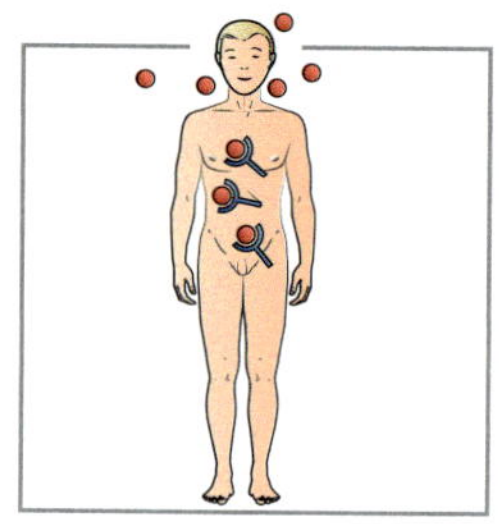
Impfung schützt

Was versteht man unter einer passiven Impfung?
→ BA S. 71 /
→ JB 1 S. 305

Passive Impfung
- einmalige Injektion von körperfremden Antikörpern
- das Immunsystem des Geimpften bleibt passiv
- Impfschutz nach wenigen Stunden
- kurz dauernder Schutz (3–6 Wochen)

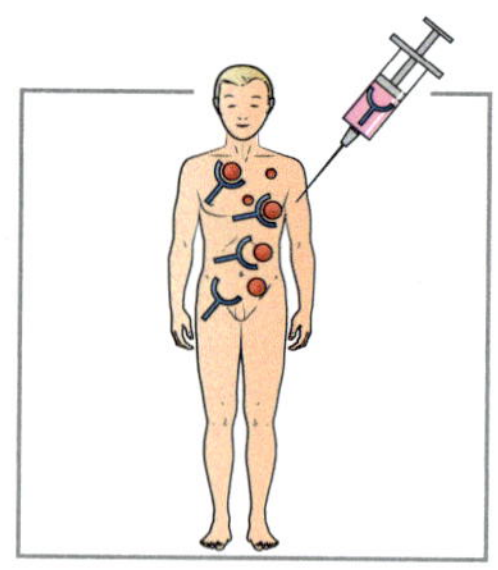
Impfung mit Antikörpern

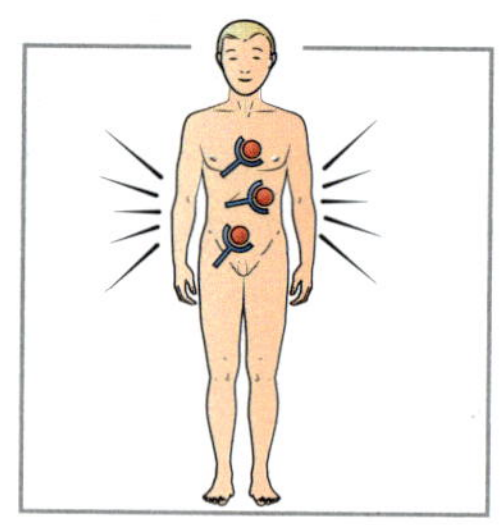
Sofortiger Schutz

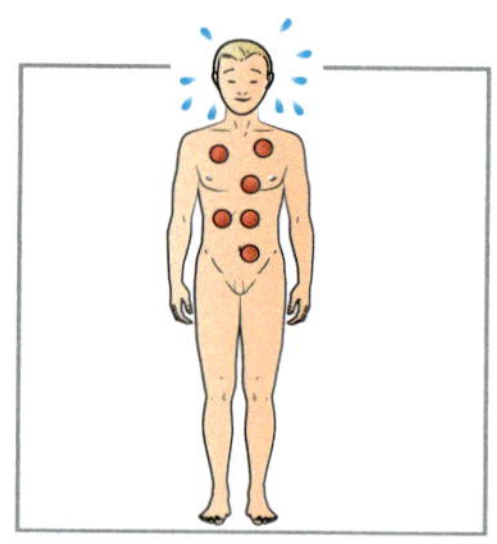
Erneute Infektion nach kurzer Zeit möglich

Erläutern Sie den Fachbegriff Simultanimpfung.
→ BA S. 71 /
→ JB 1 S. 305

Simultanimpfung
- gleichzeitig verabreichte aktive und passive Impfung an zwei Körperstellen
- Sofortschutz durch passive Impfung und erste Injektion der aktiven Impfung (Grundimmunisierung)

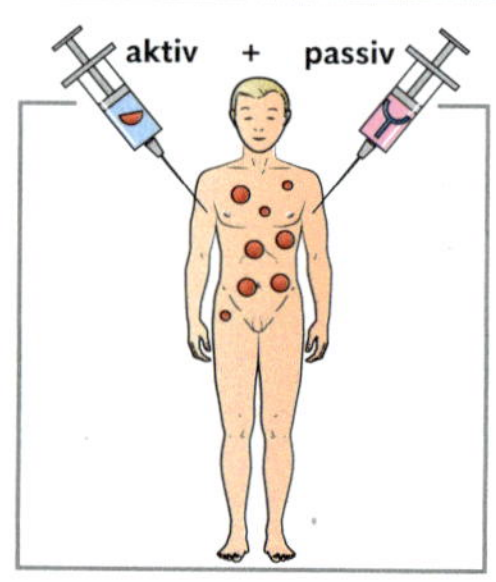

Gleichzeitige Gabe von Antigenen und Antikörpern

● Krankheitserreger
Teil des Erregers/Antigene
Y Antikörper

Gegen welche Infektionskrankheiten sollte eine Zahnmedizinische Fachangestellte / ein Zahnmedizinischer Fachangestellter geimpft sein?
→ BA S. 70 /
→ JB 1 S. 304

Impfschutz einer/eines ZFA
- Hepatitis A
- Hepatitis B
- Tetanus

Hinweis: Ein Impfschutz gegen die Infektionskrankheiten Hepatitis C und AIDS ist derzeit nicht möglich.

Erklären Sie den Begriff Postexpositionsprophylaxe und nennen Sie mögliche Maßnahmen.
→ BA S. 72 /
→ JB 1 S. 306

Postexpositionsprophylaxe
- vorbeugende Maßnahmen bei einer möglicherweise erfolgten Infektion (z. B. nach Nadelstichverletzung)

Maßnahmen
- Wunde ausbluten lassen
- Desinfektion der Wunde
- Inspektion der Verletzung
- Dokumentation des Unfallhergangs im Verbandbuch
- ggf. Befragung des Patienten
- Aufsuchen eines Durchgangsarztes

Hinweis: Für die Behandlung von Arbeitsunfällen ist zunächst ein Durchgangsarzt (D-Arzt) zuständig.

Wie fit bin ich für die Prüfung? ☺ ☐ 😐 ☐ ☹ ☐

Hygienemaßnahmen: Hygieneplan und Praxispersonal

Was versteht man unter einem Hygieneplan?
→ BA S. 79 /
→ JB 1 S. 313

Hygieneplan
- beschreibt Reinigungs-, Desinfektions-, Sterilisations- sowie Entsorgungsmaßnahmen als Arbeitsanweisungen
- muss für jede Zahnarztpraxis praxisspezifisch erstellt werden
- beschreibt verständlich, wer, was, wie, womit und wann zu tun hat
- muss für das gesamte Personal zur Einsichtnahme bereitgestellt werden

Unterweisung des Personals durch den Praxisbetreiber bei Bedarf bzw. einmal jährlich (Dokumentation)

WAS	WIE	WOMIT	WANN	WER
Hautschutz – Händereinigung – Händedesinfektion – Hautpflege (inkl. Hautschutzplan)				
Hände	**Waschen (Reinigen)**	Flüssigwaschprodukt aus handfrei zu bedienendem Spender: Trocknen mit Handtuch zum Einmalgebrauch (Box, Spender)	– vor Arbeitsbeginn – bei sichtbarer bzw. spürbarer Verschmutzung – nach Arbeitsende	alle Beschäftigten
	Hautschutz (sorgfältiges Einmassieren der Fingerzwischenräume, Fingerseitenkanten, Nagelfalze, Fingerkuppen, Daumen, Handgelenke)	Hautschutzprodukt aus Spender oder Tube:	– vor Arbeitsbeginn – vor längerem Tragen von Handschuhen	alle Beschäftigten im Untersuchungs-, Behandlungs- und Wartungsbereich
	Desinfizieren (ausreichende Menge, um die Hände während der Einwirkzeit feucht zu halten)	Hautschutzprodukt aus Spender oder Tube:		
	hygienische Händedesinfektion (Einwirkzeit nach Herstellerangabe)	Produkt: Einwirkzeit:	– vor der Arbeitsvorbereitung – vor und nach jeder Behandlung – bei Unterbrechung der Behandlung – nach Arbeitsplatzwartung – nach Toilettenbesuch – vor dem Anziehen von Handschuhen – nach dem Ausziehen von Handschuhen	alle Beschäftigten im Untersuchungs-, Behandlungs- und Wartungsbereich
	chirurgische Händedesinfektion (Einwirkzeit nach Herstellerangabe) Desinfizieren der Hände und Unterarme (besondere Sorgfalt an Fingerkuppen und Nagelfalzen) anschließend: Anziehen steriler Handschuhe	Produkt: Einwirkzeit:	– vor umfangreichen zahnärztlich-chirurgischen/oralchirurgischen Eingriffen mit nachfolgendem speicheldichten Wundverschluss, – vor allen zahnärztlich-chirurgischen/oralchirurgischen Eingriffen an Patienten mit erhöhtem Infektionsrisiko. Nach der chirurgischen Behandlung: Ablegen der Handschuhe, hygienische Händedesinfektion.	alle Beschäftigten im Untersuchungs-, Behandlungs- und Wartungsbereich
	Pflegen	Hautpflegeprodukt aus Spender oder Tube:	– bei Bedarf	alle Beschäftigten
Hautschutz – Händereinigung – Händedesinfektion – Hautpflege (inkl. Hautschutzplan)				
Handschuhe	nach hygienischer Händedesinfektion auf die trockene Haut	unsterile, ungepuderte medizinische Einmalhandschuhe:	– immer, wenn die Hände mit Blut, anderen Körperflüssigkeiten oder infektiösen Substanzen in Kontakt kommen können oder ein Infektionsrisiko bekannt ist oder Verletzungen vorliegen – i. d. R. Wechsel nach jedem Patienten (unversehrte Handschuhe)	alle Beschäftigten im Untersuchungs-, Behandlungs- und Wartungsbereich

Nennen Sie Anteile der persönlichen Schutzausrüstung (PSA).
→ BA S. 81 /
→ JB 1 S. 315

Anteile der persönlichen Schutzausrüstung
- Handschuhe
- Mund-Nasen-Schutz
- Schutzbrille
- Kopfhaube
- Schutzkleidung
- Arbeitsschuhe

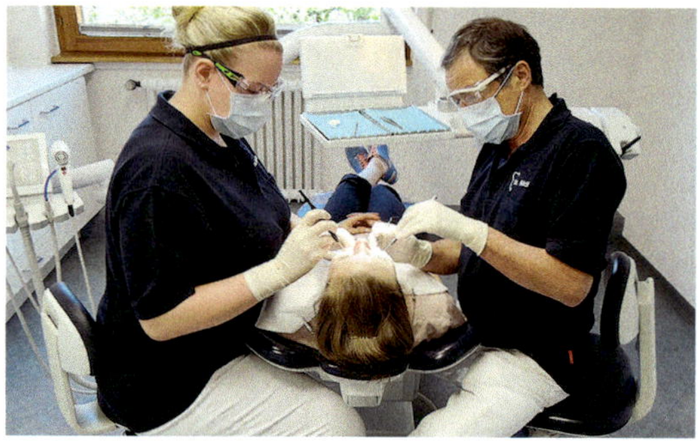
Persönliche Schutzausrüstung

Erklären Sie den Begriff Desinfektion.
→ BA S. 74 /
→ JB 1 S. 308

Desinfektion
- Abtöten, Inaktivieren oder Entfernen pathogener Mikroorganismen von kontaminierten Oberflächen, sodass von diesen keine Infektionsgefahr ausgehen kann

Hinweis: Desinfektionsmaßnahmen bewirken eine Reduzierung der Keimzahl um fünf Zehnerpotenzen bzw. fünf Log-Stufen: Von 100 000 Erregern bleibt einer übrig. Dies bedeutet eine Keimreduktion von 99,999 %.

Von welchen Faktoren hängt die Wirkung eines chemischen Desinfektionsmittels ab?
→ BA S. 75 /
→ JB 1 S. 309

Abhängigkeit der Wirkung eines chemischen Desinfektionsmittels
- Konzentration der Lösung
- Einwirkzeit
- Wirkspektrum des Desinfektionsmittels

Hinweis: Die Herstellerangaben des jeweiligen Desinfektionsmittels sind für die Anwendung zu beachten.

Nennen Sie Eigenschaften eines chemischen Desinfektionsmittels.
→ BA S. 75 /
→ JB 1 S. 309

Eigenschaften eines chemischen Desinfektionsmittels
- bakterizid (Bakterien abtötend)
- viruzid (Viren inaktivierend)
- fungizid (Pilze abtötend)
- tuberkulozid (Tuberkelbakterien abtötend)

Hinweis: Die Eigenschaften des Desinfektionsmittels sind auf dem jeweiligen Behälter vermerkt.

Beschreiben Sie den Händewaschplatz, an dem Sie die Händedesinfektion durchführen.
→ BA S. 82 /
→ JB 1 S. 316

Teile des Händewaschplatzes
- Seifen- und Desinfektionsmittelspender mit Ellenbogenbetätigung
- Spender für Einmalhandtücher und Hautpflegemittel
- Einhebelarmatur mit verlängertem Hebel zum Mischen von Warm- und Kaltwasser

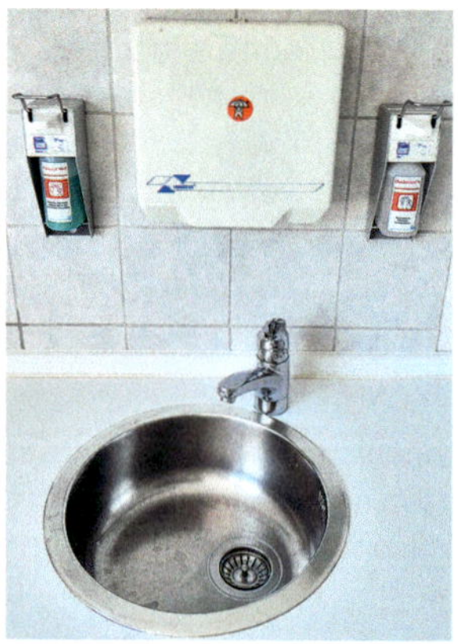
Waschplatz mit Seifen- und Desinfektionsmittelspender

Wann müssen in der Praxis die Hände gewaschen werden?
→ BA S. 82 /
→ JB 1 S. 316

Händewaschen in der Praxis
- vor Arbeitsbeginn
- bei sichtbaren Verschmutzungen
- nach dem Besuch der Toilette
- vor und nach dem Essen
- nach dem Naseputzen
- am Arbeitsende

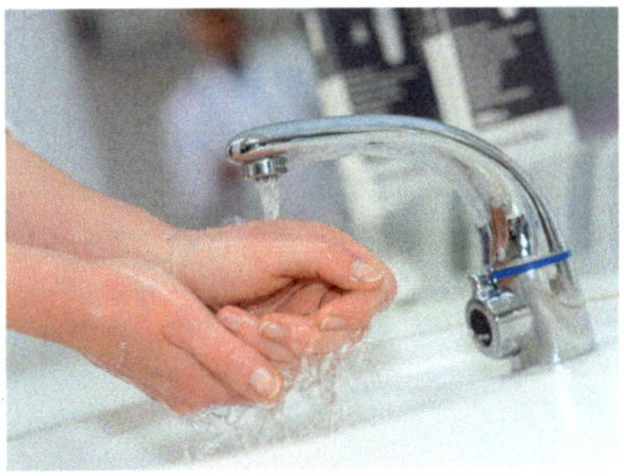

Erklären Sie Unterschiede in der Durchführung der hygienischen und der chirurgischen Händedesinfektion.
→ BA S. 82 f. /
→ JB 1 S. 316 f.

Ablauf: hygienische Händedesinfektion
- Einreiben der sauberen und trockenen Hände mit ca. 3–5 ml Desinfektionsmittel
- Feuchthalten der gesamten Oberfläche beider Hände für die Dauer der angegebenen Einwirkzeit

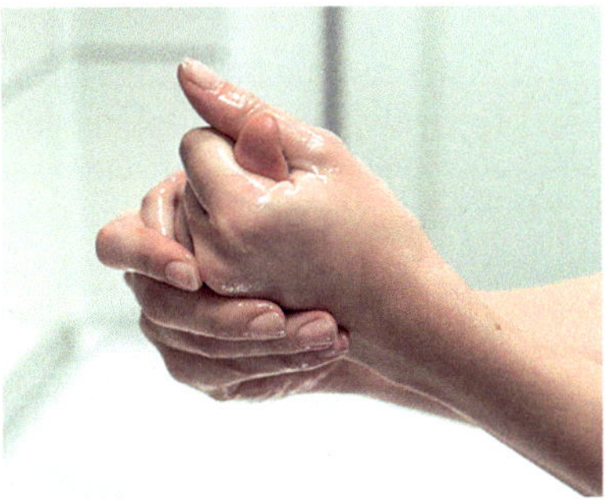

Ablauf: chirurgische Händedesinfektion
- Hände und Unterarme nur bei sichtbarer Verschmutzung mit Wasser und Flüssigwaschmittel waschen, Abtrocknen mit Einmalhandtuch
- Einreiben der trockenen Hände und Unterarme mit dem Desinfektionsmittel
- erneutes Einreiben der Hände
- Feuchthalten der gesamten Oberfläche beider Hände und Unterarme für die Dauer der angegebenen Einwirkzeit

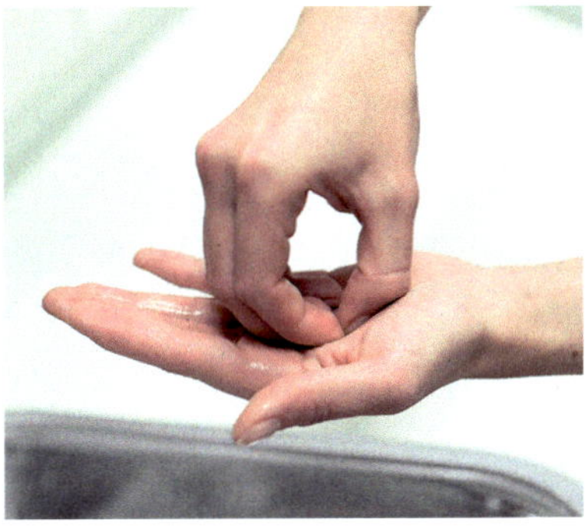

Wann müssen eine hygienische Händedesinfektion und wann eine chirurgische Händedesinfektion durchgeführt werden?
→ BA S. 82 f. /
→ JB 1 S. 316 f.

Zeiten und Gründe für eine hygienische Händedesinfektion
- vor der Arbeitsplatzvorbereitung
- vor und nach jeder Behandlung
- bei Behandlungsunterbrechung
- nach Wartungsarbeiten
- nach dem Putzen der Nase
- nach der Toilettenbenutzung

Zeiten und Gründe für eine chirurgische Händedesinfektion
- vor umfangreichen chirurgischen Eingriffen
- vor allen chirurgischen Eingriffen bei Patienten mit erhöhtem Infektionsrisiko

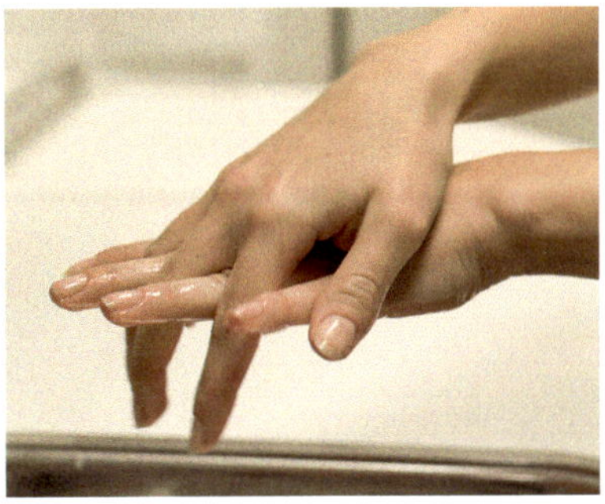

Wie fit bin ich für die Prüfung? ☺ ☐ 😐 ☐ ☹ ☐

Hygienemaßnahmen: Instrumente und Flächen

Auf welche Weise erfolgt die Desinfektion von Flächen und Geräten?
→ BA S. 74, 84 f. /
→ JB 1 S. 308, 318 f.

Flächendesinfektion
- Verfahren: Wischdesinfektion
- Vorteil gegenüber Sprühdesinfektion: weniger Aerosol und geringere Gefahr des Einatmens (Desinfektionsmittel wird auf ein Tuch aufgetragen, nicht großflächig versprüht)

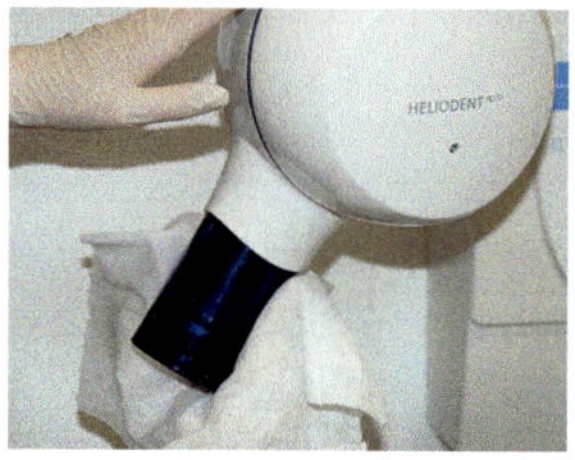
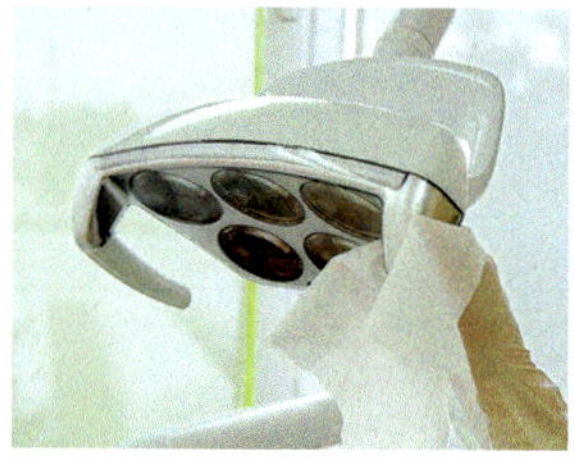

Abwischen von Flächen und Geräten

Wie erfolgt nach der Behandlung die Aufbereitung der Absauganlage?
→ BA S. 86 f. /
→ JB 1 S. 320 f.

Aufbereitung der Absauganlage
- nach jeder Behandlung mit einem Wasser-Luft-Gemisch durchsaugen
- am Ende des Tages zusätzlich ein Desinfektionsmittel absaugen
- abnehmbare Absaugschläuche im Reinigungs- und Desinfektionsgerät (RDG) reinigen und desinfizieren
- äußere Flächen von nicht abnehmbaren Schläuchen nach der Behandlung wischdesinfizieren
- Filter nach Herstellerangaben reinigen bzw. wechseln
- Amalgamabscheider nach Herstellerangaben wechseln bzw. entleeren

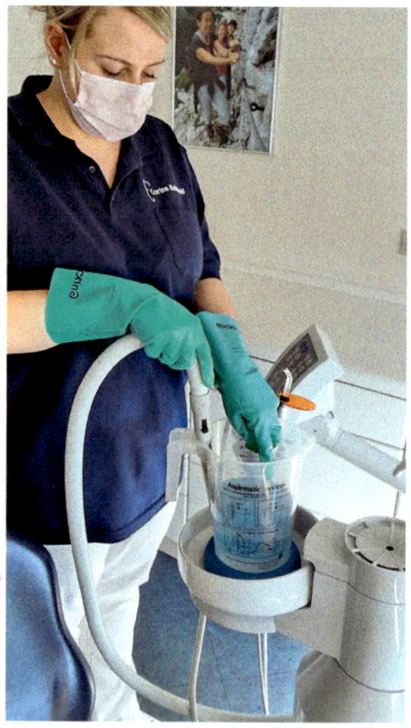

Auf welche Weise können Instrumente desinfiziert werden?
→ BA S. 92 f. /
→ JB 1 S. 326 f.

Möglichkeiten der Instrumentendesinfektion
- thermische Desinfektion im Reinigungs- und Desinfektions-Gerät (RDG) bzw. Thermodesinfektor
- chemische Desinfektion, z. B. durch Eintauchverfahren, Ultraschallbad oder Wischdesinfektion

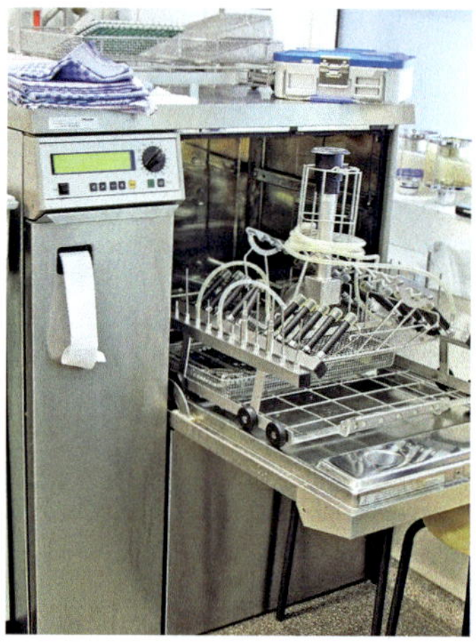

Thermodesinfektor (RDG)

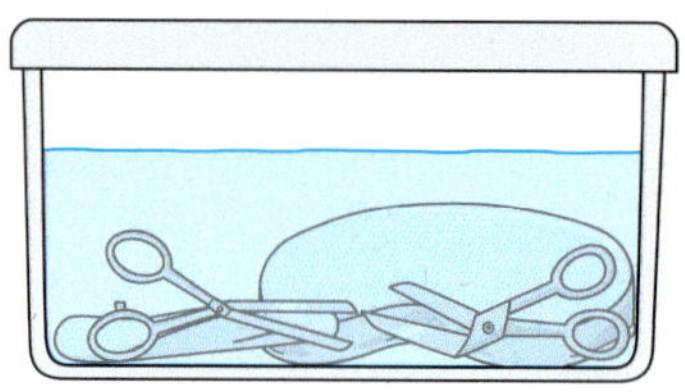

Chemische Instrumentendesinfektion

In welche Gruppen erfolgt nach den Richtlinien des Robert Koch-Institutes die Risikobewertung von in der Zahnmedizin gebräuchlichen Medizinprodukten vor ihrer Aufbereitung?
→ BA S. 89 f. /
→ JB 1 S. 323 f.

Gruppen der Risikobewertung von Medizinprodukten vor der Aufbereitung
- unkritisch: Medizinprodukte, die lediglich mit intakter Haut in Berührung kommen
- semikritisch: Medizinprodukte, die mit Schleimhaut oder krankhaft veränderter Haut in Berührung kommen
- kritisch: Medizinprodukte, die die Haut oder Schleimhaut durchdringen und in Kontakt mit Blut kommen

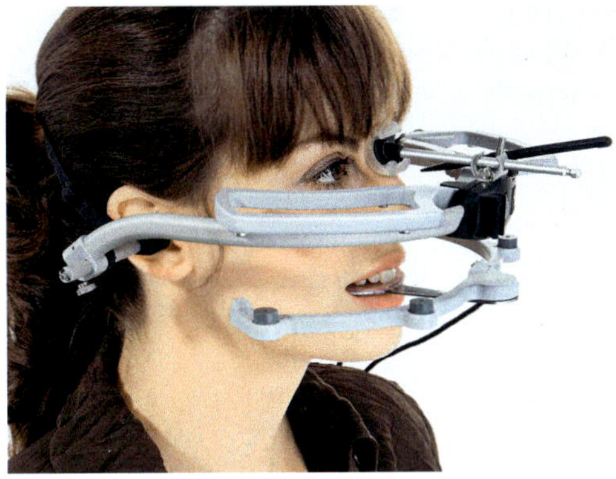
Unkritisch: z. B. äußere Teile des Gesichtsbogens

In welche Gruppen werden die semikritisch und die kritisch eingestuften Medizinprodukte weiter unterteilt?
→ BA S. 89 f. /
→ JB 1 S. 323 f.

Unterteilung semikritischer und kritischer Medizinprodukte
- semikritisch A und kritisch A: ohne besondere Anforderung an die Aufbereitung
- semikritisch B und kritisch B: mit erhöhter Anforderung an die Aufbereitung

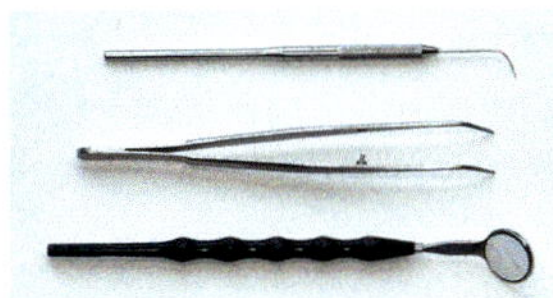
Semikritisch A: z. B. Grundbesteck

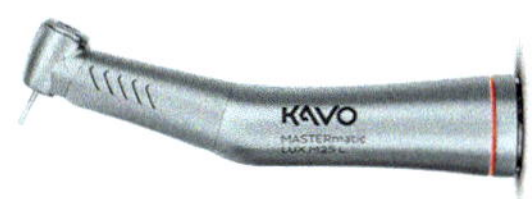

Semikritisch B: z. B. Schnelllauf-Winkelstück

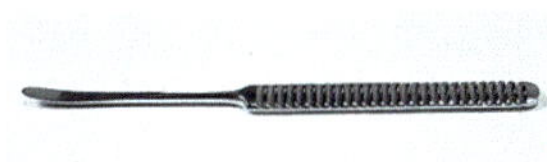
Kritisch A: z. B. Raspartorium

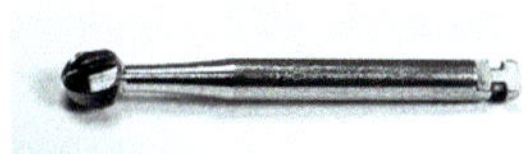
Kritisch B: z. B: Knochenfräse

Welche Instrumente müssen nach der Verwendung am Patienten im Verlauf der Aufbereitung immer verpackt werden?
→ BA S. 89 f., 93 /
→ JB 1 S. 323 f., 327

Vorgeschriebene Verpackung von Instrumenten
- bei Instrumenten der Risikobewertung kritisch A und kritisch B

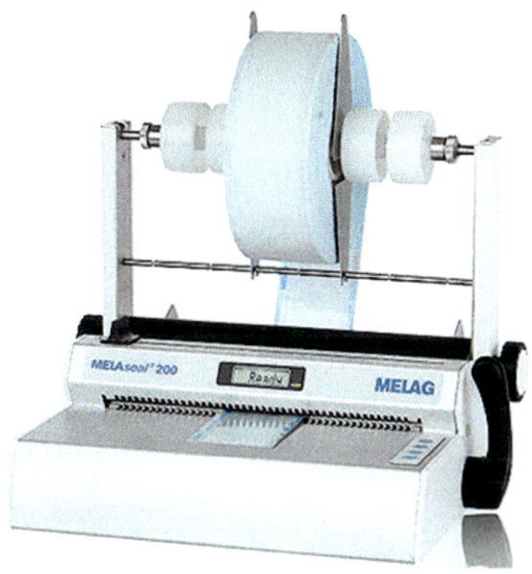

Folienschweißgerät

In welcher Reihenfolge werden chirurgische Instrumente nach ihrem Gebrauch aufbereitet?
→ **BA S. 91 /**
→ **JB 1 S. 325**

Aufbereitung chirurgischer Instrumente

- Entfernen von groben Verunreinigungen (unter fließendem Wasser oder mit einem Desinfektionstuch)
- Reinigung und Desinfektion (Desinfektionsbad, Ultraschallbad oder Thermodesinfektor)
- Spülung
- Trocknung
- Kontrolle
- Pflege
- Verpackung (Einschweißen oder in Kassette)
- Sterilisation
- Kontrolle der Sterilisation
- Freigabe durch berechtigte / berechtigten ZFA
- Lagerung

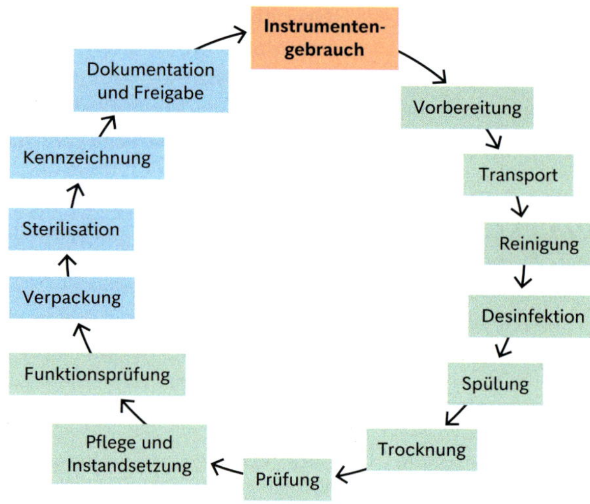

Aufbereitung von Medizinprodukten

Erklären Sie den Begriff Sterilisation.
→ **BA S. 75, 94 /**
→ **JB 1 S. 309, 328**

Sterilisation

- Verfahren zur Entfernung bzw. Abtötung aller Mikroorganismen sowie ihrer Dauerformen (Sporen)
- Ziel: völlige Keimfreiheit

Hinweis: Sterilisationsmaßnahmen bewirken eine Reduzierung der Keimzahl um sechs Zehnerpotenzen bzw. sechs Log-Stufen: Von 1 000 000 Erregern bleibt einer übrig. Dies bedeutet eine Keimreduktion von 99,9999 %.

Was versteht man unter einem Autoklav? Erklären Sie dessen Funktionsprinzip.
→ **BA S. 76 /**
→ **JB 1 S. 310**

Autoklav

- Dampfsterilisator

Funktionsprinzip eines Autoklavs

- gesättigter Wasserdampf (100 %) und gespannter Wasserdampf (unter Druck) im Innenraum des Gerätes
- Temperatur des Wasserdampfes bei 2 bar (2026 hPa): 121 °C, bei 3 bar (3039 hPa): 134 °C

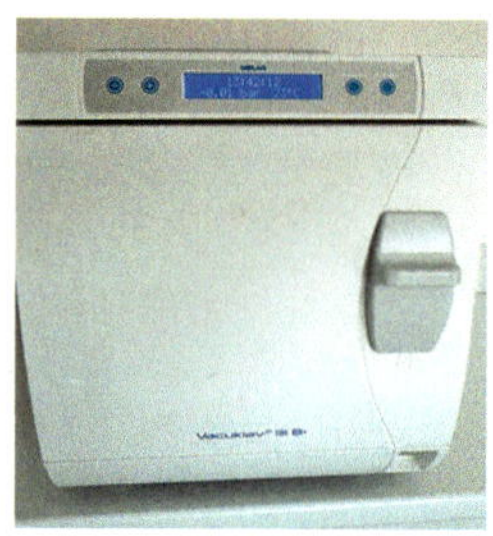
Dampfsterilisator (Autoklav)

Hinweis: In der zahnärztlichen Praxis werden Autoklaven der Klasse B verwendet.

Nennen Sie die Arbeitsphasen eines Autoklavs.
→ **BA S. 76 /**
→ **JB 1 S. 310**

Arbeitsphasen eines Autoklavs

- Anheizzeit
- Entlüftungszeit
- Steigzeit
- Ausgleichszeit
- Abtötungszeit (20 Min. – 121 °C, 5 Min. – 134 °C)
- Abkühlzeit

Hinweis: Die Programme der Sterilisatoren durchlaufen die Arbeitsphasen automatisch.

Auf welche Weise kann überprüft werden, ob der Sterilisationsvorgang erfolgreich verlaufen ist?
→ **BA S. 94 /**
→ **JB 1 S. 328**

Überprüfung des Sterilisationsprozesses

- Thermoindikatoren der Verpackung
- Helix mit Thermoindikator (zur Überprüfung der Dampfdurchdringung von Hohlkörpern)

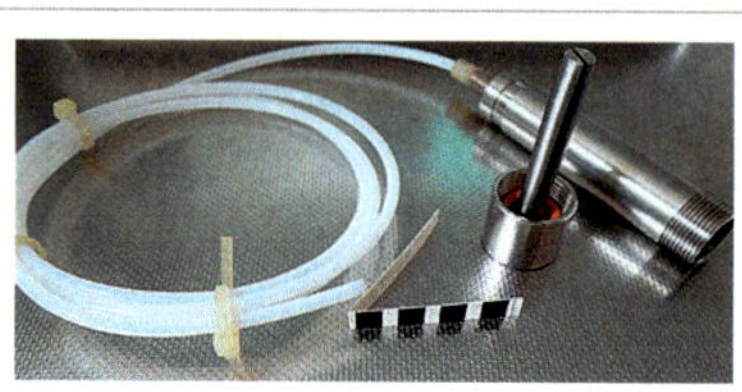
Helix mit Indikatorstreifen nach Sterilisation

Mit welchen Arbeitsschritten endet der Aufbereitungszyklus von kritischen Medizinprodukten?
→ BA S. 94 /
→ JB 1 S. 328

Freigabe sterilisierter Medizinprodukte
- Überprüfung der Prozessparameter (Temperatur, Druck, Ausgleichs- und Abtötungszeit)
- Überprüfung der Verpackung (Unversehrtheit, Trockenheit, Kennzeichnung)
- Überprüfung von zusätzlichen Farbindikatoren und des Helix-PCD
- nur durch berechtigte Personen (Zahnärztin/Zahnarzt, ausgelernte/ausgelernter ZFA)

Dokumentation der Freigabe
- Sterilisationsprotokoll bzw. Chargendokumentation
- Aufbewahrung der Aufzeichnungen: 5 Jahre

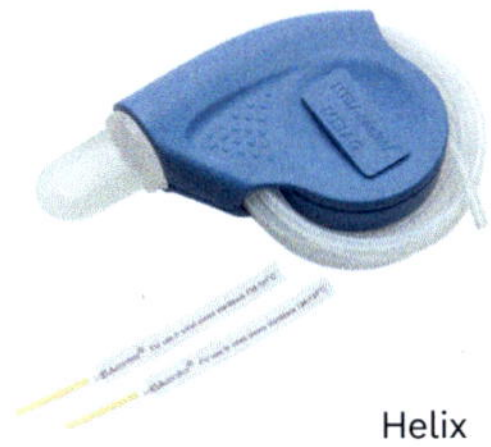
Helix

Hinweis: Auszubildende sind nicht berechtigt, sterilisierte Medizinprodukte freizugeben.

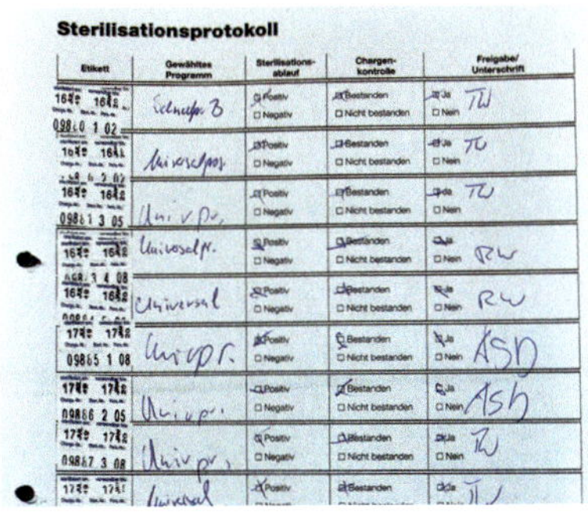
Sterilisationsprotokoll

Etikett	Gewähltes Programm	Sterilisations-ablauf	Chargen-kontrolle	Freigabe/ Unterschrift

Freigabedokument

Was ist beim Einlegen des Sterilisiergutes in den Autoklav zu beachten?
→ BA S. 94 /
→ JB 1 S. 328

Lagerung des Sterilisiergutes in den Autoklav
- verpacktes Sterilisiergut oben lagern
- unverpacktes Sterilisiergut unten lagern
- Folienverpackungen nicht knicken
- Einlegen von Verpackungen, ohne dass diese die Wand berühren
- Textilien oben und Instrumente im gleichen Durchgang unten lagern

Wie fit bin ich für die Prüfung? ☺ ☐ 😐 ☐ ☹ ☐

Hygienemaßnahmen: Lagerung, Entsorgung, Gefahrstoffe, biologische Arbeitsstoffe

Nennen Sie mögliche Arten der sterilen Lagerung von Instrumenten.

Möglichkeiten steriler Lagerung von Instrumenten
- eingeschweißt in Folienverpackung
- in Metallkassetten
- in Sterilisationspapier

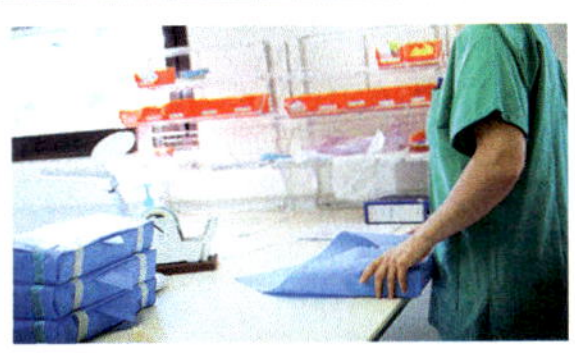
Instrumente werden in Sterilisationspapier eingepackt.

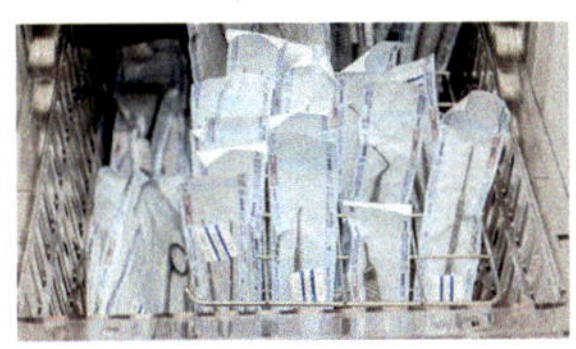
Eingeschweißte Instrumente

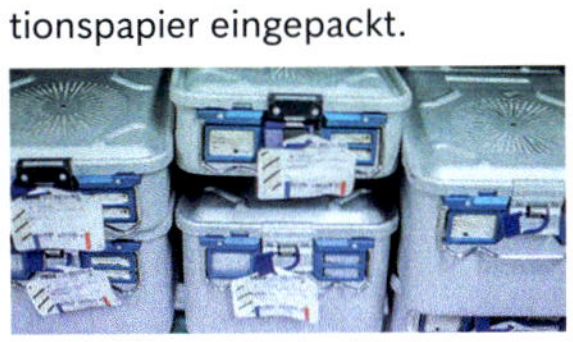
Metallkassetten für Instrumente

Unter welchen äußeren Bedingungen sollen sterilisierte Instrumente gelagert werden?

Lagerungsbedingungen sterilisierter Instrumente
- trocken
- staubgeschützt
- kontaminationsgeschützt

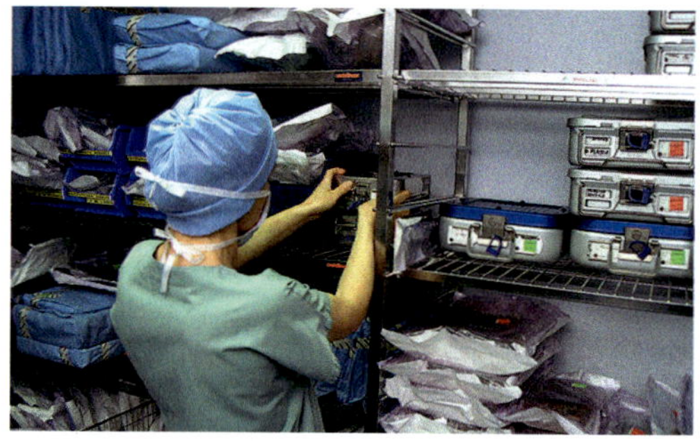
Lagerung sterilisierter Instrumente

Wie lange können sterilisierte Instrumente gelagert werden?
→ **BA S. 95 /**
→ **JB 1 S. 329**

Lagerungszeiten sterilisierter Instrumente
- verpackte Instrumente: 6 Monate
- unverpackte Instrumente: wenige Stunden

Wie werden benutzte Kanülen oder Skalpelle entsorgt?
→ **BA S. 104, 180 /**
→ **JB 1 S. 338 /**
JB 2 S. 40

Entsorgung benutzter Kanülen/ Skalpelle
- in bruchsicheren, durchstichfesten und sicher verschlossenen Behältern im Restmüll

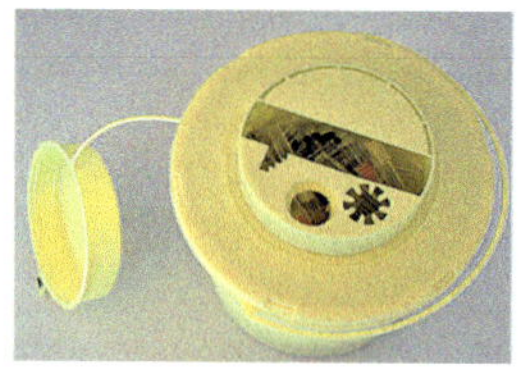
Abwurfbehälter zur Entsorgung spitzer und scharfer Gegenstände

Wie werden amalgamfreie extrahierte Zähne und benutzte Watterollen und Tupfer entsorgt?
→ **BA S. 103 /**
→ **JB 1 S. 337**

Entsorgung von amalgamfreien Zähnen und benutzten Watterollen / Tupfern
- in feuchtigkeitsdichten und verschlossenen Beuteln im Restmüll

Wie erfolgt die Entsorgung von Amalgamabfällen, Fotochemikalien und Bleifolien von Röntgenfilmen?
→ **BA S. 104 /**
→ **JB 1 S. 338**

Entsorgung von Amalgamabfällen, Fotochemikalien und Bleifolien
- als Sondermüll durch speziellen Entsorgungsbetrieb

Wie werden Gefahrstoffe gekennzeichnet?
→ **BA S. 97 ff. /**
→ **JB 1 S. 331 ff.**

Kennzeichnung von Gefahrstoffen
- durch Piktogramme
- rot umrandete Rauten mit schwarzem Symbol
- auf jeder Verpackung der Gefahrstoffe

explosiv · entzündbar · ätzend · akut giftig

Was versteht man unter biologischen Arbeitsstoffen?
→ **BA S. 102 /**
→ **JB 1 S. 336**

Biologische Arbeitsstoffe
- Materialien, die Krankheitserreger enthalten und Infektionen hervorrufen können (Speichel, Blut, Körpergewebe, Aerosol)

Nennen Sie Beispiele von biologischen Arbeitsstoffen in der Zahnarztpraxis.
→ **BA S. 102 f. /**
→ **JB 1 S. 336 f.**

Biologische Arbeitsstoffe in der Zahnarztpraxis
- Speichel
- Blut
- Körpergewebe
- Aerosol

Hinweis: In der Biostoffverordnung (BioStoffV) wird das Arbeiten mit biologischen Arbeitsstoffen geregelt.

Wie fit bin ich für die Prüfung? ☺ ☐ 😐 ☐ ☹ ☐

Programmierte Aufgaben

1. Stellen Sie die richtige Reihenfolge der Abschnitte einer Infektionskrankheit her.

1 2 3 4 5

A) ☐ Infektion
B) ☐ Rekonvaleszenz
C) ☐ unspezifische Allgemeinsymptome
D) ☐ Infektionskrankheit
E) ☐ Inkubationszeit

2. Welche Aussage zur Hepatitis ist falsch?

☒

A) ☐ Als Hepatitis bezeichnet man eine Entzündung der Leber.
B) ☐ Übermäßiger Alkoholkonsum kann zu einer Leberentzündung führen.
C) ☐ Ein typisches Symptom einer Hepatitis ist die Gelbsucht.
D) ☐ Eine akute Hepatitis wird mit hochdosierten Antibiotika behandelt.
E) ☐ Eine Hepatitis B kann auch chronisch verlaufen.

3. Welche Aussage zu den abgebildeten Krankheitserregern trifft zu?

☒

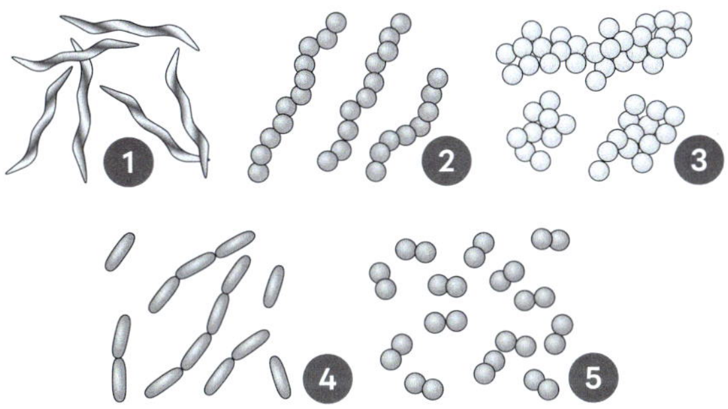

A) ☐ Ziffer 1 kennzeichnet Bazillen.
B) ☐ Ziffer 2 kennzeichnet Diplokokken.
C) ☐ Ziffer 3 kennzeichnet Staphylokokken.
D) ☐ Ziffer 4 kennzeichnet Spirochäten.
E) ☐ Ziffer 5 kennzeichnet Streptokokken.

4. Welche Aussage ist richtig?

☒

A) ☐ Bakterien benötigen immer Sauerstoff.
B) ☐ Tetanus wird durch Protozoen übertragen.
C) ☐ Bakterien sind immer pathogen.
D) ☐ Pilze sind immer pathogen.
E) ☐ Viren benötigen zur Vermehrung eine Wirtszelle.

5. Welche Aussagenkombination zur perkutanen Infektion ist richtig?

☒

1 Perkutane Infektionen kommen in der zahnärztlichen Praxis nicht vor.
2 Nach Verletzung mit einer kontaminierten Kanüle kann es zu einer perkutanen Infektion kommen.
3 Der Infektionsweg einer Influenza erfolgt über eine perkutane Infektion.
4 Mücken und Zecken können Ursache einer perkutanen Infektion sein.
5 Perkutan bedeutet durch den Verdauungstrakt.

A) ☐ Alle Aussagen sind richtig.
B) ☐ Nur die Aussagen 1, 4 und 5 sind richtig.
C) ☐ Nur die Aussagen 2, 3 und 4 sind richtig.
D) ☐ Nur die Aussagen 2 und 4 sind richtig.
E) ☐ Nur die Aussagen 4 und 5 sind richtig.

6. Welche beiden Aussagen zur Impfung sind richtig?

☒ ☒

A) ☐ Bei einer passiven Impfung werden Antikörper geimpft.
B) ☐ Eine aktive Impfung dient dem Sofortschutz nach einer wahrscheinlichen Infektion.
C) ☐ Eine passive Impfung muss regelmäßig aufgefrischt werden.
D) ☐ Die gleichzeitige aktive und passive Impfung wird als Simultanimpfung bezeichnet.
E) ☐ Die passive Impfung erzeugt einen Langzeitschutz.
F) ☐ Impfungen schützen nur gegen Virusinfektionen.

7. Was soll mit der Desinfektion erreicht werden?

☒

A) ☐ eine absolute Keimfreiheit der Instrumente
B) ☐ die Abtötung aller Sporen
C) ☐ eine Reduzierung der Keimzahl, sodass keine Infektionsgefahr mehr besteht
D) ☐ die Entfernung von sichtbaren Verschmutzungen
E) ☐ die Sterilisation von verpackten Instrumenten

---

1. A1, B5, C3, D4, E2
2. D 3. C 4. E 5. D
6. A, D 7. C

8. Welche Aussage zur Postexpositionsprophylaxe ist richtig?

☒

A) ☐ Die Postexpositionsprophylaxe erfolgt vor einer möglichen Infektion.
B) ☐ Die Einnahme antiviraler Medikamente unmittelbar nach wahrscheinlich erfolgter HIV-Infektion ist eine Maßnahme der Postexpositionsprophylaxe.
C) ☐ Nach dem Eindringen von Krankheitserregern in den Organismus sind prophylaktische Maßnahmen nicht mehr möglich.
D) ☐ Nach jedem Patientenkontakt erfolgt eine Postexpositionsprophylaxe.
E) ☐ Die Postexpositionsprophylaxe muss innerhalb von zwei Wochen erfolgen.

9. Welche Aussage ist richtig?

☒

A) ☐ Zecken zählt man zu den Mikroorganismen.
B) ☐ Mikroorganismen, die Krankheiten hervorrufen, sind apathogene Lebewesen.
C) ☐ Die Mundhöhle ist hauptsächlich von Protozoen besiedelt.
D) ☐ Der Fachbegriff für Spirochäten lautet Fungi.
E) ☐ Ein Parasit schädigt seinen Wirt.

10. Welche Aussagenkombination zur Sterilisation im Dampfsterilisator ist richtig?

☒

1 Die Freigabe der sterilisierten Medizinprodukte darf nicht durch Auszubildende erfolgen.
2 Mit der Helix wird die Dampfdurchdringung von Hohlräumen kontrolliert.
3 Die Medizinprodukte müssen nach dem Beladungsmuster des Herstellers eingelegt werden.
4 Dampfsterilisatoren vom Typ N oder S sind für Medizinprodukte der Risikobewertung kritisch B nicht geeignet.
5 Die Abtötung aller Mikroorganismen erfolgt bei einem Druck von 2 bis 3 bar.

A) ☐ Alle Aussagen sind richtig.
B) ☐ Nur die Aussagen 1, 2, 4 und 5 sind richtig.
C) ☐ Nur die Aussagen 2, 3 und 4 sind richtig.
D) ☐ Nur die Aussagen 2, 3 und 5 sind richtig.
E) ☐ Nur die Aussagen 4 und 5 sind richtig.

11. Welche Aussage zur Entsorgung ist falsch?

☒

A) ☐ Verbrauchte Röntgenchemikalien werden von speziellen Recyclingunternehmen entsorgt.
B) ☐ Amalgamreste dürfen nicht über den Hausmüll oder das Abwasser entsorgt werden.
C) ☐ Kontaminierte Skalpellklingen können verpackt und sterilisiert werden.
D) ☐ Kanülen werden über einen durchstichsicheren und verschließbaren Abwurfbehälter entsorgt.
E) ☐ Mit Blut und Speichel kontaminierte Watterollen werden in dichten und verschließbaren Müllbeuteln über den Hausmüll entsorgt.

12. Welche Aussage zu den Sporen ist richtig?

☒

A) ☐ Pathogene Viren können Sporen bilden.
B) ☐ Sporen sind kleiner als Viren.
C) ☐ Durch Desinfektion werden Sporen abgetötet.
D) ☐ Sporen benötigen zur Vermehrung eine Wirtszelle.
E) ☐ Sporen sind widerstandsfähige Dauerformen von Bakterien.

13. Welche Aussagenkombination zur Infektionslehre ist richtig?

☒

1 Die krank machende Wirkung eines Erregers bezeichnet man als Virulenz.
2 Kontaminierte Instrumente stellen eine Infektionsquelle in der zahnärztlichen Praxis dar.
3 AIDS und Tetanus sind Infektionserkrankungen.
4 Als Infektion bezeichnet man das Eindringen und die darauffolgende Vermehrung von Krankheitserregern in einem Organismus.
5 Nach einer Stichverletzung mit einer bei der Behandlung verwendeten Kanüle besteht eine hohe Infektionsgefahr.

A) ☐ Alle Aussagen sind richtig.
B) ☐ Nur die Aussagen 1, 2, 4 und 5 sind richtig.
C) ☐ Nur die Aussagen 2 und 3 sind richtig.
D) ☐ Nur die Aussagen 3 und 4 sind richtig.
E) ☐ Nur die Aussagen 4 und 5 sind richtig.

---

8. B 9. E 10. A
11. C 12. E 13. A

14. Welche beiden Aussagen zu den Impfungen sind falsch?

☒ ☒

A) ☐ Bei einer passiven Impfung werden Antikörper verabreicht.
B) ☐ Eine aktive Impfung wirkt unmittelbar nach der Verabreichung und bietet einen mehrjährigen Schutz.
C) ☐ Als Impfung bezeichnet man die künstliche Erzeugung einer Immunität.
D) ☐ Bei einer aktiven Impfung werden Antigene verabreicht.
E) ☐ Die passive Impfung aktiviert das Abwehrsystem des Geimpften.
F) ☐ Die gleichzeitige aktive und passive Impfung bezeichnet man als Simultanimpfung.

15. Ordnen Sie den Infektionskrankheiten A bis F die Erregerarten 1 (Bakterien), 2 (Viren) und 3 (Pilze) zu.

1 2 3

A) ☐ Scharlach
B) ☐ Soor
C) ☐ Hepatitis C
D) ☐ Tuberkulose
E) ☐ Influenza
F) ☐ Karies

16. Welche beiden Aussagen zur Abbildung des Bakteriums treffen zu?

☒ ☒

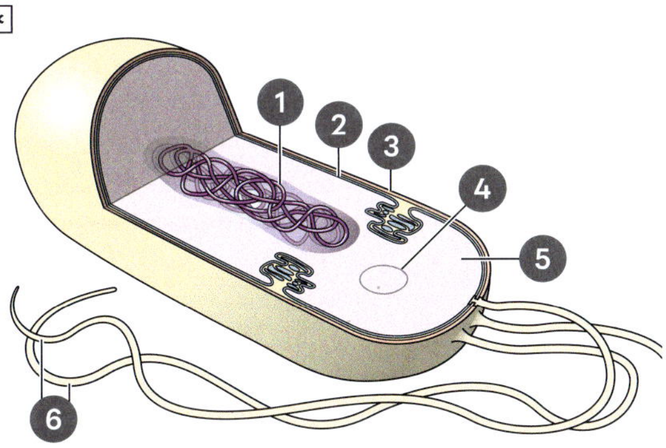

A) ☐ Ziffer 1 kennzeichnet die Geißel.
B) ☐ Ziffer 2 kennzeichnet das Plasmid.
C) ☐ Ziffer 3 kennzeichnet die Zellwand.
D) ☐ Ziffer 4 kennzeichnet die Zellmembran.
E) ☐ Ziffer 5 kennzeichnet das Zytoplasma.
F) ☐ Ziffer 6 kennzeichnet die Erbsubstanz.

17. Welche Aussagenkombination zu den infektionsprophylaktischen Maßnahmen ist richtig?

☒

1 Infektionsprophylaktische Maßnahmen werden nach einer möglicherweise erfolgten Infektion durchgeführt.
2 Die Postexpositionsprophylaxe zählt zu den infektionsprophylaktischen Maßnahmen.
3 Nach einer Verletzung an kontaminierten Instrumenten sollte die Wunde gründlich sterilisiert werden.
4 Nach einer Nadelstichverletzung sollte die Wunde ca. eine Minute ausbluten.
5 Im Rahmen der Postexpositionsprophylaxe muss ein Durchgangsarzt aufgesucht werden.

A) ☐ Alle Aussagen sind richtig.
B) ☐ Nur die Aussagen 1, 2, 4 und 5 sind richtig.
C) ☐ Nur die Aussagen 2 und 3 sind richtig.
D) ☐ Nur die Aussagen 3 und 4 sind richtig.
E) ☐ Nur die Aussagen 4 und 5 sind richtig.

18. Wie nennt man die Lehre von den Kleinstlebewesen?

☒

A) ☐ Histologie
B) ☐ Parasitismus
C) ☐ Symbiose
D) ☐ Pathologie
E) ☐ Mikrobiologie

19. Ordnen Sie den Aussagen A bis F die Art der Impfungen 1 (aktiv), 2 (passiv) und 3 (simultan) zu.

1 2 3

A) ☐ Verabreichung von abgeschwächten Antigenen
B) ☐ Langzeitschutz gegen einen bestimmten Erreger
C) ☐ gleichzeitige aktive und passive Immunisierung
D) ☐ Verabreichung von körperfremden Antikörpern
E) ☐ Kurzzeitschutz gegen einen bestimmten Erreger
F) ☐ Aufbau einer Grundimmunisierung

---

14. B, E 15. A1, B3, C2, D1, E2, F1
16. C, E 17. B 18. E
19. A1, B1, C3, D2, E2, F1

20. Ordnen Sie zu.

☒

A	Injektion	1	Gelbsucht
B	Infektion	2	Virusgrippe
C	Influenza	3	Einspritzung
D	Ikterus	4	Ansteckung

A) ☐ A2, B1, C4, D3
B) ☐ A1, B4, C3, D2
C) ☐ A3, B2, C1, D4
D) ☐ A4, B3, C1, D2
E) ☐ A3, B4, C2, D1

21. Welche Zuordnung ist richtig?

☒

A) ☐ Rekonvaleszenz → Eindringen von Krankheitserregern
B) ☐ Infektion → Auftreten von Symptomen
C) ☐ Therapie → Erkennung und Benennung einer Krankheit
D) ☐ Diagnose → Anwendung von Medikamenten
E) ☐ Inkubationszeit → Zeit von der Infektion bis zum Ausbruch der Krankheit

22. Welche beiden Infektionskrankheiten werden durch eine Tröpfcheninfektion übertragen?

☒ ☒

A) ☐ Hepatitis A
B) ☐ Malaria
C) ☐ Grippe
D) ☐ AIDS
E) ☐ Tetanus
F) ☐ Covid-19

23. Welche Aussagenkombination zu den apathogenen Bakterien ist richtig?

☒

1 Sie führen zu tödlichen Erkrankungen.
2 Sie sind die Erreger der Hepatitis C.
3 Sie bilden im Darm das Vitamin C.
4 Sie können die Ursache von Abszessen sein.
5 Sie rufen keine Krankheiten hervor.

A) ☐ Alle Aussagen sind richtig.
B) ☐ Nur die Aussagen 1, 2, 4 und 5 sind richtig.
C) ☐ Nur die Aussagen 2, 3 und 4 sind richtig.
D) ☐ Nur die Aussagen 3 und 4 sind richtig.
E) ☐ Nur die Aussage 5 ist richtig.

24. Welche Aussage zur Influenza ist falsch?

☒

A) ☐ Die deutsche Bezeichnung für eine Influenza lautet Grippe.
B) ☐ Die Inkubationszeit beträgt wenige Stunden bis maximal fünf Tage.
C) ☐ Die Infektion erfolgt über eine Tröpfchen- oder Kontaktinfektion.
D) ☐ Eine Influenza wird durch Grippebakterien verursacht.
E) ☐ Besonders für alte Menschen kann eine Influenza gefährlich sein.

25. Welche Aussagenkombination zu Bakterien und Viren ist richtig?

☒

1 Viren besitzen einen eigenen Stoffwechsel.
2 Bakterien sind größer als Viren.
3 Viren vermehren sich durch einfache Zellteilung.
4 Ohne Sauerstoff können Viren nicht leben.
5 Die Vermehrung von Viren erfolgt in Wirtszellen.

A) ☐ Alle Aussagen sind richtig.
B) ☐ Nur die Aussagen 1, 2, 4 und 5 sind richtig.
C) ☐ Nur die Aussagen 1, 3 und 4 sind richtig.
D) ☐ Nur die Aussagen 2 und 4 sind richtig.
E) ☐ Nur die Aussagen 2 und 5 sind richtig.

26. Zu welcher Gruppe von Mikroorganismen gehören die Erreger der Toxoplasmose?

☒

A) ☐ Viren
B) ☐ Pilze
C) ☐ Bazillen
D) ☐ Bakterien
E) ☐ Protozoen

---

20. E 21. E 22. C, F 23. E
24. D 25. E 26. E

27. Welche Aussagenkombination zur aktiven Impfung ist richtig?

☒

1 Bei einer aktiven Impfung werden abgeschwächte oder abgetötete Antikörper verabreicht.
2 Impfungen werden im Impfbuch dokumentiert.
3 Bei einer Mehrfachimpfung wird gegen mehrere Krankheitserreger geimpft.
4 Eine aktive Impfung wirkt nicht sofort, da sich die Antigene erst im Körper verteilen müssen.
5 Bei allen Mitarbeiterinnen der Praxis muss ein ausreichender Impfschutz gegen Hepatitis A vorliegen.

A) ☐ Alle Aussagen sind richtig.
B) ☐ Nur die Aussagen 1, 2, 4 und 5 sind richtig.
C) ☐ Nur die Aussagen 2 und 3 sind richtig.
D) ☐ Nur die Aussagen 3 und 4 sind richtig.
E) ☐ Nur die Aussagen 4 und 5 sind richtig.

28. Welche Aussage zu den Infektionswegen ist richtig?

☒

A) ☐ Eine perkutane Infektion erfolgt durch Verzehr kontaminierter Lebensmittel.
B) ☐ Eine Nahrungsmittelinfektion wird auch als Schmierinfektion bezeichnet.
C) ☐ Bei einer Tröpfcheninfektion erfolgt die Infektion durch Biss oder Stich eines Tieres.
D) ☐ Eine Infektion durch erregerhaltige Tröpfchen in der Luft bezeichnet man als Tröpfcheninfektion.
E) ☐ Eine Nadelstichverletzung mit einer kontaminierten Kanüle führt zu einer indirekten Kontaktinfektion.

29. Welche Aussage zu den Handschuhen ist falsch?

☒

A) ☐ Medizinische Einmalhandschuhe werden nach jeder Behandlung gewechselt.
B) ☐ Für operative Eingriffe werden sterile Handschuhe verwendet.
C) ☐ In der Praxis werden Einmalhandschuhe aus Latex, Nitril oder Vinyl verwendet.
D) ☐ Bei der Aufbereitung von kontaminierten Instrumenten werden widerstandfähige, dickwandige Handschuhe getragen.
E) ☐ Nach der Behandlung eines AIDS-Patienten müssen für die Wischdesinfektion des Behandlungsstuhls sterile Handschuhe getragen werden.

30. Ordnen Sie zu.

☒

A	Spirochäten	1	stäbchenförmige Bakterien
B	Diplokokken	2	traubenartig angeordnete kugelförmige Bakterien
C	Bazillen	3	kettenartig angeordnete kugelförmige Bakterien
D	Staphylokokken	4	spiralförmige Bakterien
E	Streptokokken	5	paarweise angeordnete kugelförmige Bakterien

A) ☐ A1, B3, C2, D5, E4
B) ☐ A2, B5, C4, D1, E3
C) ☐ A3, B2, C1, D4, E5
D) ☐ A4, B3, C2, D5, E1
E) ☐ A4, B5, C1, D2, E3

31. Welche Aussagenkombination zur Erkrankung Soor ist richtig?

☒

1 Soor ist eine Pilzerkrankung der Schleimhäute.
2 Typisch sind weiße, abwischbare Beläge der stark geröteten und schmerzenden Schleimhaut.
3 Soor wird durch den Hefepilz Candida albicans hervorgerufen.
4 Candida albicans ist Teil der mikrobiellen Flora der Mundhöhle.
5 Begünstigende Faktoren sind altersbedingte oder erworbene Immunschwäche.

A) ☐ Alle Aussagen sind richtig.
B) ☐ Nur die Aussagen 1, 2, 4 und 5 sind richtig.
C) ☐ Nur die Aussagen 2 und 3 sind richtig.
D) ☐ Nur die Aussagen 3 und 4 sind richtig.
E) ☐ Nur die Aussagen 4 und 5 sind richtig.

32. Welche der Erkrankungen kann mit einem Virustatikum behandelt werden?

☒

A) ☐ Tuberkulose
B) ☐ Soor
C) ☐ Herpes labialis
D) ☐ Gingivitis
E) ☐ Tetanus

27. C 28. D 29. E
30. E 31. A 32. C

33. Welche beiden Aussagen zur Impfung sind richtig?

☒☒

A) ☐ Bei einer Grundimmunisierung werden dreimal Antikörper geimpft.
B) ☐ Eine passive Impfung bietet Schutz für 8–10 Jahre.
C) ☐ Bei einer passiven Impfung werden körperfremde Antikörper verwendet.
D) ☐ Bei einer Simultanimpfung wird gleichzeitig gegen mehrere Erreger geimpft.
E) ☐ Die passive Impfung erzeugt einen Sofortschutz.
F) ☐ Nach einer passiven Impfung bildet der Organismus Antikörper.

34. Welche Aussagenkombination zur Virushepatitis ist richtig?

☒

1 Eine Hepatitis ist eine Entzündung der Bauchspeicheldrüse.
2 Eine Hepatitis A wird mit Antibiotika behandelt.
3 Spätestens nach 6 Monaten heilt eine Virushepatitis vollständig aus.
4 Die Impfung gegen Hepatitis B ist eine aktive Schutzimpfung.
5 Eine Infektion mit Hepatitis-A-Viren erfolgt über kontaminierte Lebensmittel.

A) ☐ Alle Aussagen sind richtig.
B) ☐ Nur die Aussagen 1, 2, 4 und 5 sind richtig.
C) ☐ Nur die Aussagen 2 und 3 sind richtig.
D) ☐ Nur die Aussagen 3 und 4 sind richtig.
E) ☐ Nur die Aussagen 4 und 5 sind richtig.

35. Welche beiden Aussagen zur Infektionslehre sind richtig?

☒☒

A) ☐ Als Virulenz bezeichnet man die Stärke der krank machenden Wirkung eines Erregers.
B) ☐ Während der Inkubationszeit treten charakteristische Symptome auf.
C) ☐ Pathogenität ist eine Eigenschaft von nicht krank machenden Mikroorganismen.
D) ☐ Als Rekonvaleszenz bezeichnet man den Beginn einer Erkrankung.
E) ☐ Bei einer Infektion dringen Krankheitserreger in den Organismus ein und vermehren sich in diesem.
F) ☐ Die Spätfolgen einer schweren Infektionserkrankung nennt man Prodromalsymptome.

36. Welche Aussage zur Ansteckung ist falsch?

☒

A) ☐ Der Fachbegriff für Ansteckung lautet Infektion.
B) ☐ Die krank machende Wirkung eines Erregers bezeichnet man als Virulenz.
C) ☐ Als Infektion bezeichnet man das Eindringen und die Vermehrung von Krankheitserregern in einem Organismus.
D) ☐ Je stärker das Immunsystem ist, desto eher kommt es zu einer Ansteckung.
E) ☐ Die krank machende Wirkung eines Erregers ist auch von der Menge der eingedrungenen Erreger abhängig.

37. Welche Aussagenkombination zu den Eigenschaften von Viren ist richtig?

☒

1 Viren benötigen Sauerstoff zum Leben.
2 Viren vermehren sich in spezifischen Wirtszellen.
3 Viren besitzen einen eigenen Stoffwechsel.
4 Viren sind nicht im Lichtmikroskop sichtbar.
5 Viren vermehren sich durch einfache Zellteilung.

A) ☐ Alle Aussagen sind richtig.
B) ☐ Nur die Aussagen 1, 4 und 5 sind richtig.
C) ☐ Nur die Aussagen 2 und 3 sind richtig.
D) ☐ Nur die Aussagen 2 und 4 sind richtig.
E) ☐ Nur die Aussagen 4 und 5 sind richtig.

38. Welche Aussage zur Aufbereitung von Instrumenten ist falsch?

☒

A) ☐ Nach der Desinfektion, Funktionsprüfung und Pflege werden alle chirurgischen Instrumente eingepackt.
B) ☐ Unkritische Instrumente werden gereinigt und desinfiziert.
C) ☐ Kritisch-B-Instrumente müssen im RDG aufbereitet werden.
D) ☐ Nach entsprechender Einweisung darf eine Auszubildende sterilisierte Instrumente freigeben.
E) ☐ Bei der Reinigung von kontaminierten Instrumenten müssen dickwandige Handschuhe getragen werden.

33. C, E 34. E 35. A, E
36. D 37. D 38. D

39. Mit welchem Medikament wird eine bakterielle Infektion der Kieferhöhle behandelt?

☒

A) ☐ Antimykotikum
B) ☐ Aspirin (ASS)
C) ☐ Virustatikum
D) ☐ Antibiotikum
E) ☐ Antihypertonikum

40. Ordnen Sie zu.

☒

A	aerob	1	Eigenschaft von Mikroorganismen, die Krankheiten hervorrufen können
B	Streptokokken	2	Eigenschaft von Bakterien, die Sauerstoff zum Leben benötigen
C	anaerob	3	kettenartig angeordnete kugelförmige Bakterien
D	pathogen	4	traubenartig angeordnete kugelförmige Bakterien
E	Staphylokokken	5	Eigenschaft von Bakterien, die nur ohne Sauerstoff leben können

A) ☐ A2, B4, C5, D2, E1
B) ☐ A1, B2, C3, D5, E4
C) ☐ A3, B5, C1, D4, E2
D) ☐ A2, B3, C5, D1, E4
E) ☐ A4, B3, C1, D4, E5

41. Welche beiden Aussagen zu den Pilzen sind richtig?

☒☒

A) ☐ Für den Menschen sind alle bisher bekannten Pilzarten apathogen.
B) ☐ Bei Neugeborenen können noch keine Pilzerkrankungen auftreten.
C) ☐ Pilzerkrankungen werden mit Antibiotika behandelt.
D) ☐ Pilze vermehren sich bevorzugt in einer feuchten Umgebung.
E) ☐ Pilze sind nur im Elektronenmikroskop sichtbar.
F) ☐ Soor ist eine Pilzerkrankung, die in der Mundhöhle vorkommen kann.

42. Ordnen Sie den Gefahrenbezeichnungen die entsprechenden Gefahrenstoffprodukte zu.

☒

A	ätzend	1	Händedesinfektionsmittel
B	akut giftig	2	Röntgenchemikalien
C	entzündbar	3	Quecksilber
D	gesundheitsschädlich	4	Wasserstoffperoxid

A) ☐ A2, B1, C4, D3
B) ☐ A1, B2, C3, D4
C) ☐ A3, B4, C2, D1
D) ☐ A4, B3, C1, D2

43. Welche beiden Aussagen zu den Infektionskrankheiten sind falsch?

☒☒

A) ☐ Mithilfe der Symptome erstellt der Arzt die Diagnose.
B) ☐ Bei einer Nadelstichverletzung handelt es sich um eine perkutane Infektion.
C) ☐ Nur bakterielle Infektionskrankheiten können ärztlich behandelt werden.
D) ☐ Hepatitis A wird durch eine Wasser- und Nahrungsmittelinfektion übertragen.
E) ☐ Bei einer Tröpfcheninfektion befinden sich die Krankheitserreger in kleinsten Tröpfchen in der Luft.
F) ☐ Als Präexpositionsprophylaxe bezeichnet man alle Maßnahmen, die vor einer möglicherweise erfolgten Infektion schützen.

44. Welche Aussage zu den Mikroorganismen ist richtig?

☒

A) ☐ Anaerobe Bakterien benötigen Sauerstoff zum Leben.
B) ☐ Tetanus wird durch Protozoen übertragen.
C) ☐ Viren sind von einer Außenhülle umgeben, die als Kapsid bezeichnet wird.
D) ☐ Pilze sind für Menschen immer pathogen.
E) ☐ Die äußere Begrenzung von Bakterien ist die Zellmembran.

---

39. D 40. D 41. D, F
42. D 43. C, F 44. C

45. Welche beiden Aussagen zu den Viren sind richtig?

☒ ☒

A) ☐ Viren besitzen einen großen Zellkern.
B) ☐ Viren können nach Anfärbung im Lichtmikroskop nachgewiesen werden.
C) ☐ Viren besitzen keinen eigenen Stoffwechsel.
D) ☐ Viren sind größer als Pilze.
E) ☐ Viren sind Bestandteil der Darmflora und können wichtige Vitamine bilden.
F) ☐ Viren sind nur im Elektronenmikroskop sichtbar.

46. Welche beiden Aussagen zur Impfung sind falsch?

☒ ☒

A) ☐ Bei einer aktiven Impfung werden Antigene geimpft.
B) ☐ Eine passive Impfung dient dem Sofortschutz nach einer wahrscheinlichen Infektion.
C) ☐ Eine Impfung ist die künstliche Erzeugung einer Immunität.
D) ☐ Bei einer Simultanimpfung erfolgt die Impfung gegen mehrere Krankheitserreger.
E) ☐ Die aktive Impfung erzeugt einen Langzeitschutz.
F) ☐ Bei einer Grundimmunisierung werden in zeitlichen Abständen dreimal Antikörper injiziert.

47. Welche Aussagenkombination zu den Mikroorganismen ist richtig?

☒

1 Staphylokokken sind anaerobe Stäbchenbakterien.
2 Von Bakterien verursachte Erkrankungen nennt man Mykosen.
3 Pilze vermehren sich in einer Wirtszelle.
4 Pathogene Mikroorganismen machen krank.
5 Plasmodien zählen zu den Protozoen.

A) ☐ Alle Aussagen sind richtig.
B) ☐ Nur die Aussagen 1, 2, 4 und 5 sind richtig.
C) ☐ Nur die Aussagen 2 und 3 sind richtig.
D) ☐ Nur die Aussagen 3 und 4 sind richtig.
E) ☐ Nur die Aussagen 4 und 5 sind richtig.

48. Wie lange dürfen verpackte sterilisierte Instrumente gelagert werden?

☒

A) ☐ 6 Tage
B) ☐ 3 Monate
C) ☐ 6 Wochen
D) ☐ 6 Monate
E) ☐ 30 Tage

49. Welche Aussagenkombination zu den viralen Infektionskrankheiten ist richtig?

☒

1 Bei einer Hepatitis C werden die T-Helferzellen geschädigt.
2 Eine AIDS-Erkrankung verläuft auch ohne medikamentöse Therapie symptomlos.
3 Das HI-Virus vermehrt sich innerhalb bestimmter Abwehrzellen des Blutes.
4 Gegen das AIDS-Virus kann das Immunsystem keine Antikörper bilden.
5 Die Wirtszellen der Hepatitis-B-Viren sind die Zellen der Leber.

A) ☐ Alle Aussagen sind richtig.
B) ☐ Nur die Aussagen 1, 2 und 5 sind richtig.
C) ☐ Nur die Aussagen 2 und 3 sind richtig.
D) ☐ Nur die Aussagen 3 und 5 sind richtig.
E) ☐ Nur die Aussagen 4 und 5 sind richtig.

50. Welche Aussage zur Form von Bakterien ist falsch?

☒

A) ☐ Staphylokokken sind traubenförmig angeordnete kugelförmige Bakterien.
B) ☐ Bazillen sind stäbchenförmige Bakterien.
C) ☐ Paarweise angeordnete Bakterien nennt man Diplokokken.
D) ☐ Streptokokken sind kettenartig angeordnete kugelförmige Bakterien.
E) ☐ Spirochäten sind kugelförmige Bakterien.

51. Welche Aussagen zu den Mikroorganismen sind richtig?

☒ ☒

A) ☐ Toxoplasmen bewirken eine Mykose.
B) ☐ Viren vermehren sich durch Zellteilung.
C) ☐ Toxine sind Giftstoffe, die von einigen Bakterien und Pilzen gebildet werden können.
D) ☐ Antimykotika sind Medikamente gegen Pilzerkrankungen.
E) ☐ Anaerobe Bakterien benötigen Sauerstoff zum Leben.
F) ☐ Bakterien benötigen Wirtszellen zu ihrer Vermehrung.

---

45. C, F 46. D, F 47. E 48. D
49. D 50. E 51. C, D

52. Welche beiden Aussagen zu den Sporen sind richtig?

☒ ☒

A) ☐ Sporen sind eine besonders pathogene Virenart.
B) ☐ Spirochäten können auch als Sporen bezeichnet werden.
C) ☐ Sporen sind widerstandsfähige Dauerformen von Bakterien.
D) ☐ Sporen sind apathogene Protozoen.
E) ☐ Sporen sind kleiner als Viren.
F) ☐ Sporen werden bei der Sterilisation abgetötet.

53. Welche beiden Aussagen zur aktiven Impfung sind richtig?

☒ ☒

A) ☐ Der Impfstoff enthält Antikörper.
B) ☐ Das Immunsystem wird aktiviert.
C) ☐ Es besteht nach der Impfung ein sofortiger Schutz.
D) ☐ Nach der Impfung bildet der Organismus Antigene.
E) ☐ Bei der Impfung werden Antigene injiziert.
F) ☐ Die aktive Impfung kann zur Postexpositionsprophylaxe angewendet werden.

54. Welche Aussage zu Covid-19 ist falsch?

☒

A) ☐ Bei schweren Verläufen ist eine intensivmedizinische Behandlung notwendig.
B) ☐ Impfungen schützen vor einem schweren Verlauf der Erkrankung.
C) ☐ Die Infektion erfolgt in den meisten Fällen durch eine indirekte Kontaktinfektion.
D) ☐ Charakteristische Symptome sind Geschmacks- und Geruchsverlust.
E) ☐ Covid-19 ist eine virale Infektionskrankheit.

55. Welche beiden Aussagen zu den Pilzen sind falsch?

☒ ☒

A) ☐ Eine Pilzerkrankung wird als Mykose bezeichnet.
B) ☐ Pilze sind im Lichtmikroskop sichtbar.
C) ☐ Schimmelpilze können Gifte produzieren, die man als Toxine bezeichnet.
D) ☐ Pilze besitzen keinen eigenen Stoffwechsel.
E) ☐ Soor ist eine Pilzerkrankung, die auch in der Mundhöhle auftreten kann.
F) ☐ Pilze sind kleiner als Bakterien und Viren.

56. Welche Aussagenkombination zu den Eigenschaften von Bakterien ist richtig?

☒

1 Bakterien sind nur im Elektronenmikroskop sichtbar.
2 Die äußere Begrenzung von Bakterien wird durch eine stabile Zellmembran gebildet.
3 Bakterien besitzen einen eigenen Stoffwechsel.
4 Einige Bakterienarten können unter ungünstigen Umweltbedingungen Sporen bilden.
5 Bakterien vermehren sich in spezifischen Wirtszellen.

A) ☐ Alle Aussagen sind richtig.
B) ☐ Nur die Aussagen 1, 2, 4 und 5 sind richtig.
C) ☐ Nur die Aussagen 2 und 3 sind richtig.
D) ☐ Nur die Aussagen 3 und 4 sind richtig.
E) ☐ Nur die Aussagen 4 und 5 sind richtig.

57. Welche Aussage zu den Viren ist richtig?

☒

A) ☐ Viren sind im Lichtmikroskop bei 1000-facher Vergrößerung sichtbar.
B) ☐ Viren besitzen Geißeln zur Fortbewegung.
C) ☐ Karies wird durch Viren hervorgerufen.
D) ☐ Viren vermehren sich in Wirtszellen.
E) ☐ Viren benötigen für ihren Stoffwechsel Glukose.

58. Welche Aussage zum Waschen der Hände ist falsch?

☒

A) ☐ Die Hände müssen nach der Toilettenbenutzung gewaschen werden.
B) ☐ Bei sichtbaren Verschmutzungen müssen die Hände durch Waschen gereinigt werden.
C) ☐ Vor Arbeitsbeginn müssen die Hände gewaschen werden.
D) ☐ Vor der hygienischen Händedesinfektion werden die Hände gewaschen und mit einem Einmaltuch getrocknet.
E) ☐ Nach dem Arbeitsende müssen die Hände gewaschen werden.

52. C, F 53. B, E 54. C 55. D, F
56. D 57. D 58. D

59. Welche Aussagenkombination zur Desinfektion und Sterilisation ist richtig?

☒

1 Scheren müssen bei der chemischen Desinfektion geöffnet werden.
2 Die Sterilisation im Autoklav erfolgt bei 121 °C oder 134 °C.
3 Der Helix-Test ist ein Dampfdurchdringungstest.
4 Unkritische Medizinprodukte haben nur Kontakt mit intakter Haut.
5 Bei allen Desinfektionsmaßnahmen muss die Einwirkzeit nach den Herstellerangaben erfolgen.

A) ☐ Alle Aussagen sind richtig.
B) ☐ Nur die Aussagen 1, 2, 4 und 5 sind richtig.
C) ☐ Nur die Aussagen 2 und 3 sind richtig.
D) ☐ Nur die Aussagen 3 und 4 sind richtig.
E) ☐ Nur die Aussagen 4 und 5 sind richtig.

60. Ordnen Sie den Medizinprodukten A bis F die Risikostufen 1 (unkritisch), 2 (semikritisch) und 3 (kritisch) zu.

1 2 3

A) ☐ Kugelstopfer
B) ☐ Wundhaken nach Langenbeck
C) ☐ Anmischspatel
D) ☐ Lindemannfräse
E) ☐ Mundspiegel
F) ☐ Raspatorium

61. Ordnen Sie zu.

☒

A	Sterilisation	1	Inaktivierung von pathogenen Mikroorganismen
B	Antisepsis	2	Infektionsverhütung an lebenden Geweben (Desinfektion)
C	Desinfektion	3	Infektionsverhütung durch Keimfreiheit (Sterilität)
D	Asepsis	4	Abtötung aller Mikroorganismen einschließlich ihrer Dauerformen

A) ☐ A2, B1, C3, D4
B) ☐ A1, B2, C3, D4
C) ☐ A3, B2, C1, D4
D) ☐ A4, B3, C2, D1
E) ☐ A4, B2, C1, D3

62. Welche Aussage zur chemischen Instrumentendesinfektion ist richtig?

☒

A) ☐ Das Einlegeverfahren erfolgt mit dem Reinigungs- und Desinfektionsgerät.
B) ☐ Nach der Pflege der Instrumente erfolgt deren Desinfektion.
C) ☐ Beim Umgang mit spitzen Instrumenten schützen Latexhandschuhe vor Verletzungen.
D) ☐ Instrumente können aus der Desinfektionslösung herausragen, wenn diese danach sterilisiert werden.
E) ☐ Aufgrund der Spritzgefahr ist eine Schutzbrille zu tragen.

63. Welche beiden Aussagen zur Händedesinfektion sind richtig?

☒ ☒

A) ☐ Das Händedesinfektionsmittel wird auf die trockenen Hände gegeben und verrieben.
B) ☐ Nach der Desinfektion erfolgt die gründliche Reinigung der Hände mit Wasser und Seife.
C) ☐ Eine Handpflege ist nur bei rissiger Haut wirksam.
D) ☐ Bei der chirurgischen Händedesinfektion werden zusätzlich die Ellenbogen und Oberarme desinfiziert.
E) ☐ Bei sichtbarer Kontamination der Hände ist die chirurgische Händedesinfektion wirksamer.
F) ☐ Die Entnahme des Desinfektionsmittels erfolgt aus einem Wandspender mit Ellenbogenbetätigung.

64. Welche beiden Infektionskrankheiten werden durch Bakterien hervorgerufen?

☒ ☒

A) ☐ Soor
B) ☐ Masern
C) ☐ Karies
D) ☐ Hepatitis A
E) ☐ Malaria
F) ☐ Tetanus

---

59. A 60. A2, B3, C1, D3, E2, F3
61. E 62. E 63. A, F 64. C, F

65. Welche beiden Aussagen zum Hygieneplan sind richtig?

☒☒

A) ☐ Der Hygieneplan wird vom Gesundheitsamt erstellt.
B) ☐ Der Hygieneplan muss für das gesamte Personal zugänglich sein.
C) ☐ Der Hygieneplan beschreibt für alle Mitarbeiterinnen der Praxis die Maßnahmen der persönlichen Hygiene.
D) ☐ In jeder zahnärztlichen Praxis muss ein den Praxiserfordernissen angepasster Hygieneplan vorhanden sein.
E) ☐ Das Robert Koch-Institut überwacht regelmäßig die Einhaltung der Hygienepläne.
F) ☐ Der Hygieneplan gilt nicht für Auszubildende.

66. Stellen Sie die richtige Reihenfolge der Arbeitsphasen eines Dampfsterilisators her.

1 2 3 4 5 6

A) ☐ Steigzeit
B) ☐ Ausgleichszeit
C) ☐ Abkühlzeit
D) ☐ Abtötungszeit
E) ☐ Entlüftungszeit
F) ☐ Anheizzeit

67. Welche beiden Aussagen zum Händewaschen sind falsch?

☒☒

A) ☐ Die Hände müssen bei sichtbaren Verschmutzungen gewaschen werden.
B) ☐ Nach der chirurgischen Händedesinfektion müssen die Hände gewaschen werden.
C) ☐ Die Hände müssen nach dem Besuch der Toilette gewaschen werden.
D) ☐ Vor Arbeitsbeginn müssen die Hände gewaschen werden.
E) ☐ Die Hände müssen nach dem Essen gewaschen werden.
F) ☐ Die Hände müssen vor dem Naseputzen gewaschen werden.

68. Welche Aussage zur persönlichen Hygiene ist richtig?

☒

A) ☐ Das Tragen von Arbeitskleidung zählt zur persönlichen Hygiene.
B) ☐ Ein kurzer Haarschnitt ist als Teil der persönlichen Hygiene in der zahnärztlichen Praxis vorgeschrieben.
C) ☐ Die Berufsgenossenschaft (BGW) empfiehlt als Teil der persönlichen Hygiene das Tragen von künstlichen Fingernägeln.
D) ☐ Lange Haare müssen nur dann zusammengebunden werden, wenn mit rotierenden Instrumenten gearbeitet wird.
E) ☐ Kurz geschnittene saubere Fingernägel sind Teil der persönlichen Hygiene.

69. Welche Aussage zur Abfallentsorgung ist richtig?

☒

A) ☐ Watterollen, die mit Blut und Speichel kontaminiert sind, werden von Recyclingfirmen entsorgt.
B) ☐ Extrahierte Zähne mit kleineren Amalgamfüllungen werden mit dem Hausmüll entsorgt.
C) ☐ Röntgenchemikalien (Entwickler oder Fixierer) können über die Toilettenspülung entsorgt werden.
D) ☐ Kontaminierte Kanülen werden in einem durchstichsicheren Abwurfbehälter entsorgt.
E) ☐ Der Restmüll sollte aus Umweltschutzgründen in Papiertüten gesammelt und entsorgt werden.

70. Ordnen Sie zu.

☒

A	tuberkulozid	1	Viren inaktivierend
B	fungizid	2	Bakterien abtötend
C	bakterizid	3	Tuberkelbakterien abtötend
D	viruzid	4	Pilze abtötend

A) ☐ A2, B1, C3, D4
B) ☐ A1, B2, C3, D4
C) ☐ A3, B2, C1, D4
D) ☐ A3, B4, C2, D1
E) ☐ A4, B2, C1, D3

65. B, D 66. A3, B4, C6, D5, E2, F1
67. B, F 68. E 69. D 70. D

71. Welche Aussagenkombination zur Risikobewertung von Medizinprodukten ist richtig?

☒

1 Die Bezeichnung A bedeutet: Ohne erhöhte Anforderungen an die Aufbereitung.
2 Der chirurgische Sauger ist ein Medizinprodukt mit der Einstufung kritisch B.
3 Ein Wundhaken ist ein semikritisches Medizinprodukt.
4 Anmischspatel und Glasplatte sind unkritische Medizinprodukte.
5 Kritische Medizinprodukte durchdringen die Haut oder Schleimhaut und kommen mit Blut in Kontakt.

A) ☐ Alle Aussagen sind richtig.
B) ☐ Nur die Aussagen 1, 2, 4 und 5 sind richtig.
C) ☐ Nur die Aussagen 2 und 3 sind richtig.
D) ☐ Nur die Aussagen 3 und 4 sind richtig.
E) ☐ Nur die Aussagen 4 und 5 sind richtig.

72. Stellen Sie die richtige Reihenfolge bei der chirurgischen Händedesinfektion her.

[1] [2] [3] [4] [5]

A) ☐ Hände trocknen lassen
B) ☐ Desinfektionsmittel auf Hände und Unterarme auftragen und verreiben
C) ☐ Hände abtrocknen
D) ☐ Hände waschen
E) ☐ Desinfektionsmittel nur auf die Hände auftragen und verreiben

73. Welche beiden Maßnahmen sollten nach einer Stichverletzung mit einer kontaminierten Kanüle erfolgen?

☒ ☒

A) ☐ Stillung der Blutung und Schutz der Wunde durch ein Pflaster
B) ☐ Bei bestehendem Hepatitis-B-Impfschutz sind keine weiteren Maßnahmen erforderlich.
C) ☐ Eintrag des Arbeitsunfalls in das Verbandbuch
D) ☐ Nach der Wundversorgung muss die Krankenkasse der verletzten Person informiert werden.
E) ☐ Nach Ende des Arbeitstages muss der Hausarzt aufgesucht werden.
F) ☐ erst die Wunde ausbluten lassen und danach sorgfältig desinfizieren

74. Welche Aussage zur Entsorgung von Kanülen und Skalpellen ist richtig?

☒

A) ☐ Kanülen werden mit aufgesetzter Verschlusskappe im Restmüll entsorgt.
B) ☐ Skalpelle werden nach der Behandlung desinfiziert und danach recycelt.
C) ☐ Kanülen und Skalpelle müssen in geschlossenen Glasgefäßen gesammelt und von speziellen Entsorgungsunternehmen abgeholt werden.
D) ☐ Die Entsorgung von Kanülen und Skalpellen erfolgt in stichfesten Müllsäcken über den Restmüll.
E) ☐ Kanülen und Skalpelle werden in einem durchstichfesten und verschließbaren Behälter im Restmüll entsorgt.

75. Welche beiden Aussagen zur Hepatitis-B-Impfung sind falsch?

☒ ☒

A) ☐ Die Hepatitis-B-Impfung wirkt viele Jahre.
B) ☐ Der Impfstoff regt das Abwehrsystem an, selbst Antigene zu bilden.
C) ☐ Eine Hepatitis-B-Impfung schützt vor einer Leberentzündung durch das Hepatitis-B-Virus.
D) ☐ Bei der Hepatitis-B-Impfung werden Antigene injiziert.
E) ☐ Die Hepatitis-B-Impfung ist eine aktive Impfung.
F) ☐ Eine Hepatitis-B-Impfung ist während der Ausbildung nicht notwendig.

76. Zu welcher Gruppe der Risikobewertung zählt man das Winkelstück bei der Füllungstherapie?

☒

A) ☐ unkritisch
B) ☐ semikritisch A
C) ☐ semikritisch B
D) ☐ kritisch A
E) ☐ kritisch B

71. B 72. A5, B3, C2, D1, E4 73. C, F
74. E 75. B, F 76. C

77. Welche Aussagenkombination zur chemischen Desinfektion (Eintauchverfahren) ist richtig?

☒

1 Scheren müssen vor dem Einlegen in die Desinfektionslösung geöffnet werden.
2 Die Einwirkzeit wird vom Hersteller angegeben.
3 Die Anteile der Instrumente, die aus der Desinfektionslösung herausragen, werden nicht desinfiziert.
4 Alle Instrumentenanteile müssen von der Desinfektionslösung bedeckt sein.
5 Bei der Herstellung der Desinfektionslösung sind die Herstellerangaben einzuhalten.

A) ☐ Alle Aussagen sind richtig.
B) ☐ Nur die Aussagen 1, 2, 4 und 5 sind richtig.
C) ☐ Nur die Aussagen 2 und 3 sind richtig.
D) ☐ Nur die Aussagen 3 und 4 sind richtig.
E) ☐ Nur die Aussagen 4 und 5 sind richtig.

78. Durch welche beiden Maßnahmen kann man sich in der Praxis vor Infektionen schützen?

☒ ☒

A) ☐ zahngesunde Ernährung
B) ☐ Schutzimpfungen
C) ☐ ausreichend Schlaf
D) ☐ viel Sport
E) ☐ Anlegen der persönlichen Schutzausrüstung
F) ☐ Einnahme von Vitamin C

79. Welche beiden Aussagen zur Risikobewertung kritisch B sind richtig?

☒ ☒

A) ☐ Das Instrument hat Kontakt mit der Schleimhaut oder krankhaft veränderter Haut.
B) ☐ Die Aufbereitung des Instruments erfolgt mit erhöhten Anforderungen an die Aufbereitung.
C) ☐ Die Aufbereitung kann ohne Reinigungs- und Desinfektionsgerät (RDG) erfolgen.
D) ☐ Das Instrument wird außerhalb des Mundes verwendet.
E) ☐ Die Aufbereitung des Instruments erfolgt ohne erhöhte Anforderungen an die Aufbereitung.
F) ☐ Das Instrument durchdringt die Schleimhaut und hat Kontakt mit Blut.

80. Welche beiden Infektionskrankheiten werden durch Viren hervorgerufen?

☒ ☒

A) ☐ Herpes labialis
B) ☐ Soor
C) ☐ Tetanus
D) ☐ Hepatitis A
E) ☐ Karies
F) ☐ Malaria

81. Welche Aussagenkombination zum Reinigungs- und Desinfektionsgerät (RDG) ist richtig?

☒

1 Das Reinigungs- und Desinfektionsgerät kann zur Sterilisation des Grundbestecks verwendet werden.
2 Das Reinigungs- und Desinfektionsgerät arbeitet mit Wassertemperaturen von 93 °C.
3 Die Medizinprodukte werden im RDG mit gesättigtem und gespanntem Wasserdampf desinfiziert.
4 Das Reinigungs- und Desinfektionsgerät ist für Kritisch-B-Instrumente nicht geeignet.
5 Das Reinigungs- und Desinfektionsgerät wird auch als Thermodesinfektor bezeichnet.

A) ☐ Alle Aussagen sind richtig.
B) ☐ Nur die Aussagen 1, 2, 4 und 5 sind richtig.
C) ☐ Nur die Aussagen 2 und 3 sind richtig.
D) ☐ Nur die Aussagen 2 und 5 sind richtig.
E) ☐ Nur die Aussagen 3, 4 und 5 sind richtig.

82. Welche Aussage zur Händehygiene in der Praxis ist falsch?

☒

A) ☐ Die Entnahme des Desinfektionsmittels erfolgt berührungsfrei oder durch Ellenbogenbetätigung.
B) ☐ Vor chirurgischen Eingriffen erfolgt eine chirurgische Händedesinfektion.
C) ☐ Zum Abtrocknen der Hände werden Einmalhandtücher verwendet.
D) ☐ Die Händehygiene dient dem Schutz des Patienten und des Behandlungsteams.
E) ☐ Das Waschen der Hände ist Teil der persönlichen Hygiene und daher nicht in der Praxis erforderlich.

---

77. A 78. B, E 79. B, F
80. A, D 81. D 82. E

83. Welche beiden Aussagen zum Dampfsterilisator sind falsch?

☒ ☒

A) ☐ Der Dampfsterilisator arbeitet mit gespanntem und gesättigtem Wasserdampf.
B) ☐ Der Dampfsterilisator arbeitet mit Wasserdampf von 93 °C.
C) ☐ Während der Sterilisation herrscht im Dampfsterilisator ein Druck von 2 oder 3 bar.
D) ☐ Ein Dampfsterilisator sterilisiert Medizinprodukte bei 121 °C oder 134 °C.
E) ☐ Der Dampfsterilisator wird auch als Autoklav bezeichnet.
F) ☐ In der zahnärztlichen Praxis werden Dampfsterilisatoren vom Typ N verwendet.

84. In welchen beiden Situationen wird in der Praxis die hygienische Händedesinfektion durchgeführt?

☒ ☒

A) ☐ vor chirurgischen Eingriffen
B) ☐ regelmäßig während der Behandlung
C) ☐ vor und nach der Behandlung
D) ☐ nach dem Anlegen von Einmalhandschuhen
E) ☐ vor der Arbeitsplatzvorbereitung
F) ☐ nach dem Einlesen der elektronischen Gesundheitskarte

85. Welche Aussagenkombination zum Hygieneplan ist richtig?

☒

1 Der Hygieneplan ist im Internet veröffentlicht und gilt für alle zahnärztlichen Praxen.
2 Der Hygieneplan ist ein schriftlicher Plan, der die Umsetzung von Hygienemaßnahmen regelt.
3 Der Hygieneplan ist auf die Arbeitssituation der jeweiligen Praxis bezogen.
4 Der Hygieneplan wird den Mitarbeiter/-innen der Praxis einmal im Jahr mündlich mitgeteilt.
5 Der Hygieneplan gilt nur für die Praxisbetreiber/-innen und Hygieneverantwortlichen.

A) ☐ Alle Aussagen sind richtig.
B) ☐ Nur die Aussagen 1, 4 und 5 sind richtig.
C) ☐ Nur die Aussagen 1 und 3 sind richtig.
D) ☐ Nur die Aussagen 2 und 3 sind richtig.
E) ☐ Nur die Aussagen 4 und 5 sind richtig.

86. Welche Zuordnung ist richtig?

☒

A) ☐ Sterilisation → Ultraschallbad
B) ☐ viruzid → Viren inaktivierend
C) ☐ Thermodesinfektor → Autoklav
D) ☐ Sporen → Coronavirus
E) ☐ Dampfsterilisator → RDG

87. Stellen Sie die richtige Reihenfolge bei der Aufbereitung von chirurgischen Übertragungsinstrumenten her.

1 2 3 4 5

A) ☐ Verpackung
B) ☐ Kontrolle auf Verunreinigung
C) ☐ Sterilisation
D) ☐ Pflege
E) ☐ Reinigung und Desinfektion im RDG

88. Welche beiden Aussagen zur AIDS-Erkrankung sind falsch?

☒ ☒

A) ☐ Bei einem AIDS-Test wird das Blut auf Antikörper gegen das HI-Virus getestet.
B) ☐ Das HI-Virus befällt die T-Helferzellen des Immunsystems, was unbehandelt zu einer Abwehrschwäche führt.
C) ☐ Die Inkubationszeit beträgt zwei bis drei Wochen.
D) ☐ Die AIDS-Erkrankung beginnt mit Infektionen wie Soor oder Herpes zoster.
E) ☐ AIDS ist die englische Abkürzung für erworbenes Immunschwächesyndrom.
F) ☐ Gegen das HI-Virus kann das Immunsystem keine Antikörper bilden.

89. Welche Aussage zur Hepatitis A ist richtig?

☒

A) ☐ Die Erreger der Hepatitis A sind Amöben.
B) ☐ Gegen Hepatitis A kann man nicht impfen.
C) ☐ Eine Hepatitis A heilt vollständig aus.
D) ☐ Die Übertragung erfolgt durch Tröpfcheninfektion.
E) ☐ Eine Hepatitis A wird mit Antibiotika behandelt.

---

83. B, F 84. C, E 85. D
86. B 87. A4, B2, C5, D3, E1
88. C, F 89. C

90. Welche Aussagenkombination zur chirurgischen Händedesinfektion ist richtig?

[×]

1 Die chirurgische Händedesinfektion sollte sicherheitshalber vor einer Zahnsteinentfernung durchgeführt werden.
2 Eine chirurgische Händedesinfektion kann auch durch ein RDG erfolgen.
3 Bei der chirurgischen Händedesinfektion erfolgt die Desinfektion nach dem Waschen der Hände und Unterarme.
4 Die chirurgische Händedesinfektion ist beim Tragen von sterilen Handschuhen nicht erforderlich.
5 Die chirurgische Händedesinfektion wird vor umfangreichen chirurgischen Eingriffen durchgeführt.

A) ☐ Alle Aussagen sind richtig.
B) ☐ Nur die Aussagen 1, 2, 4 und 5 sind richtig.
C) ☐ Nur die Aussagen 2 und 3 sind richtig.
D) ☐ Nur die Aussagen 3 und 5 sind richtig.
E) ☐ Nur die Aussagen 4 und 5 sind richtig.

91. Welche Aussage zum Umgang mit kontaminierten Instrumenten ist richtig?

[×]

A) ☐ Die kontaminierten Instrumente werden in einem flüssigkeitsdichten Beutel in den Aufbereitungsraum transportiert.
B) ☐ Nach der Behandlung werden alle verwendeten Instrumente auf einem Tablett zum RDG gebracht.
C) ☐ Chirurgische Instrumente werden in der Desinfektionswanne zusammen mit der Desinfektionslösung in den Aufbereitungsraum transportiert.
D) ☐ Scharfe und spitze Instrumente werden aus Sicherheitsgründen im Behandlungsraum sterilisiert.
E) ☐ Kontaminierte Instrumente werden in einem verschlossenen Behälter in den Aufbereitungsraum transportiert.

92. Welche beiden Aussagen zum Verlauf einer Infektionskrankheit sind richtig?

[×] [×]

A) ☐ Während der Inkubationszeit treten die für die Krankheit typischen Symptome auf.
B) ☐ Mit dem Auftreten der unspezifischen Prodromalsymptome endet die Infektionskrankheit.
C) ☐ Eine Infektionskrankheit beginnt mit dem Eindringen und der Vermehrung von Krankheitserregern im Organismus.
D) ☐ Eine Infektionskrankheit heilt immer vollständig aus.
E) ☐ Während der Zeit der Infektionskrankheit bleibt das Abwehrsystem passiv.
F) ☐ Die Zeit zwischen der Infektionskrankheit und vollständiger Genesung nennt man Rekonvaleszenz.

93. Welche Aussagenkombination zum Dampfsterilisator ist richtig?

[×]

1 Im Dampfsterilisator erfolgt die Sterilisation durch Wasserdampf bei 93 °C.
2 Ein Dampfsterilisator wird auch als Autoklav bezeichnet.
3 Für die Sterilisation von Kritisch-B-Instrumenten ist ein Autoklav des Typs B geeignet.
4 Vor der Anheizzeit beträgt die Temperatur innerhalb des Dampfsterilisators 121 °C oder 134 °C.
5 Im Autoklav dürfen nur Instrumente aus Stahl aufbereitet werden.

A) ☐ Alle Aussagen sind richtig.
B) ☐ Nur die Aussagen 1, 2, 4 und 5 sind richtig.
C) ☐ Nur die Aussagen 2 und 3 sind richtig.
D) ☐ Nur die Aussagen 3 und 4 sind richtig.
E) ☐ Nur die Aussagen 4 und 5 sind richtig.

94. Welche beiden Zuordnungen sind richtig?

[×] [×]

A) ☐ unkritisch → Heidemannspatel
B) ☐ kritisch B → Lindemannfräse
C) ☐ semikritisch B → Kugelstopfer
D) ☐ kritisch A → chirurgisches Handstück
E) ☐ semikritisch A → zahnärztliche Sonde
F) ☐ unkritisch B → chirurgischer Sauger

---

90. D 91. E 92. C, F
93. C 94. B, E

95. Welche beiden Aussagen zur Reinigung von Instrumenten sind richtig?

☒ ☒

A) ☐ Werden kontaminierte Instrumente desinfiziert und sterilisiert, kann die vorherige Reinigung entfallen.
B) ☐ Die Reinigung von kontaminierten Instrumenten bewirkt eine Verringerung der Keimzahl.
C) ☐ Abformungen mit Silikon können im RDG gereinigt und desinfiziert werden.
D) ☐ Instrumente, die sichtbar mit Blut verunreinigt sind, werden aus Sicherheitsgründen erst nach der Sterilisation gereinigt.
E) ☐ Kritische Medizinprodukte ohne sichtbare Verunreinigung können nach der Behandlung direkt verpackt und sterilisiert werden.
F) ☐ Grobe Verunreinigungen werden mit einem Desinfektionstuch vorsichtig entfernt.

96. Welche Zuordnung ist richtig?

☒

A) ☐ viruzid → Hefe- und Schimmelpilze abtötend
B) ☐ levurozid → Hefepilze abtötend
C) ☐ tuberkulozid → Bakterien abtötend
D) ☐ fungizid → Tuberkelbakterien abtötend
E) ☐ bakterizid → Viren inaktivierend

97. Welche Aussagenkombination zur Praxishygiene ist richtig?

☒

1 Bei der Behandlung von Patienten ist immer die persönliche Schutzausrüstung anzulegen.
2 Die Maßnahmen der Praxishygiene dienen der Vorbeugung von Infektionskrankheiten.
3 Kontaminierte Instrumente müssen entsprechend ihrer Risikobewertung aufbereitet werden.
4 Die hygienische Händedesinfektion ist Teil der Praxishygiene.
5 Hygiene ist die Lehre von der Verhütung von Krankheiten und der Erhaltung und Förderung der Gesundheit.

A) ☐ Alle Aussagen sind richtig.
B) ☐ Nur die Aussagen 1, 2, 4 und 5 sind richtig.
C) ☐ Nur die Aussagen 2 und 3 sind richtig.
D) ☐ Nur die Aussagen 3 und 5 sind richtig.
E) ☐ Nur die Aussagen 4 und 5 sind richtig.

98. Welche Aussage zum Reinigungs- und Desinfektionsgerät (RDG) ist richtig?

☒

A) ☐ Im RDG erfolgt die Reinigung und Desinfektion für mindestens 10 Minuten bei 73 °C.
B) ☐ Das RDG nennt man in der Praxis Autoklav.
C) ☐ Kritische Medizinprodukte dürfen nicht im RDG gereinigt und desinfiziert werden.
D) ☐ Das Reinigungs- und Desinfektionsgerät wird auch als Thermodesinfektor bezeichnet.
E) ☐ Im RDG wird Wasserdampf zur Desinfektion verwendet.

99. Welche Aussagenkombination zur Sterilisation ist richtig?

☒

1 Der in der Praxis verwendete Dampfsterilisator kann auch als Autoklav bezeichnet werden.
2 Das Ziel der Sterilisation ist die völlige Keimfreiheit der Medizinprodukte.
3 Ein Autoklav vom Typ B ist für die Sterilisation von Hohlräumen geeignet.
4 Während der Abtötung aller Mikroorganismen steht der Dampfsterilisator unter Druck.
5 Die Abtötung aller Mikroorganismen erfolgt entweder bei 121 °C oder bei 134 °C.

A) ☐ Alle Aussagen sind richtig.
B) ☐ Nur die Aussagen 1, 2, 4 und 5 sind richtig.
C) ☐ Nur die Aussagen 2 und 3 sind richtig.
D) ☐ Nur die Aussagen 3 und 5 sind richtig.
E) ☐ Nur die Aussagen 4 und 5 sind richtig.

100. Welche Aussage zur Händedesinfektion ist falsch?

☒

A) ☐ Die hygienische Händedesinfektion erfolgt vor und nach jeder Behandlung.
B) ☐ Nach Entnahme des Desinfektionsmittels werden alle Flächen der Hände eingerieben.
C) ☐ Die hygienische Händedesinfektion erfolgt vor der Arbeitsplatzvorbereitung.
D) ☐ Nach der Desinfektion werden die Hände mit einem Einmaltuch getrocknet.
E) ☐ Alle Flächen der Hände müssen für die Dauer der Einwirkzeit feucht gehalten werden.

---

95. B, F 96. B 97. A
98. D 99. A 100. D

101. Welche Aussage zur Verpackung von kritischen Medizinprodukten ist falsch?

☒

A) ☐ Die Verpackung ist erforderlich, um die kritischen Medizinprodukte steril lagern zu können.
B) ☐ In der Praxis werden meist Folien-Papier-Verpackungen zum Einschweißen verwendet.
C) ☐ Chirurgische Instrumente können für bestimmte Behandlungen zusammen in Containern verpackt und sterilisiert werden.
D) ☐ Auf der Verpackung muss das Sterilisationsdatum oder das Verfallsdatum vermerkt werden.
E) ☐ Zur Sicherheit sollten auch Medizinprodukte der Risikoeinstufung semikritisch B verpackt werden.

102. Ordnen Sie zu.

☒

A	semikritisch	1	ohne besondere Anforderungen an die Aufbereitung
B	unkritisch	2	Kontakt mit Schleimhaut oder krankhaft veränderter Haut
C	B	3	Durchdringung von Schleimhaut und Kontakt mit Blut
D	kritisch	4	mit besonderen Anforderungen an die Aufbereitung
E	A	5	lediglich Kontakt mit intakter Haut

A) ☐ A5, B3, C1, D2, E4
B) ☐ A3, B5, C4, D2, E1
C) ☐ A5, B2, C1, D3, E4
D) ☐ A3, B5, C4, D2, E1
E) ☐ A2, B5, C4, D3, E1

103. Welche Aussage zur Desinfektion ist falsch?

☒

A) ☐ Die Desinfektion bewirkt das Abtöten, Inaktivieren oder Entfernen pathogener Mikroorganismen von Gegenständen oder Oberflächen.
B) ☐ Instrumente können chemisch oder thermisch desinfiziert werden.
C) ☐ Chemische Desinfektionsmittel sind z. B. Alkohol, Natriumhypochlorid- oder CHX-Lösungen.
D) ☐ Im RDG erfolgt die Desinfektion thermisch und chemisch.
E) ☐ Die Desinfektion der Instrumente erfolgt im RDG bei einer Temperatur von 60 °C.

104. Welche beiden Aussagen zur Lagerung von aufbereiteten Instrumenten sind richtig?

☒ ☒

A) ☐ Lichtgeschützt können einfach verpackte Medizinprodukte auch länger als 6 Monate gelagert werden.
B) ☐ Medizinprodukte der Risikobewertung kritisch B dürfen maximal 6 Wochen gelagert werden.
C) ☐ Die Lagerung erfolgt staub- und kontaminationsgeschützt in geschlossenen Schubladen oder Schränken.
D) ☐ Die Lagerfrist für das unverpackte Grundbesteck beträgt maximal 6 Tage.
E) ☐ Das Verfallsdatum von sterilisierten Medizinprodukten wird auch als Chargennummer bezeichnet.
F) ☐ Nach Ablauf der maximalen Aufbewahrungszeit müssen die Medizinprodukte erneut verpackt und sterilisiert werden.

105. Welche beiden Aussagen zum Hygieneplan sind richtig?

☒ ☒

A) ☐ In kleineren Praxen können die Arbeitsanweisungen des Hygieneplans auch mündlich erfolgen.
B) ☐ Der Hygieneplan muss für die jeweilige Praxis erstellt werden.
C) ☐ Aus Datenschutzgründen dürfen nur die Behandler den Hygieneplan einsehen.
D) ☐ Der Hygieneplan wird von der jeweiligen Landeszahnärztekammer erstellt.
E) ☐ Der Hygieneplan beschreibt verständlich die erforderlichen Hygienemaßnahmen und legt fest, wer, was, wie, womit und wann zu tun hat.
F) ☐ Die Bundeszahnärztekammer (BZÄK) überprüft die korrekte Umsetzung der Hygienepläne.

---

101. E 102. E 103. E
104. C, F 105. B, E

106. Welche Aussage zu den Gefahrstoffen ist falsch?

☒

A) ☐ Gefahrstoffe werden durch Gefahrensymbole gekennzeichnet.
B) ☐ Für jeden Gefahrstoff kann in der Praxis eine Betriebsanweisung eingesehen werden.
C) ☐ In der Gefahrstoffverordnung werden alle Maßnahmen zum Schutz von Mensch und Umwelt geregelt.
D) ☐ Die Gefahrensymbole mit den entsprechenden Gefahrenbezeichnungen werden vom Hersteller auf der Verpackung angegeben.
E) ☐ Auf den Gefahrstoffen sind die Gefahrensymbole als schwarz umrandete Rauten mit einem roten Symbol dargestellt.
F) ☐ Die Praxisbetreiberin ist verpflichtet, ein Gefahrstoffverzeichnis über alle in der Praxis verwendeten Gefahrstoffe zu erstellen und zu führen.

107. Welche Aussage zu den chemischen Desinfektionsmitteln ist falsch?

☒

A) ☐ Das Wirkspektrum eines Desinfektionsmittels wird vom Hersteller angegeben.
B) ☐ Die in der Praxis verwendeten Desinfektionsmittel müssen VAH-gelistet sein.
C) ☐ Die Einwirkzeit ist je nach Erreger unterschiedlich und wird vom Hersteller angegeben.
D) ☐ Eine sichtbar verunreinigte Desinfektionslösung muss erneuert werden.
E) ☐ Als Standzeit bezeichnet man die Zeit, in der die Desinfektion der eingelegten Instrumente erfolgt.

108. Welche Zuordnung ist richtig?

☒

A) ☐ kritisch B → scharfer Löffel
B) ☐ semikritisch A → Turbine
C) ☐ kritisch A → Tamponadenstopfer
D) ☐ unkritisch A → Anmischspatel
E) ☐ semikritisch B → Exstirpationsnadel

109. Welche Aussagenkombination zur Desinfektion des Behandlungszimmers ist richtig?

☒

1 Zur Desinfektion dürfen nur VAH-gelistete Desinfektionsmittel verwendet werden.
2 Die Desinfektion aller kontaminierten Flächen und Gegenstände erfolgt durch eine Wischdesinfektion.
3 Sichtbare Verunreinigungen müssen vor der Wischdesinfektion nicht entfernt werden.
4 Im Hygieneplan sind die Maßnahmen zur Desinfektion des Behandlungszimmers beschrieben.
5 Die Sprühdesinfektion wird nur an schwierig zu desinfizierenden Flächen eingesetzt.

A) ☐ Alle Aussagen sind richtig.
B) ☐ Nur die Aussagen 1, 2, 4 und 5 sind richtig.
C) ☐ Nur die Aussagen 2, 3 und 4 sind richtig.
D) ☐ Nur die Aussagen 2 und 5 sind richtig.
E) ☐ Nur die Aussagen 4 und 5 sind richtig.

110. Welche Aussagenkombination zur Hepatitis B ist richtig?

☒

1 Zum Schutz vor einer Hepatitis-B-Infektion müssen alle Sicherheitsvorschriften sorgfältig beachtet werden.
2 Die aktive Impfung gegen Hepatitis B schützt vor einer Infektion.
3 Eine akute Hepatitis B kann in eine chronische Hepatitis B übergehen.
4 Auch die persönliche Schutzausrüstung schützt vor einer Hepatitis-B-Infektion.
5 In der Praxis besteht nach einer Verletzung mit kontaminierten Instrumenten eine hohe Ansteckungsgefahr.

A) ☐ Alle Aussagen sind richtig.
B) ☐ Nur die Aussagen 1, 4 und 5 sind richtig.
C) ☐ Nur die Aussagen 2, 3 und 4 sind richtig.
D) ☐ Nur die Aussagen 2 und 4 sind richtig.
E) ☐ Nur die Aussagen 4 und 5 sind richtig.

106. E 107. E 108. C
109. B 110. A

Prüfungsbereich 2: Empfangen und Aufnehmen von Patientinnen und Patienten

Lernfeld 1: Die eigene Rolle im Ausbildungsbetrieb mitgestalten

Duales Ausbildungssystem – Berufsausbildungsvertrag

Erläutern Sie das duale Ausbildungssystem.
→ OV S. 19 /
→ JB 1 S. 19

Duales Ausbildungssystem

- Die Ausbildung findet an zwei verschiedenen (dualen) Ausbildungsorten statt.
- allgemeine und berufsbezogene Theorie an der Berufsschule (1–2 Tage pro Woche)
- fachpraktische Ausbildung in den Praxen in der übrigen Zeit
- Koordination der Ausbildung in einem anerkannten Ausbildungsberuf über den Rahmenlehrplan der Kultusministerkonferenz und den Ausbildungsrahmenplan
- wesentliche Grundlagen im Berufsbildungsgesetz (BBiG) geregelt

Kooperation + Koordination zwischen den Lernorten

Betrieb/Praxis	Berufsschule
• Auszubildender (Azubi) • Ausbildung am Arbeitsplatz (einzeln) • innerbetrieblicher Unterricht	• Berufsschüler • theoretischer Unterricht (im Klassenverband) • Unterweisung in Werkstätten, Labors, Übungsfirmen
geregelt durch …	geregelt durch …
Berufsbildungsgesetz (BBiG) (Gesetzgebung durch den Bund)	**Schulgesetze** (Gesetzgebung durch die Länder)
• Ausbildungsordnung • Ausbildungsberufsbild • Prüfungsanforderungen	• (Rahmen-)Lehrpläne • Stundenpläne • Prüfungsanforderungen
Kammerprüfung (Gesellen-/Gehilfenbrief)	**Schulabschlussprüfung** (Abschlusszeugnis)

Stellen Sie die Vorteile des dualen Ausbildungssystems den Nachteilen einer reinen Praxisausbildung gegenüber.

Vorteile duale Ausbildung	Nachteile reine Praxisausbildung
Durch den gleichzeitigen Besuch von Praxis und Schule wird das theoretische Wissen durch Praxiserfahrung positiv erweitert.	Praxen können den Anforderungen der Ausbildung nicht immer in hinreichendem Maße Rechnung tragen (z. B. Kleinpraxen).
Neuere Entwicklungen im gewählten Beruf kommen in den Praxen schneller an als in der Berufsschule.	Die Praxisangebote an Ausbildungsplätzen sind stark konjunkturabhängig.
Für die Praxen bringt die Ausbildung eigener Fachkräfte Vorteile.	Durch die unterschiedliche Ausstattung der Praxen mit Arbeitsgeräten ist die Ausbildung oft nicht in der nötigen Tiefe und Breite möglich.
Fachkräfte mit abgeschlossener Berufsausbildung können leichter den Arbeitsplatz wechseln, da die Ausbildung bundesweit einheitlich geregelt ist.	Die Ausbildung ist sehr auf die einzelne Praxis beschränkt („Praxisblindheit").
Die Ausbildungsinhalte sind durch die (Rahmen-)Lehrpläne und Prüfungsordnungen aufeinander abgestimmt und ergänzen sich.	Ein Wechsel der Praxis wird erschwert (besondere Probleme bei KFO- oder reinen Chirurgie-Praxen).
Die Motivation der Auszubildenden wird durch die Praxiserfahrungen gefördert; sie können zusätzlich von den Erfahrungen der Ausbildenden/der Kolleginnen profitieren.	keine Anerkennung im gesamten Bundesgebiet
	Die „Überwachung" der Ausbildung ist wesentlich schwieriger.
	Eine Allgemeinbildung zur Teilnahme an gesellschaftlichen Prozessen entfällt weitgehend.

Wodurch ist der Ausbildungsvertrag nach dem Berufsbildungsgesetz (BBiG) gekennzeichnet und welche Bestimmungen müssen darin vorkommen?
→ OV S. 19 ff. /
→ JB 1 S. 19 ff.

Kennzeichen des Ausbildungsvertrags

- Der Ausbildungsvertrag wird zwischen dem Ausbildenden (Praxis) und dem Auszubildenden geschlossen.
- Die Ausbildende kann die Zahnärztin oder eine Mitarbeiterin (ZMV) sein.
- Der Vertrag muss schriftlich geschlossen und von beiden Vertragsparteien unterschrieben werden.
- Bei Minderjährigen müssen auch die gesetzlichen Vertreter unterschreiben.
- Der Vertrag muss bei der ZÄK zur Genehmigung und Eintragung in das Berufsausbildungsverzeichnis vorgelegt werden.
- Vor Beginn der Ausbildung muss eine Bescheinigung über eine ärztliche Untersuchung vorgelegt werden.

Wesentliche Bestimmungen des BBiG zum Ausbildungsvertrag

- Bezeichnung, sachliche und zeitliche Gliederung sowie Ziel der Ausbildung
- Beginn und Dauer der Ausbildung
- Dauer der regelmäßigen täglichen Arbeitszeit (unter Beachtung von Jugendarbeitsschutz- und Arbeitszeitgesetz)
- Dauer der Probezeit
- Zahlung und Höhe der Vergütung (u. a. Zahlung auch während Erkrankung und Urlaub, Mindestausbildungsvergütung ist zu beachten)
- Dauer des Urlaubs (Mindeststandards: BUrlG bzw. JArbSchG)
- Inhalte des Ausbildungsvertrags nach BBiG
- Voraussetzungen für die Kündigung
- allgemeiner Hinweis auf Tarifvertrag

Beschreiben Sie, welche Rechte und Pflichten sich aus dem Ausbildungsvertrag für Zahnarzt und ZFA ergeben.
→ OV S. 23 /
→ JB 1 S. 23

Rechte und Pflichten aus dem Ausbildungsvertrag
(gelten zusätzlich zu den Rechten und Pflichten aus dem Arbeitsvertrag)

Rechte Auszubildende/-r	Pflichten Ausbildende/-r
Bereitstellung von Arbeitsmitteln	Arbeitsmittel bereitstellen
Freistellung für Berufsschulunterricht	Freistellung für Berufsschulunterricht
Recht zur Führung des Berichtsheftes	Berichtsheft führen lassen
Recht zur Fürsorge	Fürsorge (z. B. Auszubildende/-n nicht überfordern; Schutz vor Gefährdungen)
Recht auf ein Zeugnis (einfaches und auf Wunsch qualifiziertes Zeugnis)	Zeugnis erteilen
Recht auf Vergütung	Vergütung vertragsgemäß zahlen
Recht auf Ausbildung im angestrebten Beruf ZFA	Pflicht zur Ausbildung (planmäßige Vermittlung der Kenntnisse und Fertigkeiten, die für das Ausbildungsziel erforderlich sind)

Pflichten Auszubildende/-r	Rechte Ausbildende/-r
Arbeits- und Lernbereitschaft	Förderung der Arbeits- und Lernbereitschaft
Besuch der Berufsschule	Freistellung für Berufsschulunterricht
sorgfältiger Umgang mit Geräten und Materialien	Anleitung zu Geräten und Materialien, Lagerung
Befolgen von Anweisungen	Weisungsrecht
Einhalten der Praxisregelungen	Aufklärung über alle Regelungen
Schweigepflicht über Praxisvorgänge	Hinweise auf Schweigepflicht

Hinweis: Die Pflichten des einen sind zugleich die Rechte des anderen.

Wie kann das Ausbildungsverhältnis enden?
→ OV S. 24 /
→ JB 1 S. 24

Beenden des Ausbildungsverhältnisses

- vor Ende der Probezeit
  - ZFA und Ausbildender: jederzeit ohne Kündigungsfrist und ohne Angabe eines Kündigungsgrundes
- nach der Probezeit
  - automatisch mit Bestehen der Abschlussprüfung bzw. Ablauf der vereinbarten Ausbildungszeit (bei Nichtbestehen der Prüfung Antrag auf Verlängerung bis zur Wiederholungsprüfung)
  - einvernehmlich durch Aufhebungsvertrag (jederzeit)
  - ZFA und Ausbildender: Kündigung fristlos aus wichtigem Grund (z. B. Diebstahl, Körperverletzung, Urkundenfälschung)
  - ZFA: Aufgabe oder Wechsel der Berufsausbildung (4-wöchige Kündigungsfrist)

Voraussetzungen:
- schriftlich
- Angabe des Kündigungsgrundes

Nennen Sie mögliche Gründe für eine Vertragsauflösung.

Mögliche Gründe für Vertragsauflösung

Auszubildende/-r
- mangelnde Wertschätzung
- unzureichende Kommunikation
- unsichere Vertrauensbeziehung
- mangelhafte Fehlerkultur

Ausbildende/-r
- mangelndes Interesse
- mangelnde Motivation
- Unpünktlichkeit
- Azubi zeigt zu wenig Respekt

Wie fit bin ich für die Prüfung? ☺ ☐ 😐 ☐ ☹ ☐

Schutzgesetze in der Praxis und für Auszubildende

Im Jugendarbeitsschutzgesetz (JArbSchG) sind die wesentlichen Schutzbestimmungen für die Ausbildung zusammengefasst, die auch teilweise für erwachsene Auszubildende gelten.
Nennen Sie wesentliche Bestimmungen und grenzen Sie sie für Erwachsene ab.
→ OV S. 26 ff. /
→ JB 1 S. 26 ff.

Jugendarbeitsschutzgesetz
- Schichtzeit (Anwesenheit in der Praxis; inkl. Pausen)
  - nicht länger als 10 Std.
- Berufsschulbesuch, Anrechnung auf die Arbeitszeit
  - Freistellung und Anrechnung auf die Arbeitszeit
  - Wenn die Unterichtszeit > 5 Std. à 45 Min. beträgt, wird die durchschnittl. tägl. Arbeitszeit angerechnet.
  - Bei einem weiteren Tag in der Woche wird die tatsächlich in der Schule verbrachte Zeit auf die Arbeitszeit angerechnet.
- Nachtruhe
  - Beschäftigungsverbot von 20 bis 6 Uhr (Ausnahme u. a.: ZFA im Notdienst)
- Beschäftigungsverbot
  - gefährliche Arbeiten und Arbeiten, die die (körperliche) Leistungsfähigkeit übersteigen
  - Ausnahmen: Arbeiten, die für den Ausbildungszweck erforderlich sind, z. B. Röntgen für ZFA

	Jugendliche Auszubildende	Erwachsene Auszubildende
(Fortsetzung)	**Arbeitszeit** • tägl. 8 Std. (Ausnahme bis 8,5 Std.) • wöchentl. 40 Std.	**Arbeitszeit** • tägl. 8 Std. (an 6 Werktagen), kann auf 10 Std. verlängert werden • wöchentl. höchstens 60 Std. mit Ausgleich
	Ruhepausen und Freizeit • Ruhepausen – mind. 30 Min. bei 4,5–6 Arbeitsstunden – mind. 60 Min. bei mehr als 6 Arbeitsstunden • Länger als 4,5 Std. dürfen Jugendliche nicht beschäftigt werden. • beschäftigungsfreie Zeit zwischen zwei Arbeitstagen mind. 12 Std.	**Ruhepausen und Freizeit** • Ruhepausen mind. 30 Min. bei 6–9 Arbeitsstunden • beschäftigungsfreie Zeit zwischen zwei Arbeitstagen mind. 11 Std.
	Fünftagewoche • Beschäftigungsverbot an Samstagen sowie Sonn- und Feiertagen • Ausnahmen möglich, z. B. ZFA im Notdienst, Ausgleich an einem anderen berufsschulfreien Arbeitstag	**Fünftagewoche** • Beschäftigungsverbot mit Ausnahmen • 15 Sonntage müssen beschäftigungsfrei sein. • Ersatzruhetage müssen gewährt werden.
	Urlaubstage und Lage • am 01. Januar – noch nicht 16 Jahre alt → 30 Werktage – noch nicht 17 Jahre alt → 27 Werktage – noch nicht 18 Jahre → 25 Werktage • in den Berufsschulferien	**Urlaubstage und Lage** • nach Bundesurlaubsgesetz → 24 Werktage • in den Berufsschulferien
	Ärztliche Untersuchungen • Erstuntersuchung vor Beschäftigungsbeginn • Nachuntersuchung 9–12 Monate nach Ausbildungsbeginn • weitere jährl. Nachuntersuchungen bis zur Volljährigkeit möglich	**Ärztliche Untersuchungen** –
Es gibt weitere Schutzgesetze, die auch für Erwachsene gelten. Erläutern Sie die wesentlichen Bestimmungen zum Bundesurlaubsgesetz sowie zum Mutterschutzgesetz und den Zusammenhang von Elternzeitgesetz und Bundeselterngeldgesetz. → OV S. 28 / → JB 1 S. 28	**Bundesurlaubsgesetz (BUrlG)** • Mindesturlaub 24 Werktage (ohne Sonn- und Feiertage; Arbeitstage: Mo–Fr) • Teilurlaub: Der Urlaubsanspruch beträgt 1/12 des Jahresurlaubs pro vollem Monat des Arbeitsverhältnisses. • voller Urlaubsanspruch erst nach 6 Monaten Beschäftigungsdauer • Der Urlaub muss zusammenhängend gewährt werden. • Eine Barabgeltung ist verboten; Ausnahme u. a. Beendigung des Arbeitsverhältnisses • Der Urlaub muss in dem Jahr genommen werden, in dem er entstanden ist (Vereinbarungen möglich).	

(Fortsetzung)

Mutterschutzgesetz (MuSchG)

- Alle Arbeiten, die das Leben von Mutter und Kind gefährden, sind verboten.
- Beschäftigungsverbot 6 Wochen vor (Ausnahme: Mutter kann auf ausdrücklichen Wunsch bis zur Entbindung arbeiten, jederzeit wiederrufbar) und 8 Wochen nach Entbindung bzw. 12 Wochen bei Früh- oder Mehrlingsgeburten
- besonderer Kündigungsschutz ab Anzeigen der Schwangerschaft bis 4 Monate nach Entbindung
- Mutterschaftsgeld während des Beschäftigungsverbots (Lohnfortzahlung durch Arbeitgeber und Krankenkasse)

Bundeselterngesetz, Mutterschutzgesetz, Elternzeitgesetz im Überblick

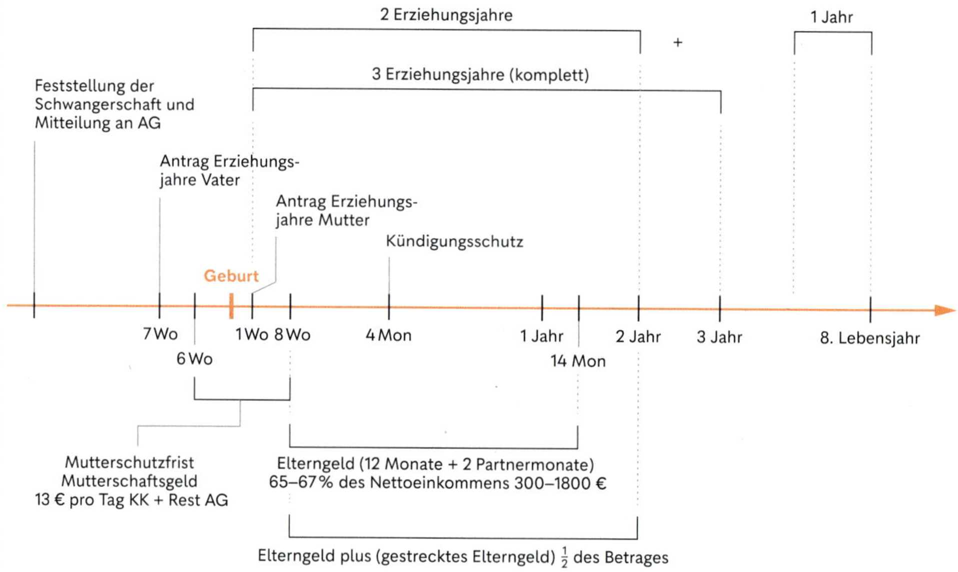

Im Arbeitsschutzgesetz (ArbSchG) sind die Pflichten der Arbeitgeberin und der Beschäftigten geregelt. Nennen Sie diese Pflichten.
→ OV S. 30 ff. /
→ JB 1 S. 30 ff.

Arbeitsschutzgesetz

Pflichten der Arbeitgeberin

- Festlegung der Arbeitsschutzmaßnahmen in der Praxis mit Gefährdungsbeurteilung
- regelmäßige Unterweisung der Mitarbeiter
- Unfallverhütungsmaßnahmen bekannt machen
- Erste-Hilfe-Maßnahmen bei Unfällen leisten (Meldung an D-Arzt)
- Dokumentation der Arbeitsunfälle
- Meldung an Berufsgenossenschaft (Nadelstichverletzungen)
- Verbandbuch führen (Dokumentation aller Verletzungen)
- persönliche Schutzausrüstung (PSA) stellen
- Unterweisung zu Feuerlöscheinrichtungen

Pflichten der Arbeitnehmerin

- Anweisungen zum Arbeitsschutz befolgen
- Benutzung von Maschinen, Geräten, Werkzeugen, Arbeitsstoffen nach Anweisung
- PSA tragen
- Meldung über Mängel an Schutzeinrichtungen an Arbeitgeberin

Nennen Sie wichtige Unfallverhütungsvorschriften (UVV) in der Zahnarztpraxis. → OV S. 32 ff. / → JB 1 S. 32 ff.	**DGUV Vorschrift 1** • Grundsätze der Prävention – Pflichten von Unternehmer und Mitarbeiter – Organisation des Arbeitsschutzes – Postexpositionsprophylaxe – PSA **DGUV Vorschrift 2** • Verpflichtung zu einer betriebsärztlichen und sicherheitstechnischen Betreuung (BUS-Dienst) **DGUV Vorschrift 3** • Durchführungsanweisungen zum sicheren Umgang mit elektrotechnischen Anlagen und Betriebsmitteln **DGUV Vorschrift 6** • arbeitsmedizinische Vorsorge **DGUV Vorschrift 9** • Kennzeichnung von Gefahren, die trotz Schutzeinrichtungen bestehen, z. B. Warn- und Verbotszeichen **DGUV Vorschrift 11** • UVV für die Erzeugung, Übertragung und Anwendung von Laserstrahlen

Wie fit bin ich für die Prüfung? ☺ ☐ 😐 ☐ ☹ ☐

Ergonomie, Ökologie und Nachhaltigkeit

Was versteht man unter Ergonomie? → OV S. 34 ff. / → JB 1 S. 34 ff.	**Ergonomie** • Wissenschaft von den Leistungsmöglichkeiten und -grenzen des arbeitenden Menschen • Untersucht werden Arbeitsbedingungen (Werkzeuge, Maschinen) und Arbeitsumfeld. • Arbeitsabläufe werden zeitlich optimiert und an die menschliche Arbeitskraft angepasst.
Betrachten Sie das Bild rechts. Wo sehen Sie ergonomische Erkenntnisse verletzt?	**Verletzung ergonomischer Erkenntnisse** • Stuhl lässt sich nur herauf- und herunterfahren (Pumpstuhl) • Oberkieferbehandlung mit Schwierigkeiten für Zahnarzt und ZFA • sichtbare „Folterinstrumente“ (Bohrgestänge) • große blendende Lampe • keine Fachangestelltengeräte • vermutlich nur ein Raum zur Behandlung (lange Einwirk- und Wartezeiten bei Anästhesien) • vermutlich Sprechstundensystem (1950)

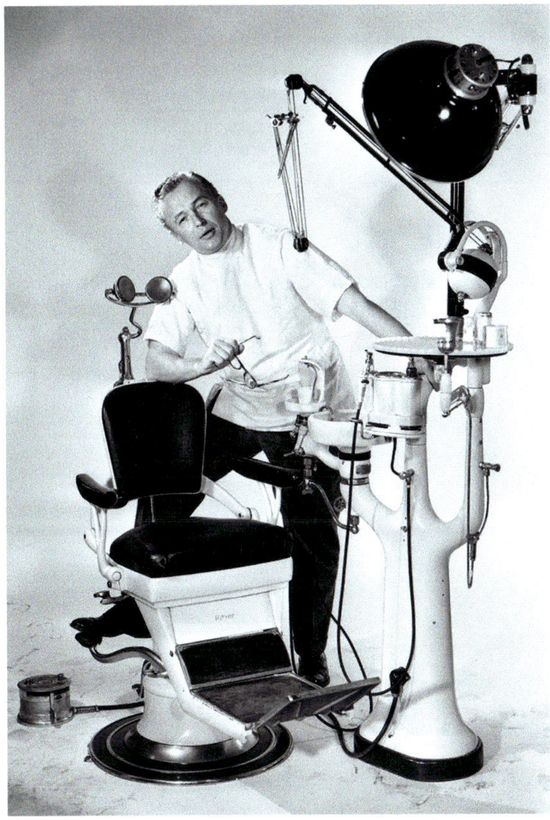

Womit beschäftigt sich die Ergonomie heute in der Zahnarztpraxis?

Ergonomie in der Zahnarztpraxis
- Anzahl und Lage der Praxisräume
- Arbeitshaltung der Mitarbeiterinnen
- Arbeitsplanung
- Teamarbeit
- technische Einrichtung der Praxis
- gesamte Einrichtung der Praxis samt Farbgebung
- Organisation der Praxis mit Terminierung
- Arbeitsatmosphäre
- optimale Behandlung der Patientinnen

Fall	produktive Zeit	unproduktive Zeit
1 ein Behandlungszimmer – keine ZFA – 8 Std. Arbeitszeit (eine Zahnärztin)	4 ½ Std.	3 ½ Std.
2 ein Behandlungszimmer – eine ZFA – 8 Std. Arbeitszeit (eine Zahnärztin)	5 ¾ Std.	2 ¼ Std.
3 zwei Behandlungszimmer – eine ZFA – 8 Std. Arbeitszeit (eine Zahnärztin)	6 ½ Std.	1 ½ Std.
4 drei Behandlungszimmer – zwei ZFA – eine ZMF – 8 Std. Arbeitszeit (eine Zahnärztin)	7 Std.	1 Std.

Betrachten Sie die beiden Bilder auf der rechten Seite. Welche Fehlhaltungen liegen vor? Machen Sie Vorschläge zur Abhilfe.
→ OV S. 37 /
→ JB 1 S. 37

Fehlhaltungen
- Foto
  - gekrümmter Nacken und Rücken der Behandlerin
  - Der Patient müsste höher gelagert werden.
- Grafik
  - gekrümmter Nacken und Rücken durch falsche Sitzposition
  - Bildschirm müsste höher gestellt werden.

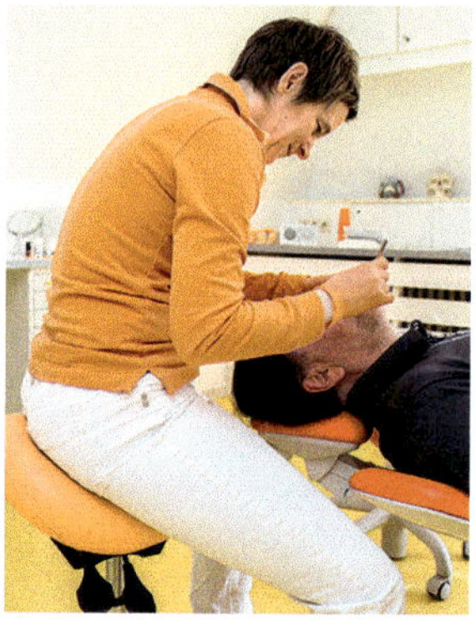

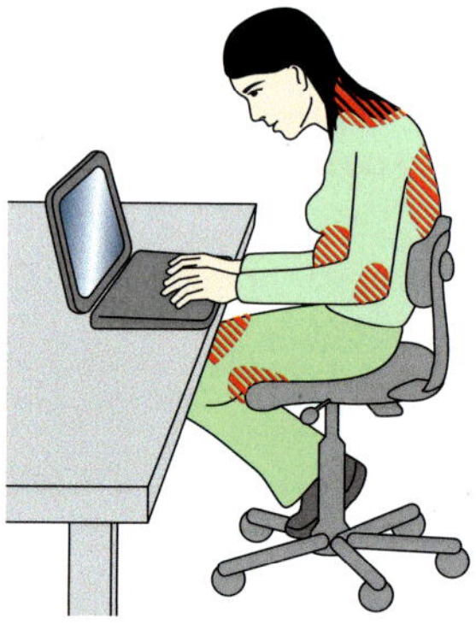

Wo hat die Zahnarztpraxis nur beschränkt Einfluss auf Ökologie und Nachhaltigkeit und wo hat sie direkten Einfluss?
→ OV S. 40 ff. /
→ JB 1 S. 40 ff.

Beschränkter Einfluss
- Bau und Lage der Praxis bei Übernahme
- Heizung – Klimatisierung
- Erreichbarkeit der Praxis

Direkter Einfluss
- Materialverbrauch
- verwendete Materialien
- Stromverbrauch
- Raumtemperaturkontrolle
- Müllentsorgung
- Digitalisierung (Papier- und Chemikalienverbrauch)
- Abfallvermeidung
- Materialwirtschaft
- Telezahnmedizin
- Außendarstellung mit CO_2-Fußabdruck
- Homeoffice

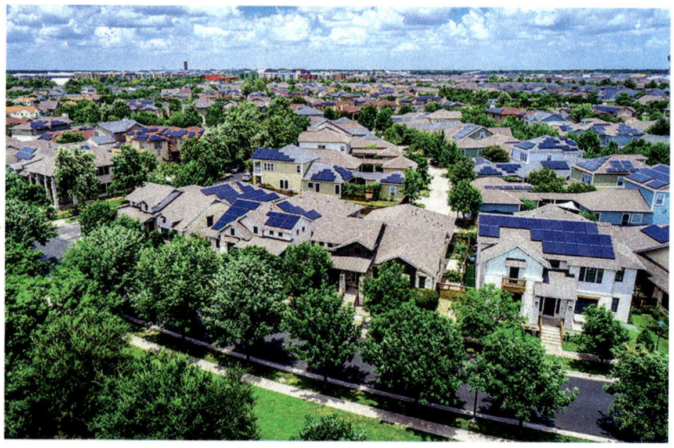

Lage der Praxis, Ausstattung des Hauses (z. B. Wärmepumpe, Solardach, Dämmung) sowie Erreichbarkeit sind oft schon vorgegeben.

Wie fit bin ich für die Prüfung? ☺ ☐ 😐 ☐ ☹ ☐

Gesundheitswesen

Was versteht man in Deutschland unter dem Gesundheitswesen und welche Aufgaben hat es?
→ OV S. 43 /
→ JB 1 S. 43

Gesundheitswesen
- gesundheitliche Versorgung aller Menschen im Staatsgebiet durch Einrichtungen und Personen, die die Gesundheit fördern und erhalten

Aufgaben
- Gesundheitsschutz
  - Schutz vor Erkrankungen
  - allgemeine Hygiene
  - Arbeits- und Betriebsmedizin
  - Unfallverhütung
  - Seuchenschutz
  - Umweltschutz
  - Überwachung der Arzneimittel und der Gesundheitseinrichtungen
  - Bewahrung vor gesundheitsschädigendem Handeln
- Gesundheitspflege
  - Aufklärung der Bevölkerung
  - Prophylaxe/Prävention
- kurative Medizin
  - Maßnahmen zur Wiederherstellung der Gesundheit

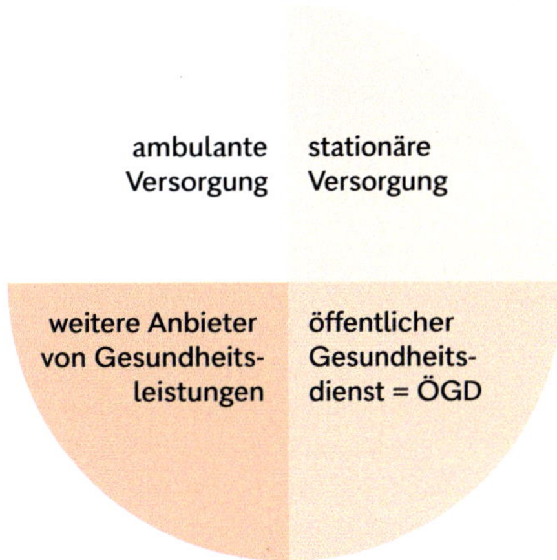

Gliederung des Gesundheitswesens

Kennzeichnen Sie die verschiedenen Praxis- bzw. Betriebsformen, in denen Zahnärzte tätig sein können.
→ OV S. 48 ff. /
→ JB 1 S. 48 ff.

Zahnarztpraxisformen und Betriebsformen

angestellter Zahnarzt
- bis zu 4 angestellte Zahnärzte in einer Praxis möglich

Einzelpraxis
- durch einzelnen Zahnarzt betrieben

Praxisgemeinschaft
- Zusammenschluss mind. zweier Zahnärzte
- gemeinsame Nutzung der Einrichtungen und des Personals
- mind. 2 Namen im Praxisnamen
- mind. 2 KZV-Abrechnungsnummern
- Jeder Behandler rechnet auf eigene Rechnung ab.

Berufsausübungsgemeinschaft (früher: Gemeinschaftspraxis)
- eine KZV-Abrechnungsnummer
- Alle Einnahmen und alle Ausgaben werden gemeinsam getragen.

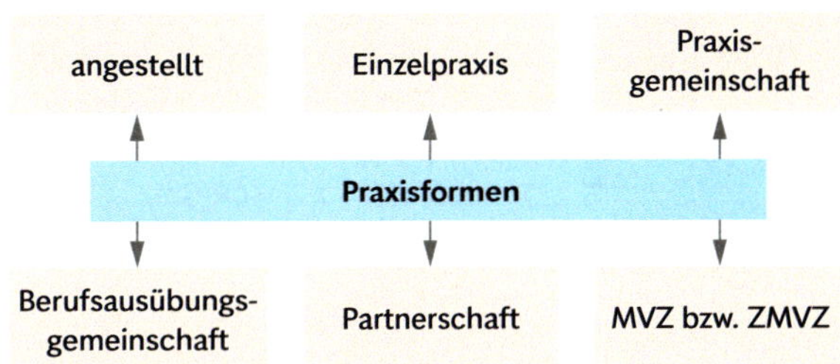

(Fortsetzung)

Partnerschaft
- auch mehrere Fachschaften möglich (KFO, Chirurg usw.)
- mind. 2 Abrechnungsnummern
- gemeinsame Nutzung der Einrichtungen und des Personals
- Geschäftsführung kann individuell geregelt werden.

MVZ – ZMVZ: medizinisches oder zahnmedizinisches Versorgungszentrum
- Zahnärzte sind Angestellte einer Gesellschaft (z. B. einer GmbH), in welcher Ärzte und Zahnärzte bzw. nur Zahnärzte arbeiten.
- Die Bürokratie wird vom MVZ übernommen. Die Gründung ist an den Versorgungsgrad in einem Gebiet gekoppelt.

Wie sieht der Ausbildungsweg einer Zahnärztin vom Studium bis zur Kassenzulassung aus? Erläutern Sie auch kurz den Begriff „Approbation“.
→ OV S. 48 /
→ JB 1 S. 48

Ausbildungsweg Zahnärztin
- nach dem Studium und der Erteilung der Approbation (= staatlich erteilte Befugnis zur Ausübung des Berufs) Niederlassung und Berufsausübung möglich
- Die Zahnärztin kann jedoch nur Privatpatienten behandeln.
- Um auch Kassenpatienten behandeln zu können, ist der Nachweis einer zweijährigen unselbstständigen Tätigkeit in einer Kassenpraxis nötig.

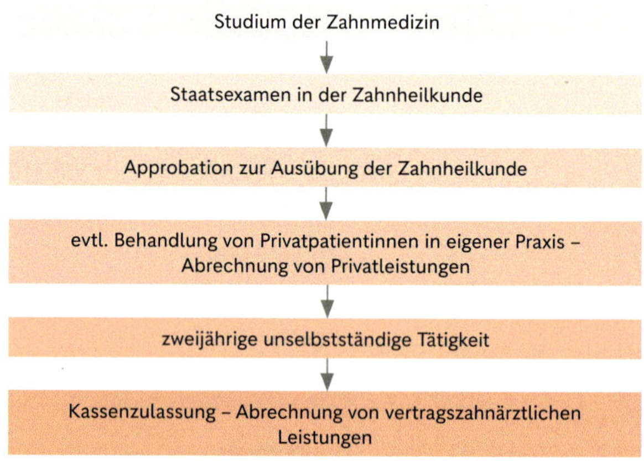

In welchen Organisationen muss eine Zahnärztin Mitglied sein?
→ OV S. 50 /
→ JB 1 S. 50

Zahnärztliche Organisationen
- Zahnärztekammer = ZÄK
- Kassenzahnärztliche Vereinigung = KZV (bei Kassenzulassung)

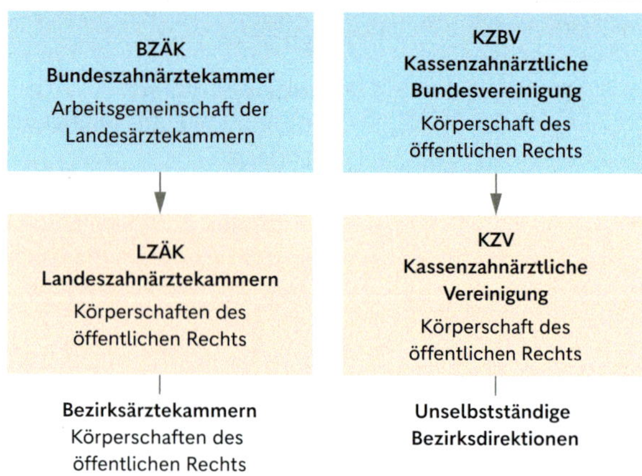
BZÄK
Bundeszahnärztekammer
Arbeitsgemeinschaft der Landesärztekammern
LZÄK
Landeszahnärztekammern
Körperschaften des öffentlichen Rechts
Bezirksärztekammern
Körperschaften des öffentlichen Rechts
KZBV
Kassenzahnärztliche Bundesvereinigung
Körperschaft des öffentlichen Rechts
KZV
Kassenzahnärztliche Vereinigung
Körperschaft des öffentlichen Rechts
Unselbstständige Bezirksdirektionen

Nennen Sie Aufgaben der Landeszahnärztekammer.
→ OV S. 50 /
→ JB 1 S. 50

Aufgaben der Landeszahnärztekammer
- Regelung der Aus- und Weiterbildung von ZFA
- Überwachung der Ausbildung
- Führen des Verzeichnisses der Ausbildungsverträge
- Fortbildung der Zahnärzte
- Überwachung der Berufsordnung
- Facharztanerkennung
- Vertretung standespolitischer Interessen
- Gewährleistung der Altersversorgung der Zahnärzte
- Bevölkerungsaufklärung
- Schlichtung zwischen Privatpatienten und Zahnärzten

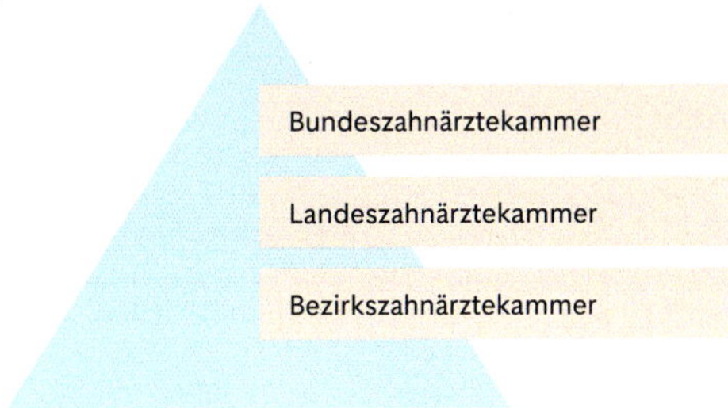

Aufbau Kammer

Nennen Sie Aufgaben der Kassenzahnärztlichen Vereinigung.
→ OV S. 51 /
→ JB 1 S. 51

Aufgaben der Kassenzahnärztlichen Vereinigung
- Sicherstellung der vertragszahnärztlichen Versorgung der Versicherten
- Regelung des zahnärztlichen Notdienstes
- Erteilung der Kassenzulassung
- Vertretung der Vertragszahnärzte gegenüber den Krankenkassen
- Kontrolle der vertragszahnärztlichen Pflichten und Tätigkeiten
- Abrechnung der Leistungen mit Zahnärzten und Kassen
- Weiterbildung
- standespolitische Aufgaben
- Unterstützung notleidender Mitglieder
- Abschluss von Verträgen mit Krankenkassen (Punktwertvereinbarungen)

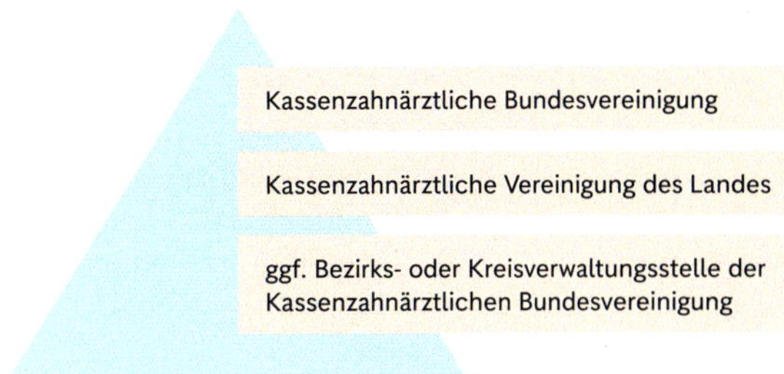

Aufbau KZV

Nennen Sie zu den Funktionsbereichen je zwei Beispiele
→ OV S. 51 ff. /
→ JB 1 S. 51 ff.

Funktionsbereiche
- interner Bereich (Personalbereich)
  - Aufenthaltsraum
  - Praxislabor
- Kommunikationsbereich
  - Beratungszimmer
  - Anmeldung
- öffentlicher Bereich (Patientenbereich)
  - Garderobe
  - Wartezimmer

Zahnarztpraxen ähneln zunehmend kleinen Betrieben, die eng mit der Wirtschaft verknüpft sind. Zeigen Sie diese Verknüpfungen mit der Wirtschaft an Beispielen.
→ OV S. 55 /
→ JB 1 S. 55

Verknüpfungen einer Zahnarztpraxis mit der Wirtschaft

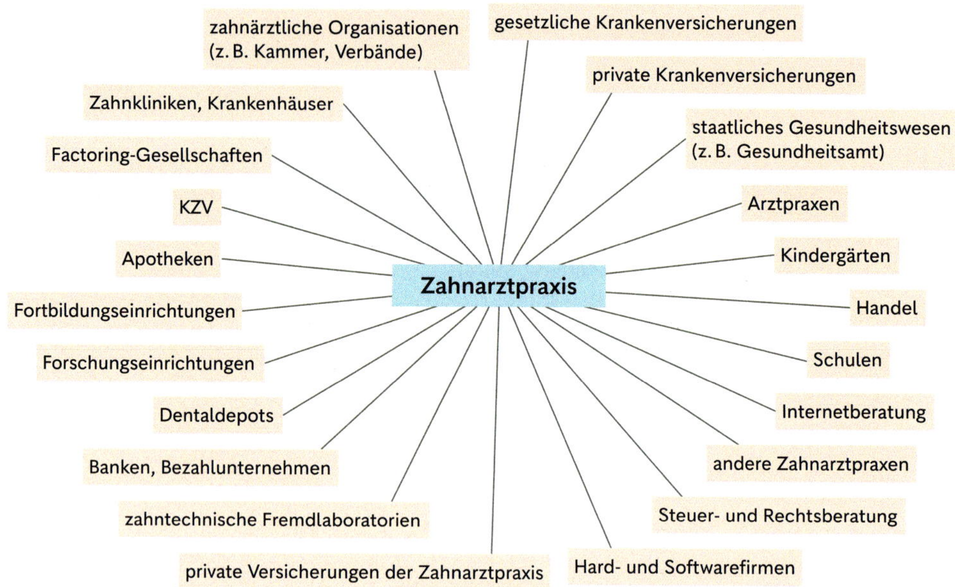

Was ist Corporate Identity (CI)? Nennen Sie ihre drei Bereiche.
→ OV S. 54 /
→ JB 1 S. 54

Corporate Identity (Firmenidentität)
- „Fingerabdruck" eines Unternehmens bzw. einer Zahnarztpraxis
- Bereiche der CI sind:
  - Corporate Design (Erscheinungsbild)
  - Corporate Culture (Praxiskultur)
  - Corporate Communication (Praxiskommunikation)

Corporate Design	Corporate Culture	Corporate Communication
· Erscheinungsbild der Praxis nach außen · Praxiskleidung · Praxislogo · Praxisbriefpapier · Praxisbroschüren · wiederkehrende Farben · …	· Umgang des Teams mit Patienten usw. · Umgang im Team untereinander · Wertesystem der Praxis · Führungsstil · Werte der Zusammenarbeit · Praxisziele · …	· schriftl. und mündl. Kommunikation · soll informieren, motivieren, Mitarbeiterinnen und Patientinnen an die Praxis binden

Wie fit bin ich für die Prüfung? ☺ ☐ 😐 ☐ ☹ ☐

Praxisorganisation

Nennen Sie fünf Führungsstile.
→ OV S. 60 /
→ JB 1 S. S. 60

Führungsstile
- autoritärer Führungsstil
- Laissez-faire-Stil
- informierender Führungsstil
- kooperativer Führungsstil
- demokratischer Führungsstil

Wie setzt sich Handlungskompetenz zusammen? → OV S. 61, 18 / → JB 1 S. S. 61, 18	**Handlungskompetenz** • Dimensionen: Fachkompetenz, Selbstkompetenz und Sozialkompetenz – immanente Bestandteile: Methodenkompetenz, kommunikative Kompetenz und Lernkompetenz	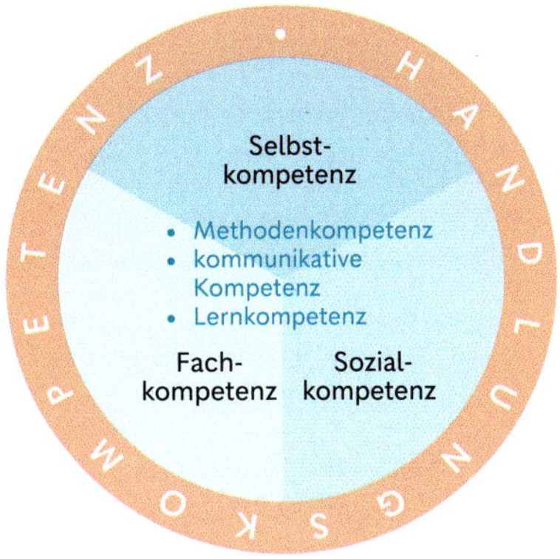
Bezeichnen Sie die vier Phasen der Teamentwicklung. → OV S. 62 / → JB 1 S. S. 62	**Phasen der Teamentwicklung** • Phase 1: Forming-Phase (Testphase) • Phase 2: Storming-Phase (Nahkampfphase) • Phase 3: Norming-Phase (Orientierungsphase) • Phase 4: Performing-Phase (Arbeitsphase)	**Hinweis:** Der Ablauf ist idealtypisch, d. h., die Reihenfolge kann auch anders sein oder manche Phasen laufen gleichzeitig ab.
Zählen Sie je drei soziale und kommunikative Kompetenzen auf, die Teamfähigkeit fördern. → OV S. 63 / → JB 1 S. S. 63	**Teamfähigkeit fördernde Kompetenzen** • soziale Kompetenzen – Hilfestellung geben – Mitverantwortung tragen – fair kritisieren – sich in Teamarbeit einbinden • kommunikative Kompetenzen – sachlich argumentieren – Informationsquellen auffinden – sich in andere hineinversetzen (Empathie) – Informationen strukturieren	
Nennen Sie je drei Beispiele für Tätigkeiten, die eine Zahnärztin an eine ZFA (nicht) delegieren kann. → OV S. 16, 64 / → JB 1 S. S. 16, 64	**Delegierbare Tätigkeiten** • Herstellung von Röntgenaufnahmen • Erklärung der Ursache von Karies und Parodontopathien • Hinweise zu zahngesunder Ernährung geben • Motivation zu zweckmäßiger Mundhygiene **Nicht delegierbare Tätigkeiten** • Behandlungsalternativen vorschlagen • Aufklärung eines Patienten vor der OP • Diagnosen erstellen	**Hinweis:** Der Delegationsrahmen listet auf, welche Aufgaben an wen delegiert werden können. Diese Listen sind zu finden z. B. auf den Seiten der Bundeszahnärztekammer bzw. der Landeszahnärztekammern.

Wie fit bin ich für die Prüfung? ☺ ☐ 😐 ☐ ☹ ☐

Sozialversicherungen

Nennen Sie die Zweige der Sozialversicherung und ihre jeweiligen Träger.
→ OV S. 65 f. /
→ JB 1 S. 65 f.

Krankenversicherung
- z. B. AOK, IKK, BKK, SVLFG, KBS

Rentenversicherung
- Deutsche Rentenversicherung Bund
- Deutsche Rentenversicherung Knappschaft-Bahn-See

Pflegeversicherung
- Pflegekassen der Krankenversicherungen

Unfallversicherung
- Berufsgenossenschaften
- Gemeindeunfallversicherungsverbände

Arbeitslosenversicherung
- Bundesagentur für Arbeit mit Landes- und örtlichen Arbeitsagenturen

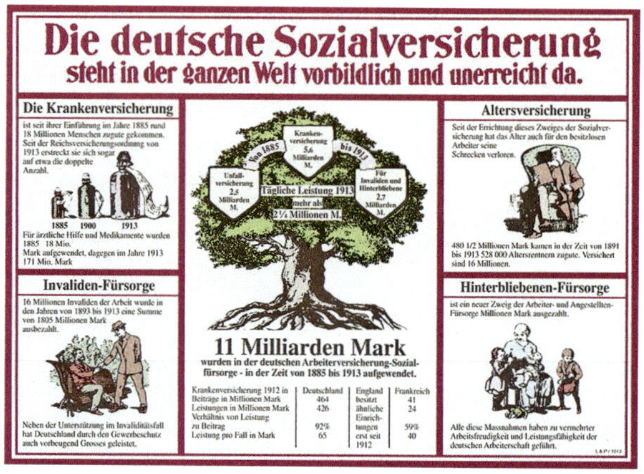
Die deutsche Sozialversicherung
steht in der ganzen Welt vorbildlich und unerreicht da.
Die Krankenversicherung
Altersversicherung
Invaliden-Fürsorge
Hinterbliebenen-Fürsorge
Tägliche Leistung 1913 mehr als 2 ¼ Millionen M.
11 Milliarden Mark
wurden in der deutschen Arbeiterversicherung-Sozialfürsorge - in der Zeit von 1885 bis 1913 aufgewendet.

Was ist die Hauptaufgabe der Sozialversicherungen und welche Aufgaben haben die einzelnen Sozialversicherungen?
→ OV S. 66 ff. /
→ JB 1 S. 66 ff.

Hauptaufgabe
- Absicherung eines Großteils der wirtschaftlichen Risiken des Lebens

Krankenversicherung
- Früherkennung und Behandlung von Krankheiten und zusätzliche Leistungen wie z. B. Mutterschaftshilfe

Rentenversicherung
- Renten zur Sicherung im Alter ohne Erwerbsfähigkeit
- Berufsförderungsleistungen

Pflegeversicherung
- Leistungen bei Pflegebedürftigkeit (Sachleistungen und Pflegegeld)

Unfallversicherung
- Leistungen bei Unfällen am Arbeitsplatz (auch Wegeunfälle und Berufskrankheiten)

Arbeitslosenversicherung
- Leistungen (Arbeitslosengeld) bei Arbeitslosigkeit und Berufsberatung sowie Vermittlung

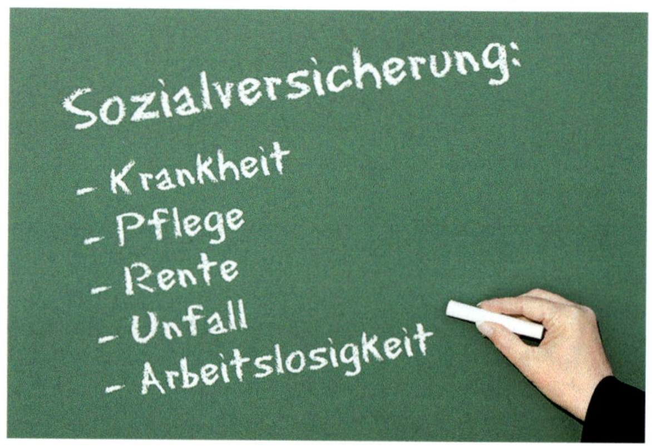
Sozialversicherung:
- Krankheit
- Pflege
- Rente
- Unfall
- Arbeitslosigkeit

Nennen Sie für die Sozialversicherungen jeweils Versicherte, Beiträge und einzelne Leistungsbeispiele.

	Versicherte	Beiträge	Leistungsbeispiele
Krankenversicherung	• alle Arbeitnehmer bis zur Jahresentgeltgrenze (früher: Versicherungspflichtgrenze) • Auszubildende, Studenten • Rentner, Arbeitslose	• 14,6 % (14 % ohne Krankengeld) vom Bruttoverdienst plus Zusatzbeitrag (je nach Versicherung), vom Arbeitgeber und Arbeitnehmer je zur Hälfte getragen • Beiträge steigen bis zur Beitragsbemessungsgrenze. • Familienversicherte zahlen keinen Beitrag.	• Verhütung und Früherkennung, Prophylaxe • Krankheitsbehandlung ambulant und stationär • Krankengeld • Rehabilitationsleistungen
Rentenversicherung	• alle Arbeitnehmer (teilweise selbstständige Handwerker) • Auszubildende	• 18,6 % vom Bruttogehalt, je zur Hälfte durch AG und AN • Beiträge steigen bis zur Beitragsbemessungsgrenze.	• Regelaltersrente • Erwerbsminderungsrente • Hinterbliebenenrente • besondere Renten: – wegen verminderter Erwerbsfähigkeit – flexible Rente – Teilrente • Rente für langjährig Versicherte
Pflegeversicherung	• alle Arbeitnehmer, die krankenversicherungspflichtig sind • freiwillig Versicherte • privat Krankenversicherte	• 4,2 % für Kinderlose ab dem 23. Lebensjahr • AN mit Kindern zahlen 3,6 % vom Bruttolohn. • Die Zuzahlung von 0,6 % zahlen Kinderlose allein. Ansonsten je zur Hälfte durch AG und AN. • Ehegatten und Kinder sind beitragsfrei mitversichert.	• Pflege- und Betreuungsleistungen je nach Pflegegradeinstufung nach Begutachtungsassessment
Unfallversicherung	• alle Arbeitnehmer	• Beitrag wird vom AG allein getragen und richtet sich nach der Gefahrenklasse, der Lohnsumme und der Anzahl der Mitarbeiter.	• Heilbehandlung • Berufshilfe • Entschädigungen (Verletztengeld) • Hinterbliebenengeld, Sterbegeld
Arbeitslosenversicherung	• alle Arbeitnehmer • freiwillige Mitgliedschaft möglich (für Selbstständige)	• 2,6 % vom Bruttolohn, je zur Hälfte durch AG und AN	• Arbeitslosengeld • Berufsberatung • Arbeitsvermittlung • Förderung der beruflichen Bildung • Arbeitsmarkt- und Berufsforschung

Wie fit bin ich für die Prüfung? ☺ ☐ 😐 ☐ ☹ ☐

Entgeltabrechnung für Auszubildende

Nebenstehend erkennen Sie eine Entgeltabrechnung für eine Auszubildende. Erklären Sie die Abzüge.
→ OV S. 79 /
→ JB 1 S. 79

Entgeltabrechnung

- Abzüge
- geringe Abzüge für Lohnsteuer, Kirchensteuer
- Sozialversicherungsabzüge KV, PV, RV, AV
- Vorschussabzug
- VWL-Überweisung

Zeile	Bezeichnung	Menge	Faktor	%	Betrag €
1	Auszubildenden-vergütung				1100,00
2	Überstunden	2	15,00		30,00
3	Überstundenzuschlag	2	3,75	25	7,50
4	Vermögensw. Leistungen Zuschuss (VWL)				20,00
5	**Gesamtbrutto**				**1157,50**
6	Steuer von		1157,50		
7	Lohnsteuer		0,75		
8	Kirchensteuer		0,06		
9	**Steuergesamtabzug**				**0,81**
10	Sozialversicherung von		1157,50		
11	Krankenversicherung		92,02		
12	Pflegeversicherung (ohne Zuschlag)		17,65		
13	Rentenversicherung		107,65		
14	Arbeitslosen-versicherung		13,89		
15	**SV-Gesamtabzug**				**231,21**
16	**Nettoentgelt**				**925,48**
17	**Auszahlung / Überweisung**				
18	Zuschuss Berufskleidung		plus		15,00
19	Vorschuss erhalten		minus		100,00
20	VWL-Überweisung		minus		40,00
21	**Überweisung auf Konto**				**800,48**

Warum muss die Azubi Steuern zahlen?
→ OV S. 79 ff. /
→ JB 1 S. 79 ff.

Einkommensteuertarif

- Sie liegt geringfügig über dem Grundfreibetrag in der prognostizierten Jahresabrechnung
- Sie ist Mitglied einer Kirchengemeinde, die Steuern erhebt.

Einkommensteuertarif 2023

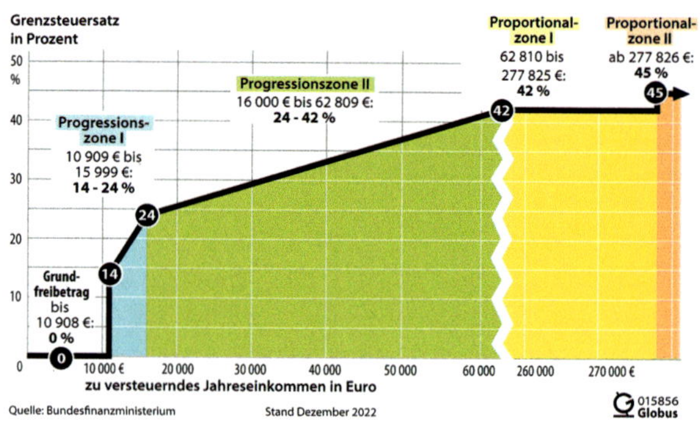

Weshalb wird für die Pflegeversicherung (vermutlich) kein Zuschlag berechnet?
→ OV S. 79 ff. /
→ JB 1 S. 79 ff.

Zuschlag zur Pflegeversicherung

- Vermutlich ist die Azubi unter 23 Jahre alt.

Hinweis: Der Beitragssatz liegt seit dem 1. Juli 2023 bei 3,4 Prozent des Bruttoeinkommens, bei Kinderlosen ab dem 23. Lebensjahr bei 4 Prozent des Bruttoeinkommens (Beitragssatz plus Beitragszuschlag für Kinderlose). Der Zuschlag muss vom Arbeitnehmer allein bezahlt werden. Für Familien mit mehr als einem Kind gibt es Nachlässe.

Weshalb werden der Azubi nur 20,– € VWL bezahlt, aber 40,– € abgezogen?
→ OV S. 79 ff. /
→ JB 1 S. 79 ff.

Vermögenswirksame Leistungen
20,– € sind eine freiwillige Leistung des AG, 40,– € Überweisung hat sie selbst für einen bestimmten Zweck gewählt.

Wie fit bin ich für die Prüfung? ☺ ☐ 😐 ☐ ☹ ☐

Grundlagen des Vertragsrechts

Nennen Sie die Stufen der Geschäftsfähigkeit für natürliche Personen und beschreiben Sie sie.
→ OV S. 82 /
→ JB 1 S. 82

Geschäftsunfähige
- Alle Menschen unter 7 Jahren können keine Rechtsgeschäfte abschließen.
- Botengänge (für die Eltern) sind aber möglich.

Beschränkt Geschäftsfähige
- Menschen von 7 bis 18 Jahren können nur beschränkt Rechtsgeschäfte abschließen, z. B. Taschengeld, Rechtsgeschäfte, die keinen rechtlichen Nachteil bringen, Rechtsgeschäfte im Rahmen des Arbeitsverhältnisses
- Grundsätzlich gilt: Die Erziehungsberechtigten müssen allen Rechtsgeschäften zustimmen.

Unbeschränkt Geschäftsfähige
- Ab dem 18. Lebensjahr können alle Menschen alle Rechtsgeschäfte wirksam abschließen.

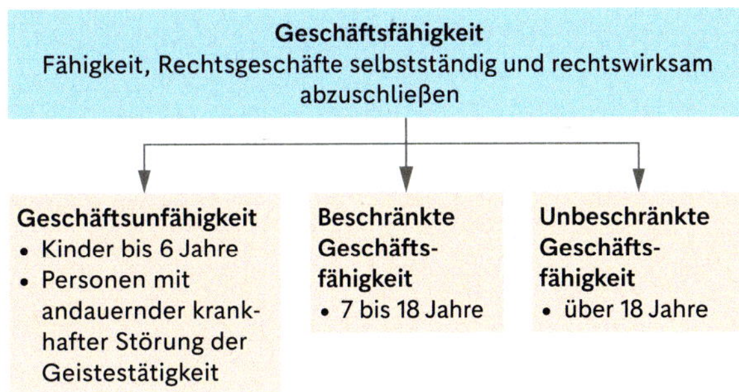

Wer besitzt die Rechtsfähigkeit und wie lange gilt sie?
→ OV S. 81 /
→ JB 1 S. 81

Rechtsfähige
- natürliche Personen von der Geburt bis zum Tod
- juristische Personen von der Gründung bis zur Auflösung

Bringen Sie in einen Zusammenhang: Willenserklärung und Rechtsgeschäfte.
→ OV S. 86 ff. /
→ JB 1 S. 86 ff.

Willenserklärung (WE)
- ist eine auf eine rechtliche Wirkung abzielende Äußerung des eigenen Willens und damit notwendiger Bestandteil von Rechtsgeschäften
- Formen der Willenserklärung:
  - ausdrückliche Erklärung
  - schlüssige Handlung
  - bloßes Schweigen

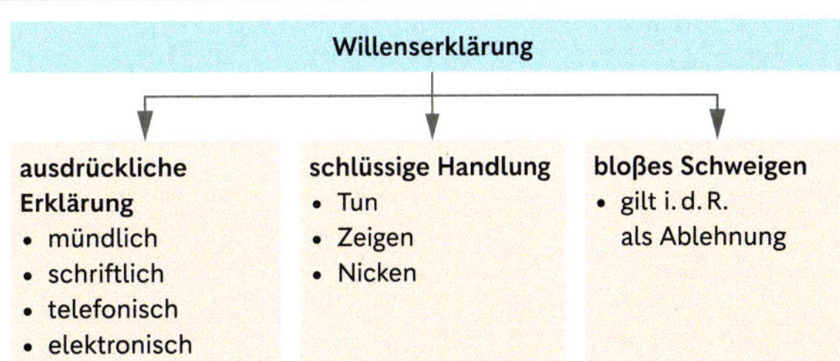

Unterscheiden Sie Rechtsgeschäfte.
→ OV S. 86 /
→ JB 1 S. 86

Rechtsgeschäfte (RG)
- bestehen aus einer oder mehreren Willenserklärungen, die abgegeben werden, um eine angestrebte Rechtsfolge zu erzielen
- Formen:
  - einseitige RG (empfangsbedürftig/nicht empfangsbedürftig)
  - zweiseitige RG (einseitig/zweiseitig verpflichtend)
- Bei einem zweiseitigen RG müssen die beiden WE der beteiligten Personen vollkommen übereinstimmen.
- Willenserklärung
  - der ersten Person = Antrag
  - der zweiten Person = Annahme

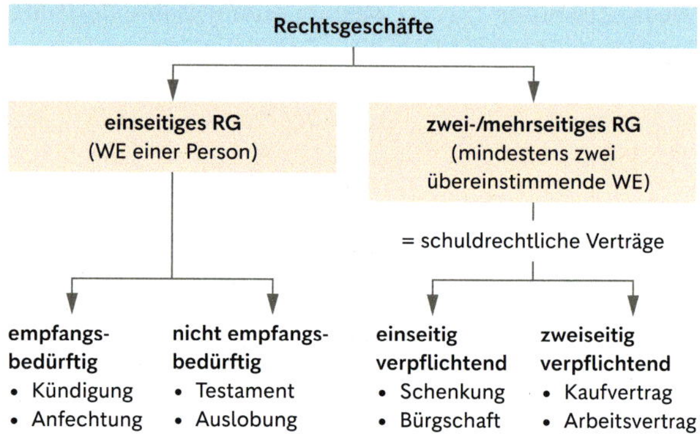

Grundsätzlich gilt für Willenserklärungen und daraus resultierende Rechtsgeschäfte die sogenannte Formfreiheit. Welche Formvorschriften gibt es für bestimmte Rechtsgeschäfte?
→ OV S. 89 /
→ JB 1 S. 89

Formvorschriften für Rechtsgeschäfte
- Schriftform: z. B. bei Berufsausbildungsverträgen, Ratenkaufverträgen, Arbeitsverträgen, Testament
- auch elektronisch möglich mit Authentifizierung
- öffentliche Beglaubigung (nur bei Notaren und Gerichten)
- Einträge in bestimmte Register (z. B. Handelsregister)
- Anträge auf Eintrag ins Grundbuch (bei Grundstücken)
- öffentliche Beurkundung
- Kaufverträge über Grundstücke und Häuser
- Adoptionsanträge, Erbverträge

Unterscheiden Sie: Deliktsfähigkeit – Schuldfähigkeit.
→ OV S. 84 /
→ JB 1 S. 84

Deliktsfähigkeit
- legt fest, wer aus unerlaubten Handlungen zivilrechtlich den Schaden zu tragen hat

Schuldfähigkeit
- legt fest, wer aus unerlaubten Handlungen strafrechtlich zur Verantwortung gezogen werden kann

Als Stellvertreterin in der Praxis geben Sie Willenserklärungen ab. Welche Formen der Stellvertretung unterscheidet man?
→ OV S. 84 /
→ JB 1 S. 84

Vorgeschriebene gesetzliche Stellvertretung
- beispielsweise Eltern für ihre minderjährigen Kinder

Herzustellende gesetzliche Stellvertretung
- Beispielsweise muss für juristische Personen festgelegt werden, wer für sie handelt.

Rechtsgeschäftliche Stellvertretung
- Jemand wird bevollmächtigt, für einen anderen eine Erklärung abzugeben.

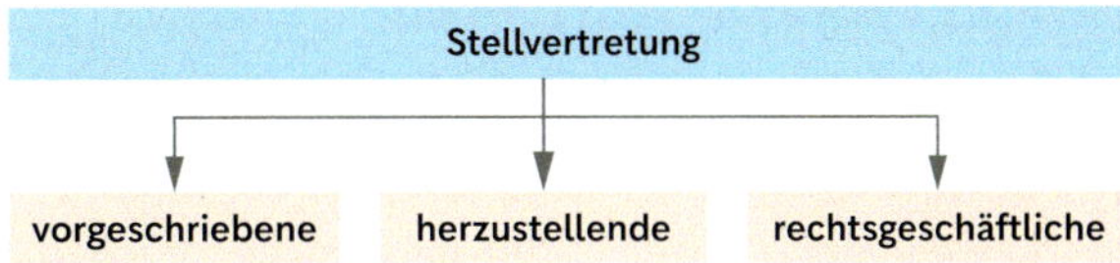

Willenserklärungen können von Anfang an nichtig sein oder später angefochten werden. Was ist der Unterschied? Nennen Sie Beispiele.
→ OV S. 90 /
→ JB 1 S. 90

Nichtigkeit von Willenserklärungen
- WE, die gegen ein gesetzliches Verbot verstoßen oder sonstige schwere Mängel aufweisen, sind von Anfang an nichtig.

Anfechtbarkeit von Willenserklärungen
- WE können im Nachhinein für ungültig erklärt werden, wenn sie irrtümlich abgeschlossen wurden oder nur unter Drohung oder Täuschung zustande gekommen sind.

Bei der rechtsgeschäftlichen Stellvertretung (z. B. in der Zahnarztpraxis) unterscheidet man die Duldungsvollmacht und die Erklärungsvollmacht. Erklären Sie.
→ OV S. 88 /
→ JB 1 S. 88

Erklärungsvollmacht
- Der Zahnarzt erklärt ausdrücklich, was eine ZFA zu bestellen hat.

Duldungsvollmacht
- Ein Zahnarzt ist damit einverstanden, dass die ZFA Rechtsgeschäfte für ihn erledigt (z. B. Bestellungen durchführt).

Wie fit bin ich für die Prüfung? ☺ ☐ 😐 ☐ ☹ ☐

Programmierte Aufgaben

1. Zwischen Zahnarzt und Auszubildender werden verschiedene Fragen zur Ausbildung besprochen. Kennzeichnen Sie die richtigen Aussagen mit 1, die falschen mit 2.

[1] [2]

A) ☐ Die Auszubildenden müssen auch Anweisungen einer für die Ausbildung beauftragten Fachangestellten nicht befolgen.
B) ☐ Das ordnungsgemäß geführte Berichtsheft dokumentiert den Verlauf der Ausbildung.
C) ☐ Das Berichtsheft muss vom Ausbilder nicht kontrolliert werden.
D) ☐ Auch Auszubildende sind verpflichtet, im organisierten Notdienst zu arbeiten.
E) ☐ Bei Personalmangel in der Praxis muss die Auszubildende nicht den Berufsschulunterricht besuchen.

2. Welche Aussagen zum Jugendarbeitsschutzgesetz sind richtig?

[×] [×]

A) ☐ Auszubildende müssen bei 8 Stunden Arbeitszeit mindestens 2 Stunden Pause haben.
B) ☐ Jugendliche Auszubildende dürfen an Sonntagen zum Notdienst eingeteilt werden.
C) ☐ Jugendliche dürfen einschließlich Berufsschule höchstens 40 Stunden pro Woche arbeiten.
D) ☐ Auszubildende dürfen einschließlich Berufsschule höchstens 40 Stunden pro Woche arbeiten.
E) ☐ Auszubildende haben einen gesetzlichen Anspruch auf einen freien Nachmittag pro Woche.
F) ☐ Jugendliche müssen sich vor der Ausbildung auf Berufseignung ärztlich untersuchen lassen.

3. Welche Angaben gehören nicht in ein Organigramm einer Zahnarztpraxis?

[×] [×]

A) ☐ Praxisinhaber Dr. Holfeld
B) ☐ die Reinigungsfirma Wuttlicher und Co.
C) ☐ die ZFA-Auszubildenden
D) ☐ die Dentalhygienikerin Diana (erst seit zwei Monaten in der Praxis)
E) ☐ der Sohn des Inhabers der Praxis

4. In der Praxis sind Unfallverhütungsvorschriften und Maßnahmen zum Gesundheitsschutz zu beachten. Wer ist verantwortlich für die Einhaltung der Maßnahmen?

[×]

A) ☐ das Gewerbeaufsichtsamt
B) ☐ das Robert Koch-Institut (RKI)
C) ☐ der Sicherheitsbeauftragte der Berufsgenossenschaft
D) ☐ die Praxisinhaberin (Zahnärztin)
E) ☐ die Zahnärztekammer
F) ☐ jeder Zahnmedizinische Fachangestellte und jeder Auszubildende

5. Welche Aussagen zur Gestaltung eines Bildschirmarbeitsplatzes sind falsch?

[×] [×]

A) ☐ Die unterste Bildschirmzeile liegt auf Augenhöhe.
B) ☐ Der Drehstuhl ist höhenverstellbar, steht auf einem 5-Rollen-Untergestell und hat eine gepolsterte Sitzfläche.
C) ☐ Der Bildschirm ist strahlungsreich.
D) ☐ Bildschirmarbeit soll durch Tätigkeitswechsel oder Kurzpausen unterbrochen werden.
E) ☐ Die empfohlene Raumtemperatur beträgt 21–23 Grad Celsius.

6. Ordnen Sie die folgenden Kompetenzen den sozialen Kompetenzen (1) und kommunikativen Kompetenzen (2) zu.

[1] [2]

A) ☐ Vertrauen herstellen
B) ☐ fair kritisieren
C) ☐ Informationen austauschen
D) ☐ Probleme erkennen und zur Lösung beitragen
E) ☐ sachlich argumentieren
F) ☐ Verständnisfragen stellen

---

1. A2, B1, C2, D1, E2
2. B, F   3. B, E   4. D   5. A, C
6. A1, B1, C2, D1, E2, F2

7. Kennzeichnen Sie aufgrund des Jugendarbeitsschutzgesetzes die richtigen Aussagen mit 1, die falschen mit 2.

[1] [2]

A) ☐ Die wöchentliche Höchstarbeitszeit für jugendliche Auszubildende beträgt 40 Stunden.

B) ☐ Jugendliche Auszubildende dürfen nicht zur Mitarbeit beim zahnärztlichen Notdienst eingeteilt werden.

C) ☐ Jugendliche Auszubildende dürfen am 1. Weihnachtsfeiertag nicht zur Mitarbeit beim zahnärztlichen Notdienst eingeteilt werden.

D) ☐ Alle Auszubildenden müssen nach 6 Stunden Berufsschulunterricht einmal in der Woche für den Rest des Tages von der Arbeit in der Praxis freigestellt werden.

E) ☐ Jugendliche dürfen am Freitagnachmittag nicht beschäftigt werden.

F) ☐ Bei Jugendlichen wird der Berufsschulalltag mit mehr als 5 Stunden Unterricht mit der durchschnittlichen Arbeitszeit der Woche angerechnet.

8. Welche Rechte und Pflichten ergeben sich für die Auszubildenden aus dem Ausbildungsvertrag?

[×] [×] [×]

A) ☐ für das Frühstück des Teams sorgen

B) ☐ Urlaub in den Berufsschulferien nehmen

C) ☐ Weisungen des Arbeitgebers befolgen

D) ☐ Schweigepflicht beachten

E) ☐ Arbeitskleidung selbst erwerben

F) ☐ selbstständig flexible Arbeitszeit wählen

9. Der Beruf Zahnmedizinische Fachangestellte erfordert eine Vielzahl an Kompetenzen. Kennzeichnen Sie Fachkompetenzen mit 1 und die Sozialkompetenzen mit 2.

[1] [2]

A) ☐ das Instrumentarium für eine Osteotomie herrichten

B) ☐ beim Patienten erkennen, dass er Angst vor der Behandlung hat

C) ☐ einen Neupatienten freundlich begrüßen

D) ☐ mit dem Praxisteam Urlaubstermine abstimmen

E) ☐ Anlegen der persönlichen Schutzausrüstung

F) ☐ die eGK der Patientin in das PVS einlesen

10. Die neue Auszubildende ist seit 8 Wochen in der Praxis. Sie hat diese Woche folgende Fehler gemacht:

a) Für die Extraktion Zahn 37 hat sie eine OK-Molarenzange bereitgelegt.

b) Sie hat einem Patienten einen Termin gegeben, an dem kein Zahnarzt in der Praxis war.

Welche Maßnahmen sind geeignet (1) oder nicht geeignet (2), die Fachkompetenz und die Sozialkompetenz der Auszubildenden zu fördern?

[1] [2]

A) ☐ Die Auszubildende darf eine Woche lang nur Instrumente reinigen.

B) ☐ Eine ausgelernte ZFA-Kollegin sagt: So geht es wirklich nicht! Du hast nie den Kopf bei der Sache.

C) ☐ Eine andere Kollegin erklärt ihr noch einmal die Extraktionszangen und das Terminvergabeprogramm.

D) ☐ Die Auszubildende muss als Hausaufgabe bis nächste Woche eine Checkliste zu Extraktionen erstellen.

E) ☐ Auf einer Teambesprechung werden die Fehler angesprochen, die Auszubildende muss versprechen, künftig besser aufzupassen.

F) ☐ Auf einer Teambesprechung nennt die Auszubildende die Fehler, die sie gemacht hat. Man sammelt gemeinsam Vorschläge, wie man zukünftig Fehler vermeiden kann.

11. Entscheiden Sie, ob es sich um eine Sozialversicherung (1) oder eine private Versicherung (2) handelt.

[1] [2]

A) ☐ Hausratversicherung

B) ☐ Lebensversicherung

C) ☐ Rentenversicherung

D) ☐ Haftpflichtversicherung

E) ☐ Berufsunfähigkeitsversicherung

F) ☐ Pflegeversicherung

---

7. A1, B2, C2, D1, E2, F1
8. B, C, D
9. A1, B2, C2, D2, E1, F1
10. A2, B2, C1, D1, E2, F1
11. A2, B2, C1, D2, E2, F1

12. Welche Aussagen treffen für jede ZFA-Auszubildende zu?

☒☒

A) ☐ Sie muss die Schweigepflicht einhalten.
B) ☐ Sie muss bei Personalmangel von der Berufsschule für die Praxis freigestellt werden.
C) ☐ Sie darf frühestens im 3. Ausbildungsjahr eine Abrechnungsfortbildung besuchen.
D) ☐ Ohne Teilnahme an der gestreckten Abschlussprüfung Teil 1 wird sie nicht zur Abschlussprüfung Teil 2 zugelassen.
E) ☐ Sie muss nach der Abschlussprüfung noch mindestens einen Monat in der Ausbildungspraxis weiterarbeiten.
F) ☐ Ein schlechtes Prüfungsergebnis im Teil 1 der Abschlussprüfung ist für den Arbeitgeber ein Kündigungsgrund.

13. Sind folgende Aufgaben delegierbar? Kennzeichnen Sie die richtigen Aussagen mit 1, die falschen mit 2.

1 2

A) ☐ Eine Zahnmedizinische Fachangestellte mit dem Nachweis der Kenntnisse im Strahlenschutz veranlasst eine Röntgenaufnahme.
B) ☐ Der Zahnarzt beauftragt die ZFA zur Anfertigung einer Röntgenaufnahme.
C) ☐ Eine auszubildende ZFA soll Zahnbeläge bei einer Patientin entfernen.
D) ☐ Der Zahnarzt beauftragt die entsprechend fortgebildete ZFA mit der Entfernung von supragingivalen Zahnbelägen.
E) ☐ Der Zahnarzt muss zu einem Notfalleinsatz die Praxis verlassen. Er beauftragt die entsprechend fortgebildete ZFA mit der Oberflächenpolitur.

14. Welche Aussagen zur gesetzlichen Krankenversicherung (GKV) sind richtig?

☒☒☒

A) ☐ Der Beitragssatz ist bundeseinheitlich geregelt.
B) ☐ Der Zusatzbeitrag ist bundeseinheitlich geregelt.
C) ☐ Für alle Arbeitnehmer besteht Krankenversicherungspflicht.
D) ☐ Alle Arbeitnehmer in der GKV können die Kostenerstattung wählen.
E) ☐ Der Beitragssatz wird vom Nettoverdienst berechnet.
F) ☐ Versicherungspflichtige können eine Primär- oder Ersatzkasse wählen.

15. Was versteht man unter zweiseitigen Rechtsgeschäften?

☒☒

A) ☐ Kaufvertrag
B) ☐ Schenkung
C) ☐ Behandlungsvertrag
D) ☐ Testament
E) ☐ Kündigung

16. Welche Aussagen zur Ausbildung sind falsch?

☒☒

A) ☐ In der Berufsschule findet Allgemeinbildung statt.
B) ☐ In der Berufsschule findet die theoretische Ausbildung statt.
C) ☐ Praxis und Berufsschule sind gleichberechtigte Partner in der Ausbildung.
D) ☐ Die Praxis entscheidet über den Berufsschulbesuch.
E) ☐ Der Urlaub des Auszubildenden soll in den Berufsschulferien liegen.
F) ☐ Die Berufsschule kann den Ausbildungsvertrag aufheben.

17. Zwei auszubildende ZFA vergleichen ihre Entgeltabrechnung und stellen die folgenden Behauptungen auf. Kennzeichnen Sie die richtigen Aussagen.

☒☒☒

A) ☐ Die Nettoentgelte müssen bei Auszubildenden im dritten Ausbildungsjahr immer übereinstimmen.
B) ☐ Die Lohnsteuer wird aus dem Gesamt-Brutto berechnet.
C) ☐ Es fällt im Ausbildungsverhältnis keine Lohnsteuer an.
D) ☐ Die Kirchensteuer richtet sich nach der Lohnsteuer.
E) ☐ Sozialversicherungsabgaben entfallen für Auszubildende.
F) ☐ Je höher der Bruttoverdienst, desto höher sind die Sozialversicherungsabgaben.

---

12. A, D — 13. A2, B1, C2, D1, E2
14. A, D, F — 15. A, C
16. D, F — 17. B, D, F

18. In der Praxis unterhalten sich zwei ZFA über die Aufgaben der KZV und der BZK. Kennzeichnen Sie die Aufgaben der KZV mit 1 und die Aufgaben der BZK mit 2.

[1][2]

A) ☐ Abrechnung der vertragszahnärztlichen Leistungen mit den Krankenkassen
B) ☐ Beratung bei Fragen zur Berichtsheftführung
C) ☐ Eintragung der neuen Ausbildungsverträge
D) ☐ Sicherstellung der vertragszahnärztlichen Versorgung
E) ☐ Fortbildung der Zahnmedizinischen Fachangestellten
F) ☐ Erstellen der Prüfungsordnung für die Abschlussprüfung

19. Handelt es sich bei den folgenden Entscheidungen in erster Linie um ...
1. ergonomische Gesichtspunkte?
2. ökologische Gesichtspunkte?
3. betriebswirtschaftliche Gesichtspunkte?
4. rechtliche Gesichtspunkte?
5. Corporate-Identity-Gesichtspunkte?

[1][2][3][4][5]

A) ☐ Für die Anschaffung einer neuen DV-Anlage sollen mindestens drei Angebote eingeholt werden.
B) ☐ Der neue PC-Arbeitsstuhl sollte höhenverstellbar sein.
C) ☐ Bei der Anschaffung des neuen PC sollte unbedingt die Arbeitsstättenverordnung beachtet werden.
D) ☐ Die Farbe des neuen PC sollte in das Design der Praxis passen.
E) ☐ Der neue Drucker sollte auch auf Umweltpapier drucken.

20. Welche Aussagen zur Rechtsfähigkeit sind richtig?

[×][×]

A) ☐ Rechtsfähig können nur natürliche Personen sein.
B) ☐ Die Rechtsfähigkeit beginnt mit 18 Jahren.
C) ☐ Die Rechtsfähigkeit beginnt mit der Geburt.
D) ☐ Die Rechtsfähigkeit gilt nicht für Menschen mit schweren geistigen Behinderungen.
E) ☐ Die Rechtsfähigkeit endet mit dem Tod.

21. Welche Aussage zum dualen Ausbildungssystem ist richtig?

[×]

A) ☐ In der Berufsschule findet überwiegend die praktische Ausbildung statt.
B) ☐ Der Rahmenlehrplan legt fest, was in der Zahnarztpraxis gelernt werden muss.
C) ☐ Im Rahmenlehrplan sind die Lernfelder mit Zielen und Inhalten vorgegeben.
D) ☐ Die Ausbildung zur ZFA findet ausschließlich in der Zahnarztpraxis statt.
E) ☐ Man kann auch ohne Ausbildung als ZFA in einer Zahnarztpraxis arbeiten.

22. Welche Aussagen zu besonderen Schutzvorschriften am Arbeitsplatz sind falsch?

[×][×]

A) ☐ Der Arbeitsschutz sorgt für Sicherheit und Gesundheit aller Beschäftigten einer Zahnarztpraxis während ihrer Arbeit.
B) ☐ Die Arbeitgeberin ist für die Einhaltung der Schutzgesetze verantwortlich.
C) ☐ Unterweisungen zur Arbeitssicherheit müssen alle 5 Jahre durchgeführt werden.
D) ☐ Nadelstichverletzungen müssen der BGW gemeldet werden.
E) ☐ Wenn eine Nadelstichverletzung gut desinfiziert wurde und nicht blutet, muss kein Eintrag ins Verbandbuch erfolgen.

23. In der Zahnarztpraxis ist die Delegation von Aufgaben ein wichtiges Instrument zur Verteilung von Aufgaben. Welche Aufgaben können delegiert werden?

[×][×]

A) ☐ Leistungen, für die ein/-e Mitarbeiter/-in qualifiziert ist
B) ☐ die Untersuchung des Patienten
C) ☐ Leistungen, die im Zahnheilkundegesetz genannt werden
D) ☐ Entscheidung über Behandlungsmaßnahmen
E) ☐ Injektionen zur Anästhesie

18. A1, B2, C2, D1, E2, F2
19. A3, B1, C4, D5, E2
20. C, E
21. C
22. C, E
23. A, C

24. Wobei handelt es sich um Willenserklärungen im rechtlichen Sinne?

☒☒

A) ☐ Ihr Freund verspricht Ihnen, einen Brief aus dem Urlaub zu schreiben.
B) ☐ Ihre Freundin bietet Ihnen ihr Mofa zum Kauf für 240,- € an.
C) ☐ Warenpräsentation in einem Schaufenster mit Preisauszeichnung
D) ☐ Kleinanzeige in der örtlichen Zeitung, in der ein Mofa für 240,- € angeboten wird
E) ☐ Ein Notfallpatient: „Klar, dass der Zahn gezogen werden muss."
F) ☐ In einem Prospekt wird ein neues Füllungsmaterial angeboten.

25. „Corporate Identity" gewinnt in Zahnarztpraxen an Bedeutung. Auf welche Bereiche erstreckt sich das?

☒☒

A) ☐ einheitliches Make-up und Frisuren
B) ☐ einheitliche Gestaltung der Praxisräume und der Mitarbeiterkleidung
C) ☐ Corporate Communication durch einheitliche Gestaltung von Broschüren, Praxisschreiben, Terminzettel usw.
D) ☐ Freizeitgestaltung der Mitarbeiter
E) ☐ Gewährung von Cyberbrillen bei der Behandlung

26. Welche Aussagen zur Delegation in Zahnarztpraxen sind richtig?

☒☒

A) ☐ Grundsätzlich können alle Tätigkeiten in der Zahnarztpraxis delegiert werden.
B) ☐ Die Delegation von Hilfstätigkeiten in der Zahnarztpraxis ist an strenge Regeln gebunden
C) ☐ Ausschließlich die im Zahnheilkundegesetz genannten Tätigkeiten dürfen auch delegiert werden.
D) ☐ Nach der Delegation muss der Zahnarzt das Ergebnis der Tätigkeit nicht überprüfen.
E) ☐ Jede Delegation erfordert die Anwesenheit des Zahnarztes in der Praxis.

27. Welche beiden Aussagen sind richtig? Wenn im Ausbildungsvertrag ein Tarifvertrag gelten soll, ...

☒☒

A) ☐ muss dies im Ausbildungsvertrag stehen.
B) ☐ hat das keine Bedeutung.
C) ☐ hat das nur für die Auszubildende eine Bedeutung.
D) ☐ müssen Arbeitgeber und Arbeitnehmer Mitglied der Verbände sein.
E) ☐ muss z. B. nach den genannten Tarifen bezahlt werden.

28. Zwei ZFA vergleichen ihre erste Lohnabrechnung und stellen fest, dass sie unterschiedliche Auszahlungen erhalten, obwohl beide die gleiche Bruttovergütung bekommen. Was können auf keinen Fall die Ursachen sein?

☒☒

A) ☐ Sie sind unterschiedlich alt (16 und 17 Jahre alt).
B) ☐ Sie sind in unterschiedlichen Krankenkassen versichert.
C) ☐ Eine ZFA ist verheiratet und eine ist ledig.
D) ☐ unterschiedliche Anlageform der vermögensbildenden Leistungen
E) ☐ Eine ZFA hat bereits Kinder, die andere nicht.
F) ☐ unterschiedliche Urlaubsansprüche

29. Welche beiden Aussagen sind richtig? Das Gesundheitswesen in Deutschland ...

☒☒

A) ☐ ist nicht geregelt.
B) ☐ besteht nur aus ambulanter und stationärer Versorgung.
C) ☐ besteht aus Gesundheitsschutz, Gesundheitspflege und kurativer Medizin.
D) ☐ ist auch den Zielen der WHO verpflichtet.
E) ☐ wird von Arztpraxen wahrgenommen.

30. Die folgenden Versicherungen werden entweder durch Abzug vom Lohn (1) oder durch private Bezahlung (2) an die Versicherung geleistet.

[1][2]

A) ☐ Lebensversicherung
B) ☐ Rentenversicherung
C) ☐ Haftpflichtversicherung
D) ☐ Kirchensteuer
E) ☐ Hundesteuer

---

24. B, E 25. B, C 26. B, E 27. A, E
28. A, F 29. C, D 30. A2, B1, C2, D1, E2

31. Die Räume einer Zahnarztpraxis werden in drei Funktionsbereiche eingeteilt. Dies sind ...

☒☒

A) ☐ Behandlungsraum 1, Behandlungsraum 2, Behandlungsraum 3
B) ☐ Rezeption, Behandlung, Warten
C) ☐ öffentlicher, interner und Kommunikationsbereich
D) ☐ Wartezimmer für Privatpatienten, Wartezimmer für Kassenpatienten, Wartezimmer für Kinder
E) ☐ im Wesentlichen: ein Bereich für das Personal, ein Bereich für die Patienten, ein Bereich für die Behandlung von Patienten

32. Der Arbeitsschutz sorgt für die Sicherheit und Gesundheit am Arbeitsplatz in der Zahnarztpraxis. Was gehört zu den Pflichten des Arbeitgebers (1), was zu den Pflichten der Angestellten (2)?

[1][2]

A) ☐ Befolgung der Anweisungen des Zahnarztes
B) ☐ Bekanntmachung der Unfallverhütungsvorschriften
C) ☐ regelmäßige Unterweisungen durchführen
D) ☐ Verpflichtung, die persönliche Schutzausrüstung (PSA) zu tragen
E) ☐ Maschinen, Geräte, Instrumente nach Anweisung behandeln

33. Welche Aussagen zu den gesetzlichen Sozialversicherungen sind richtig?

☒☒

A) ☐ Durch die Familienversicherung in der Krankenversicherung sind die Kinder, die in einer Ausbildung beschäftigt sind, automatisch mitversichert.
B) ☐ Die Beiträge zur Unfallversicherung trägt der Arbeitgeber allein.
C) ☐ Die Beiträge zur Krankenversicherung trägt der Arbeitgeber allein.
D) ☐ Die Beiträge zur Rentenversicherung werden vom Arbeitnehmer und der KZV je zur Hälfte getragen.
E) ☐ Die Beiträge zur Arbeitslosenversicherung werden je zur Hälfte von Arbeitgeber und Arbeitnehmer getragen.

34. Welche Rechtsgeschäfte sind nichtig (1), welche Rechtsgeschäfte sind anfechtbar (2)?

[1][2]

A) ☐ Man hat sich in einer Bestellung verschrieben.
B) ☐ Ein 6-Jähriger kauft sich ein Spielzeugauto.
C) ☐ Eine Kündigung erfolgt unter einer rechtswidrigen Drohung.
D) ☐ Ein Zimmer wird für eine 20-fach überhöhte Miete vermietet.
E) ☐ Ein Kaufvertrag über eine verbotene Droge wird abgeschlossen.

35. Unter Ergonomie versteht man in der Zahnarztpraxis, dass ...

☒☒

A) ☐ Instrumente wiederverwendbar sind.
B) ☐ die Patientin optimal behandelt wird.
C) ☐ Instrumente an die Arbeitskräfte (Zahnärztin und ZFA) angepasst sind.
D) ☐ die Behandlungseinheit eine optimale Behandlung der Patientin ermöglicht.
E) ☐ die Behandler (Zahnärztin und ZFA) keine Rückenschmerzen bekommen.

36. Die Übertragung (Delegation) von Arbeiten für zahnärztliche Hilfskräfte ist im Zahnheilkundegesetz in § 1 ZHG ausdrücklich zugelassen. Welche Aussagen sind richtig?

☒☒

A) ☐ alle Tätigkeiten, die auch ein Zahnarzt verrichtet
B) ☐ alle Tätigkeiten, die im Gesetz beschrieben sind
C) ☐ Anordnung eines Röntgenbildes
D) ☐ leichte Extraktionen
E) ☐ Entfernen von Zahnbelägen, wenn die ZFA dafür fortgebildet wurde

37. Bei welchen Beispielen handelt es sich um einseitige Rechtsgeschäfte?

☒☒

A) ☐ Kündigung
B) ☐ Ausbildungsvertrag
C) ☐ Testament
D) ☐ Aufhebungsvertrag
E) ☐ Kaufvertrag
F) ☐ Behandlungsvertrag

---

31. C, E 32. A2, B1, C1, D2, E2
33. B, E 34. A2, B1, C2, D1, E1
35. C, D 36. B, E 37. A, C

38. Welche Regelungen für jugendliche Auszubildende stammen aus dem Jugendarbeitsschutzgesetz?

☒☒☒

A) ☐ Arbeitszeitregelungen
B) ☐ Leistungen der Sozialversicherung
C) ☐ Höhe der Auszubildendenvergütung
D) ☐ Verhalten am Arbeitsplatz
E) ☐ Kündigungsfristen
F) ☐ Pausenregelung

39. Kennzeichnen Sie die richtigen Aussagen zum Ausbildungsvertrag mit 1, die falschen Aussagen mit 2.

1 2

A) ☐ Die Probezeit beträgt mindestens einen und höchstens 2 Monate.
B) ☐ Die Ausbildung endet mit Bestehen der Abschlussprüfung.
C) ☐ Durch einen Aufhebungsvertrag kann das Ausbildungsverhältnis beendet werden.
D) ☐ Note Mangelhaft in der Berufsschule erlaubt dem Ausbilder die fristlose Kündigung.
E) ☐ Der Ausbildungsvertrag kann nur im ersten Monat der Ausbildung fristlos gekündigt werden.
F) ☐ Wegen eines wichtigen Grundes kann der Ausbildungsvertrag von beiden Seiten gekündigt werden.

40. Welche Aussagen zu den Führungsstilen in der Zahnarztpraxis sind richtig?

☒☒

A) ☐ Beim autoritären Führungsstil sind alle Mitarbeiter an einer Entscheidung beteiligt.
B) ☐ Beim kooperativen Führungsstil kann eine Entscheidungsfindung länger dauern.
C) ☐ Beim kooperativen Führungsstil werden alle Entscheidungen vom Praxisinhaber allein getroffen.
D) ☐ Beim kooperativen Führungsstil können die Fachkenntnisse der Mitarbeiter/-innen geringer sein als bei autoritärem Führungsstil.
E) ☐ Beim autoritären Führungsstil werden Entscheidung sehr schnell getroffen.

41. Welche Aussagen zu Pflichten der Arbeitgeberin und von Beschäftigen sind richtig?

☒☒

A) ☐ Anweisungen der Praxisinhaberin müssen nicht befolgt werden, wenn damit eine Gefährdung der eigenen Gesundheit verbunden ist.
B) ☐ Die ZFA legt die Arbeitsschutzmaßnahmen zum eigenen Schutz für sich fest.
C) ☐ Die Gefährdungsbeurteilung wird von der Zahnärztekammer festgelegt.
D) ☐ Die ZFA kann selbstständig entscheiden, welche persönliche Schutzausrüstung sie tragen möchte.
E) ☐ Die Pflichten von Arbeitgeberinnen und Arbeitnehmerinnen sind Teil des Arbeitsschutzgesetzes (ArbSchG).

42. Ein Kind/Jugendlicher kann einen Behandlungsvertrag mit der Zahnarztpraxis abschließen ...

☒☒

A) ☐ wenn er bald 18 Jahre alt wird.
B) ☐ ab dem 14. Lebensjahr, wenn es/er die notwendige Einwilligungsfähigkeit besitzt.
C) ☐ ab Beginn der beschränkten Geschäftsfähigkeit
D) ☐ wenn es/er in Not ist.
E) ☐ ab dem 12. Lebensjahr, wenn Eile geboten ist.
F) ☐ wenn das Einverständnis der Erziehungsberechtigten vorliegt.

43. Ordnen Sie zu. Welche Leistungen werden von den Sozialversicherungen erbracht? Krankenversicherung = 1, Arbeitslosenversicherung = 2, Rentenversicherung = 3, Pflegeversicherung = 4, Unfallversicherung = 5

1 2 3 4 5

A) ☐ Verletztengeld
B) ☐ Altersrente
C) ☐ zahnärztliche Behandlung
D) ☐ Pflegegeld
E) ☐ Stellenvermittlung
F) ☐ Krankenhausbehandlung

38. A, D, F 39. A2, B1, C1, D2, E2, F1
40. B, E 41. A, E 42. B, F
43. A5, B3, C1, D4, E2, F1

44. Berufsausbildungsvertrag: Kennzeichnen Sie die Pflicht mit 1, wenn es sich um eine Pflicht des Ausbilders, mit 2, wenn es sich um die Pflicht des Auszubildenden handelt.

1 2

A) ☐ Zahlung der Vergütung
B) ☐ Arbeitspflicht
C) ☐ Zeugnispflicht
D) ☐ Instrumente pfleglich behandeln
E) ☐ Weisungen befolgen
F) ☐ Arbeitsmittel zur Verfügung stellen

45. Welche Aussagen sind nach dem Mutterschutzgesetz falsch?

× ×

A) ☐ Eine werdende Mutter kann auf Verlangen des Zahnarztes noch 6 Wochen vor dem errechneten Geburtstermin beschäftigt werden, wenn in der Praxis Personalmangel herrscht.
B) ☐ Werdende Mütter dürfen nicht mit Arbeiten beschäftigt werden, bei denen sie schädlichen Einwirkungen von gesundheitsgefährdenden Stoffen oder Strahlen ausgesetzt sind.
C) ☐ Die Mutter erhält Mutterschaftsgeld in Höhe der Lohnfortzahlung durch den Arbeitgeber und die Krankenkassen.
D) ☐ Wenn die Schwangerschaft dem Arbeitgeber angezeigt wird, hat er noch ein 14-tägiges Kündigungsrecht.
E) ☐ Acht Wochen nach der Entbindung besteht ein absolutes Beschäftigungsverbot.
F) ☐ Stillenden Müttern muss auf Verlangen eine gewisse Zeit für das Stillen freigegeben werden.

46. Welche Aussage zur Ergonomie/Arbeitshaltung am Behandlungsstuhl ist falsch?

×

A) ☐ Hohe Ellenbogen, Körperdrehungen und Griffe über Schulterhöhe sind zu vermeiden.
B) ☐ Rückenbeschwerden sind häufig auf eine falsche Arbeitshaltung zurückzuführen.
C) ☐ Zu langes Stehen oder Sitzen soll vermieden werden.
D) ☐ Eine aufrechte, entspannte Sitzposition am Behandlungsstuhl ist zur Vermeidung von Haltungsschäden wichtig.
E) ☐ Instrumente werden der Zahnärztin hinter dem Kopf des Patienten gereicht, damit der Patient sie nicht sehen kann.

47. Im Rahmen einer Teambesprechung werden Fragen zum Jahresurlaub diskutiert. Welche Aussagen sind richtig?

× ×

A) ☐ Auszubildende haben grundsätzlich mehr Urlaubstage als die Angestellten.
B) ☐ Der Chef bestimmt ausschließlich nach Praxisinteresse, wann die Angestellten Urlaub nehmen dürfen.
C) ☐ Bei der Urlaubsvergabe müssen die Wünsche der Angestellten berücksichtigt werden.
D) ☐ Wenn Auszubildende am Berufsschultag einen Ausflug machen, darf der Ausbilder einen Urlaubstag dafür abziehen.
E) ☐ Der Urlaub der Auszubildenden sollte während der Berufsschulferien gewährt werden.
F) ☐ Der gesetzlich festgelegte Mindesturlaub für Auszubildende beträgt 24 Arbeitstage.

48. Welche zwei Aussagen sind richtig? Das Bürgergeld ...

× ×

A) ☐ erhalten alle Bürger der Bundesrepublik.
B) ☐ wird über die Jobcenter der Arbeitsagentur verwaltet.
C) ☐ erhalten erwerbsfähige hilfsbedürftige Personen zwischen 15 und 67 Jahren.
D) ☐ kann auf keinen Fall gekürzt werden.
E) ☐ bleibt immer gleich hoch.

49. Welche Aussagen zur gesetzlichen Pflegeversicherung sind richtig (1) bzw. falsch (2)?

1 2

A) ☐ Sie ist eine freiwillige gesetzliche Versicherung.
B) ☐ Die Leistungen unterscheiden sich je nach Pflegegrad.
C) ☐ Sie muss vom Arbeitnehmer allein bezahlt werden.
D) ☐ Kinderlose Versicherte zahlen ab dem 23. Lebensjahr einen Zuschlag.
E) ☐ Freiwillig in der Krankenversicherung Versicherte zahlen keine Beiträge in der Pflegeversicherung.

---

44. A1, B2, C1, D2, E2, F1
45. A, D — 46. E — 47. C, E
48. B, C — 49. A2, B1, C2, D1, E2

Lernfeld 2: Patienten empfangen und begleiten

Anamnese

Definieren und erläutern Sie Formen des Begriffs Anamnese.
→ BA S. 28 /
→ JB 1 S. 100

Anamnese
- Krankenvorgeschichte

Formen der Anamnese
- Allgemeinanamnese (Vorerkrankungen, Allergien, Schwangerschaft …)
- spezielle Anamnese (Grund des Zahnarztbesuchs)
- Familienanamnese (Krankheiten innerhalb der Familie)

Allergien bzw. Unverträglichkeiten			
Lokalanästhesie/Spritzen:		○ ja	○ nein
Antibiotika:		○ ja	○ nein
Schmerzmittel:		○ ja	○ nein
Metalle/welche:			
Schwangerschaft			
Besteht eine Schwangerschaft?		○ ja	○ nein
Wenn ja, in welchem Monat?	Monat:		
Einnahme von Medikamenten			
Welche Medikamente:			
Nehmen Sie blutverdünnende Medikamente ein?		○ ja	○ nein

Herz-/Kreislauferkrankungen			
Hoher Blutdruck:		○ ja	○ nein
Niedriger Blutdruck:		○ ja	○ nein
Herzschrittmacher:		○ ja	○ nein
Endokarditis:		○ ja	○ nein
Herzoperation:		○ ja	○ nein
Herzinfarkt:		○ ja	○ nein
Schlaganfall:		○ ja	○ nein
Ohnmachtsneigung:		○ ja	○ nein
Infektiöse Erkrankungen			
HIV-Infektion/Stadium AIDS:		○ ja	○ nein
Lebererkrankung/Hepatitis:		○ ja	○ nein
Tuberkulose:		○ ja	○ nein
Sonstige Krankheitsbilder			
Anfallsleiden (Epilepsie):		○ ja	○ nein
Asthma/Lungenerkrankung:		○ ja	○ nein
Blutgerinnungsstörungen:		○ ja	○ nein

Warum und wie oft muss eine Anamnese erhoben werden?
→ BA S. 28 /
→ JB 1 S. 100

Erhebung der Anamnese
- zum Schutz des Patienten
- zum Schutz des Praxisteams
- Aktualisierung in kürzeren Abständen

Hinweis: Ein Anamnesebogen erleichtert die Dokumentation der Anamnese.

Welche gesundheitlichen Risiken, die bei der allgemeinen Anamnese angegeben wurden, können für die zahnärztliche Behandlung von Bedeutung sein?
→ BA S. 28 f. /
→ JB 1 S. 100 f.

Bedeutende gesundheitliche Risiken
- Herz-Kreislauf-Erkrankungen
- Gerinnungsstörungen (z B. durch Marcumar®, ASS)
- Endokarditis-Risiko
- Infektionskrankheiten (z. B. Hepatitis, HIV, Tuberkulose)
- Epilepsie
- Asthma bronchiale
- Allergien (z. B. gegen Amalgam, Penicillin)
- Diabetes mellitus
- Rauchen
- Schwangerschaft

Hinweis: Bedeutende gesundheitliche Risiken sollten bei der Patientendokumentation deutlich gekennzeichnet sein.

Wie fit bin ich für die Prüfung? ☺ ☐ 😐 ☐ ☹ ☐

Mundhöhle und Zunge

Benennen Sie die bezeichneten anatomischen Strukturen der Mundhöhle mit den deutschen und lateinischen Fachbegriffen.
→ BA S. 38 /
→ JB 1 S. 110

Anatomie der Mundhöhle
- Lippenbändchen (Frenulum labii) (1)
- harter Gaumen (Palatum durum) (2)
- Längsfalte (Raphe palati) (3)
- weicher Gaumen (Palatum molle) (4)
- Zäpfchen (Uvula) (5)
- Wangenbändchen (Frenulum buccale) (6)
- vorderer Gaumenbogen (7)
- Gaumenmandel (Tonsilla palatina) (8)
- hinterer Gaumenbogen (9)
- Mundvorhof (Vestibulum oris) (10)
- Zunge (Lingua) (11)
- Zungenbändchen (Frenulum linguae) (12)
- Ah-Linie (13)

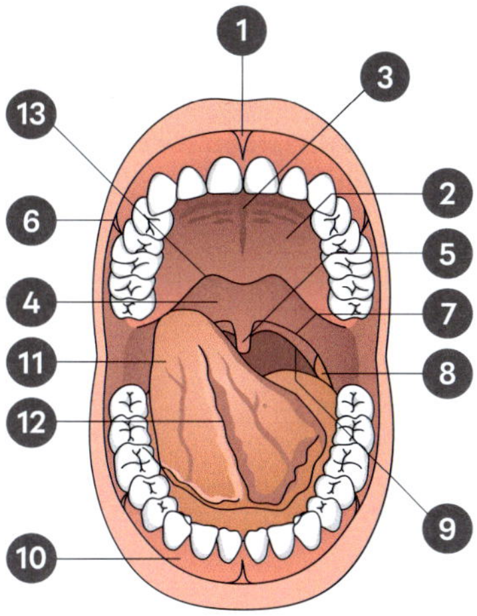

Erklären Sie die Fachbegriffe Plica sublingualis und Caruncula sublingualis.
→ BA S. 40 /
→ JB 1 S. 112

Plica sublingualis
- Schleimhautfalte rechts und links unterhalb der Zunge
- Mündung von Ausführungsgängen der beiden Unterzungenspeicheldrüsen

Caruncula sublingualis
- Schleimhauterhebung rechts und links des Zungenbändchens
- Mündungen der beiden Unterkiefer- und Unterzungenspeicheldrüsen

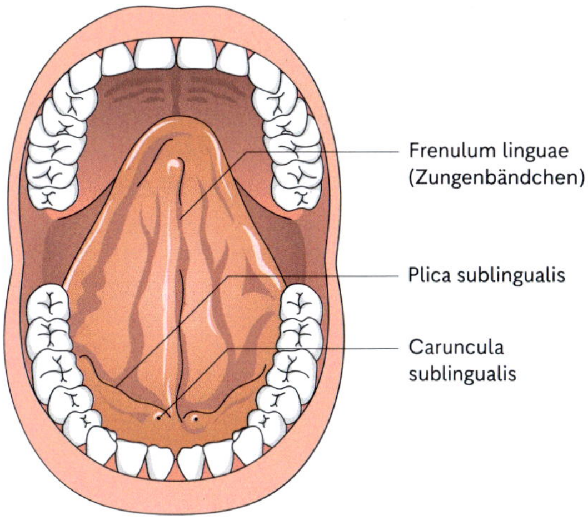

Beschreiben Sie den äußeren Aufbau der Zunge.
→ BA S. 40 /
→ JB 1 S. 112

Äußerer Aufbau der Zunge
- Zungenkörper
- Zungenspitze
- Zungenrücken
- Zungengrund
- Zungenwurzel

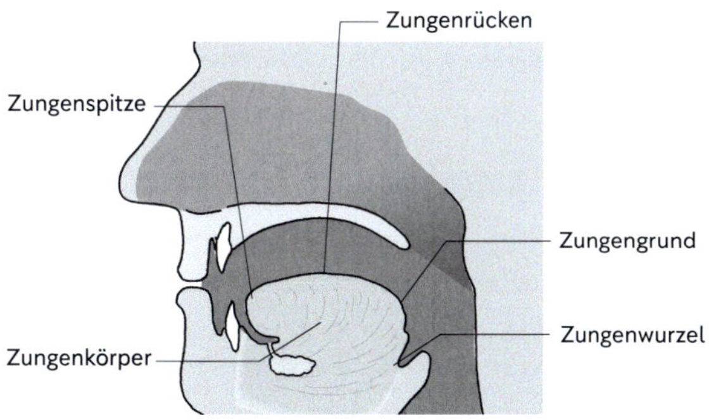

Nennen Sie die Zungenpapillen und deren Aufgaben.
→ BA S. 41 /
→ JB 1 S. 113

Zungenpapillen für den Geschmackssinn
- wallförmige Papillen
- pilzförmige Papillen
- blattförmige Papillen

Zungenpapillen für den Tastsinn
- fadenförmige Papillen

Hinweis: Papillen sind kleine Erhebungen auf der Schleimhaut des Zungenrückens.

Welche Geschmacksqualitäten kann die Zunge wahrnehmen?
→ BA S. 41 /
→ JB 1 S. 113

Von der Zunge unterscheidbare Geschmacksqualitäten
- süß
- sauer
- salzig
- bitter
- umami (verteilt über ganze Zunge)

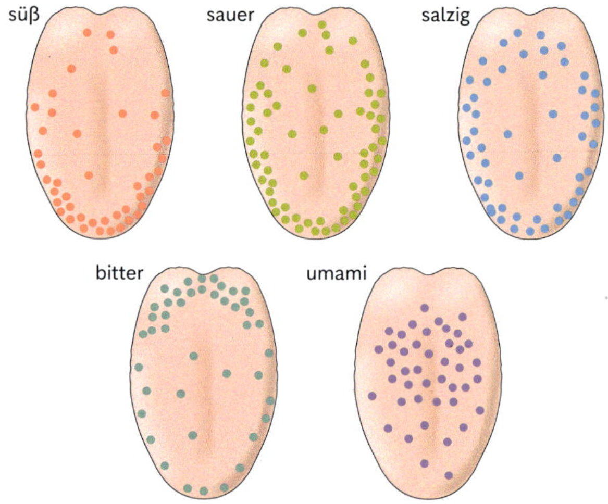

Definieren Sie wichtige Lage- und Richtungsbezeichnungen der Mundhöhle.
→ BA S. 49 f. /
→ JB 1 S. 121 f.

Lage- und Richtungsbezeichnungen der Mundhöhle
- oral (zur Mundhöhle)
- vestibulär (zum Mundvorhof)
- bukkal (zur Wange)
- labial (zur Lippe)
- palatinal (zum Gaumen)
- lingual (zur Zunge)

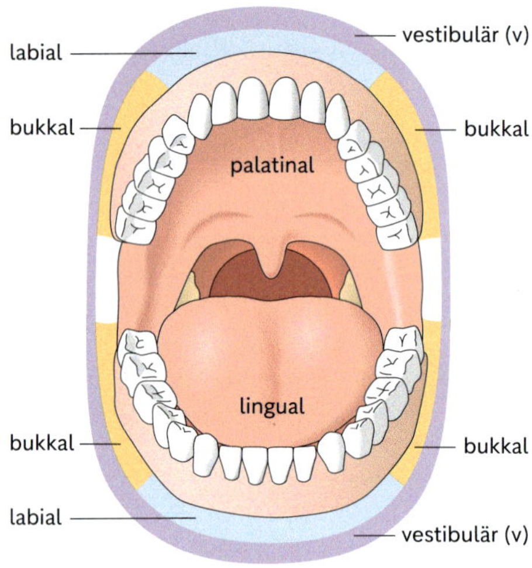

Wie fit bin ich für die Prüfung? ☺ ☐ 😐 ☐ ☹ ☐

Rachen und Speicheldrüse

Nennen Sie die verschiedenen Abschnitte des Rachens.
→ BA S. 43 f. /
→ JB 1 S. 115 f.

Abschnitte des Rachens
- oberer Rachenraum (Epipharynx bzw. Nasopharynx)
- mittlerer Rachenraum (Mesopharynx bzw. Oropharynx)
- unterer Rachenraum (Hypopharynx)

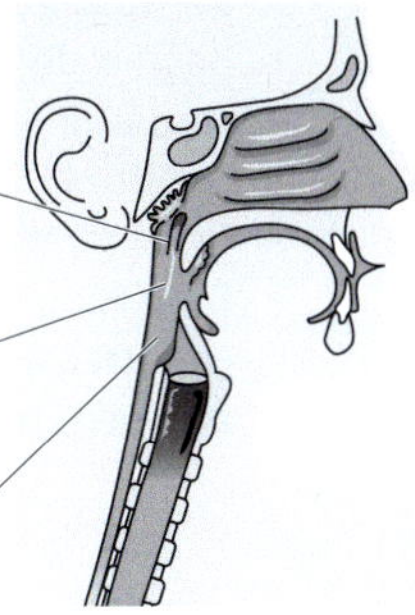

Nennen Sie die verschiedenen großen, paarig angelegten Speicheldrüsen mit dem deutschen und lateinischen Fachbegriff.
→ BA S. 42 f. /
→ JB 1 S. 114 f.

Speicheldrüsen
- Ohrspeicheldrüse (Glandula parotis) (1)
- Unterzungenspeicheldrüse (Glandula sublingualis) (2)
- Unterkieferspeicheldrüse (Glandula submandibularis) (3)

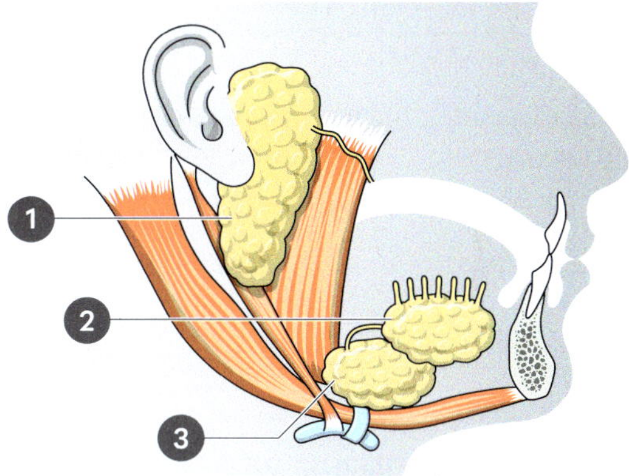

Beschreiben Sie die Mündungsstellen der großen Speicheldrüsen.
→ BA S. 43 f. /
→ JB 1 S. 115 f.

Mündung Ohrspeicheldrüse
- in der Wange gegenüber den oberen Molaren

Mündung Unterkieferspeicheldrüse
- in der Caruncula sublingualis

Mündung Unterzungenspeicheldrüse
- in der Caruncula sublingualis
- auf der Plica sublingualis

Hinweis: Bei der relativen Trockenlegung werden Watterollen in den Bereich der Mündungsstellen der Speicheldrüsen gelegt.

Wie viel Speichel produzieren die Speicheldrüsen pro Tag?
→ BA S. 42 /
→ JB 1 S. 114

Speichelmenge pro Tag
- 0,5–1,5 Liter

Hinweis: Die Speichelmenge ist u. a. abhängig von der genetischen Veranlagung und der aufgenommenen Nahrung.

Nennen Sie Bestandteile des Speichels.
→ BA S. 42 /
→ JB 1 S. 114

Bestandteile des Speichels
- Wasser (99 %)
- Mineralstoffe (z. B. Kalzium, Phosphat)
- Eiweiße (Schleimstoffe)
- Enzyme (α-Amylase/Ptyalin)
- Bakterien
- abgeschilferte Epithelzellen
- Blutzellen

Hinweis: In der Mundhöhle beginnt die Kohlenhydratverdauung, indem das Enzym α-Amylase Stärke zu Malzzucker spaltet.

Nennen Sie Aufgaben des Speichels. → BA S. 42 / → JB 1 S. 114	**Aufgaben des Speichels** • Anfeuchten der Mundhöhle • Verflüssigung der Nahrung • Beginn der Kohlenhydratverdauung • Spülfunktion • Remineralisation der Zähne • Pufferung von Säuren (Neutralisation) • antibakterielle Wirkung	**Hinweis:** Große Mengen mineralstoffreichen Speichels schützen vor Karies.

Wie fit bin ich für die Prüfung? ☺ ☐ 😐 ☐ ☹ ☐

Gebiss

Nennen Sie die unterschiedlichen Zahntypen des menschlichen Gebisses mit den deutschen und lateinischen Bezeichnungen. → BA S. 46 / → JB 1 S. 118	**Zähne des Gebisses** • Schneidezähne (Incisivi) • Eckzähne (Canini) • Vormahlzähne (Prämolares) • Mahlzähne (Molares)	**Hinweis:** In der Praxis werden für die Vormahlzähne und Mahlzähne meist die lateinischen Begriffe verwendet.
Beschreiben Sie den Aufbau des Milchgebisses. → BA S. 46 / → JB 1 S. 118	**Aufbau Milchgebiss, je Kieferhälfte** • 2 Milchschneidezähne • 1 Milcheckzahn • 2 Milchmolaren	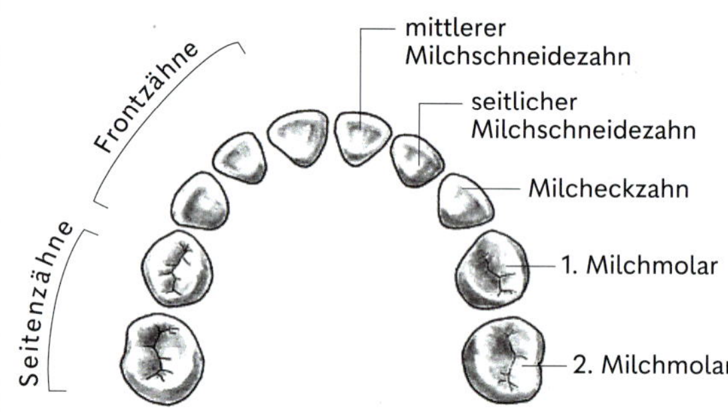
Wie viele Wurzeln besitzen die Zähne des Milchgebisses? → BA S. 52 f. / → JB 1 S. 124 f.	**Wurzeln der Milchzähne** • Milchschneidezahn: 1 Wurzel • Milcheckzahn: 1 Wurzel • Milchmolaren: OK 3 Wurzeln, UK 2 Wurzeln	**Hinweis:** Die Wurzeln der Milchzähne werden vor dem Zahnwechsel von den Zahnanlagen der bleibenden Zähne resorbiert (aufgelöst).
Beschreiben Sie den Aufbau des bleibenden Gebisses. → BA S. 47 / → JB 1 S. 119	**Aufbau bleibendes Gebiss, je Kieferhälfte** • 2 Schneidezähne • 1 Eckzahn • 2 Prämolaren • 3 Molaren	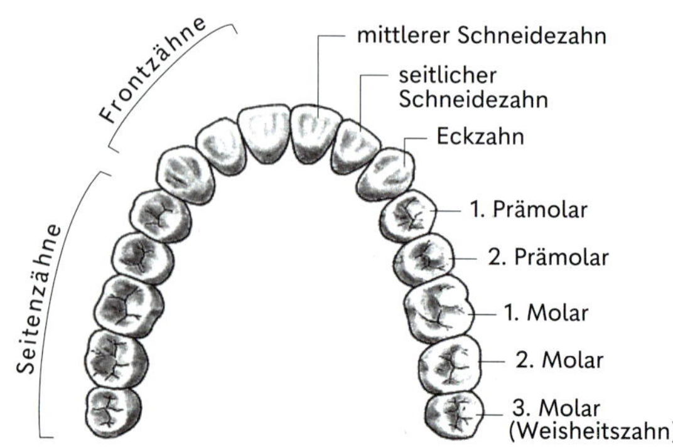

Wie viele Wurzeln besitzen die Zähne des bleibenden Gebisses?
→ BA S. 52 f. /
→ JB 1 S. 124 f.

Wurzeln der bleibenden Zähne
- Schneidezahn: 1 Wurzel
- Eckzahn: 1 Wurzel
- Prämolaren: 1 Wurzel, Ausnahme: erster Prämolar im OK meist mit 2 Wurzeln
- Molaren: OK 3 Wurzeln, UK 2 Wurzeln

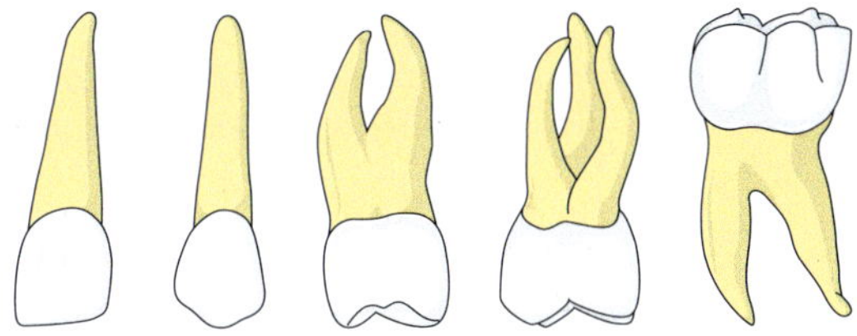

Erläutern Sie den Begriff Wechselgebiss.
→ BA S. 46 /
→ JB 1 S. 118

Wechselgebiss
- Gebiss während des Übergangs vom Milchgebiss zum bleibenden Gebiss
- Beginn ca. 6. Lebensjahr
- Ende ca. 12. Lebensjahr

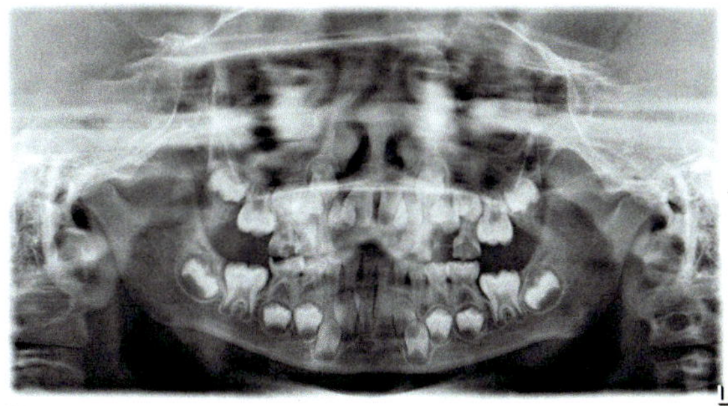

Erläutern Sie die Fachbegriffe Zuwachszähne und Ersatzzähne.
→ BA S. 109 /
→ JB 1 S. 343

Zuwachszähne
- bleibende Zähne, die hinter den Milchmolaren durchbrechen
- die Molaren des bleibenden Gebisses

Ersatzzähne
- bleibende Zähne, die nach Verlust der Milchzähne diese ersetzen
- Schneidezähne, Eckzähne und Prämolaren des bleibenden Gebisses

Hinweis: Durch das Wachstum der Kiefer entsteht der Platz für die Zuwachszähne.

Warum sollten die Milchmolaren so lange wie möglich erhalten werden?
→ BA S. 110 /
→ JB 1 S. 344

Möglichst langer Erhalt von Milchmolaren
- wegen der Platzhalterfunktion

Hinweis: Eine gute Zahnpflege des Milchgebisses verhindert in manchen Fällen spätere kieferorthopädische Probleme.

Wie fit bin ich für die Prüfung? ☺ ☐ 😐 ☐ ☹ ☐

Zähne

Nennen Sie die verschiedenen anatomischen Anteile eines Zahnes.
→ BA S. 48 /
→ JB 1 S. 120

Anatomische Anteile eines Zahnes
- Zahnkrone (Corona dentis)
- Zahnhals (Cervix dentis)
- Zahnwurzel (Radix dentis)

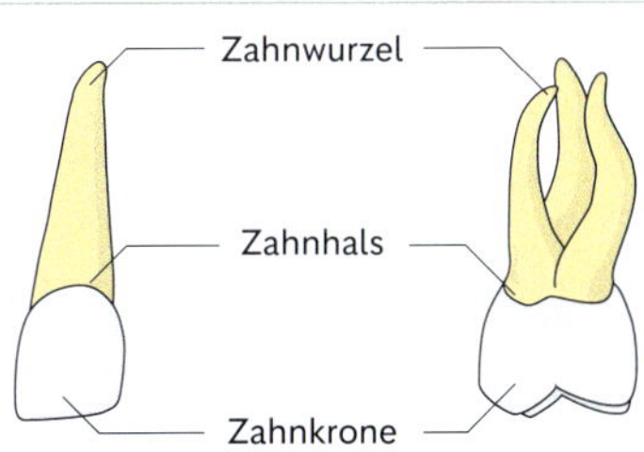

Erläutern Sie die Begriffe Zahnhöcker und Fissuren.
→ **BA S. 52 f. /**
→ **JB 1 S. 124 f.**

Zahnhöcker
- Erhebungen auf der Kaufläche von Molaren und Prämolaren

Fissuren
- Einschnitte im Schmelz der Kaufläche von Molaren und Prämolaren

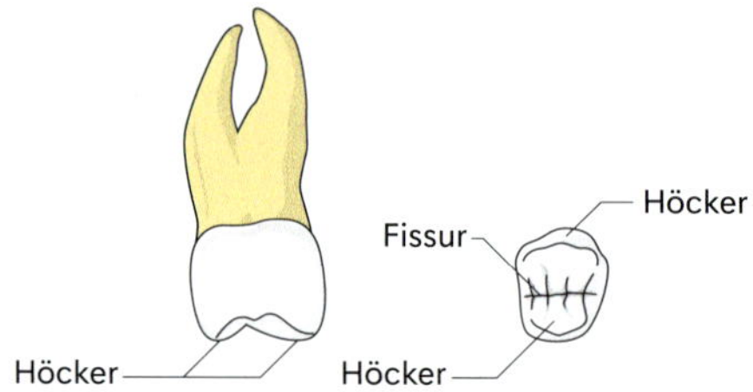

Erklären Sie die Begriffe Bifurkation und Trifurkation.
→ **BA S. 52 f. /**
→ **JB 1 S. 124 f.**

Bifurkation
- Aufgabelungsstelle der Wurzeln eines zweiwurzeligen Zahnes

Trifurkation
- Aufgabelungsstelle der Wurzeln eines dreiwurzeligen Zahnes

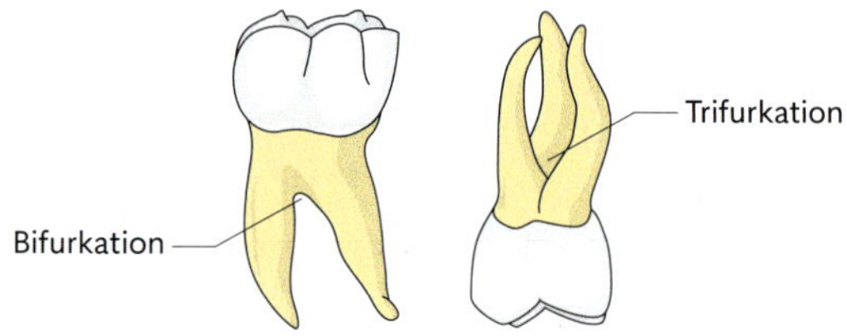

Nennen Sie die verschiedenen Zahnhartsubstanzen mit den deutschen und lateinischen Begriffen.
→ **BA S. 48 f. /**
→ **JB 1 S. 120 f.**

Zahnhartsubstanzen
- Zahnschmelz (Enamelum)
- Zahnbein (Dentin)
- Wurzelzement (Cementum)

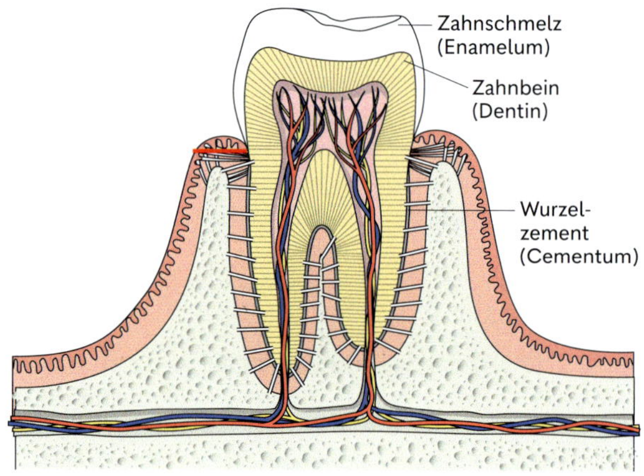

Welche Zellen bilden die verschiedenen Zahnhartsubstanzen?
→ **BA S. 49 /**
→ **JB 1 S. 121**

Schmelz bildende Zellen
- Ameloblasten/Adamantoblasten

Dentin bildende Zellen
- Odontoblasten

Zement bildende Zellen
- Cementoblasten

Hinweis: Nach der Bildung des Zahnschmelzes gehen die Schmelz bildenden Zellen zugrunde.

Beschreiben Sie die Lage der Dentin bildenden Zellen.
→ **BA S. 49 /**
→ **JB 1 S. 121**

Lage der Odontoblasten
- Zellkörper am Rand der Pulpa
- Odontoblastenfortsatz innerhalb der Dentinkanälchen

Hinweis: Die Odontoblasten werden von der Pulpa aus mit Sauerstoff und Nährstoffen versorgt.

Nennen Sie die Bestandteile der Pulpa.
→ **BA S. 49 /**
→ **JB 1 S. 121**

Bestandteile der Pulpa
- Bindegewebe
- Nervenfasern
- Blutgefäße
- Lymphgefäße

Hinweis: Durch das Foramen apicale treten die Nervenfasern, Blut- und Lymphgefäße in das Innere des Zahnes.

Wie fit bin ich für die Prüfung? ☺ ☐ 😐 ☐ ☹ ☐

Programmierte Aufgaben

1. Welche Aussagenkombination zum Milchgebiss und bleibenden Gebiss ist richtig?

[×]

1 Im Milchgebiss gibt es keine Prämolaren.
2 Das bleibende Gebiss besteht aus 32 Zähnen.
3 Das Milchgebiss besteht im Seitenzahnbereich aus einem Milchprämolaren und einem Milchmolaren.
4 Das Milchgebiss besteht aus 20 Zähnen.
5 Weisheitszähne kommen nur im bleibenden Gebiss vor.

A) ☐ Alle Aussagen sind richtig.
B) ☐ Nur die Aussagen 1, 2, 4 und 5 sind richtig.
C) ☐ Nur die Aussagen 2 und 3 sind richtig.
D) ☐ Nur die Aussagen 3 und 4 sind richtig.
E) ☐ Nur die Aussagen 4 und 5 sind richtig.

2. Ordnen Sie den Zähnen A bis F die Anzahl der Wurzeln 1 (eine Wurzel), 2 (zwei Wurzeln) und 3 (drei Wurzeln) zu.

[1] [2] [3]

A) ☐ 24
B) ☐ 17
C) ☐ 45
D) ☐ 26
E) ☐ 31
F) ☐ 47

3. Ordnen Sie zu.

[×]

A	Mukosa	1	Zahnfleisch
B	Velum palatinum	2	Mundhöhle
C	Cavum oris	3	Mundschleimhaut
D	Gingiva	4	Gaumensegel

A) ☐ A2, B1, C4, D3
B) ☐ A1, B4, C3, D2
C) ☐ A3, B2, C1, D4
D) ☐ A4, B3, C1, D2
E) ☐ A3, B4, C2, D1

4. Welche Aussage zum Rachen ist richtig?

[×]

A) ☐ Der Rachen wird auch als Larynx bezeichnet.
B) ☐ Die Ohrtrompete mündet in den mittleren Rachenraum.
C) ☐ Im Hypopharynx liegt die Rachenmandel.
D) ☐ Beim Schlucken verschließt die Epiglottis den Nasenrachen.
E) ☐ Im Rachen kreuzen sich der Luft- und Speiseweg.

5. Welche beiden Aussagen sind falsch?

[×] [×]

A) ☐ An der Caruncula sublingualis münden die Ausführungsgänge der Unterkiefer- und Unterzungenspeicheldrüse.
B) ☐ Die Papilla incisiva ist eine kleine Schleimhauterhebung hinter den mittleren Schneidezähnen des Unterkiefers.
C) ☐ Das Wangenbändchen wird als Frenulum buccale bezeichnet.
D) ☐ Die Raphe palati ist eine in der Mitte des harten Gaumens verlaufende Schleimhautfalte.
E) ☐ An der Mukogingivalgrenze geht die Schleimhaut in das Zahnfleisch über.
F) ☐ Unter der Plica sublingualis befindet sich die Ohrspeicheldrüse.

6. Ordnen Sie zu.

[×]

A	palatinal	1	unter dem Zahnfleisch
B	approximal	2	zur Mitte des Zahnbogens
C	subgingival	3	zum Gaumen hin
D	apikal	4	zum Nachbarzahn hin
E	mesial	5	an der Wurzelspitze

A) ☐ A1, B3, C2, D5, E4
B) ☐ A2, B5, C4, D1, E3
C) ☐ A3, B4, C1, D5, E2
D) ☐ A4, B3, C2, D5, E1
E) ☐ A4, B5, C1, D2, E3

1. B   2. A2, B3, C1, D3, E1, F2
3. E   4. E   5. B, F   6. C

7. Welche beiden Aussagen zum FDI-Zahnschema sind falsch?

☒☒

A) ☐ Beim FDI-Zahnschema werden ausschließlich Ziffern verwendet.
B) ☐ Milchzähne werden mit römischen Zahlen gekennzeichnet.
C) ☐ Die erste Zahl gibt den Quadranten an.
D) ☐ Bei einem fünfjährigen Kind wird der Quadrant links unten mit der Zahl 7 bezeichnet.
E) ☐ Für die Zähne des Oberkiefers wird ein + und für die Zähne des Unterkiefers ein – vor der Ziffer des Zahnes verwendet.
F) ☐ Die Zähne werden von mesial nach distal durch Ziffern bezeichnet.

8. Welche Aussagenkombination zu den Speicheldrüsen ist richtig?

☒

1 Die Speicheldrüsen gehören zu den endokrinen Drüsen.
2 Die Ohrspeicheldrüse bildet auch Adrenalin.
3 Auf jeder Seite des Kopfes befinden sich drei verschiedene Speicheldrüsen.
4 Speicheldrüsen besitzen einen Ausführungsgang, über den der Speichel in die Mundhöhle gelangt.
5 Die Speicheldrüsen produzieren pro Tag ungefähr 3,5 Liter Speichel.

A) ☐ Alle Aussagen sind richtig.
B) ☐ Nur die Aussagen 1, 2, 4 und 5 sind richtig.
C) ☐ Nur die Aussagen 2 und 3 sind richtig.
D) ☐ Nur die Aussagen 3 und 4 sind richtig.
E) ☐ Nur die Aussagen 4 und 5 sind richtig.

9. Ordnen Sie zu.

☒

A	Caninus	1	Mahlzahn
B	Dentes decidui	2	Milchzähne
C	Molar	3	Eckzahn
D	Dentes permanentes	4	Schneidezahn
E	Incisivus	5	bleibende Zähne

A) ☐ A1, B3, C2, D5, E4
B) ☐ A2, B5, C4, D1, E3
C) ☐ A3, B2, C1, D5, E4
D) ☐ A4, B3, C2, D5, E1
E) ☐ A4, B5, C1, D2, E3

10. Welche Aussagenkombination zur Anamnese ist richtig?

☒

1 Die Anamnese ist notwendig, um Behandlungsrisiken zu erkennen.
2 Als Anamnese bezeichnet man die Krankenvorgeschichte des Patienten.
3 Der Anamnesebogen muss nur von gesetzlich versicherten Patienten ausgefüllt werden.
4 Der Anamnesebogen muss regelmäßig vom Patienten aktualisiert werden.
5 In der speziellen Anamnese werden der Grund des Praxisbesuches und die aktuellen Beschwerden erfragt.

A) ☐ Alle Aussagen sind richtig.
B) ☐ Nur die Aussagen 1, 2, 4 und 5 sind richtig.
C) ☐ Nur die Aussagen 2 und 3 sind richtig.
D) ☐ Nur die Aussagen 3 und 4 sind richtig.
E) ☐ Nur die Aussagen 4 und 5 sind richtig.

11. Ordnen Sie zu.

☒

A	Apex dentis	1	Wurzelspitzenloch
B	Corona dentis	2	Zahnhals
C	Foramen apikale	3	Wurzelspitze
D	Cervix dentis	4	Zahnwurzel
E	Radix dentis	5	Zahnkrone

A) ☐ A1, B3, C2, D5, E4
B) ☐ A2, B5, C4, D1, E3
C) ☐ A3, B5, C1, D2, E4
D) ☐ A4, B3, C2, D5, E1
E) ☐ A4, B5, C1, D2, E3

12. Welche beiden Aussagen zum Rachen sind richtig?

☒☒

A) ☐ Den Mundrachen nennt man Hypopharynx.
B) ☐ Der Nasenrachen befindet sich hinter der Nasenhöhle.
C) ☐ In der Fachsprache nennt man den unteren Rachenraum auch Epilarynx.
D) ☐ Die Rachenmandel liegt im Epipharynx.
E) ☐ Die Ohrtrompete mündet in den Mesopharynx.
F) ☐ Den Rachenabschnitt oberhalb des Kehlkopfes bezeichnet man als Hyperpharynx.

---

7. B, E 8. D 9. C
10. B 11. C 12. B, D

13. Welche Aussage zum Zahnschmelz ist falsch?

☒

A) ☐ Zahnschmelz ist die härteste Substanz des Körpers.
B) ☐ Zahnschmelz besteht im Wesentlichen aus den Mineralstoffen Kalzium, Phosphat und Fluorid.
C) ☐ Zahnschmelz enthält keine Zellen.
D) ☐ Schmelzprismen sind kleine, sechskantige Kristalle, die dem Schmelz seine Härte verleihen.
E) ☐ Zahnschmelz wird von Odontoblasten gebildet.

14. Welche Aussage ist falsch?

☒

A) ☐ Die Zungenoberfläche wird auch als Zungenrücken bezeichnet.
B) ☐ Kleine Ausstülpungen der Zungenschleimhaut werden auch als Papillen bezeichnet.
C) ☐ In den pilz- und blattförmigen Papillen befinden sich die sogenannten Geschmacksknospen.
D) ☐ Die Muskulatur der Zunge ermöglicht Zungenbewegungen in alle Richtungen.
E) ☐ Die Wallpapillen ermöglichen das Tastempfinden und liegen unter der Zunge.

15. Welche Aussagenkombination zur Anatomie der bleibenden Zähne ist richtig?

☒

1 Die oberen ersten Prämolaren haben meist zwei Wurzeln.
2 Die Einschnitte im Schmelz der Kaufläche werden als Fissuren bezeichnet.
3 Eine Trifurkation kommt an allen mehrwurzeligen Zähnen vor.
4 Die Kaufläche der unteren ersten Molaren besteht aus 5 Höckern.
5 Die Teilungsstelle von zwei Wurzeln nennt man Bifurkation.

A) ☐ Alle Aussagen sind richtig.
B) ☐ Nur die Aussagen 1, 2, 4 und 5 sind richtig.
C) ☐ Nur die Aussagen 2 und 3 sind richtig.
D) ☐ Nur die Aussagen 3 und 4 sind richtig.
E) ☐ Nur die Aussagen 4 und 5 sind richtig.

16. Ordnen Sie zu.

☒

A	Vestibulum oris	1	Zäpfchen
B	Frenulum labii	2	weicher Gaumen
C	Palatum molle	3	Lippenbändchen
D	Tonsilla palatina	4	Mundvorhof
E	Uvula	5	Gaumenmandel

A) ☐ A1, B3, C2, D5, E4
B) ☐ A2, B5, C4, D1, E3
C) ☐ A3, B2, C1, D4, E5
D) ☐ A4, B3, C2, D5, E1
E) ☐ A4, B5, C1, D2, E3

17. Welche beiden Aussagen zu den Erkennungsmerkmalen einzelner Zähne sind richtig?

☒ ☒

A) ☐ Das Winkelmerkmal ist ein Erkennungsmerkmal der mittleren Schneidezähne des Oberkiefers.
B) ☐ Als Winkelmerkmal bezeichnet man die Neigung der Wurzelspitzen nach distal.
C) ☐ Den Verlust von Zahnhartsubstanz bezeichnet man als Kronenflucht.
D) ☐ Das Wurzelmerkmal ist nur bei den Frontzähnen erkennbar.
E) ☐ Das Krümmungsmerkmal findet man vor allem an den oberen Molaren.
F) ☐ Die Kronen der Seitenzähne des Unterkiefers sind nach lingual geneigt, was als Kronenflucht bezeichnet wird.

18. Ordnen Sie zu.

☒

A	bukkal	1	auf der Kaufläche
B	lingual	2	zur Lippe hin
C	okklusal	3	zur Schneidekante
D	labial	4	zur Wange hin
E	inzisal	5	zur Zunge hin

A) ☐ A1, B3, C2, D5, E4
B) ☐ A2, B5, C4, D1, E3
C) ☐ A3, B2, C1, D5, E4
D) ☐ A4, B3, C2, D5, E1
E) ☐ A4, B5, C1, D2, E3

---

13. E 14. E 15. B
16. D 17. A, F 18. E

19. Welche Aussage zu den Zahnhartsubstanzen ist falsch?

☒

A) ☐ Das Dentin wird von Odontoblasten gebildet.
B) ☐ Nach Bildung der Zahnkrone gehen die Schmelz bildenden Zellen zugrunde.
C) ☐ Die Fortsätze der Odontoblasten werden als Tomes-Fasern bezeichnet.
D) ☐ Die Cementoblasten bilden das Wurzelzement.
E) ☐ Die Fortsätze der Odontoblasten liegen in kleinen Kanälchen innerhalb des Zahnschmelzes.

20. Welche Aussage zu den Aufgaben des Speichels ist falsch?

☒

A) ☐ Der Speichel befeuchtet die Mundschleimhaut.
B) ☐ Durch den Speichel werden die Zähne remineralisiert.
C) ☐ Der Speichel verflüssigt die aufgenommene Nahrung.
D) ☐ Der Speichel demineralisiert den Zahnschmelz.
E) ☐ Der Speichel bewirkt den Beginn der Kohlenhydratverdauung in der Mundhöhle.

21. Welche Zuordnung ist richtig?

☒

A) ☐ Cementum → Zahnschmelz
B) ☐ Pulpa → Zahnfleisch
C) ☐ Gingiva → Zahnmark
D) ☐ Enamelum → Wurzelzement
E) ☐ Dentin → Zahnbein

22. Stellen Sie die richtige Reihenfolge des Schluckvorgangs her.

[1] [2] [3] [4] [5]

A) ☐ Durch wellenförmige Kontraktion der Speiseröhrenmuskulatur wird der Bissen zum Magen transportiert.
B) ☐ Der Kehlkopf wird angehoben und der Kehldeckel verschließt den Kehlkopfeingang.
C) ☐ Die Zungen- und Rachenmuskulatur drückt den Bissen in die Speiseröhre.
D) ☐ Die Zunge drückt den Bissen in den hinteren Bereich der Mundhöhle.
E) ☐ Das Gaumensegel hebt sich und verschließt den Übergang zum Nasenrachen.

23. Ordnen Sie zu.

☒

A	Glandula parotidea	1	Unterkieferspeicheldrüse
B	Xerostomie	2	verminderte Speichelproduktion
C	Glandula submandibularis	3	Unterzungenspeicheldrüse
D	Hyposalivation	4	Ohrspeicheldrüse
E	Glandula sublingualis	5	Mundtrockenheit

A) ☐ A1, B3, C2, D5, E4
B) ☐ A2, B5, C4, D1, E3
C) ☐ A3, B2, C1, D4, E5
D) ☐ A4, B3, C2, D5, E1
E) ☐ A4, B5, C1, D2, E3

24. Welche Aussage zum Gebiss ist falsch?

☒

A) ☐ Zu den Frontzähnen zählt man die Schneide- und Eckzähne.
B) ☐ Das Wechselgebiss besteht aus Milchzähnen und bleibenden Zähnen.
C) ☐ Der erste bleibende Molar bricht hinter dem zweiten Milchmolaren durch und wird als Zuwachszahn bezeichnet.
D) ☐ Das Milchgebiss besteht aus 24 Zähnen.
E) ☐ Im Milchgebiss kommen keine Prämolaren vor.

25. Ordnen Sie zu.

☒

A	Glandula submandibularis	1	Ohrspeicheldrüse
B	Caruncula sublingualis	2	Unterzungenspeicheldrüse
C	Glandula parotis	3	Unterkieferspeicheldrüse
D	Papilla ductus parotidea	4	Mündungsstelle der Unterkieferspeicheldrüse
E	Glandula sublingualis	5	Mündungsstelle der Ohrspeicheldrüse

A) ☐ A1, B3, C2, D5, E4
B) ☐ A2, B5, C4, D1, E3
C) ☐ A3, B4, C1, D5, E2
D) ☐ A4, B3, C2, D5, E1
E) ☐ A4, B5, C1, D2, E3

---

19. E 20. D 21. E
22. A5, B3, C4, D1, E2
23. E 24. D 25. C

26. Welche Aussagenkombination zum Zahnaufbau ist richtig?

☒

1 Die Oberfläche einer Zahnkrone besteht aus Zahnschmelz.
2 Die Pulpa ist ein Weichgewebe im Inneren des Zahnes und wird auch Zahnmark genannt.
3 Das Dentin wird auch als Zahnbein bezeichnet.
4 Die Oberfläche der Zahnwurzeln ist von Wurzelzement bedeckt.
5 Der Fachbegriff für Zahnschmelz lautet Enamelum.

A) ☐ Alle Aussagen sind richtig.
B) ☐ Nur die Aussagen 1, 2, 4 und 5 sind richtig.
C) ☐ Nur die Aussagen 2 und 3 sind richtig.
D) ☐ Nur die Aussagen 3 und 4 sind richtig.
E) ☐ Nur die Aussagen 4 und 5 sind richtig.

27. Welche Aussage zur Abbildung der Mundhöhle trifft zu?

☒

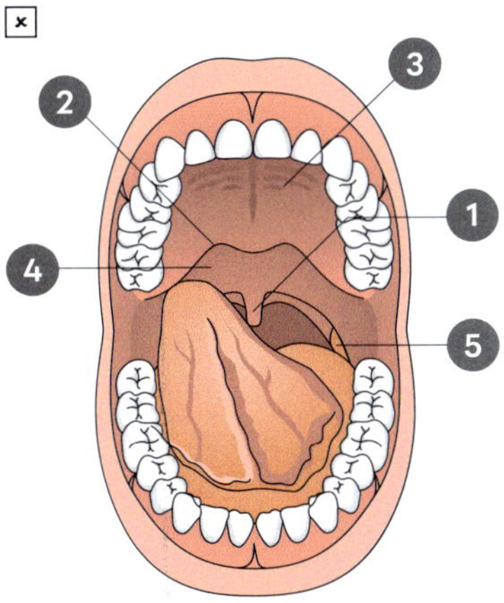

A) ☐ Ziffer 1 kennzeichnet den harten Gaumen.
B) ☐ Ziffer 2 kennzeichnet die Gaumenmandel.
C) ☐ Ziffer 3 kennzeichnet die Ah-Linie.
D) ☐ Ziffer 4 kennzeichnet den weichen Gaumen.
E) ☐ Ziffer 5 kennzeichnet das Zäpfchen.

28. An welchen Aufgaben ist die Zunge nicht beteiligt?

☒

A) ☐ Nahrungsverteilung im Mund
B) ☐ Schlucken
C) ☐ Sprachbildung
D) ☐ Geschmacksempfindung
E) ☐ Verdauung der Kohlenhydrate

29. Welche anatomischen Strukturen sind nicht Teil des Zahnhalteapparates?

☒

A) ☐ Gingiva
B) ☐ Sharpey-Fasern
C) ☐ Zahnbein
D) ☐ Wurzelzement
E) ☐ Alveolarknochen

30. Welche Aussage ist richtig?

☒

A) ☐ Cementoblasten liegen am Rand der Pulpa.
B) ☐ Wurzelzement wird von Ameloblasten gebildet.
C) ☐ Die Fortsätze der Odontoblasten liegen innerhalb der Dentinkanälchen.
D) ☐ Die Blutgefäße der Pulpa verteilen sich im Dentin.
E) ☐ Dentin kann nach dem Zahndurchbruch nicht mehr neu gebildet werden.

31. Ordnen Sie den Zähnen A bis F die jeweils richtige Zahngruppe 1 (Frontzähne) und 2 (Seitenzähne) zu.

[1][2]

A) ☐ 37
B) ☐ 53
C) ☐ 41
D) ☐ 84
E) ☐ 22
F) ☐ 75

32. Ordnen Sie den Milchzähnen A bis F die Anzahl der Wurzeln 1 (eine Wurzel), 2 (zwei Wurzeln) und 3 (drei Wurzeln) zu.

[1][2][3]

A) ☐ 85
B) ☐ 53
C) ☐ 64
D) ☐ 72
E) ☐ 55
F) ☐ 81

26. A 27. D 28. E
29. C 30. C
31. A2, B1, C1, D2, E1, F2
32. A2, B1, C3, D1, E3, F1

Patientenbetreuung

Es gibt keine zweite Chance für den ersten Eindruck. Erläutern Sie diesen Satz mithilfe der drei Phasen des ersten Eindrucks.
→ OV S. 94 /
→ JB 1 S. 180

Der erste Eindruck

1. Phase
- Einordnung in Raster, bekannt/unbekannt, ansprechend/uninteressant, sympathisch/unsympathisch (Sekundenbruchteile)

2. Phase
- Einordnung nach Körpersprache, Verhalten, Mimik, Gestik, Kleidung, Wortwahl ... (30 Sek.)

3. Phase
- Bestätigung oder Korrektur des Eindrucks (3–4 Min.)

Welche Eindrücke nimmt ein Patient vor dem ersten Kontakt mit einem ZFA u. a. wahr?
→ OV S. 94 f. /
→ JB 1 S. 190 f.

Erster Eindruck Praxis
- Außenbereich der Praxis, z. B. Praxisschild, Treppenhaus, Vorgarten, Handlauf
- Eingangsbereich, z. B. Finden der Anmeldung, farbliche Gestaltung, Möbeldesign, Beleuchtung, Blumen

Welche Eindrücke nimmt der Patient nach dem ersten Kontakt mit einem ZFA in der Praxis wahr? Geben Sie Beispiele.
→ OV S. 95 ff. /
→ JB 1 S. 191 ff.

Gestaltung Zahnarztpraxis
- Gestaltung des Wartezimmers
- Luftqualität, Lichtverhältnisse, Lesemöglichkeiten
- Getränke
- WLAN-Zugang
- Bilder
- ggf. Kinderecke
- Praxisordner
- optischer Kontakt ohne Geräusche möglich
- Patiententoiletten (Hygiene, Sauberkeit, regelmäßige Kontrolle, Seifenspender, Einmalhandtücher, Barrierearmut/-freiheit)
- Leitsystem der Praxis

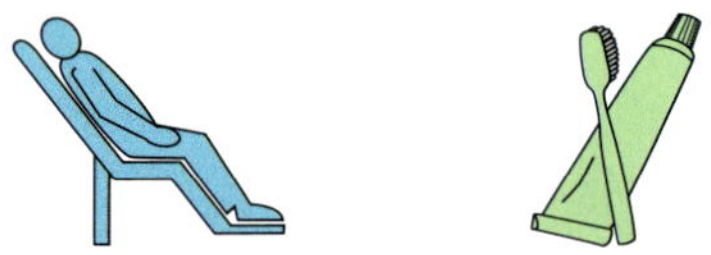

Behandlung Prophylaxe

Beispiele für Symbole eines Leitsystems einer Praxis (Behandlungsraum, Prophylaxe)

Der wichtigste Raum in einer Zahnarztpraxis ist der Behandlungsraum. Wie soll ein Behandlungsraum ausgestattet sein?
→ OV S. 97 ff. /
→ JB 1 S. 183 ff.

Ausstattung des Behandlungsraums
- Behandlungsstuhl (Unit)
- Arbeitsstühle ZA, ZFA
- Technikelement
- Handwaschplatz
- Speibecken
- Schränke mit Ablagen
- OP-Leuchte
- Monitor
- Schwebetisch
- Prophylaxeeinheit
- leicht zu reinigende und zu desinfizierende Fußböden, Arbeits- und Behandlungsflächen, Möbel

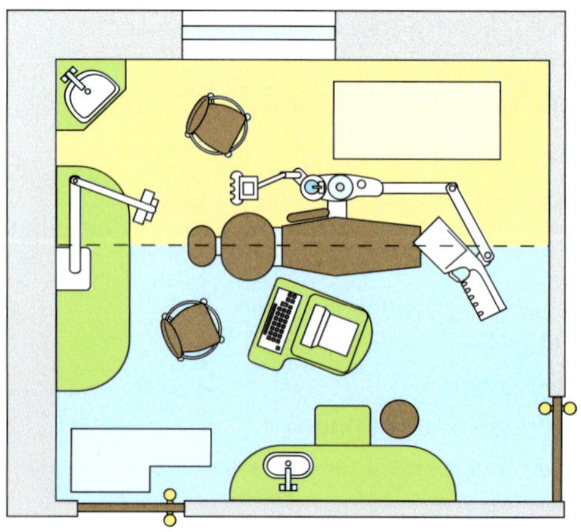

Ausgestaltung eines Behandlungsraums

Die Kommunikation mit den Patienten muss jeden Tag aufs Neue geübt werden. Erläutern Sie die Kommunikation zwischen einem ZFA und einem Patient mit dem Sender-Empfänger-Modell.
→ OV S. 98 f. /
→ JB 1 S. 184 f.

Sender-Empfänger-Modell
- Will man als ZFA dem Patienten etwas sagen, ist man als „Sender" tätig und der Patient ist der „Empfänger".
- Der Sender sendet dabei auf unterschiedlichen Kanälen (z. B. mit der Sprache, mit Stimme, Mimik, Gestik und mit dem ganzen Körper). Damit codiert der ZFA die Nachricht.
- Deutlich wird dies an der Begrüßung des Patienten: Wie steht der ZFA vor dem Patienten, schaut er ihn an, spricht er laut und deutlich, hält er Augenkontakt, lächelt er ihn an?

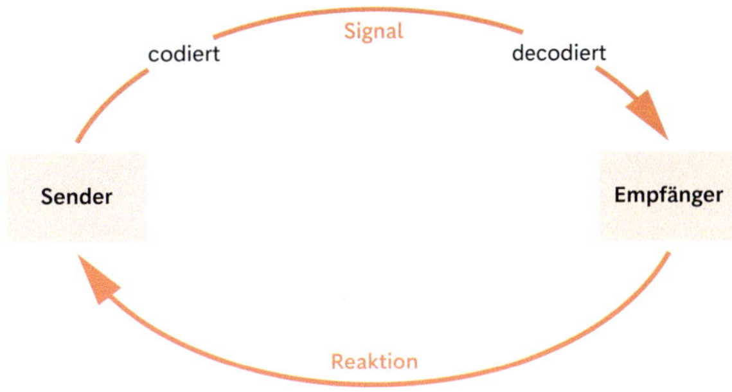

Sender-Empfänger-Modell

Hinweis: Wichtig ist, dass Sender und Empfänger auf der gleichen Wellenlänge „senden" und „empfangen".

Verhalten und Umgangsformen tragen zum Praxisklima und zum Verhältnis zu den Patientinnen entscheidend bei. Finden Sie dafür Beispiele.
→ OV S. 101 ff. /
→ JB 1 S. 187 ff.

Verhalten und Umgangsformen
- freundlicher Umgangston zwischen Mitarbeitenden und Chefin
- Erscheinungsbild, z. B. Kleidung, Haarfrisur, Hände gepflegt, Make-up, Schmuck (alles dezent)
- gegenseitige Hilfe und Austausch
- Herzlichkeit
- Wertschätzung und Respekt
- Höflichkeit
- Vermittlung eines „Wir-Gefühls"
- Sprache und Sprachstil: keine Negativformulierungen, klare Sprache, klarer Ton, kurze Sätze

Wie fit bin ich für die Prüfung? ☺ ☐ 😐 ☐ ☹ ☐

Konfliktmanagement

Wodurch unterscheiden sich interne und externe Konflikte?
→ OV S. 104 /
→ JB 1 S. 190

Interne und externe Konflikte
- Interne Konflikte treten innerhalb der Praxis auf und müssen auch dort gelöst werden.
- Externe Konflikte treten zwischen der Praxis und Außenstehenden (Patienten, Lieferanten, Labor usw.) auf.
- Interne Konflikte können zu externen Konflikten führen und umgekehrt.
  Beispiel: Ein Konflikt im ZFA-Team führt zu einem Konflikt mit einem Patienten.

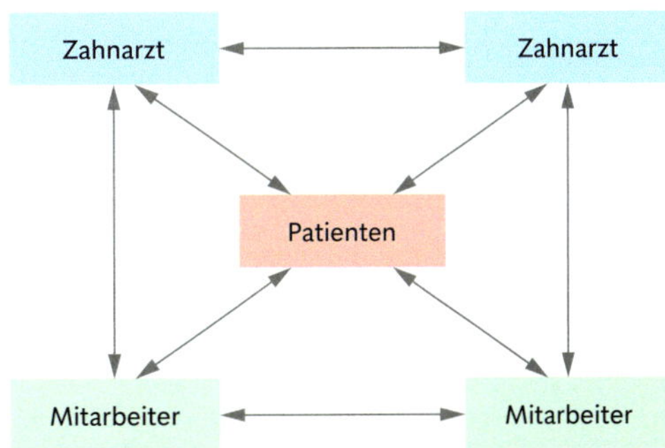

Konfliktmöglichkeiten in einer Berufsausübungsgemeinschaft

Unterscheiden Sie die internen Konflikte, die in einer Praxis auftreten können.
→ OV S. 104 /
→ JB 1 S. 190

Interne Konflikte
- Sachkonflikte
- Beziehungskonflikte
- Wertekonflikte

Beispiele für interne Konflikte	
Sachkonflikte	Ein Warenwirtschaftsprogramm soll eingeführt werden. Dazu gibt es unterschiedliche Meinungen, die man durch Diskussionen lösen kann.
Beziehungskonflikte	Es wird emotional und auf persönlicher Ebene kritisiert. Dies kann auch durch einen besonderen Ton geschehen. Hier sollte versucht werden, gemeinsam in ein Gespräch zu kommen.
Wertekonflikte	Es geht um unterschiedliche Wert- und Zielvorstellungen in der Arbeit. Zum Beispiel wird die Arbeitshaltung kritisiert. Diese Konflikte führen leicht zu Beziehungskonflikten.

Externe Konflikte sind häufig Konflikte mit Patienten und sollten im Rahmen des Beschwerdemanagements gelöst werden. Stellen Sie dies dar.
→ OV S. 106 ff. /
→ JB 1 S. 192 ff.

Beschwerdemanagement
- Ursachen von Patientenbeschwerden können vielseitig sein (Warten, Schmerzen, Behandlungskosten usw.).
- Erster Ansprechpartner ist oft die ZFA.
- Beschwerde als Chance sehen – Patient gibt der Praxis wertvolle Hinweise und „weicht nicht auf Dritte“ aus
- Patient muss ernst genommen werden
  - notfalls entschuldigen und Abhilfe versprechen
  - hilfreich u. U.: schriftliche Aufnahme der Beschwerde und Hinweis auf Zur-Sprache-Bringen bei nächster Teambesprechung
- für das Gespräch evtl. einen separaten Raum wählen
- positives Nachfragen und Feedback („Das kann ich [gut] verstehen“) durch die ZFA
- Keinesfalls den Konflikt kleinreden, auf emotionale Schiene einsteigen, sondern auf der Sachebene bleiben. – Der Patient darf sich nicht als Verlierer fühlen.

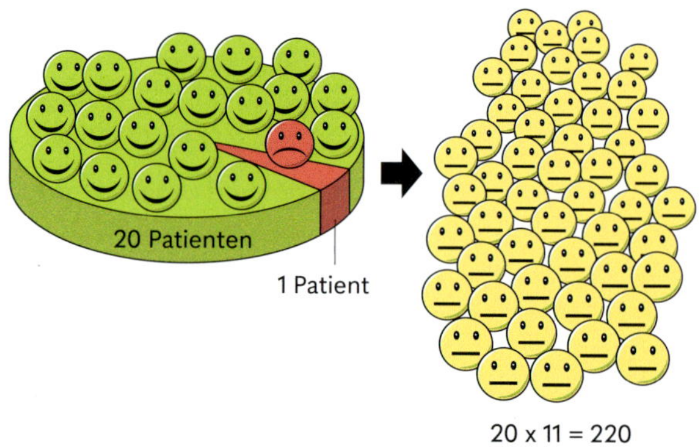

Beschwerde als Chance. Auf einen Patienten, der sich beschwert, kommen ca. 19, die sich nicht beschweren. Enttäuschte Patienten berichten im Durchschnitt jeweils 11 weiteren Personen von ihrer Enttäuschung. So erreichen z. B. 20 enttäuschte Patienten mit ihrem Bericht ca. 220 weitere Personen. Diese 220 potentiellen Patienten kann man vielleicht gewinnen, wenn die Beschwerden ernst genommen werden.

Wie fit bin ich für die Prüfung? ☺ ☐ 😐 ☐ ☹ ☐

Patientengruppen und Patiententypen

In eine Zahnarztpraxis kommen unterschiedliche Patienten mit verschiedenen Bedürfnissen. Nennen Sie mindestens fünf Patiententypen bzw. -gruppen.
→ OV S. 117 /
→ JB 1 S. 203

Patientengruppen bzw. -typen
- Kinder
- Jugendliche
- Erwachsene
- Senioren
- Patienten mit körperlichen Einschränkungen, z. B. Sehbehinderung, Hörbehinderung, eingeschränkte Bewegungsfähigkeit
- Patienten mit kognitiven Beeinträchtigungen
- fremdsprachige Patienten
- Angstpatienten
- Schmerzpatienten
- Patienten mit besonderen Herausforderungen (aggressive, nörgelnde Patienten)

Machen Sie Vorschläge wie man sich bei Kindern, Angst- und Schmerzpatienten sowie bei Patienten mit körperlichen Einschränkungen am besten vorbereitet.
→ OV S. 117 ff. /
→ JB 1 S. 203 ff.

Vorbereitung auf unterschiedliche Patiententypen

Kinder	Angst- und Schmerzpatienten (häufige Kombination)	Patienten mit körperlichen Einschränkungen
• haben oft Angst vor neuen Dingen • freundlich und gelassen auf sie zugehen, Vertrauen aufbauen, keine Lügen • Begleitpersonen einbinden, Folgen einer Nichtbehandlung aufzeigen, Vorbereitung fängt zu Hause an • kindgerechte Sprache für Instrumente finden, Geräusche erklären, alle Schritte erklären • kleines Geschenk zum Abschluss • spezieller Behandlungsraum	• Akzeptanz • Erkennen der Angst – pausenloses Reden – Schwitzen, feuchte Hände – Verkrampfungen • positive Unterstützung • Lob für Kommen • Patienten haben oft negative Erfahrungen • Geduld • bei Schmerzpatienten zusätzlich: Kommen ohne Termin ermöglichen • Verständnis aufbringen • Schmerzanamnese	• Hilfe anbieten, nicht wortlos helfen • Sehbehinderung – am Arm führen – alles erklären – Hilfe beim Ausfüllen des Anamnesebogens – Lupe bereithalten – Einbeziehung einer Betreuungsperson • Hörbehinderung – laut und deutlich sprechen – Patienten können oft von den Lippen ablesen – Bücher zur Behandlung bereitlegen

Wie fit bin ich für die Prüfung? ☺ ☐ 😐 ☐ ☹ ☐

Behandlungsvertrag

Ein Behandlungsvertrag kommt durch zwei übereinstimmende Willenserklärungen (Antrag und Annahme) zustande. Erläutern Sie dies.
→ OV S. 123 /
→ JB 1 S. 209

Patient/Zahnarzt 1. Willenserklärung (Antrag)	Zahnarzt/Patient 2. Willenserklärung (Annahme)
• Bitte um Termin • Betreten der Praxis • Führen in das Behandlungszimmer • Erklärung der Behandlung • Bitte um Behandlung	• Terminvergabe • Führen in das Wartezimmer • Platz nehmen im Behandlungsstuhl • Duldung der Behandlung • Durchführung der Behandlung

übereinstimmende Willenserklärung

↓

Behandlungsvertrag

Zeigen Sie die mit dem Behandlungsvertrag verbundenen Wege am Beispiel der Behandlung eines Kassenpatienten auf.
→ OV S. 124 /
→ JB 1 S. 210

Vertragsverhältnisse beim Kassenpatienten

- zw. Patient und Zahnarztpraxis
  - Zahnarzt behandelt und schreibt die Rechnung über eventuelle Eigenanteile
  - Patient legt die eGK vor und bezahlt u. U. Rechnungen
- zw. Patient und Krankenkasse
  - Patient zahlt Beiträge an die Kasse und erhält dafür Versicherung, dass die Krankenbehandlung bezahlt wird
- zw. Zahnarzt und KZV
  - Zahnarzt rechnet seine Leistungen ab und erhält als Gegenleistung die Bezahlung
- zw. KZV und Krankenkasse
  - Krankenkasse bezahlt die KZV über die Gesamtvergütung für die Behandlung ihrer Mitglieder

Hinweis: Die Vertragsverhältnisse zwischen Kassen- und Privatpatienten unterscheiden sich.

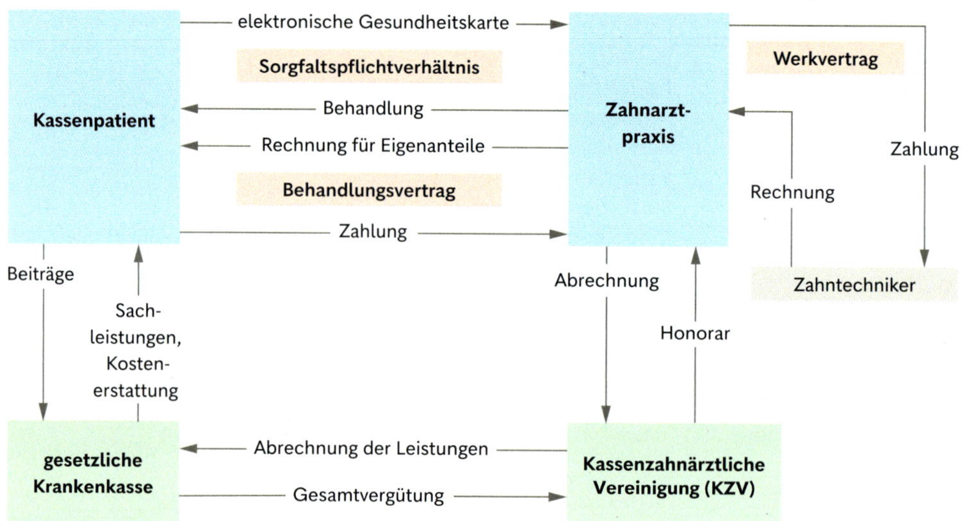

Zählen Sie die sich aus dem Behandlungsvertrag ergebenden Pflichten auf.
→ OV S. 125 ff. /
→ JB 1 S. 211 ff.

Pflichten aus dem Behandlungsvertrag

Pflichten der Zahnärztin
- Behandlungspflicht
- Informationspflicht
- Aufklärungspflicht
- Holen der Einwilligung
- Dokumentationspflicht
- Schweigepflicht

Pflichten der Patientin
- Mitwirkungspflicht
- Zahlungspflicht

Insbesondere die Aufklärungs- und Dokumentationspflicht der Zahnärztin führen immer wieder zu Gerichtsprozessen. Zeigen Sie auf, was man darunter versteht, und erläutern Sie den Zusammenhang zwischen diesen Pflichten.
→ OV S. 127 ff. /
→ JB 1 S. 213 ff.

Aufklärungspflicht
- Patient muss über Eingriff informiert und über alle Risiken vom Zahnarzt persönlich aufgeklärt werden (sachlich, individuell)
- Aufzeigen der Behandlungsalternativen
- Schriftform nicht vorgeschrieben
- Berücksichtigung des Bildungsstandes und Erfahrung des Patienten
- ggf. Dolmetscher hinzuziehen

Hinweis: Praktisch jeder zahnärztliche Eingriff stellt eine Körperverletzung dar. Diese kann nur durch die wirksame Einwilligung des Patienten nach Aufklärung „geheilt“ werden.

(Fortsetzung)

Dokumentationspflicht
- manuelle oder elektronische Aufzeichnung aller zahnärztlichen Leistungen
- übersichtliche Darstellung, deutlich, leserlich, chronologisch, keine praxisinternen Abkürzungen
- korrekte Abrechnung und Nachvollzug der Behandlung müssen möglich sein
- unabänderliche Änderungen müssen möglich sein

Zusammenhang: Sollte eine Dokumentation über ein Aufklärungsgespräch nicht vorhanden oder unvollständig sein, kann es sein, dass die Aufklärung als nicht erbracht gilt. Dies bedeutet, dass eine Körperverletzung vorläge. Unter Umständen kann die ZFA als Zeugin vor Gericht auftreten.

Wie wird die Zahlungspflicht erfüllt, die Privat- und Kassenpatienten haben?
→ OV S. 133 f. /
→ JB 1 S. 219 f.

Erfüllung der Zahlungspflicht

Kassenpatienten	Privatpatienten
• rechtzeitige Vorlage der eGK • bei Nichtvorlage Frist von 10 Tagen, anschließend Rechnungserstellung wie bei Privatpatienten möglich • für außervertragliche Leistungen und bei Wahl der Kostenerstattung ebenfalls Privatrechnung	• Rechnung nach den Bestimmungen der GOZ bzw. GOÄ • Rechnung nicht skontier- oder rabattfähig • sofort zur Zahlung fällig, wenn Rechnung den Vorschriften der GOZ genügt • Je nach Vermerk auf der Rechnung kommt der Patient spätestens nach 30 Tagen in Zahlungsverzug. • Bei Nichtzahlung können 5 % über dem Basiszinssatz der EZB als Zinsen berechnet werden. • ggf. kaufmännisches Mahnverfahren, Verjährung nach 3 Jahren

---

Die Haftung des Zahnarztes ist zweigeteilt. Erklären Sie den Unterschied in der Haftung.
→ OV S. 136 /
→ JB 1 S. 222

Vertragshaftung
- Haftung aus dem Behandlungsvertrag
- kommt bei positiver Vertragsverletzung und bei Verstoß gegen Pflichten aus dem Behandlungsvertrag zum Tragen

Deliktshaftung
- Haftung wegen unerlaubter Handlung, z. B. unterlassene Hilfeleistung, Körperverletzung
- Es muss kein Vertrag mit dem Patienten bestehen.

Behandlungsvertrag
↓
Kunstfehler
- ja → Haftung des Zahnarztes aus Vertrag
- nein → wegen schwieriger Beweisführung
  ↓
  Aufklärungs- oder Dokumentationsmangel?
  - ja → Es bestand keine Einwilligung mehr zur Behandlung. → Körperverletzung → Haftung des Zahnarztes wegen unerlaubter Handlung
  - nein → keine Haftung

Der Zahnarzt haftet für seine Verrichtungs- und Erfüllungsgehilfen. Was bedeutet das?
→ OV S. 137 /
→ JB 1 S. 223

Haftung für Praxispersonal
- Praxispersonal als Erfüllungsgehilfe aus dem Behandlungsvertrag
- Praxispersonal als Verrichtungsgehilfe wegen unerlaubter Handlung

Wie fit bin ich für die Prüfung? ☺ ☐ 😐 ☐ ☹ ☐

Datenverarbeitung in der Zahnarztpraxis

Daten werden immer schon in der Zahnarztpraxis verarbeitet. Dabei spielt das Ordnen der Daten eine große Rolle. Nennen Sie die verschiedenen Ordnungssysteme.
→ OV S. 144 /
→ JB 1 S. 230

Ordnungssysteme
- alphabetische Ordnung (DIN 5007)
- numerische Ordnung
- alphanumerische Ordnung
- chronologische Ordnung
- sachliche (mnemotechnische Ordnung)

Alphabetisch	Numerisch
· geregelt in DIN 5007 · nach dem ABC geordnet · beginnend mit dem ersten Buchstaben · Doppelbuchstaben werden wie der gesprochene Laut behandelt: ck = k, sch = s ... · Umlaute werden wie Grundlaute behandelt: ä = a, ü = u ... · Vorsatzwörter (von, zu, van, de, du, von der ...) werden nicht berücksichtigt. · weitere Informationen in der DIN 5007	· Datensätze werden nummeriert. · Bei der dekadischen Ordnung (Untergruppe der nummerischen) werden nur die Ziffern 1 bis 9 verwendet und durch den Aktenplan bestimmten Sachverhalten zugeordnet. · Hierdurch entstehen mehrstellige Ziffernkombinationen.

Alphanumerisch	Chronologisch	Sachlich
· Kombination aus alphabetisch und nummerisch · z. B. Autokennzeichen	· Daten werden nach ihrem Auftreten zeitlich geordnet · z. B. Kontoauszüge, Belege, Quittungen, Mahnungen	· nach Sachgebieten abgelegt · z. B. Ablage für Steuer, KZV-Rundschreiben, BZK, Rechnungen

Nennen Sie Beispiele für die verschiedenen Ordnungssysteme in der Praxis.
→ OV S. 145 ff. /
→ JB 1 S. 230

Ordnungssysteme
- alphabetische Ordnung: Patientenkartei oder -datei
- numerische Ordnung: Buchungskonten (Buchhaltung)
- chronologische Ordnung: Patientennummerierung im PVS
- alphanumerische Ordnung: Steuererklärungen der Praxis, z. B. Ekst 2021, Ekst 2022
- mnemotechnische Ordnung: verschiedene Ordner in der Praxis mit Aufschriften, die den Inhalt erkennen lassen, auch im PVS, wenn neue Materialien angelegt werden ...

Vom Krankenschein kam es über die Krankenversichertenkarte zur heutigen elektronischen Gesundheitskarte (eGK). Nennen Sie die Daten, die außen auf der eGK sichtbar sind.
→ OV S. 151 /
→ JB 1 S. 237

Daten auf der eGK
- Familienname, Vorname, Geburtsdatum, Krankenkasse mit Kostenträgererkennung, Versichertennummer und Gültigkeit der Karte
- Kartengeneration
- Funksymbol (NFC-fähig)
- CE-Zeichen (richtliniengerecht nach den Bestimmungen der EU)
- Papierkorbsymbol durchgestrichen = Elektroschrott
- Kartennummer (CAN = Card Access Number) = Einlesen von Daten mittels Lesegeräten

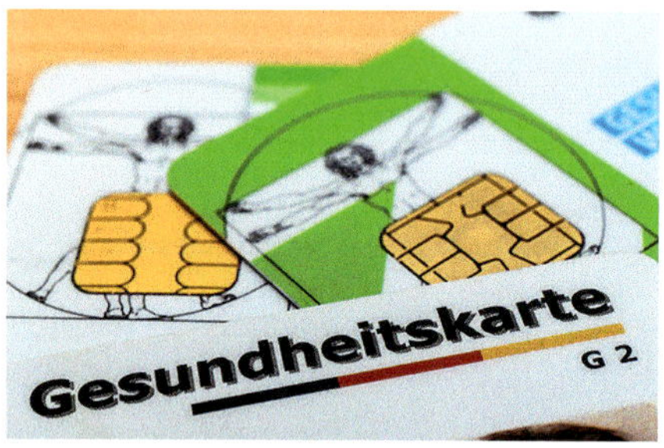

Nennen Sie Bereiche, in denen die elektronische Datenverarbeitung Einzug in die Zahnarztpraxis gehalten hat.
→ OV S. 153 ff. /
→ JB 1 S. 239 ff.

EDV in der Zahnarztpraxis
- Organisation und Patientenbetreuung
  - Terminplaner
  - Dokumentation
  - Patienteninformation
  - Wartezimmerprogramme
- Beratung und Diagnostik
  - intraorale Kamera
  - Videofilme
  - Kephalometrie
  - Fotobearbeitung
  - digitales Röntgen
- Behandlung
  - Konstruktionsgeräte (CAD, CNC)
  - Taschentiefenmessung
  - Positionierungsprogramme (Implantate)
  - Okklusionsprüfung
- Verwaltung
  - Behandlungsabrechnung (TI)
  - Warenwirtschaftsprogramm
  - Archivierung

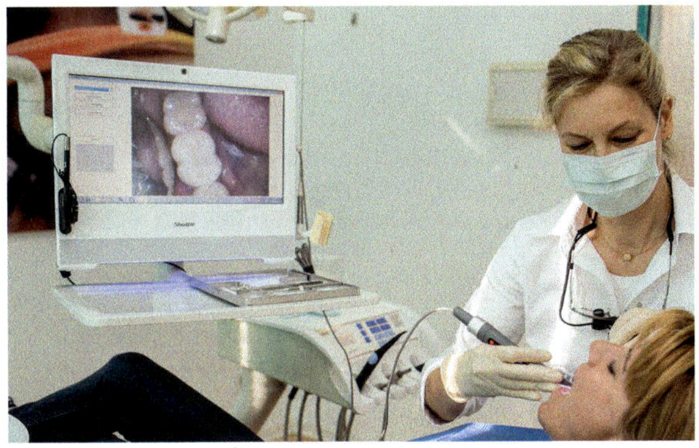

Unterscheiden Sie: Hardware – Software
→ OV S. 155 ff. /
→ JB 1 S. 241 ff.

Hardware und Software

Hardware
- alle materiellen Bestandteile einer EDV-Anlage, z. B. Tastatur, Drucker, Lesegeräte, Maus, Scanner, Bildschirm, Konnektor, Prozessor, Festplatten

Software
- Anweisungen für die Hardware, damit sie entsprechend funktioniert
  - **Systemprogramme** (Betriebssysteme), die den Betrieb des Rechners ermöglichen
  - **Anwenderprogramme** für bestimmte Branchen wie auch für Zahnarztpraxen, z. B. DS-WIN-Plus, Z1, Charly, Evident

Mit der Einführung der Telematikinfrastruktur und der Weiterentwicklung der eGK sind viele neue Anwendungen in der Zahnarztpraxis möglich. Nennen Sie mindestens fünf.
→ OV S. 158 ff. /
→ JB 1 S. 244 ff.

Telematikinfrastruktur
- Versichertenstammdatenmanagement (VSDM)
- Notfalldatenmanagement (NFDM)
- elektronischer Medikationsplan (eMP)
- Kommunikation im Medizinwesen (KIM)
- elektronisches Beantragungs- und Genehmigungsverfahren (EBZ)
- elektronisches Zahnbonusheft
- elektronische Patientenakte (ePA)
- elektronisches Rezept (eRezept)
- elektronische Arbeitsunfähigkeitsbescheinigung (eAU)

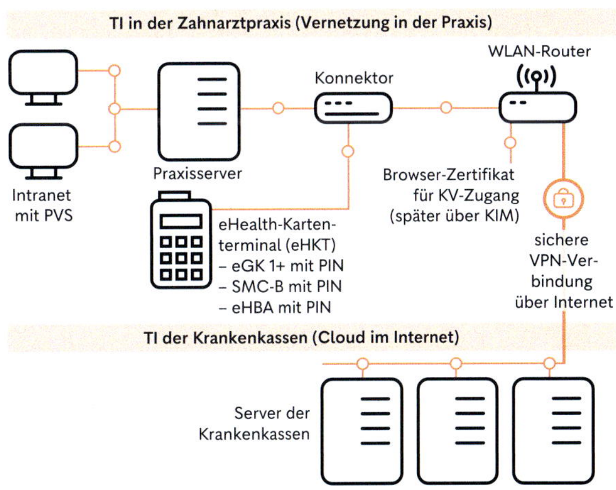

Aufbau der Telematikinfrastruktur. KV: Kassenzahnärztliche Vereinigung, PVS: Praxisverwaltungssoftware, KIM: Kommunikation im Medizinwesen, VPN: virtuelles privates Netzwerk

Anwenderprogramme entwickeln sich immer mehr in Richtung Cloud-basierter Programme. So auch in der Zahnarztpraxis. Was ist darunter zu verstehen?

→ OV S. 161 /
→ JB 1 S. 247

Cloud-basierte Programme

- Programme liegen nicht mehr auf dem Rechner der Zahnarztpraxis, sondern auf einem Server, meist des Anbieters der PVS der Praxis.
- Es müssen keine Updates oder Datensicherungen mehr erfolgen. Dies wird vom Anbieter übernommen.
- Speicherung erfolgt mit hoher Verschlüsselung.
- Die Praxis benötigt einen schnellen Internetzugang.
- Die Praxis hat immer die aktuellen Daten mit der aktuellen Version des PVS zur Verfügung. Diese ist oft mit einem Web-basierten Terminprogramm gekoppelt.
- zurzeit in der Diskussion: Sicherheit, u. a. bei Insolvenz des Anbieters

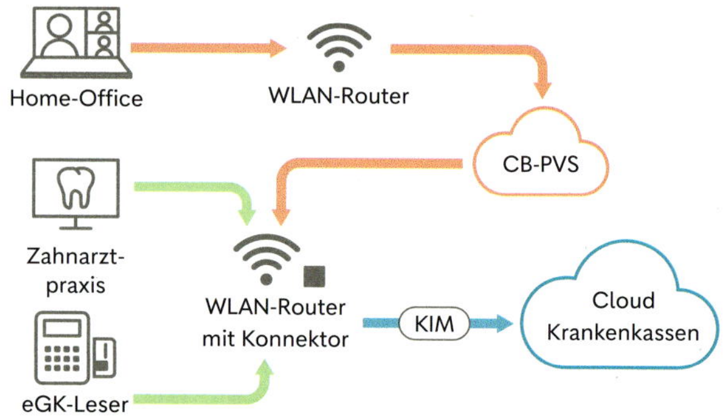

Cloud-basiertes Praxisverwaltungssystem (CB-PVS) in der TI

Phishing (Passwörter ausspähen) und Ransomware (Daten verschlüsseln) sind momentan die meistverbreitete Art von Malware. Wie kann man sich dagegen schützen?

→ OV S. 168 ff. /
→ JB 1 S. 254 ff.

Schutz vor Cyberattacken

- Antivirenprogramme
- Firewall
- Cyberversicherung
- keine ungeprüften Datenträger verwenden
- Faktor Mensch: keine (Junk-)Mails von unbekannten Absendern aufmachen, keine verdächtigen Anhänge öffnen, Passwörter ändern
- Erkennen von Junk-E-Mails: Anrede prüfen, Header prüfen, Text überprüfen usw.

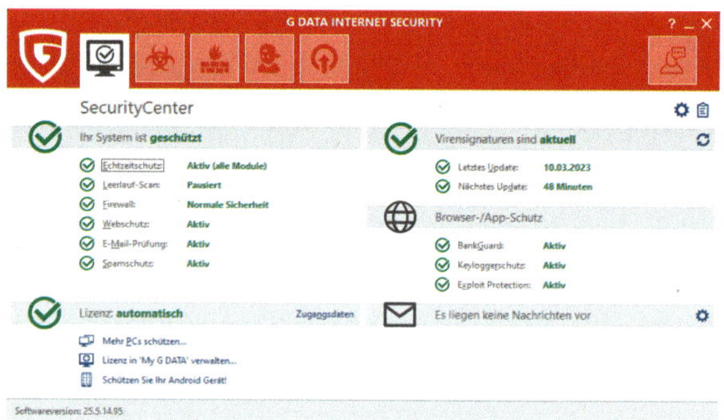

Virenscanner

Nennen Sie die wesentlichen Bestimmungen der Europäischen Datenschutzgrundverordnung, welche auch in Zahnarztpraxen gilt.

→ OV S. 162 ff. /
→ JB 1 S. 248 ff.

Europäische Datenschutzgrundverordnung (EU DSGVO)

- Datenweitergabe
- Auftragsdatenverarbeitung
- Datenschutzbeauftragter

Datenweitergabe	Auftragsdatenverarbeitung	Datenschutzbeauftragte/-r
· Die Weitergabe von Daten an Dritte bedarf der Zustimmung des Patienten (Rechenzentren).	· Bei Reparaturen am PVS muss die Firma eine Erklärung zur Geltung der DSGVO unterschreiben. · Dies gilt auch für die Auftragsverarbeitung an Fremdlabore (Daten auch pseudonymisierbar). · Der Upload an die KZV ist durch Verordnungen gestattet.	· muss in Praxen mit 20 Mitarbeitern benannt werden · kann nicht der Inhaber sein · Richtlinie zur IT-Sicherheit unterscheidet zwischen Kleinpraxen (bis 5 Mitarbeitende), mittleren Praxen (6–20 Mitarbeitende) und Großpraxen (über 20 Mitarbeitende)

Welche Rechte hat ein Betroffener (Patient) im Rahmen der DSGVO?
→ OV S. 164 ff. /
→ JB 1 S. 250 ff.

Patientenrechte im Rahmen der DSGVO
- Auskunftsrecht
- Berichtigungsrecht
- Sperrung
- Löschung
- Schadensausgleich
- Anrufung

Rechte des Betroffenen	
Auskunft	• Auskunftsrecht über alle Daten, die über Betroffene gespeichert und an Dritte weitergegeben worden sind • Zweck der Speicherung muss angegeben werden • Folge: Einsichtsrecht in die eigene Krankheitsakte • Ausnahme: persönliche Bemerkungen des Zahnarztes zum Patienten, die der ZA gesondert speichern kann
Berichtigung	• Betroffener kann verlangen, dass falsche Daten korrigiert werden
Sperrung	• Ist der Wahrheitsgehalt der Daten umstritten, dürfen diese Daten nicht weiter benutzt werden. • Sie sind vorhanden, aber gesperrt.
Löschung	• Sind die Voraussetzungen für die Speicherung entfallen oder ist die Speicherung unzulässig, müssen die Daten gelöscht werden.
Schadensausgleich	• Sind Fehler, z. B. durch unrichtige Datenverarbeitung, entstanden, hat der Betroffene ein Recht auf Schadensersatz.
Anrufung	• Jedem Bürger steht das Recht zu, sich an den Landes- oder Bundesbeauftragten für Datenschutz zu wenden.

Wie fit bin ich für die Prüfung? ☺ ☐ 😐 ☐ ☹ ☐

Organisation der Fernkommunikation in der Zahnarztpraxis

Erklären Sie folgende Dienstleistungen der Deutschen Post: Einschreiben, eigenhändig, Nachnahme, Postfach, Internetmarken, PostIdent.
→ OV S. 174 /
→ JB 1 S. 260

Einschreiben	Eigenhändig	Nachnahme
• Einwurf: Dem Einlieferer wird der Einwurf des Briefes durch die DP bestätigt. • mit Rückschein: Dem Einlieferer wird die Übergabe an den Empfänger bestätigt.	• Brief (oft mit Wertangabe) wird nur an den Empfänger (oder mit Postvollmacht an anderen Empfänger) ausgehändigt	• Empfänger erhält die Mitteilung erst nach Bezahlung des Nachnahmebetrages
Postfach	**Internetmarke**	**PostIdent**
• Gegen Gebühr erhält man von der DP ein Postfach zugeteilt. Mit der Einlage gilt ein Brief als zugestellt.	• kann anstelle von Briefmarken im Internet bestellt und direkt mittels QR-Code in den Brief integriert werden	• Die DP kann beauftragt werden, die Identität eines Empfängers zu prüfen.

Geben Sie an, wer beim Eingang der Post in der Praxis diese entgegennehmen darf.
→ OV S. 176 ff. /
→ JB 1 S. 262 ff.

Annahme der Post
- Empfänger (Zahnärztin)
- Ehegatte
- Postbevollmächtigte
- Ersatzempfänger: (1) Angehörige des Empfängers, (2) angestellte Personen des Empfängers (z. B. ZFA), (3) Inhaber oder Vermieter der Wohnung, (4) Hausbewohner oder Hausnachbarn
- bei Einschreiben nur die ersten drei Ersatzempfänger
- Sendungen mit dem Vermerk „eigenhändig“ nur mit Postvollmacht

Skizzieren Sie, wie eingehende Post korrekt verwaltet wird.
→ OV S. 177 ff. /
→ JB 1 S. 263 ff.

Ablauf des Posteingangs
- Vorsortierung anhand der Absenderdaten
- Irrläufer aussortieren und am nächsten Tag dem Zusteller übergeben
- Öffnen der Praxispost (Privatpost – meist mit Vermerk oder mit direkter Angabe eines Namens – nicht öffnen)
- Eingangsstempel
- Sortierung nach Sachgebieten
  - Rechnungen
  - Gutachten
  - Banken
  - Zeitschriften
  - Angebote
  - Terminierungen
  - Krankenkassen
  - Rundschreiben

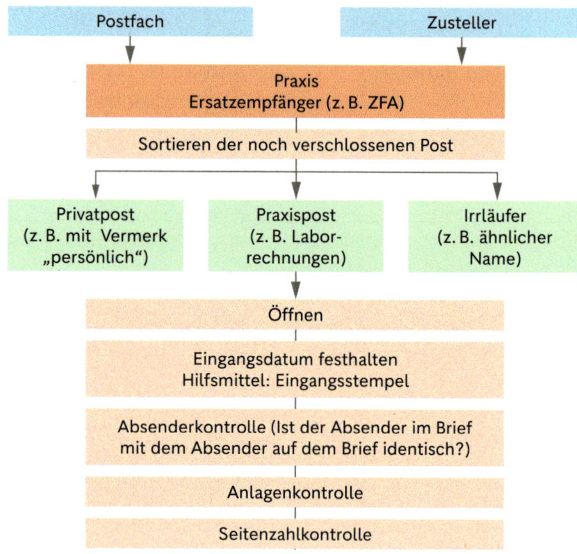

Der Weg der Post vom Postfach oder Zusteller in die Zahnarztpraxis

Nennen Sie Beispiele für 8-, bzw. 10-jährige Aufbewahrungsfristen in Zahnarztpraxen.
→ OV S. 180 /
→ JB 1 S. 266

8 Jahre
- Gutachten
- Bilanzen
- Speichermedien
- Quittungen
- Spendenbescheinigungen
- Kontoauszüge
- Rechnungen
- Praxisbriefe
- Labor- und KZV-Abrechnungen

10 Jahre
- Krankenblätter
- Inventare
- Planungsmodelle

Welche Vorteile bietet ein Dokumentenmanagement in der Zahnarztpraxis und welche Voraussetzungen sind daran geknüpft?
→ OV S. 181 ff. /
→ JB 1 S. 267 ff.

Dokumentenmanagement
Vorteile
- weniger Aktenregale
- Wahrung der Schweigepflicht
- schnelles Auffinden
- Verringerung von Posteingang und -ausgang
- Personalkostenersparnis

Voraussetzungen
- keine Manipulationsmöglichkeiten, z. B. durch WORM-Verfahren (WORM = write once read many: Dokumentencontainer, die nur das Hinzufügen von Dokumenten erlauben)
- sachlogische und chronologische Archivierung
- jederzeitige Verfügbarkeit

Dokumentenmanagement
- elektronische Archivierung großer Datenbestände
- gesamte Papierarchivierung wird gescannt und elektronisch auf Datenträger archiviert
- auch Cloud-Archivierung ist möglich

Beschreiben Sie die Organisation des Postausgangs in der Zahnarztpraxis.
→ OV S. 183 ff. /
→ JB 1 S. 269 ff.

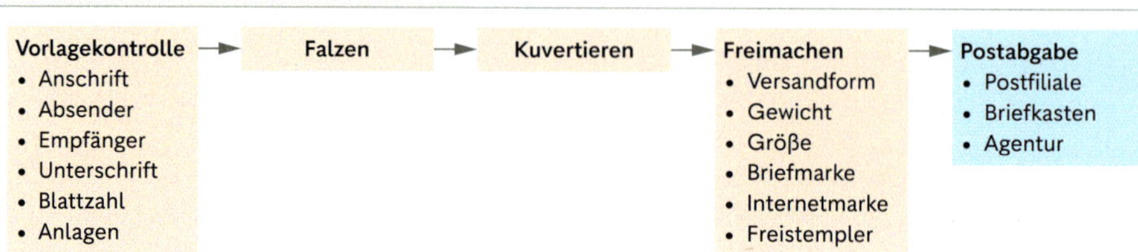

Organisation des Postausgangs (Fensterbrief)

Nicht erst durch die Einführung der TI sind Telefon, Internet und auch PVS zu einer Einheit geworden. Zeigen Sie dies auf.

→ OV S. 185 ff. /
→ JB 1 S. 271 ff.

Telefonanlagen

- In allen Behandlungszimmern stehen Bildschirme (und Rechner).
- Telefone sind drahtlos (mindestens zwei oder drei) in der Praxis verteilt.
- Die Rechner sind vernetzt (oft über einen Hub auf einen Server).
- Internetzugang ist von allen Rechnern oder über den Server möglich.
- Zentrale ist der Router, über den der Zugang und das Telefonieren laufen.
- Für die TI ist ein Konnektor dem Router vorgeschaltet.
- Das Lesegerät ist an den Konnektor angeschlossen (neuerdings: eConnector über Rechenzentren).

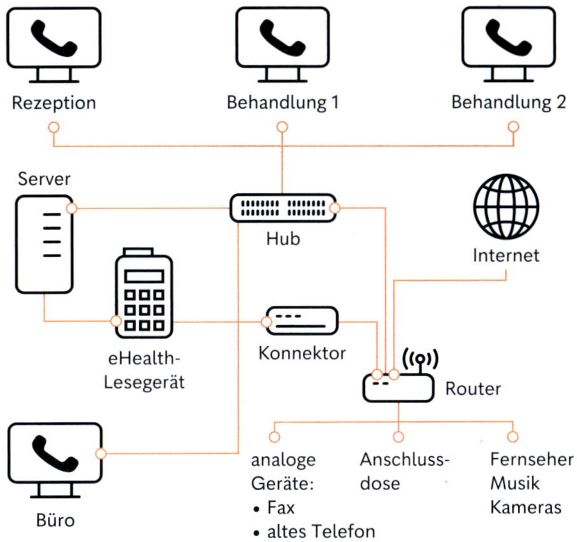

Telefonanlage mit zwei Leitungen und drei IP-basierten Rufnummern mit Internetzugang

Welche Schritte sind für die Vorbereitung und Durchführung eines Telefongesprächs von Bedeutung?

→ OV S. 192 ff. /
→ JB 1 S. 278 ff.

Vorbereitung Telefongespräch

- Rufnummer und Gesprächspartner heraussuchen
- Unterlagen für das Gespräch bereitlegen
- Was ist das Ziel des Gesprächs?
- Stichworte aufschreiben
- passende Gelegenheit zum Telefonieren wählen

Durchführung Telefongespräch

- mit der Telefonanlage der Praxis vertraut machen/sein
- Vordruck für die Dokumentation nutzen
- bequeme Sitzhaltung
- Meldeformel der Praxis beachten

Hinweis: Für eingehende Gespräche gilt:

- nicht lange läuten lassen
- Meldeformel der Praxis beachten
- Nachfrage bei Nichtverstehen
- Grund für den Anruf ermitteln
- Behandlerin abschirmen
- bei Rücksprachen Stummtaste betätigen

Das Internet spielt für immer mehr Zahnarztpraxen über die TI hinaus eine große Rolle. Zeigen Sie Beispiele und Regelungen auf, wie Zahnarztpraxen das Internet nutzen.

→ OV S. 197 ff. /
→ JB 1 S. 283 ff.

Einsatzgebiete des Internets in der ZA-Praxis

Homepage

- Berufsrecht beachten: Zulässig sind Informationen zur Praxis, z. B. Lage, Sprechzeiten, Kommunikationsnummern, Tätigkeitsschwerpunkte, sachliche berufsbezogene Informationen, virtueller Rundgang durch die Praxis.
- Verlinkungen auf einen anderen Anbieter vor dem Setzen des Links genau prüfen
- oft mit einer Online-Terminbuchung verknüpft

Weitere Dienste

- E-Mail-Verkehr – hat Briefverkehr und Fax fast verdrängt
- in der Zahnarztpraxis mit der speziellen KIM-Technik
- Bestellungen bei Dentaldepots mit Verknüpfung im Warenwirtschaftsprogramm
- Fremdlaborkommunikation mit Übermittlung der XML-Datei der Rechnung für ZE
- Videosprechstunden zur Abklärung mit Patienten und anderen Ärzten mit speziellen Programmen (MS Teams, Zoom, Alfaview ...)
- BKV-Download von der KZV
- Flug- und Hotelbuchungen für Kongresse

Wie fit bin ich für die Prüfung? ☺ ☐ 😐 ☐ ☹ ☐

Programmierte Aufgaben

1. Ein Patient, 16 Jahre alt, muss sich einer geplanten operativen zahnärztlichen Behandlung unterziehen. Welche Aussagen sind richtig?

☒☒

A) ☐ Der Patient entscheidet selbst, ob die OP durchgeführt wird.
B) ☐ Vor der OP muss die Einwilligung der Eltern bzw. Erziehungsberechtigten eingeholt werden.
C) ☐ Der Zahnarzt entscheidet nach eigenem Ermessen, ob die OP durchgeführt wird.
D) ☐ Wenn Patient und Zahnarzt sich einig sind, kann die OP durchgeführt werden.
E) ☐ Vor einer Notfalloperation ist die mündliche Einwilligung der Eltern bzw. Erziehungsberechtigten einzuholen.
F) ☐ Die Eltern bzw. Erziehungsberechtigten legen eine schriftliche Einwilligung zur OP vor.

2. Welche Aussage zu Patientengruppen und -typen ist richtig?

☒

A) ☐ Alle Patienten werden gleich behandelt und angesprochen, egal ob es ein Kind, ein Erwachsener oder ein älterer Patient ist.
B) ☐ Patienten mit einer Sehbehinderung müssen mit einer besonders lauten Stimme angesprochen werden.
C) ☐ Nach der Definition der WHO gilt man als alt, wenn das 50. Lebensjahr vollendet wurde.
D) ☐ Jugendliche können selbstständig über notwendige Behandlungen (z. B. Röntgen, kostenpflichtige Behandlungen) entscheiden.
E) ☐ Angstpatienten können an einer Zahnarztphobie leiden, die sich durch Herzrasen, Übelkeit, Brechreiz, starkes Schwitzen oder Panik äußern kann.

3. Welche Aussagen sind richtig? Zu den Vertragspartnern eines zahnärztlichen Behandlungsvertrages gehören ...

☒☒

A) ☐ Zahnarzt und Labor
B) ☐ ZMV und Patient
C) ☐ Zahnärztin und Privatpatient
D) ☐ Zahnarzt und Krankenversicherung
E) ☐ Zahnärztin und Kassenpatientin

4. Folgende Situation am Empfang: Die ZFA telefoniert gerade und eine nicht angemeldete Patientin betritt die Zahnarztpraxis. Welche Verhaltensweisen können als richtig (1) und welche als falsch (2) angesehen werden?

[1][2]

A) ☐ Sie lässt die Patientin ohne Reaktion warten, bis das Telefongespräch zu Ende ist.
B) ☐ Sie bittet den Telefongesprächspartner um eine kurze Pause und bittet die Patientin, kurz im Wartezimmer Platz zu nehmen.
C) ☐ Sie deutet der Patientin mit einem Handzeichen an, dass sie im Wartezimmer Platz nehmen möge.
D) ☐ Sie hält den Telefonhörer zu und bestellt die Patientin in vier Wochen ein.
E) ☐ Sie dreht der Patientin den Rücken zu, damit der Datenschutz gewährleistet ist.

5. Die Schweigepflicht ist ein hohes Gut. Welche Aussagen sind richtig?

☒☒

A) ☐ Verstöße gegen die Schweigepflicht haben normalerweise keine Konsequenzen.
B) ☐ Der Zahnarzt bestimmt ausschließlich nach Praxisinteresse, wann die Schweigepflicht verletzt werden darf.
C) ☐ Neben zivilrechtlichen Konsequenzen können bei Verletzung der Schweigepflicht auch strafrechtliche Konsequenzen erfolgen.
D) ☐ Die Schweigepflicht gilt nur so lange, wie das Arbeitsverhältnis mit der Praxis andauert.
E) ☐ Im Vertrag mit der privaten Krankenversicherung hat der Patient zugestimmt, dass Auskünfte beim Zahnarzt eingeholt werden dürfen. Es muss dennoch eine Schweigepflichtentbindung erfolgen.
F) ☐ Die Anfrage einer Lebensversicherung nach dem Zahnstatus eines Patienten muss wahrheitsgemäß beantwortet werden.

---

1. B, F 2. E 3. C, E
4. A2, B1, C1, D2, E2 5. C, E

6. Welche Aussagen zur nonverbalen Kommunikation treffen zu?

☒☒

A) ☐ Es wird nur handschriftlich kommuniziert.
B) ☐ Nonverbale und verbale Kommunikation bedeuten die gleiche Art der Kommunikation.
C) ☐ Bei der nonverbalen Kommunikation wird wortlos kommuniziert.
D) ☐ Es wird mithilfe von Mimik und Gestik kommuniziert.
E) ☐ Bei der nonverbalen Kommunikation wird nur in Stichworten kommuniziert.

7. Die Telematikinfrastruktur (TI) hat zu einer starken Digitalisierung in den Zahnarztpraxen geführt. Welche Aussagen sind falsch?

☒☒

A) ☐ Ohne Anschluss an die TI können GKV-Patienten nicht behandelt werden.
B) ☐ Ohne Anschluss an die TI können Behandlungen von GKV-Patienten nicht über den Upload an die KZV übermittelt werden.
C) ☐ Nach Einlesen der eGK werden die Daten auf der eGK über die Server der GKV aktualisiert.
D) ☐ Das BKV wird über die TI den Praxen zur Verfügung gestellt.
E) ☐ Für den Anschluss an die TI benötigt die Praxis einen Konnektor.

8. Welche Aussagen zur Schweigepflicht sind richtig? Kennzeichnen Sie die richtigen Aussagen mit (1), die falschen mit (2).

[1][2]

A) ☐ Die Schweigepflicht gilt nicht für auszubildende Zahnmedizinische Fachangestellte.
B) ☐ Die Schweigepflicht gilt für alle aus der Praxis bekannt gewordenen Umstände und gegenüber jedermann.
C) ☐ Über die Schweigepflicht müssen die Auszubildenden nicht belehrt werden.
D) ☐ Die Schweigepflicht gilt für alle Personen, die in der Praxis beschäftigt sind.
E) ☐ Die Schweigepflicht kann durch keine Vereinbarung aufgehoben werden.

9. Wann kommt kein Behandlungsvertrag zustande?

☒☒

A) ☐ Ein angemeldeter Patient wird nach Aufnahme durch die ZFA ins Wartezimmer geführt.
B) ☐ Ein angemeldeter Patient hat die eGK vergessen und wartet im Wartezimmer auf seine Behandlung.
C) ☐ Ein Patient erkundigt sich telefonisch nach einem Termin im Oktober.
D) ☐ Ein minderjähriger Patient hatte vor der Praxis einen Fahrradunfall. Der Zahnarzt behandelt die Wunde und telefoniert mit den Eltern, die der Behandlung zustimmen.
E) ☐ Ein Patient erscheint ohne Anmeldung und setzt sich ins Wartezimmer.

10. Es werden für Zahnarztpraxen immer mehr Cloud-basierte Programme angeboten. Welche Aussagen sind richtig?

☒☒

A) ☐ Cloud-basierte Programme funktionieren nicht richtig.
B) ☐ Bei Cloud-basierten Programmen brauchen weder Updates noch Datensicherung zu erfolgen. Diese werden vom Anbieter übernommen.
C) ☐ Cloud-basierte Programme speichern keine persönlichen Daten der Patienten.
D) ☐ Cloud-basierte Programme können in Zahnarztpraxen nicht eingesetzt werden wegen des Datenschutzes.
E) ☐ Die Datensicherheit muss bei Cloud-basierten Programmen gewährleistet sein.

11. In einer Kartei sind die folgenden Patienten alphabetisch eingeordnet. Welcher Patient ist falsch eingeordnet?

☒

A) ☐ Gerold Maier
B) ☐ Gerda Meier
C) ☐ Gerd Meier
D) ☐ Gerdi Meier
E) ☐ Gertrude Meier
F) ☐ Gerlinde Meier

---

6. C, D 7. A, D 8. A2, B1, C2, D1, E2
9. C, E 10. B, E 11. C

12. Welche Verhaltensweisen sind bei Konflikten in der Kommunikation eher förderlich (1) als andere (2)?

☐1 ☐2

A) ☐ lautes Schreien
B) ☐ „Ich-Botschaften" verwenden
C) ☐ Blickkontakt aufnehmen
D) ☐ auf dem eigenen Standpunkt unter allen Umständen beharren
E) ☐ den anderen in die Enge treiben
F) ☐ sofort eine weitere Person einbeziehen

13. Die elektronische Gesundheitskarte (eGK) ist der Ausweis des gesetzlich versicherten Patienten (GKV-Patient) in der Zahnarztpraxis. Welche Aussagen sind richtig?

☒ ☒

A) ☐ Auf der eGK sind alle Behandlungen des Patienten gespeichert.
B) ☐ Die eGK kann nur mit der PIN des Patienten eingelesen werden.
C) ☐ Auf der eGK können die Notfalldaten des Patienten gespeichert sein.
D) ☐ Auf der eGK ist der Status des Patienten von außen ersichtlich.
E) ☐ Die Anschrift des Patienten ist nur nach Einlesen der eGK ersichtlich.

14. Welche Aussagen sind richtig? Die europäische Datenschutzgrundverordnung (DSGVO) ...

☒ ☒

A) ☐ gilt nur in Zahnarztpraxen mit mehr als 20 Mitarbeiterinnen.
B) ☐ gilt nicht in Zahnarztpraxen.
C) ☐ gilt in der Zahnarztpraxis, wenn personenbezogene Daten gespeichert werden.
D) ☐ hat die Regelungen zum Datenschutz in Europa vereinheitlicht.
E) ☐ gilt nicht bei der Weitergabe von Daten an das Labor.

15. Welche Körperhaltung strahlt Selbstsicherheit aus?

☒ ☒

A) ☐ verschränkte Arme vor der Brust
B) ☐ aufrechte Körperhaltung
C) ☐ Zuwendung zum Gesprächspartner
D) ☐ hängende Schultern
E) ☐ Arme in die Luft strecken

16. Welche Aussagen zu den vertraglichen Aufbewahrungsfristen sind richtig?

☒ ☒

A) ☐ Krankenblätter, auch elektronische, können vernichtet werden, wenn der Patient nicht mehr erscheint.
B) ☐ Röntgenaufnahmen können immer nach 10 Jahren vernichtet werden.
C) ☐ KFO, PA und ZE-Modelle sollen 10 Jahre aufbewahrt werden.
D) ☐ AU-Durchschriften bzw. eAU im Rechner können nach Ausstellung vernichtet werden.
E) ☐ Alle Belege für die Steuererklärung müssen 8 bzw. 10 Jahre aufbewahrt werden.

17. Mit der Telefonanlage der Praxis sollte man sich frühzeitig vertraut machen, damit keine Fehler passieren. Welcher Service wird nicht angeboten?

☒

A) ☐ Service Rückruf bei besetzt
B) ☐ Service Anklopfen
C) ☐ Service Rückfragen/Makeln
D) ☐ Service Konferenz mit Übersetzung
E) ☐ Service Rufnummernanzeige
F) ☐ Service Sprachunterdrückung

18. Eine Zahnarztpraxis betreibt eine Homepage im Internet. Welche Aussagen sind falsch?

☒ ☒

A) ☐ Sie kann hier alles reinschreiben und Bilder der Praxis veröffentlichen.
B) ☐ Es sind die Vorschriften der Berufsordnung zu beachten.
C) ☐ Bilder von Patienten können veröffentlicht werden.
D) ☐ Auf Tätigkeitsschwerpunkte kann hier hingewiesen werden.
E) ☐ Sachliche Information zur Praxis können veröffentlicht werden.

---

12. A2, B1, C1, D2, E2, F2
13. C, E 14. C, D 15. B, C
16. C, E 17. F 18. A, C

19. Was trägt mehr (1) oder weniger (2) zu einem guten Praxisklima bei?

[1] [2]

A) ☐ regelmäßige Teamsitzungen
B) ☐ gegenseitige Hilfen
C) ☐ Freundschaften unter den Praxismitarbeitern
D) ☐ Aufteilung der Funktionsbereiche einer Praxis
E) ☐ Schulungen der Praxismitarbeiter

20. Welche Verhaltensweisen haben sich für ein Telefongespräch mit Patienten als vorteilhaft ergeben?

[×] [×] [×]

A) ☐ Mimik und Gestik sind nicht wichtig, da der andere es nicht sehen kann.
B) ☐ eine Zusammenfassung des Gespräches am Ende
C) ☐ Verwendung komplizierter, aber korrekter Fachausdrücke
D) ☐ Notizen über das Gespräch
E) ☐ Anrede mit Namen

21. Viele Bereiche in der Zahnarztpraxis können heute schon digitalisiert werden. Wo ist dies bisher nicht möglich?

[×] [×]

A) ☐ Behandlungsassistenz durch die ZFA
B) ☐ Behandlung durch die Zahnärztin
C) ☐ Abdrucknahme
D) ☐ Rechnungserstellung
E) ☐ Lagerhaltung

22. Geben Sie Beispiele für alphabetische (1), numerische (2) und chronologische Ordnung (3) in Zahnarztpraxen.

[1] [2] [3]

A) ☐ Bankauszüge
B) ☐ Patientenkartei
C) ☐ Patientennummerierung im PVS
D) ☐ zahnärztliche Rechnungen
E) ☐ Kontenliste für Belegsammlung
F) ☐ Telefonliste

23. Welche Aussagen zur Praxisorganisation sind richtig?

[×] [×]

A) ☐ Man unterscheidet in der Personalführung die formelle und die informelle Organisation.
B) ☐ Grundsätzlich verschiedene Führungsstile sind in der Zahnarztpraxis der autoritäre und der Laissez-faire-Stil.
C) ☐ Führungsstile sind in der Zahnarztpraxis nicht wichtig.
D) ☐ Demokratischer Führungsstil bedeutet, dass nur der Chef das Sagen hat.
E) ☐ Informierender Führungsstil bedeutet, dass alle Mitarbeitenden mitbestimmen.

24. Welche Behauptungen zur zahnärztlichen Aufklärungspflicht aus dem Behandlungsvertrag sind falsch?

[×] [×]

A) ☐ Die Aufklärung kann auch durch den ZFA erfolgen.
B) ☐ Sie ist nur eine Nebenpflicht aus dem Behandlungsvertrag.
C) ☐ Formulare können die mündliche Aufklärungspflicht unterstützen.
D) ☐ Bei Minderjährigen soll die Aufklärung gegenüber den Erziehungsberechtigten (Eltern) erfolgen.
E) ☐ Ohne Aufklärung handelt es sich um einen rechtswidrigen Eingriff.

25. Konflikte treten überall in der Gesellschaft auf. Welche Aussagen stimmen?

[×] [×]

A) ☐ In einer Zahnarztpraxis treten keine Konflikte auf.
B) ☐ Häufig ist der ZFA am Empfang der erste Ansprechpartner bei Konflikten.
C) ☐ Sprichwort zur Konfliktlösung: „Keiner darf sein Gesicht verlieren."
D) ☐ Emotionale Konflikte sollten emotional gelöst werden.
E) ☐ Konflikte am besten durch Gerichte klären lassen

---

19. A1, B1, C2, D2, E1 — 20. B, D, E
21. A, B — 22. A3, B1, C2, D2, E2, F1
23. A, B — 24. A, B — 25. B, C

26. Welche Aussage zu Kommunikationsregeln ist richtig?

☒

A) ☐ Patienten aus Datenschutzgründen nie mit dem Namen ansprechen
B) ☐ Patienten nie direkt anschauen, da ein direkter Blickkontakt den Patienten verunsichert.
C) ☐ Es ist gut, wenn man den Patienten aktiv zuhört und zum besseren Verständnis Fragen stellt.
D) ☐ Bei der Körperhaltung ist darauf zu achten, dass die Arme hinter dem Rücken verschränkt sind oder dass die Hände in der Taille abgestützt sind.
E) ☐ Ältere Patienten, die viel reden, muss man aus Zeitgründen immer sofort unterbrechen.

27. Welche Aussage ist richtig? Im Rahmen der Telematikinfrastruktur in Zahnarztpraxen ist es nicht möglich, ...

☒

A) ☐ die ePA (elektronische Patientenakte) des Patienten zu befüllen.
B) ☐ einen eHKP an die gesetzliche Krankenkasse zur Genehmigung zu senden.
C) ☐ ein eRezept zu erstellen.
D) ☐ die eAU an die Krankenkasse weiterzuleiten.
E) ☐ in der Praxis die eGK-Daten des Patienten zu ändern.

28. Welche Aussage zum ersten Eindruck in der Zahnarztpraxis ist richtig?

☒

A) ☐ Auf die Gestaltung des Außenbereiches muss kein Wert gelegt werden, da der Außenbereich ja nichts mit der Praxis zu tun hat.
B) ☐ Der erste Eindruck einer Praxis ist häufig entscheidend und kann sich auf die Beziehung zwischen Praxispersonal und Patient auswirken.
C) ☐ Patienten machen sich erst nach einigen Praxisbesuchen ein Bild von der Praxis.
D) ☐ Der Empfangsbereich ist für das Wohlbefinden des Patienten unerheblich.
E) ☐ Praxisleitsysteme sind nicht notwendig, für die Orientierung in der Praxis ist ausschließlich das Praxispersonal zuständig.

29. Das PVS (Praxisverwaltungssystem) der Zahnarztpraxis kann „verletzt" werden. Wodurch können Datenverluste entstehen?

☒ ☒

A) ☐ durch Falscheingabe eines Patientennamens
B) ☐ durch Computerviren
C) ☐ durch das Virenschutzprogramm
D) ☐ durch das Öffnen unbekannter Mails mit Anhängen
E) ☐ durch Einspielen von Updates des PVS-Anbieters

30. Die Haftung des Arbeitgebers für seine Angestellten ist immer wieder Gegenstand von Gerichtsprozessen. Welche Aussagen sind richtig?

☒ ☒

A) ☐ Der Arbeitgeber (Zahnarzt) haftet für alle Schäden, die der Angestellte (ZFA) verursacht.
B) ☐ Die Zahnärztin haftet für Schäden, die eine ZFA als Erfüllungsgehilfin oder Verrichtungsgehilfin verursacht.
C) ☐ Neben der zivilrechtlichen Haftung kann es auch zur strafrechtlichen Verantwortung der Zahnärztin und ihrer Mitarbeiter kommen.
D) ☐ Aus der Haftung für ihre Mitarbeiterinnen kann sich die Zahnärztin nicht generell befreien (exkulpieren).

31. Für die Schlichtung von Streitigkeiten aus Qualitäts-, Zahlungs- und Mängelfragen existieren zahlreiche Schlichtungsstellen im zahnärztlichen Bereich. Welche Aussagen sind falsch?

☒ ☒

A) ☐ Zahnärztliche Rechnungen werden von der KZV des Bezirks überprüft.
B) ☐ Für Streitigkeiten im kassenzahnärztlichen Bereich existieren für verschiedene Behandlungen sogenannte Gutachterverfahren.
C) ☐ Führt eine Behandlung zu einem Gesundheitsschaden, kann die Gutachterkommission zur Klärung zahnärztlicher Haftungsfragen tätig werden.
D) ☐ Das letzte Wort in Streitigkeiten hat der Medizinische Dienst der Krankenkassen.

26. C	27. E	28. B
29. B, D	30. B, C	31. A, D

32. In der Zahnarztpraxis werden viele Abkürzungen verwendet. Welche sind richtig beschrieben?

☒☒

A) ☐ KZV = Krankhaus-Zahnärzte-Verordnung
B) ☐ SGB = Sozialgesetzbuch
C) ☐ AOK = Allgemeine Oberkasse
D) ☐ GOZ = Gebührenordnung für Zahnärzte
E) ☐ IKK = Industriekrankenkasse
F) ☐ ePA = elektronische Parodontose-Abrechnung

33. In der Mittagszeit soll der Anrufbeantworter der Praxis angeschlossen werden. Welcher Text ist mehr (1) oder weniger (2) geeignet? Hier spricht der telefonische Anrufbeantworter der Praxis Dr. X, …

[1] [2]

A) ☐ die Praxis ist geschlossen.
B) ☐ leider rufen Sie in der Mittagspause an. Am Nachmittag sind wir wieder da.
C) ☐ leider rufen Sie in der Mittagspause von 12 bis 13 Uhr an. Ab 13 Uhr sind wir wieder für Sie erreichbar.
D) ☐ legen Sie nicht auf. Wir sind in der Mittagspause von 12 bis 13 Uhr. Der Notdienst ist unter 4444 erreichbar. Ab 13 Uhr nehmen wir Ihren Anruf wieder entgegen.
E) ☐ wir brauchen auch mal unsere Ruhe. Rufen Sie später wieder an.

34. Was gehört zu den Pflichten des Patienten aus dem Behandlungsvertrag?

☒☒☒

A) ☐ Erscheinen zum vereinbarten Termin
B) ☐ lange Wartezeiten in Kauf nehmen
C) ☐ private Fragen zu Hobbys und Freizeitverhalten zu beantworten
D) ☐ Luxusbehandlung zum günstigsten Preis zu verlangen
E) ☐ Bezahlung des Rechnungspreises bei Privatpatienten
F) ☐ Vorlage der eGK bei Kassenpatienten

35. Welche Aussagen zur Digitalisierung in der Zahnarztpraxis stimmen?

☒☒

A) ☐ Die Telematikinfrastruktur (TI) ist zwingende Voraussetzung für die Abrechnung der Behandlung von Kassenpatienten.
B) ☐ Ohne digitales Röntgen können Kassenpatienten nicht behandelt werden.
C) ☐ Die Patientendaten zur Behandlung müssen mit einem Archivierungsprogramm gespeichert werden.
D) ☐ Ein Terminprogramm ist zwingend erforderlich.
E) ☐ Mit der Anbindung an die TI ist das Versichertenstammdatenmanagement (VSDM) möglich.

36. Was versteht man unter Systemprogrammen (1), Anwendersoftware (2), Hardware (3)?

[1] [2] [3]

A) ☐ eGK-Lesegerät
B) ☐ Windows 10 oder 11
C) ☐ PVS, z. B. DS-Win-Plus, Z1, Charly, Evident, Dens Office
D) ☐ Scanner
E) ☐ Betriebssysteme, z. B. Linux, Mac Os (Apple), Android
F) ☐ Konnektor in der Praxis

37. Die Lagerung von Materialien spielt auch in der Zahnarztpraxis eine große Rolle. Welche Aussagen stimmen?

☒☒

A) ☐ Lagerkosten stellen „totes Kapital“ dar.
B) ☐ Eine Lagerung von Materialien ist in einer Zahnarztpraxis nicht notwendig.
C) ☐ Ohne Lager kann es dazu führen, dass ein Patient nicht behandelt werden kann.
D) ☐ Lagerkosten setzen sich nur aus Raumkosten zusammen.
E) ☐ Ein Lager muss nicht verwaltet werden.

---

32. B, D — 33. A2, B2, C1, D1, E2
34. A, E, F — 35. A, E
36. A3, B1, C2, D3, E1, F3 — 37. A, C

38. Welche Daten müssen von der ZFA überprüft werden, wenn der Patient eine eGK vorlegt?

☒☒

A) ☐ die Versichertennummer
B) ☐ die Nummer der eGK
C) ☐ die Gültigkeit (Ablaufdatum)
D) ☐ Übereinstimmung von Bild und Person
E) ☐ Name des Patienten

39. Welche Aussage ist richtig? Mit einem Warenwirtschafts- bzw. Lagerhaltungsprogramm ist es in der Zahnarztpraxis nicht möglich, dass ...

☒

A) ☐ Waren schneller geliefert werden.
B) ☐ Materialien dem Patienten leichter zugeordnet werden.
C) ☐ Gebrauchsinformationen digital zur Verfügung stehen.
D) ☐ Ablaufdaten digital erfasst werden und darauf hingewiesen wird.
E) ☐ die Lagerorte im Rechner einzusehen sind.
F) ☐ eine Zeitersparnis bei Bestellungen erreicht wird.

40. Eine ZFA erzählt: Wir haben in der Praxis jetzt die elektronische Patientenkartei, das digitale Röntgen und den Scanner für die Abformungen eingeführt. Kennzeichnen Sie mit richtig (1) bzw. falsch (2).

[1][2]

A) ☐ In der Praxis wird kein Papier mehr benötigt.
B) ☐ Entwicklerapparat und Entwicklerflüssigkeiten entfallen.
C) ☐ Abformmassen müssen nicht mehr verwendet werden.
D) ☐ Die Behandlungen werden elektronisch aufgezeichnet.
E) ☐ Die Behandlungen werden für die Patienten billiger.

41. In der PC-Ausstattung der Zahnarztpraxis unterscheidet man Hardware (1) und Software (2). Kennzeichnen Sie jeweils.

[1][2]

A) ☐ Bildschirm
B) ☐ Drucker
C) ☐ PVS der Praxis
D) ☐ Browser im Internet
E) ☐ USB-Stick

42. Welche Aussage beim Umgang mit der Patientengruppe Kinder ist falsch?

☒

A) ☐ Die ZFA hat die Aufgabe, die Kinder beim Setzen auf die Behandlung vorzubereiten und Ängste vor der Behandlung zu nehmen.
B) ☐ Bei Kindern muss die Sprache altersentsprechend angepasst werden.
C) ☐ Kinder können nicht verstehen, was gemacht wird, daher wird nur mit der Bezugsperson gesprochen.
D) ☐ Instrumente werden dem Kind vor dem Einsatz kindgerecht erklärt und gezeigt.
E) ☐ Am Ende der Behandlung werden die Kinder für eine gute Mitarbeit gelobt.

43. Eine wichtige Pflicht aus dem Behandlungsvertrag ist für Zahnärztinnen die Dokumentationspflicht. Welche Aussagen sind richtig?

☒☒

A) ☐ Es genügt die Dokumentation der Abrechnungsziffern.
B) ☐ Die Aufklärung muss nicht unbedingt dokumentiert werden.
C) ☐ Die Dokumentation darf nicht elektronisch erfolgen.
D) ☐ Es sollte möglichst alles, was mit der Behandlung zusammenhängt, dokumentiert werden.
E) ☐ Grundsatz: Eher zu viel als zu wenig dokumentieren.

44. Für die Praxis wird die Post durch den Briefzusteller gebracht. Wer darf die Post entgegennehmen?

☒☒

A) ☐ Es darf nur der die Post entgegennehmen, der als Adressat genannt ist.
B) ☐ Ersatzempfänger können die Post entgegennehmen.
C) ☐ Ehepartner dürfen die Post entgegennehmen.
D) ☐ ZFAs dürfen die Post auf keinen Fall entgegennehmen.
E) ☐ Einschreiben dürfen nur vom Adressaten entgegengenommen werden.

---

38. C, D 39. A
40. A2, B1, C1, D1, E2
41. A1, B1, C2, D2, E1
42. C 43. D, E 44. B, C

45. Auch Zahnarztpraxen sind immer häufiger von Cyber-Attacken betroffen. Wie kann sich die Praxis davor schützen?

☒ ☒

A) ☐ keinen Computer benutzen
B) ☐ keine Mailanhänge von unbekannten Adressen öffnen
C) ☐ aktuelles Virenschutzprogramm und Firewall aktivieren
D) ☐ Bildschirm ausschalten
E) ☐ Datenträger wie DVDs können unbesorgt eingelesen werden.

46. In der Praxis geht jeden Tag Post ein. Bringen Sie den Posteingang in die richtige Reihenfolge.

1 2 3 4 5

A) ☐ Aussortieren der Irrläufer und der Privatpost des Zahnarztes
B) ☐ Trennung von Wichtigem und Unwichtigem
C) ☐ Entgegennahme der Post
D) ☐ wichtige Schriftstücke mit Eingangsstempel versehen
E) ☐ Öffnen der Praxispost und Entnahme der Schriftstücke

47. Welche Aussagen zur Gestaltung des Wartebereichs sind richtig?

☒ ☒

A) ☐ Der Wartebereich sollte nach Möglichkeit mit der Anmeldung verbunden sein, damit die Patienten die Gespräche der Anmeldung gut mithören können.
B) ☐ Zur Einstimmung auf die Behandlung hängen Bilder von chirurgischen Eingriffen an den Wänden.
C) ☐ Geräusche aus den Behandlungszimmern sollen nach Möglichkeit nicht von Patienten im Wartezimmer gehört werden.
D) ☐ Im Wartezimmer soll es einen Bereich speziell für Kinder geben, um die Wartezeit für Kinder so angenehm wie möglich zu machen.
E) ☐ Damit Kinder gut gelaunt sind und sich besser behandeln lassen, ist es gut, wenn Saft und Süßigkeiten kostenfrei im Wartezimmer zur Verfügung stehen.

48. Welche Vertragsart liegt zwischen den Beteiligten vor: Behandlungsvertrag (1), Dienstvertrag (2), Werkvertrag (3), Kaufvertrag (4)?

1 2 3 4

A) ☐ ZFA und Zahnärztin
B) ☐ Zahnarzt und Labor
C) ☐ Handwerker in der Praxis zur Reparatur und Zahnarzt
D) ☐ Patient und Zahnarzt
E) ☐ Dentaldepot und Zahnärztin

49. Bringen Sie den Ablauf beim Sender-Empfänger-Modell in die richtige Reihenfolge.

1 2 3 4

A) ☐ Der Sender (hier der Patient) codiert seine Nachricht.
B) ☐ Der Empfänger (ZFA) sendet ein Feedback an den Sender.
C) ☐ Patient möchte der ZFA mitteilen, dass er gerne einen neuen Termin ausmachen möchte
D) ☐ Der Empfänger (hier die ZFA) decodiert die Nachricht.

50. Ist die Schweigepflicht verletzt?

☒ ☒

A) ☐ Eine gesetzliche Krankenkasse hat eine Nachfrage zu einem eHKP. Sie erhält die gewünschte Auskunft.
B) ☐ Ein Ehemann ruft in der Praxis an und fragt, ob seine Frau in Behandlung ist. Dies wird ihm bestätigt.
C) ☐ Der Nachfrage einer privaten Krankenkasse wird stattgegeben, nachdem der Patient eine Schweigepflichtentbindung unterschrieben hat.
D) ☐ Ein 8-jähriger Junge erscheint in der Praxis und die Eltern werden darüber informiert.
E) ☐ Vor Gericht legt der Zahnarzt die Kartei einer Patientin mit allen Daten vor.
F) ☐ Reinigungskräfte erzählen bei einer Betriebsversammlung von bestimmten Patienten einer Praxis.

---

45. B, C
46. A2, B4, C1, D5, E3
47. C, D
48. A2, B3, C3, D1, E4
49. A2, B4, C1, D3
50. B, F

51. Was gehört zu den Pflichten der Zahnärztin aus dem Behandlungsvertrag?

☒☒

A) ☐ sorgfältige Behandlung
B) ☐ elektronischer Zahnarztausweis
C) ☐ Anschluss an die TI
D) ☐ Aufklärung der Patientin
E) ☐ Erstellung einer Rechnung

52. Bringen Sie den Postausgang nach Erstellung eines Briefes in die richtige Reihenfolge.

1 2 3 4 5

A) ☐ Postabgabe in Filiale, Briefkasten, Agentur
B) ☐ Falzen und Kuvertieren
C) ☐ Anschriftenkontrolle (ohne Fenster) und Schließen
D) ☐ Vorlagenkontrolle (Anschrift, Unterschrift, Anlage)
E) ☐ Freimachung (Briefmarke, Freistempler)

53. Welche Rechte hat eine Patientin bezüglich ihrer gespeicherten Daten in der Zahnarztpraxis?

☒☒

A) ☐ Korrektur der Daten, wenn sie falsch sind
B) ☐ in Erfahrung bringen, welche Daten über sie gespeichert sind
C) ☐ Recht auf Vernichtung, wenn ihre Behandlung beendet ist
D) ☐ Recht auf Einsicht in die Daten anderer Patienten
E) ☐ Recht, dass ihre Daten verschlüsselt gespeichert sind

54. Die Kommunikation mit Patienten erfolgt auch nonverbal. Was ist darunter nicht zu verstehen?

☒☒

A) ☐ lautes Sprechen
B) ☐ Mimik, Gestik
C) ☐ äußeres Erscheinungsbild der ZFA
D) ☐ Körperhaltung und Blickkontakt
E) ☐ Sitzen in der Teambesprechung

55. Wodurch lassen sich Konflikte mit Patienten besser lösen?

☒☒

A) ☐ verstärkte Kommunikation
B) ☐ Nichtbeachten
C) ☐ Verweis auf die Chefin
D) ☐ Empathie und Zuhören
E) ☐ eigenen unverrückbaren Standpunkt vertreten

56. Wie kann sich die Praxis auf den Besuch eines fremdsprachigen Patienten vorbereiten?

☒☒☒

A) ☐ Dolmetscheradressen besorgen
B) ☐ Bilder zur geplanten Behandlung einsetzen
C) ☐ soll so behandelt werden wie alle Patienten
D) ☐ Englischkurs besuchen
E) ☐ Nationalität ermitteln

57. Welche Aussagen zur Aufklärungs- und Dokumentationspflicht sind falsch?

☒☒

A) ☐ Die Aufklärung zu einer nicht zahnmedizinisch indizierten Behandlung ist unwirksam.
B) ☐ Die Aufklärung sollte immer auch dokumentiert sein.
C) ☐ Die Aufklärung kann auch unmittelbar vor dem Eingriff erfolgen.
D) ☐ Die Aufklärungspflicht folgt aus dem Selbstbestimmungsrecht des Patienten.
E) ☐ Die Aufklärung kann notfalls auch durch eine ZFA erfolgen.

51. A, D 52. A5, B2, C3, D1, E4
53. A, B 54. A, E
55. A, D 56. A, B, E 57. C, E

Grundlagen der zahnärztlichen Abrechnung bei Kassenpatienten

Nennen Sie die drei Arten von gesetzlichen Krankenkassen.
→ LA S. 19 f. /
→ JB 1 S. 133 f.

Kassenarten
- Primärkassen (Pflichtkassen)
- Ersatzkassen
- Sonstige Kostenträger

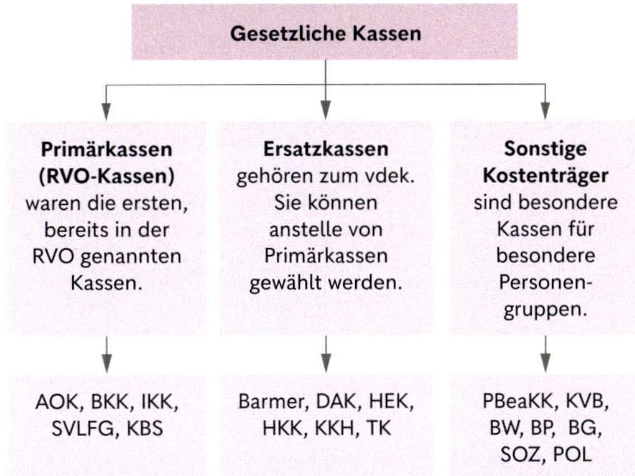

In welchem Verzeichnis sind alle gültigen Krankenkassen aufgeführt?
→ LA S. 61 f. /
→ JB 1 S. 175 f.

Bundeseinheitliches Kassenverzeichnis – BKV
- Jede Kasse hat für jedes KZV-Gebiet eine eigene 12-stellige Nummer.

100019828	19828	SHT Sozialamt Kreis Warendorf	Warendorf
100019829	19829	SHT Stadt Emsdetten FD 51-Jugendamt	Emsdetten
100019830	19830	SHT Kreis Steinfurt Jugendamt	Steinfurt
100019831	19831	Amt für Kinder, Jugendliche u. Familien AS	Münster
100019850	19850	PBA Postbeamtenkrankenkasse Münster	Münster
100019871	19871	POL Polizei Regierungsbezirk Detmold	Detmold
100019872	19872	POL Polizeipräsidium Bielefeld	Bielefeld

Auszug aus dem BKV

Auf welcher Grundlage wird die Abrechnung von zahnärztlichen Leistungen bei Kassenpatienten erstellt?
→ LA S. 24 f. /
→ JB 1 S. 138 f.

Grundlage der Abrechnung bei Kassenpatienten
- der Bundeseinheitliche Bewertungsmaßstab für zahnärztliche Leistungen (BEMA)
- wurde zwischen den Krankenkassen als Vertreter der gesetzlich Versicherten und der KZBV/KZV als Vertreter der Vertragszahnärztinnen und Vertragszahnärzte abgeschlossen

Im BEMA wird von einer Bewertungszahl gesprochen. Was ist das und wo ist diese zu finden?
→ LA S. 26 /
→ JB 1 S. 140

Bewertungszahl
- Der Wert der zahnärztlichen Leistungen wird in Punkten ausgedrückt und nicht in Euro.
- Die Bewertungszahl steht hinter jeder BEMA-Nummer.

BEMA-Pos.	Nummer	Abkürzung	Leistung	Bewertungszahl
02	02	Ohn	Hilfeleistung bei Ohnmacht oder Kollaps	20
Ä 161	9164	Inz1	Eröffnung eines oberflächlichen Abszesses	15
IP 4	1004		Lokale Fluoridierung der Zähne	12

Jeder Punkt hat einen Wert. Erläutern Sie diesen Punktwert.
→ LA S. 27 /
→ JB 1 S. 141

Punktwert
- Jede Kasse legt einen Punktwert fest, d. h., was ein Punkt in Euro wert ist.
- Die Kassen haben unterschiedliche Punktwerte.
- Die Bewertungszahl einer Leistung multipliziert mit dem Punktwert einer Kasse ergibt das Honorar der Leistung.
- Der Punktwert wird nach Bedarf angepasst, die Praxen müssen den aktuellen Punktwert in ihr Abrechnungsprogramm eingeben.

Krankenkasse	KCH/KBR/PAR	IP	KFO	ZE
AOK	1,1978	1,2731	1,0161	1,0389
IKK	1,1926	1,2607	1,0134	1,0389
BKK	1,1948	1,2617	1,0161	1,0389
HKK, HEK, KKH, DAK	1,1913	1,2585	1,0111	1,0389

Wofür steht die Abkürzung KZV? Wofür ist diese Stelle zuständig?
→ LA S. 24 f. /
→ JB 1 S. 138 f.

KZV
- Kassenzahnärztliche Vereinigung
- regelt die Abrechnung der Vertragszahnärzte/-ärztinnen mit den gesetzlichen Krankenkassen
- Alle Vertragszahnärztinnen und -ärzte sind Mitglieder der KZV.

Erklären Sie den Begriff Sprechstundenbedarf.
→ LA S. 29 /
→ JB 1 S. 143

Sprechstundenbedarf
- Materialien und Medikamente, die in der Zahnarztpraxis für die Behandlung der Patientinnen/Patienten benötigt werden

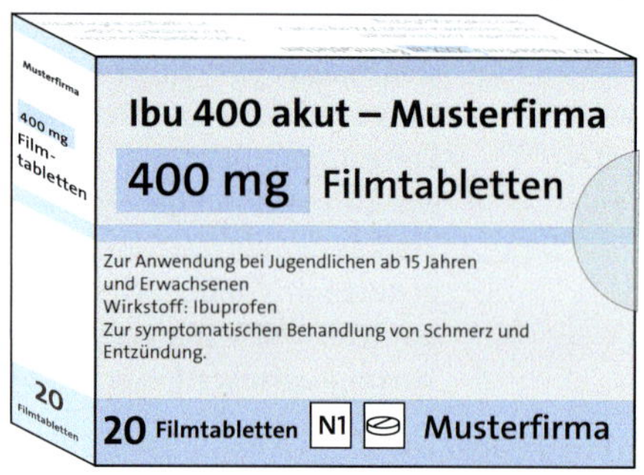

Wie wird Sprechstundenbedarf abgerechnet?
→ LA S. 29 /
→ JB 1 S. 143

Abrechnung von Sprechstundenbedarf
- Wenn bestimmte BEMA-Positionen abgerechnet werden, wird pauschal ein Zuschlag von der GKV gezahlt.
- Dies gilt für die Primär- und Ersatzkassen, auch wenn kein Material verbraucht worden ist.
- Hierzu gibt es eine Liste der Leistungen, für die der Zuschlag gewährt wird.

BEMA-Pos.	Abk.	Punkte
44	X2	15
52	Trep2	24
53	Ost3	72
54a	WR1	72

Was fällt unter Praxiskosten und Verbrauchsmaterialien und wie werden diese abgerechnet?
→ LA S. 28 /
→ JB 1 S. 142

Praxiskosten und Verbrauchsmaterialien
- Miete, Strom, Wasser, Gas
- Einmalartikel wie Sauger, Watterollen, Becher, Desinfektionsmittel
- Diese Kosten sind im Honorar enthalten.

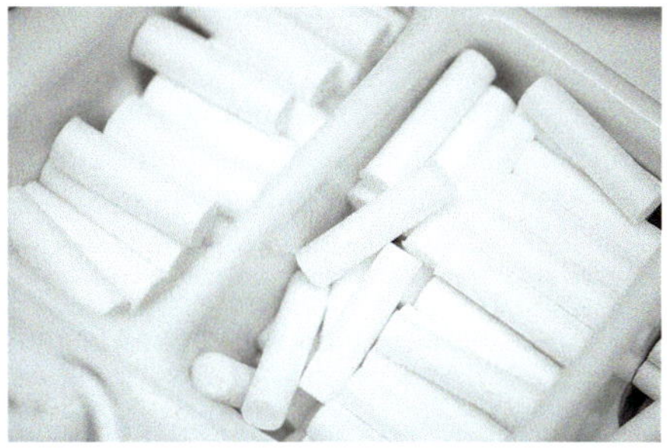

Wie weist sich ein gesetzlich versicherter Patient aus?
→ LA S. 50 /
→ JB 1 S. 164

Versichertennachweis gesetzlich Krankenversicherter
- Er weist sich durch seine elektronische Gesundheitskarte eGK aus.
- Er ist verpflichtet, diese unaufgefordert beim ersten Besuch im Quartal vorzulegen.

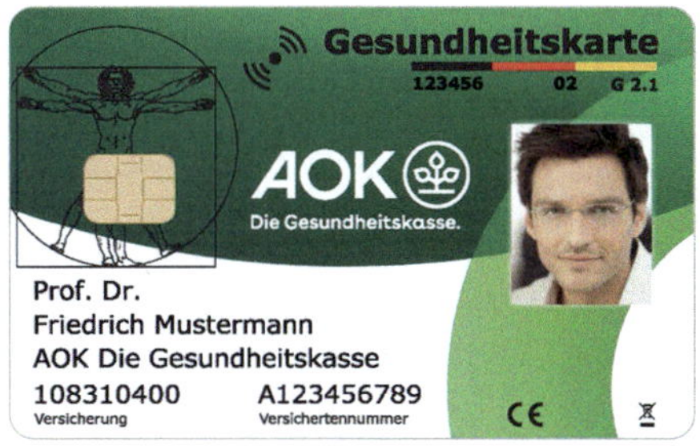

Der Patient hat seine eGK nicht dabei. Wie gehen Sie vor?
→ LA S. 51 /
→ JB 1 S. 165

eGK vergessen
- Der Patient sollte seinen Personalausweis vorzeigen.
- Er muss unterschreiben, dass er seine eGK innerhalb von 10 Tagen nachreicht.
- Ansonsten hat die Praxis das Recht, eine Privatrechnung auszustellen.
- Die Stammdaten müssen manuell in das PVS eingegeben werden (Ersatzverfahren).

Vereinbarung zur Privatbehandlung nach § 8 Abs. 7 BMV-Z für gesetzlich versicherte Patienten

Name des Versicherten: ______________________________

Ich wurde von meinem Zahnarzt darüber aufgeklärt und ich weiß, dass ich als Patient der gesetzlichen Krankenversicherung das Recht habe, nach den Bedingungen der gesetzlichen Krankenversicherung behandelt zu werden, wenn ich meine gültige elektronische Gesundheitskarte vorlege.

Nach Aufklärung durch meinen Zahnarzt wünsche ich ausdrücklich unabhängig davon aufgrund des folgenden privaten Behandlungsvertrages gemäß der Gebührenordnung für Zahnärzte (GOZ) privat behandelt zu werden. Mir ist bewusst, dass eine Erstattung der Kosten für die unten aufgeführten Leistungen durch die gesetzlichen Krankenkassen i. d. R. nicht erfolgt.

Die Vereinbarung erfolgt aufgrund von:

Die eGK wird zum Einlesen in das Kartenlesegerät (eHealth-Terminal) gesteckt. Erklären Sie, was dabei passiert.
→ LA S. 51 /
→ JB 1 S. 165

Einlesen der eGK
- Die verschlüsselten Daten werden an die jeweilige Krankenkasse gesendet.
- Es erfolgt eine Rückmeldung der KK.
- Haben sich die Daten des Patienten geändert, so werden sie automatisch auf die eGK übertragen und gespeichert.
- Ist die eGK nicht mehr gültig, so wird sie gesperrt.
- Es erfolgt automatisch ein BKV-Abgleich. Jedem Patienten wird eine KK aus dem BKV zugeordnet. Das nennt man Verknüpfung.

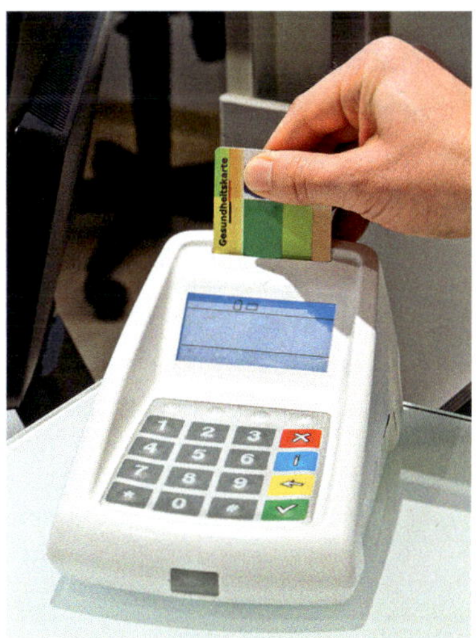

Beschreiben Sie die Quartalsabrechnung mittels Upload.

→ LA S. 61 /
→ JB 1 S. 175

Quartalsabrechnung mittels Upload

- Alle Behandlungen in diesem Quartal werden mit dem Abrechnungsprogramm erfasst und in einem Ordner gespeichert.
- Die Datei wird über VPN an die KZV weitergeleitet. Es muss ein Zertifikat der Praxis vorliegen, was vorher bei der KZV beantragt wurde.
- Vor diesem Upload muss das aktuelle BKV eingelesen worden sein, jeder Patient ist mit seiner KK verknüpft.

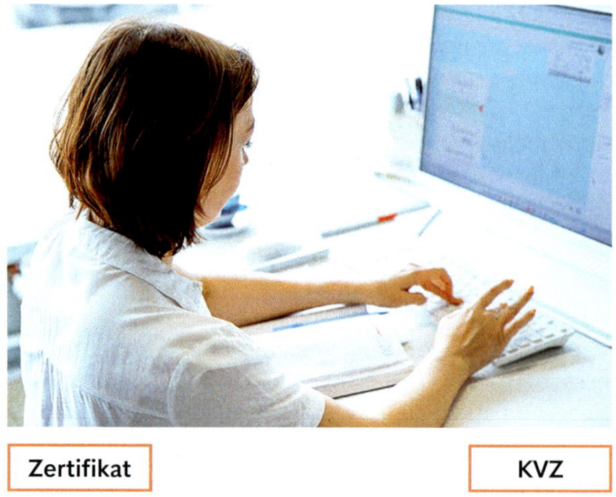

Erklären Sie die Erstellung und Handhabung eines elektronischen Rezeptes.

→ LA S. 52 ff. /
→ JB 1 S. 166 ff.

Elektronisches Rezept

- Das e-Rezept wird im PVS angelegt.
- Es wird verschlüsselt in der Telematikinfrastruktur (TI) gespeichert.
- Die Patientin erhält einen Ausdruck des Rezeptes mit einem QR-Code oder es wird in ihrer eGK gespeichert.
- Sie kann einer Apotheke ihrer Wahl den Ausdruck oder die eGK vorlegen oder den QR-Code digital an die Apotheke schicken.
- Die Apotheke überreicht oder schickt der Patientin das Medikament.

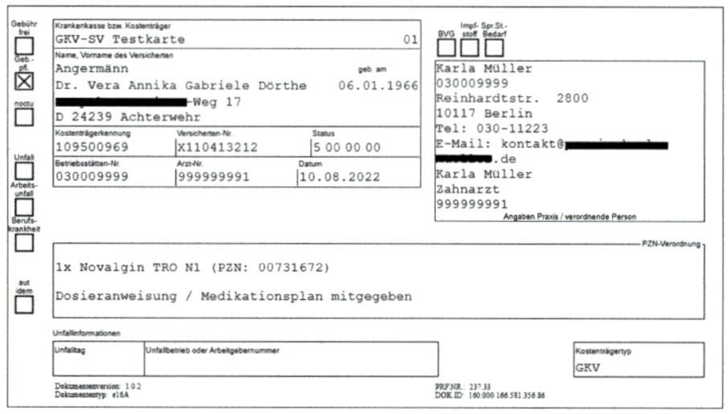

Die elektronische Arbeitsunfähigkeitsbescheinigung löst das gelbe DIN-A5-Papierformular ab. Erläutern Sie die Vorgehensweise.

→ LA S. 55 ff. /
→ JB 1 S. 169 ff.

Elektronische Arbeitsunfähigkeitsbescheinigung (eAU)

- Der Zahnarzt erstellt das elektronische Formular im PVS.
- Die eAU wird über die KIM an die zuständige Krankenkasse geschickt.
- Der Arbeitgeber ruft die eAU bei der KK ab.
- Der Patient kann auf Verlangen einen Ausdruck in der Praxis erhalten.
- Auf der Ausfertigung für den Arbeitgeber sind keine medizinischen Daten vermerkt, er weiß also nicht, warum der Arbeitnehmer krankgeschrieben ist.

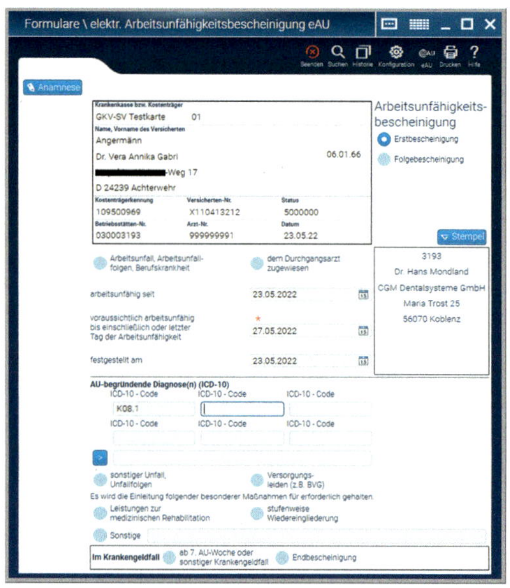

Erläutern Sie die ICD-Codierung in der Zahnarztpraxis. Diese wird für das Erstellen des eRezeptes und der eAU benötigt.
→ LA S. 56 /
→ JB 1 S. 170

ICD-Codierung
- ICD: International Statistical Classification of Diseases and Related Health Problems
- eine internationale statistische Klassifikation der Krankheiten und verwandter Gesundheitsprobleme
- ein weltweit anerkanntes Klassifikationssystem für medizinische Diagnosen
- zahnärztliche Diagnosen haben die Codierung K00–K14

- Zustand nach Extraktion = K08.1
- apikale Ostitis = K10.2
- Dolor post = K08.88
- Dentinkaries = K02.1
- Schmelzkaries = K02.2
- Dent. Diff. = K00.7
- akuter Schmerz = R52.0
- Zustand nach Wurzelspitzenresektion = K04.4

ICD-Codierung: Beispiele

Wie fit bin ich für die Prüfung? ☺ ☐ 😐 ☐ ☹ ☐

Grundlagen der zahnärztlichen Abrechnung bei Privatpatienten

Beschreiben Sie die rechtliche Grundlage für die Abrechnung bei Privatpatienten.
→ LA S. 33 /
→ JB 1 S. 147

Rechtliche Grundlage der Abrechnung bei Privatpatienten
- Gebührenordnung für Zahnärzte / Gebührenordnung für Ärzte GOZ/GOÄ.
- Für jede Leistung werden eine Nummer, die Leistungsbeschreibung und die Punktzahl festgelegt.
- Zwischen der Zahnärztin und der Privatpatientin kommt ein Behandlungsvertrag zustande.
- Somit ist die Patientin gegenüber der Zahnärztin zahlungspflichtig.

GOZ-Pos.	Leistungsabrechnung	Punktzahl
2150	Einlagefüllung, einflächig	1141 P
2160	Einlagefüllung, zweiflächig	1356 P
2170	Einlagefüllung, mehr als zweiflächig	1709 P

Beschreiben Sie, wie das Honorar für Privatpatienten festgelegt wird.
→ LA S. 35 f. /
→ JB 1 S. 149 f.

Honorarabrechnung
- Punktzahl der erbrachten Leistung wird ermittelt
- Diese wird mit dem Punktwert multipliziert (5,62421 ct).
- Das Ergebnis nennt man einfachen Gebührensatz.
- Je nach Schwierigkeit der Leistung und dem benötigten Zeitaufwand legt der Behandler den Steigerungssatz fest. Er liegt zwischen 1 und 3,5.
- Der Gebührensatz wird mit dem Steigerungssatz multipliziert.

Für die **Position** 0090 gelten 60 Punkte.
Berechnung des einfachen Gebührensatzes:

60 P Punktzahl · 5,62421 ct Punktwert = 3,374526 (einfacher Satz, nicht gerundet)

0090	Intraorale Infiltrationsanästhesie					
60 P	1-fach	3,37	2,3-fach	7,76	3,5-fach	11,81

Was ist ein Schwellenwert?
→ LA S. 36 /
→ JB 1 S. 150

Schwellenwert
- Der 2,3-fache Steigerungssatz ist der Schwellenwert.
- Bei Überschreitung des Steigerungssatzes muss eine Begründung angegeben werden.
- Die Begründung muss entweder im Zusammenhang mit der Patientin stehen oder mit bestimmten Leistungen, die Zeitaufwand verursachen.

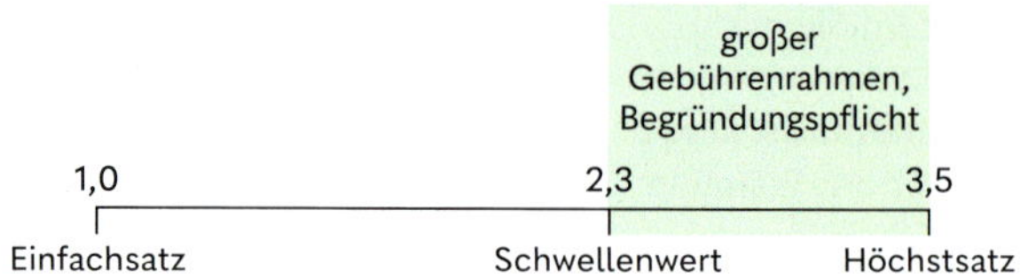

Welche Kosten können noch in Rechnung gestellt werden?
→ LA S. 37 /
→ JB 1 S. 151

Leistungen, die nicht in der GOZ erfasst sind
- Zuschläge, z. B. zu chirurgischen Leistungen
- Wegegeld
- Laborkosten
- bestimmte Materialkosten

Welche Materialkosten können in der GOZ zusätzlich berechnet werden? Nennen Sie Beispiele.
→ LA S. 44 f. /
→ JB 1 S. 158 f.

Beispiele für zusätzlich berechenbare Materialkosten
- Abformmaterialien
- Anästhetika
- atraumatisches Nahtmaterial
- Material zur Förderung der Blutgerinnung
- Nur einmal verwendbare Instrumente zur Wurzelkanalaufbereitung

Nennen Sie die Bestandteile einer formal korrekten Rechnung.
→ LA S. 38 f. /
→ JB 1 S. 152 f.

Bestandteile einer formal korrekten Rechnung
- Name und Adresse des behandelten Patienten
- Name des behandelnden Zahnarztes
- Datum der Rechnung
- Zeitraum der Leistungserbringung
- Angabe des Zahnes oder der Region
- Anzahl erbrachter Leistungen
- GOZ-/GOÄ-Nummer
- Kurzbeschreibung der Leistung
- Steigerungssatz
- Begründung bei Überschreiten des Schwellenwertes
- Eurobetrag für die einzelnen Leistungen
- Materialkosten
- Gesamtbetrag
- Zahlungsfälligkeit

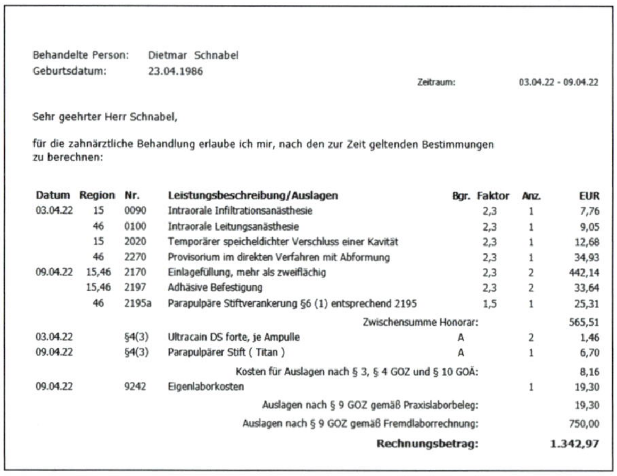

Behandelte Person: Dietmar Schnabel
Geburtsdatum: 23.04.1986

Zeitraum: 03.04.22 - 09.04.22

Sehr geehrter Herr Schnabel,

für die zahnärztliche Behandlung erlaube ich mir, nach den zur Zeit geltenden Bestimmungen zu berechnen:

Datum	Region	Nr.	Leistungsbeschreibung/Auslagen	Bgr.	Faktor	Anz.	EUR
03.04.22	15	0090	Intraorale Infiltrationsanästhesie		2,3	1	7,76
	46	0100	Intraorale Leitungsanästhesie		2,3	1	9,05
	15	2020	Temporärer speicheldichter Verschluss einer Kavität		2,3	1	12,68
	46	2270	Provisorium im direkten Verfahren mit Abformung		2,3	1	34,93
09.04.22	15,46	2170	Einlagefüllung, mehr als zweiflächig		2,3	2	442,14
	15,46	2197	Adhäsive Befestigung		2,3	2	33,64
	46	2195a	Parapulpäre Stiftverankerung §6 (1) entsprechend 2195		1,5	1	25,31
			Zwischensumme Honorar:				565,51
03.04.22		§4(3)	Ultracain DS forte, je Ampulle	A		2	1,46
09.04.22		§4(3)	Parapulpärer Stift (Titan)	A		1	6,70
			Kosten für Auslagen nach § 3, § 4 GOZ und § 10 GOÄ:				8,16
09.04.22		9242	Eigenlaborkosten			1	19,30
			Auslagen nach § 9 GOZ gemäß Praxislaborbeleg:				19,30
			Auslagen nach § 9 GOZ gemäß Fremdlaborrechnung:				750,00
			Rechnungsbetrag:				**1.342,97**

Was ist eine Analogabrechnung und in welchem Paragrafen ist diese geregelt?
→ LA S. 47 f. /
→ JB 1 S. 161 f.

Analogabrechnung
- Leistungen, die nicht in der aktuellen GOZ enthalten, aber notwendig sind, z. B. Kariesdetektor
- Sie werden nach einer nach Art, Kosten und Zeitaufwand gleichwertigen Leistung aus der GOZ berechnet.
- Analogleistungen werden mit einem „a“ gekennzeichnet.
- Diese Art der Abrechnung wird im § 6 geregelt.

Hinweis: Abgerechnet wird eine Leistung aus der GOZ, die nach Art, Kosten- und Zeitaufwand gleichwertig ist. Diese Leistung muss nicht gleichartig, also inhaltsähnlich sein.

Wie fit bin ich für die Prüfung? ☺ ☐ 😐 ☐ ☹ ☐

Abrechnung außervertraglicher Leistungen bei Kassenpatienten

Erklären Sie den Begriff „außervertragliche Leistungen bei Kassenpatienten“.
→ LA S. 21, 26 /
→ JB 1 S. 135, 140

Außervertragliche Leistungen bei Kassenpatienten
- Patient möchte eine Versorgung, die teurer ist als das, was die Krankenkasse bezahlt
- Sie geht über das Wirtschaftlichkeitsgebot hinaus. Es entstehen Mehrkosten.
- Patient wird über die Möglichkeiten und Kosten aufgeklärt, alles wird dokumentiert
- Es wird eine Mehrkostenvereinbarung nach § 28 erstellt und unterschrieben.

30.05.2022

Vereinbarung gemäß achtes SGB V Änderungsgesetz §28(2), HKP-Nr. 1/ 3/ 1
für: Frau Göreme Hüsne, geb. am: 04.04.1973 / 3 / abc BKK

Ich bin von meinem Zahnarzt über die bei Füllungstherapie ausreichende, zweckmäßige und wirtschaftliche Form der Versorgung unterrichtet worden. Ich wünsche eine darüber hinausgehende Versorgung unter Zugrundelegung der Gebührenordnung für Zahnärzte (GOZ). Ich verpflichte mich die Mehrkosten, die durch die aufwendigere Behandlung außerhalb der Kassenrichtlinien entstehen, selbst zu tragen. Von den Kosten der gewählten Füllungstherapie verpflichtet sich der Zahnarzt, die Kosten der vergleichbaren preisgünstigeren Füllung (Sachleistung) in Abzug zu bringen. Mir ist bekannt, dass ich gegenüber meiner Krankenkasse keine weiteren Ansprüche auf Kostenübernahme geltend machen kann.

Es werden Mehrkosten wie nachstehend aufgeführt vereinbart:

Gebiet	Anz.	Nr.	Leistungsbeschreibung	Faktor	Betrag
46,36	2	2170	Einlagefüllung, mehr als zweiflächig		442,14
46,36	2	MKF	abzüglich Bema-Sachleistung (13c)		- 114,48
46,36	2	2197	Adhäsive Befestigung		33,64
	1	9243	Fremdlaborkosten		700,00

voraussichtliche Gesamtsumme der Honorarleistungen €: 361,30
voraussichtliche Gesamtsumme der Material- und Laborkosten €: 700,00
Voraussichtlicher Betrag der Mehrkosten €: 1.061,30

Der vorliegende Therapieplan ist auf Grund derzeitiger diagnostischer Unterlagen erstellt. Laborkosten können nur geschätzt werden. Bei Leistungen, die den 2,3-fachen Satz der GOZ überschreiten, werden entsprechende medizinische Begründungen in der Liquidation ausgewiesen.

Freiburg, 30.05.2022

Ort, Datum — Unterschrift des Zahnarztes

Ort, Datum — Unterschrift des Zahlungspflichtigen

Wie errechnet man die Mehrkosten, die der Patient selbst bezahlen muss?
→ LA S. 26 /
→ JB 1 S. 140

Abrechnung außervertraglicher Leistungen
- Kassenleistung nach BEMA wird über die Quartalsabrechnung abgerechnet
- Die vom Patienten darüber hinaus gewünschte Leistung wird nach GOZ/GOÄ berechnet.
- Von diesem Betrag wird die fiktive Kassenleistung abgezogen.
- Über die Differenz erhält der Patient eine Privatrechnung.

Rechnung
Rechnungsnummer:
(bei Zahlungen bitte angeben)

Rechnungsdatum: 30.05.2022
Kostenplan: 1 vom 30.05.2022
Zeitraum: 30.05.22 - 30.05.22

Behandelte Person: Göreme Hüsne
Geburtsdatum: 04.04.1973

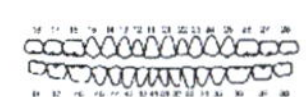

Sehr geehrter Herr Hüsne,

für die zahnärztliche Behandlung erlaube ich mir, nach den zur Zeit geltenden Bestimmungen zu berechnen:

Datum	Region	Nr.	Leistungsbeschreibung/Auslagen	Bgr.	Faktor	Anz.	EUR
30.05.22	46,36	2170	Einlagefüllung, mehr als zweiflächig		2,3	2	442,14
	46,36	2030	Besondere Maßnahmen beim Präparieren oder Füllen		2,3	2	16,82
	46,36		abzgl. Bema-Sachleistung			2	- 114,48
	46,36	2197	Adhäsive Befestigung		2,3	2	33,64

Zwischensumme Honorar: 378,12
Auslagen nach § 9 GOZ gemäß Fremdlaborrechnung: 745,45
Rechnungsbetrag: 1.123,57

Der Berechnung der Honorarleistungen liegt die Gebührenordnung für Ärzte (GOÄ) vom 01.01.96 zugrunde. Diese Rechnung ist zahlbar bis zum 13.06.2022.
Bei Überweisung des Rechnungsbetrages geben Sie bitte die Rechnungsnummer an.

Wie fit bin ich für die Prüfung? ☺ ☐ 😐 ☐ ☹ ☐

Programmierte Aufgaben

1. Was ist eine Bewertungszahl? Welche Aussage ist richtig?

☒

A) ☐ Die zahnärztlichen Leistungen im BEMA-Verzeichnis werden mit einem €-Betrag bewertet.
B) ☐ Die Leistungen der Angestellten einer Zahnarztpraxis werden mit einer Bewertungszahl wiedergegeben.
C) ☐ Der Wert der zahnärztlichen Leistungen wird im BEMA in Punkten ausgedrückt.
D) ☐ Die Bewertungszahl steht vor jeder BEMA-Nummer.
E) ☐ Die Bewertungszahl einer Leistung wird bei jeder Quartalsabrechnung aktualisiert.

2. Der Patient soll eine elektronische Arbeitsunfähigkeitsbescheinigung erhalten. Wie ist der Ablauf? Stellen Sie die richtige Reihenfolge her.

1 2 3 4 5

A) ☐ Der Arbeitgeber ruft die eAU bei der KK ab.
B) ☐ Der Zahnarzt erstellt das elektronische Formular im PVS.
C) ☐ Auf der Ausfertigung für den Arbeitgeber sind keine medizinischen Daten vermerkt, er weiß also nicht, warum der Arbeitnehmer krankgeschrieben ist.
D) ☐ Der Patient kann auf Verlangen einen Ausdruck erhalten.
E) ☐ Die eAU wird über die KIM an die zuständige Krankenkasse geschickt.

3. Welche beiden Aussagen zur Analogabrechnung sind richtig?

☒ ☒

A) ☐ Das sind Leistungen aus dem BEMA-Katalog.
B) ☐ Das sind Leistungen, die die private Krankenkasse nicht übernimmt.
C) ☐ Das sind Leistungen, die nicht in der aktuellen GOZ enthalten, aber notwendig sind.
D) ☐ Dabei werden die Leistungen entsprechend einer Leistung aus der GOZ berechnet, die nach Art, Kosten, Zeitaufwand gleichwertig ist.
E) ☐ Das sind die angefallenen Materialkosten.
F) ☐ Der Assistenzzahnarzt rechnet analog ab.

4. Was ist in der GOZ ein Schwellenwert? Welche Aussage ist richtig?

☒

A) ☐ Der 3,5-fache Steigerungssatz ist der Schwellenwert.
B) ☐ Für den Schwellenwert muss eine Begründung angegeben werden.
C) ☐ Der Patient hat starken Würgereiz, das ist der Schwellenwert.
D) ☐ Der 2,3-fache Steigerungssatz ist der Schwellenwert.
E) ☐ Das ist die Schwelle an der Eingangstür.

5. Welche Aussage zum BKV ist richtig?

☒

A) ☐ enthält die Patientenstammdaten der Praxis
B) ☐ wird jeden Monat an die Praxen geschickt
C) ☐ steht für Bezirkskassenärztliche Vereinigung
D) ☐ wird jedes Quartal an die Praxen versendet oder muss downgeloadet werden
E) ☐ enthält alle privaten Krankenkassen in Deutschland

6. Welche Aussage ist richtig? Privatpatienten bezahlen ihre Behandlung ...

☒

A) ☐ mit der Kreditkarte.
B) ☐ nach Erstellen einer formal korrekten Privatrechnung.
C) ☐ immer erst nach dreimaliger Mahnung.
D) ☐ nur bei Erfolg der Behandlung.
E) ☐ als Selbstzahler.

7. Welche Gruppe ist richtig? Zu den Ersatzkassen gehören folgende Kassen:

☒

A) ☐ AOK, DAK-Gesundheit, HEK
B) ☐ Barmer, TK, HKK
C) ☐ KKH, IKK Waiblingen, TK
D) ☐ AOK Heilbronn, Bundeswehr, CosmosDirekt
E) ☐ Barmenia, Barmer, DAK-Gesundheit

1. C 2. A3, B1, C5, D4, E2 3. C, D
4. D 5. D 6. B 7. B

8. Welche beiden Zuordnungen sind richtig?

☒☒

A) ☐ BEMA → Gebührenordnung für Zahnärzte
B) ☐ KZV → Kassenzahnärztliche Vereinigung
C) ☐ PKV → Gesetzliche Krankenversicherung
D) ☐ GOZ → Bundeseinheitlicher Bewertungsmaßstab
E) ☐ BKV → Bundeseinheitliches Kassenverzeichnis

9. Der Patient hat seine eGK nicht dabei. Welche Aussage ist falsch?

☒

A) ☐ Sie fragen den Patienten nach seinem Personalausweis.
B) ☐ Er muss ein Formular unterschreiben, dass er seine eGK innerhalb von 10 Tagen nachreicht.
C) ☐ Die Leistungen von diesem Tag kann die Praxis nicht abrechnen.
D) ☐ Nach 10 Tagen hat die Praxis das Recht, eine Privatrechnung auszustellen.
E) ☐ Die Stammdaten müssen manuell in das PVS eingegeben werden, wenn es ein neuer Patient ist.

10. Der Patient erhält ein elektronisches Rezept. Stellen Sie die richtige Reihenfolge her.

1 2 3 4 5

A) ☐ Der Patient kann einer Apotheke seiner Wahl den digitalen Code des Rezeptes zukommen lassen.
B) ☐ Das Rezept wird verschlüsselt versendet und in der TI gespeichert.
C) ☐ Das eRezept wird im PVS angelegt.
D) ☐ Die Apotheke überreicht dem Patienten sein Medikament.
E) ☐ Der Patient erhält einen Ausdruck des Rezeptes mit einem QR-Code oder es wird in seiner eRezept-App auf seinem Smartphone gespeichert.

11. Welche beiden Kassen gehören nicht zu den gesetzlichen Krankenkassen?

☒☒

A) ☐ Barmenia
B) ☐ AOK
C) ☐ Barmer
D) ☐ Techniker KK
E) ☐ Debeka
F) ☐ BKK

12. Eine Privatrechnung muss formal aus bestimmten Bestandteilen bestehen. Was muss sie nicht enthalten?

☒

A) ☐ Name des behandelnden Zahnarztes
B) ☐ die Kurzbeschreibung der Leistung
C) ☐ den Steigerungssatz
D) ☐ Datum der Rechnung
E) ☐ die Behandlungsdauer

13. Wie wird das Honorar für einen Privatpatienten ermittelt? Stellen Sie die richtige Reihenfolge her.

1 2 3 4 5

A) ☐ Diese wird mit dem Punktwert multipliziert (5,62421 ct).
B) ☐ Je nach Schwierigkeit der Leistung und dem benötigten Zeitaufwand legt der Behandler den Steigerungssatz fest. Er liegt zwischen 1 und 3,5.
C) ☐ Die Punktzahl der erbrachten Leistung wird ermittelt.
D) ☐ Der Gebührensatz wird mit dem Steigerungssatz multipliziert.
E) ☐ Das Ergebnis nennt man Gebührensatz.

14. Welche beiden Aussagen zum Upload sind richtig?

☒☒

A) ☐ Alle Behandlungen in diesem Quartal werden mit dem Abrechnungsprogramm erfasst und in einem neuen Ordner gespeichert.
B) ☐ Die KZV schickt Ihnen zu Beginn eines neuen Quartals ein Zertifikat, damit Sie die Datei versenden können.
C) ☐ Die Abrechnung mit der KZV mittels Erfassungsschein heißt Upload.
D) ☐ Die Datei wird über VPN an die KZV weitergeleitet.
E) ☐ Wenn beim Einlesen der eGK eines Patienten eine Fehlermeldung kommt, dann kann man trotzdem die Leistungen für ihn abrechnen.
F) ☐ Das BKV muss nur zu Beginn des Jahres eingelesen werden, die Patienten sind dann mit ihren KK verknüpft.

8. B, E 9. C 10. A4, B2, C1, D5, E3
11. A, E 12. E 13. A2, B4, C1, D5, E3
14. A, D

15. Ordnen Sie zu. Welche Zuordnung ist richtig?

☒

A	ICD-Code	1	Mehrkostenvereinbarung
B	MKV	2	Kassenzahnärztliche Vereinigung
C	KZV	3	Internationale Klassifikation der Krankheiten
D	BKV	4	Bundeseinheitliches Kassenverzeichnis

A) ☐ A2, B1, C3, D4
B) ☐ A1, B2, C3, D4
C) ☐ A3, B1, C2, D4
D) ☐ A4, B3, C2, D1
E) ☐ A4, B2, C1, D3

16. Die eGK wird eingelesen. Was passiert dann? Stellen Sie die richtige Reihenfolge her.

1 2 3 4 5

A) ☐ Ist die eGK nicht mehr gültig, so wird sie gesperrt.
B) ☐ Haben sich die Daten des Patienten geändert, so werden sie automatisch auf die eGK übertragen und gespeichert.
C) ☐ Die verschlüsselten Daten werden an die Krankenkasse gesendet.
D) ☐ Es erfolgt eine Rückmeldung der KK.
E) ☐ Es erfolgt automatisch ein BKV-Abgleich, der Patient wird mit der richtigen KK verknüpft.

17. Die Leistungen bei einem Privatpatienten werden nach der GOZ/GOÄ abgerechnet. Welche Kosten können noch in Rechnung gestellt werden? Welche Aussage ist falsch?

☒

A) ☐ Bestimmte Materialkosten, wie atraumatisches Nahtmaterial, können in Rechnung gestellt werden.
B) ☐ Das Wegegeld kann berechnet werden.
C) ☐ Chirurgische Zuschläge können erhoben werden.
D) ☐ Die Ausgaben für Strom und Wasser können in Rechnung gestellt werden.
E) ☐ Die angefallenen Laborkosten werden in Rechnung gestellt.

18. Welche Zuordnung zu außervertraglichen Leistungen ist richtig?

☒

A) ☐ Wunsch nach höherwertiger Versorgung → geht über das Wirtschaftlichkeitsgebot hinaus
B) ☐ Diese Leistung bezahlt die Krankenkasse nicht. → Leistung nach GOZ/GOÄ minus fiktive Kassenleistung
C) ☐ Aufklärung über Versorgung und Kosten → Es entstehen Mehrkosten für den Patienten.
D) ☐ schriftliche Mehrkostenvereinbarung → Dokumentation der Aufklärung
E) ☐ Privatrechnung über Differenz → nach § 28 unterschreiben lassen

19. Welche beiden Aussagen zur freiwilligen Versicherung in einer gesetzlichen Krankenkasse sind richtig?

☒ ☒

A) ☐ Ein späterer Wechsel in die PKV ist dann nicht mehr möglich.
B) ☐ Auszubildende sind freiwillig versichert.
C) ☐ Die Beiträge sind genauso hoch wie in der privaten Krankenversicherung.
D) ☐ Die Familie ist nicht mitversichert.
E) ☐ Selbstständige und Beamte können freiwillig versichert sein in der GKV.
F) ☐ Arbeitnehmer, deren Einkommen über der Jahresarbeitsentgeltgrenze liegt und die dennoch in der gesetzlichen Krankenkasse versichert bleiben wollen, sind freiwillig versichert.

20. Welche Aussage ist richtig? Die Gesetze zur Krankenversicherung stehen im SGB ...

☒

A) ☐ Band I
B) ☐ Band II
C) ☐ Band III
D) ☐ Band IV
E) ☐ Band V

15. C 16. A5, B4, C2, D3, E1
17. D 18. A 19. E, F 20. E

21. Wie berechnen Sie die Mehrkosten nach § 28 für einen Kassenpatienten? Stellen Sie die richtige Reihenfolge her.

[1] [2] [3] [4] [5]

A) ☐ Die vom Patienten gewünschte Versorgung wird nach GOZ/GOÄ berechnet.
B) ☐ Über diese Differenz erhält der Patient eine Privatrechnung.
C) ☐ Die Kassenleistung nach BEMA, die der Patient normalerweise erhalten würde, wird über die Quartalsabrechnung abgerechnet.
D) ☐ Von diesem Betrag wird die fiktive Kassenleistung abgezogen.
E) ☐ Es wird eine MKV nach § 28 erstellt und vom Behandler und vom Patienten unterschrieben.

22. Ordnen Sie zu. Es handelt sich um eine Behandlung bei einem Kassenpatienten.

[x]

A	Sprechstundenbedarf	1	Miete, Strom, Wasser, Gas
B	Praxiskosten	2	Nahtmaterial, Anästhetikum, Vaseline, Schmerztabletten
C	Verbrauchsmaterialien	3	Einmalsauger, Watterollen, Becher, CHX-Lösung, Einmalspritzen, Kanülen, Schutzausrüstung

A) ☐ A2, B3, C1
B) ☐ A1, B2, C3
C) ☐ A2, B1, C3
D) ☐ A3, B1, C2

23. Welche Aussage ist richtig? Die Leistungen, die eine Krankenkasse bezahlt, müssen ...

[x]

A) ☐ möglichst preisgünstig sein.
B) ☐ mindestens befriedigend sein.
C) ☐ das Notwendige überschreiten.
D) ☐ ausreichend, zweckmäßig und wirtschaftlich sein.
E) ☐ mit dem Zahnarzt ausgehandelt werden.

24. Welche beiden Aussagen zur Abrechnung bei Privatpatienten sind richtig?

[x] [x]

A) ☐ Zwischen dem Zahnarzt und dem Patienten kommt kein Behandlungsvertrag zustande.
B) ☐ Es gilt die Gebührenordnung für Zahnärzte / Gebührenordnung für Ärzte GOZ/GOÄ.
C) ☐ In der GOZ wird für jede Leistung ein Preis festgelegt.
D) ☐ Der Patient ist gegenüber der privaten Krankenkasse zahlungspflichtig.
E) ☐ In der GOZ/GOÄ werden für jede Leistung eine Nummer, die Leistungsbeschreibung und die Punktzahl festgelegt.
F) ☐ Es wird nach dem BEMA-Katalog abgerechnet.

25. Welche beiden Aussagen zur Pflichtversicherung in einer gesetzlichen Krankenkasse sind richtig?

[x] [x]

A) ☐ Nur Arbeiter sind pflichtversichert.
B) ☐ Alle Arbeitnehmer, deren Einkommen unter der Jahresarbeitsentgeltgrenze liegt, sind pflichtversichert.
C) ☐ Rentner, Studenten, Auszubildende, Arbeitslosengeldempfänger sind pflichtversichert.
D) ☐ Alle Arbeitgeber sind pflichtversichert.
E) ☐ Nicht berufstätige Ehepartner und Kinder des pflichtversicherten Mitglieds müssen sich eigenständig versichern.
F) ☐ Das betrifft nur die Angestellten.

26. Welche Gruppe ist richtig? Zu den Primärkassen (RVO-Kassen) gehören folgende Kassen:

[x]

A) ☐ Barmer, AOK Südlicher Oberrhein, energie-BKK
B) ☐ TK, IKK classic, KKH
C) ☐ BKK Scheufelen, AOK Plus, DAK-Gesundheit
D) ☐ AOK Stuttgart, BKK Linde, IKK Südwest
E) ☐ Dt. Rentenversicherung KBN, TK, Polizei

21. A3, B5, C2, D4, E1 22. C
23. D 24. B, E 25. B, C 26. D

27. Welche Aussage ist falsch?

☒

A) ☐ BEMA bedeutet Bewertungsmaßstab für ärztliche Leistungen.
B) ☐ Die GOZ ist nicht Bestandteil des BEMA.
C) ☐ Der BEMA gilt für Patienten der Primärkassen und der Ersatzkassen.
D) ☐ GOZ bedeutet Gebührenordnung für Zahnärzte.
E) ☐ Der BEMA ist die Basis für die Abrechnung der zahnärztlichen Leistungen mit den gesetzlichen Krankenkassen.

28. Welche beiden Aussagen zum Punktwert sind richtig?

☒☒

A) ☐ Die zahnärztlichen Leistungen im BEMA haben einen Punktwert.
B) ☐ Die Bewertungszahl einer Leistung multipliziert mit dem Punktwert der Kasse ergibt das Honorar für diese Leistung.
C) ☐ Alle gesetzlichen Kassen haben den gleichen Punktwert.
D) ☐ Der Punktwert bleibt immer gleich.
E) ☐ Jede gesetzliche Krankenkasse legt einen Punktwert fest, d. h., was ein Punkt in € wert ist.
F) ☐ Der Punktwert in € wird regelmäßig reduziert, um die Gesundheitskosten zu senken.

29. Was ist ein Steigerungssatz/-faktor? Welche Aussage ist richtig?

☒

A) ☐ Bis zu einem Steigerungssatz/-faktor von 3,5 muss der Zahnarzt keine Begründung angeben.
B) ☐ Der Behandler legt einen Steigerungssatz/-faktor fest, abhängig von der Schwierigkeit der Leistung und dem benötigten Zeitaufwand.
C) ☐ Bei einem Steigerungssatz von 2,3 erhält der Zahnarzt das 2,3-Fache von dem, was er bei der Behandlung von einem Kassenpatienten bekommen würde.
D) ☐ Der Steigerungssatz/-faktor wird zu dem Gebührensatz addiert.
E) ☐ Der 3,0-fache Steigerungssatz/-faktor wird als Schwellenwert bezeichnet.

30. Ordnen Sie zu. Was ist richtig?

☒

		1	weist sich durch die eGK aus
A	Privatpatient	2	Die Abrechnung erfolgt am Ende des Quartals.
B	Kassenpatient	3	kann in einer privaten Krankenkasse versichert sein
		4	kann Selbstzahler sein

A) ☐ A1, B1, A2, B2
B) ☐ A1, B2, A3, B4
C) ☐ A3, B1, A4, B2
D) ☐ A4, B3, A2, B1
E) ☐ A4, B2, A1, B3

31. Welche beiden Aussagen zu den Sonstigen Kostenträgern sind richtig?

☒☒

A) ☐ Sie gehören zu den Ersatzkassen.
B) ☐ Sie versichern Zahnärzte gegen Krankheiten.
C) ☐ Die Sonstigen Kostenträger haben eigene Vereinbarungen über die Leistungen und deren Vergütung mit der KZBV.
D) ☐ Dazu gehören: Bundeswehr, Bundespolizei, Lehrer, Sozial- und Jugendämter.
E) ☐ Sie sind besondere Kassen für besondere Personengruppen.
F) ☐ Sie gehören zu den Primärkassen.

32. Welche beiden Aussagen zum ICD-Code sind richtig?

☒☒

A) ☐ ICD bedeutet: International Statistical Classification of Diseases and Related Health Problems
B) ☐ Der ICD-Code wird für die Quartalsabrechnung benötigt.
C) ☐ Er ist ein Klassifikationssystem für medizinische Diagnosen, welches deutschlandweit gilt.
D) ☐ Die zahnärztlichen Diagnosen haben die Codierung K00–K14.
E) ☐ Er gilt nur für privat Versicherte.
F) ☐ Für die eAU wird der ICD-Code nicht benötigt.

27. A | 28. B, E | 29. B
30. C | 31. C, E | 32. A, D

Lernfeld 4: Patienten bei der Kariestherapie begleiten

Histologischer Zahnaufbau

Beschreiben Sie den histologischen Aufbau der drei Hartsubstanzen des Zahnes und deren charakteristische Eigenschaften.
→ BA S. 107 /
→ JB 1 S. 341

Schmelz (Enamelum)
- härteste Substanz des Körpers, 96 % anorganische Substanz
- besteht aus Schmelzprismen, die von Hydroxyl- und Fluorapatitkristallen gebildet werden
- schmelzbildende Zellen (Amelo- bzw. Adamantoblasten), bilden nur bis zum Zahndurchbruch Schmelz
- an der Kaufläche dicker, zum Zahnhals hin dünn auslaufend

Zahnbein (Dentin)
- weicher als Schmelz, härter als Zement, 70–80 % anorganische Substanz
- von Dentinkanälchen durchzogen
- darin Odontoblastenfortsätze (Tomes-Fasern)
- dentinbildende Zellen (Odontoblasten), bilden zeitlebens Dentin

Zement (Cementum)
- weicher als Dentin, 46 % anorganische Substanz
- überzieht die Wurzel
- gehört funktionell zum Zahnhalteapparat
- zementbildende Zellen (Zementoblasten), sind zeitlebens vorhanden

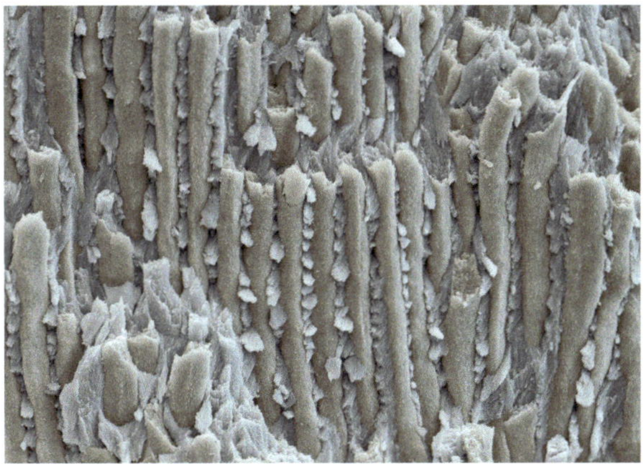
Schmelzprismen mit Hydroxylapatitkristallen (rasterelektronenmikroskopische Aufnahme)

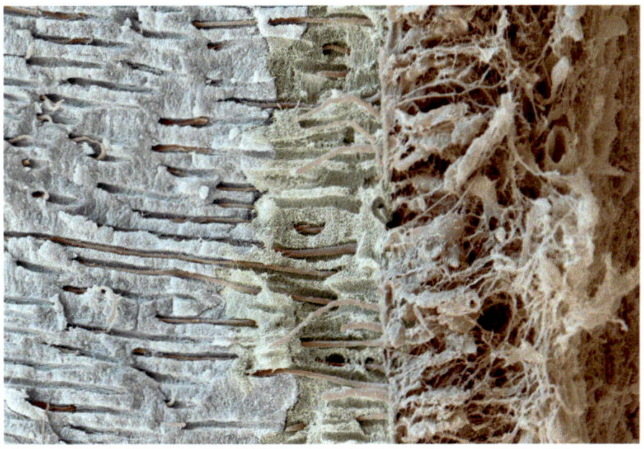
Dentinkanälchen mit Odontoblastenfortsätzen und Odontoblasten in der Pulpa (rasterelektronenmikroskopische Aufnahme)

Beschreiben Sie den Aufbau, die Einteilung und die Funktion der Pulpa.
→ BA S. 106 /
→ JB 1 S. 340

Pulpabestandteile
- Bindegewebe
- Blutgefäße
- Nervenfasern
- Lymphgefäße

Einteilung der Pulpa
- Kronenpulpa mit Pulpenhorn, Pulpaboden und Pulpadach
- Wurzelpulpa

Funktionen der Pulpa
- ernährt die Odontoblasten des Dentins
- leitet Reize über die Nervenfasern weiter

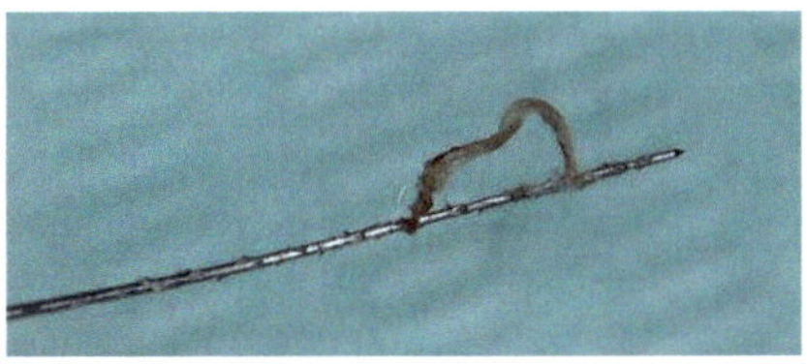
Pulpa auf einer Exstirpationsnadel

Erklären Sie die Begriffe Primär-, Sekundär- und Tertiärdentin.
→ BA S. 106 /
→ JB 1 S. 340

Primärdentin
- das erste Dentin, das die Odontoblasten während der Zahnbildung abscheiden

Sekundärdentin
- das Dentin, das nach dem Zahndurchbruch gebildet wird

Tertiärdentin
- das Dentin, das auf einen Reiz hin, z. B. auf eine Karies, gebildet wird

Wie fit bin ich für die Prüfung? ☺ ☐ 😐 ☐ ☹ ☐

Zahnentwicklung und Zahndurchbruch

In welchen Stadien erfolgt die Zahnentwicklung?
→ BA S. 108 /
→ JB 1 S. 342

Zahnentwicklung
- Beginn im 2. Schwangerschaftsmonat
- zunächst für den späteren OK und UK Bildung jeweils einer Zahnleiste für die Milchzähne und einer Zahnersatzleiste für die bleibenden Zähne
- An jeder Zahnleiste entstehen zehn Zahnknospen für die Anlagen der Milchzähne.
- Entwicklung der Zahnknospe zur Zahnkappe
- Aus der Zahnkappe wird die Zahnglocke.
- Zahnhartsubstanzen entwickeln sich im 4. SSM.
- im 5. SSM Beginn der Entwicklung der Zuwachszähne
- im 5. Monat nach der Geburt Entwicklung der bleibenden Ersatzzähne aus der Zahnersatzleiste

Stadien der Zahnentwicklung	
Zahnleiste mit Zahnknospen für die Milchzähne	2. SSM
Zahnkappe	3. SSM
Zahnglocke	3. / 4. SSM
Zahnhartsubstanzen	4. SSM
Bildung der Zuwachszähne	5. SSM
Ersatzzähne	5. Monat nach Geburt bis zum 3. Lj.

Was versteht man unter Zuwachszähnen und was unter Ersatzzähnen?
→ BA S. 109 /
→ JB 1 S. 343

Zuwachszähne
- bleibende Zähne, die zusätzlich hinter den Milchzähnen hinzukommen; 1.–3. Molar

Ersatzzähne
- bleibende Zähne, die die Milchzähne ersetzen; Zähne 15–25 und 35–45

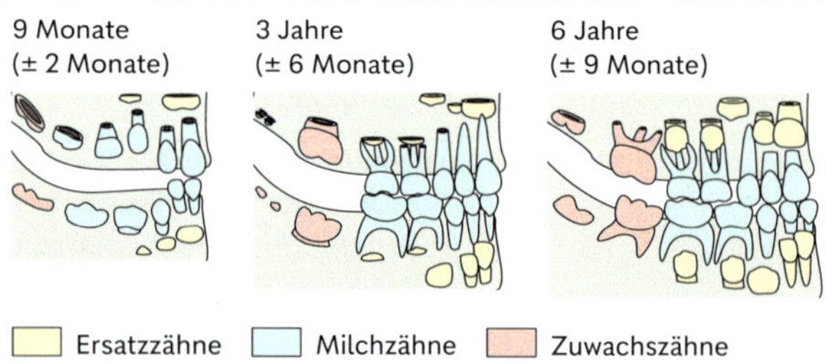

Beschreiben Sie die Durchbruchszeiten des Milchgebisses. → **BA S. 110 /** → **JB 1 S. 344**	**Durchbruchszeiten im Milchgebiss** • Durchtritt erster Milchzähne in die Mundhöhle mit ca. 6 Monaten (71 und 81) • Grundsätzlich erscheinen UK-Zähne meist vor den OK-Zähnen. • Reihenfolge: Milch-1er → -2er → -4er → -3er → -5er • Milchgebiss mit 2–3 Jahren vollständig vorhanden	

Durchbrechende Zähne	Alter
71, 81	6–8 Monate
51, 61	8–10 Monate
52, 62, 72, 82	10–14 Monate
54, 64, 74, 84	14–18 Monate
53, 63, 73, 83	18–24 Monate
55, 65, 75, 85	24–30 Monate

Beschreiben Sie die Durchbruchszeiten des bleibenden Gebisses. → **BA S. 111 /** → **JB 1 S. 345**	**Durchbruchszeiten im bleibenden Gebiss** • Erster bleibender Zahn ist der erste Molar: tritt im Alter von ca. 6 Jahren in die Mundhöhle (6-Jahr-Molar). • Durchtritt wiederum UK vor OK • Es folgen die 1er, 2er usw. – vgl. nebenstehende Tabelle. • Bleibende 7er erscheinen mit ca. 12 Jahren in der Mundhöhle (12-Jahr-Molaren).

Durchbrechende Zähne	Alter
46, 36, 16, 26, 31, 41	6 Jahre
11, 21, 32, 42	7 Jahre
12, 22	8 Jahre
33, 43, 14, 24, 34, 44	10 Jahre
15, 25, 35, 45, 13, 23	11 Jahre
17, 27, 37, 47	12 Jahre
18, 28, 38, 48	18–22 Jahre

Erklären Sie den Begriff Wechselgebiss. → **BA S. 110 /** → **JB 1 S. 344**	**Wechselgebiss** • Sowohl Milch- als auch bleibende Zähne sind in der Mundhöhle vorhanden. • Periode erstreckt sich ca. vom 6. bis zum 12. Lebensjahr

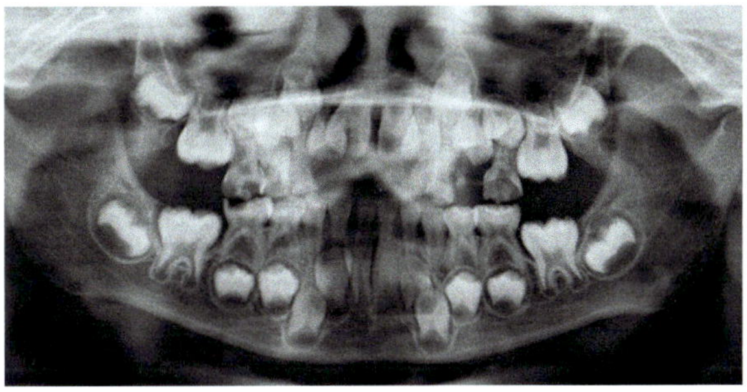

Wie fit bin ich für die Prüfung? ☺ ☐ 😐 ☐ ☹ ☐

Befunderhebung

Welche Arten der Befunderhebung gibt es? → **BA S. 112 /** → **JB 1 S. 346**	**Befunderhebung** • allgemeiner Befund: bezogen auf den gesamten menschlichen Körper • spezieller Befund: bezogen auf den zahnärztlichen Bereich
In welche Bereiche untergliedert sich der spezielle Befund? → **BA S. 112 /** → **JB 1 S. 346**	**Spezieller Befund** • extraoraler Befund (Befund außerhalb der Mundhöhle) • intraoraler Befund (Befund innerhalb der Mundhöhle)

Wie erfolgt die extraorale Befunderhebung? → BA S. 112 / → JB 1 S. 346	**Extraoraler Befund** • Inspektion (Betrachten), z. B. der Kopf-/Halsregion von außen • Palpation (Tasten) von Kaumuskulatur, Kiefergelenk, Lymphknoten • Auskultation (Abhören) von Geräuschen des Kiefergelenks	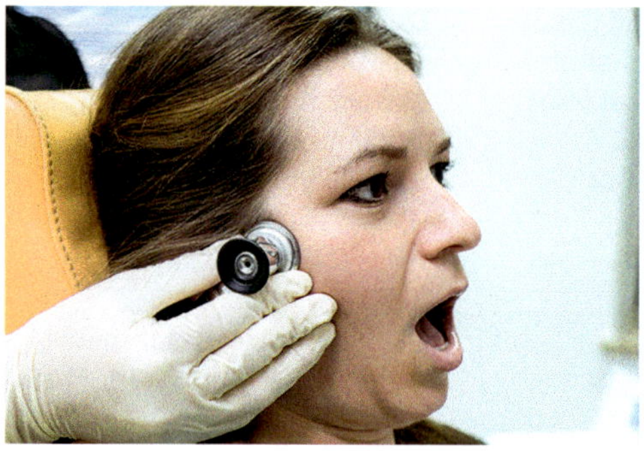 Auskultation des Kiefergelenks
Beschreiben Sie die intraorale Befunderhebung. → BA S. 112 / → JB 1 S. 346	**Intraoraler Befund** • Inspektion der Mundhöhle • Palpation der Muskulatur, des Knochens usw. • Erheben des Zahnstatus • Röntgendiagnostik	
Was umfasst die Erhebung des Zahnstatus?	**Erhebung des Zahnstatus** • fehlende Zähne • kariöse Zähne • zerstörte Zähne • Zahnstein • Mundkrankheiten • Kronen • Brücken • Implantate • Füllungen • Lockerungsgrad • Taschentiefen • Vitalitätsprüfung • Perkussionsprüfung	Abkürzungen zur Zahnstatuserhebung fehlend: f kariös: c zerstört: z Zahnstein: Zst Mundkrankheiten: Mu Kronen: K Brücken: B Implantat: I Füllungen: F Lockerungsgrad: I, II, III Taschentiefen in mm Vitalitätsprüfung: ViPr + bzw. – Perkussionsprüfung: Perk + bzw. –

Wie fit bin ich für die Prüfung? ☺ ☐ 😐 ☐ ☹ ☐

Karies

Wie entsteht Karies? → BA S. 114 / → JB 1 S. 348	**Kariesentstehung** • Durch Nahrungsaufnahme entsteht Plaque (nicht abspülbarer Zahnbelag). • Bakterien (wie Streptococcus mutans und Laktobazillen) verstoffwechseln die Nahrung (Substrat), v. a. niedermolekulare Kohlenhydrate. • Säure entsteht. • Säure greift nach einer gewissen Zeit die Zahnhartsubstanz an, Mineralien werden dem Zahn entzogen (Demineralisation). • Karies entsteht.	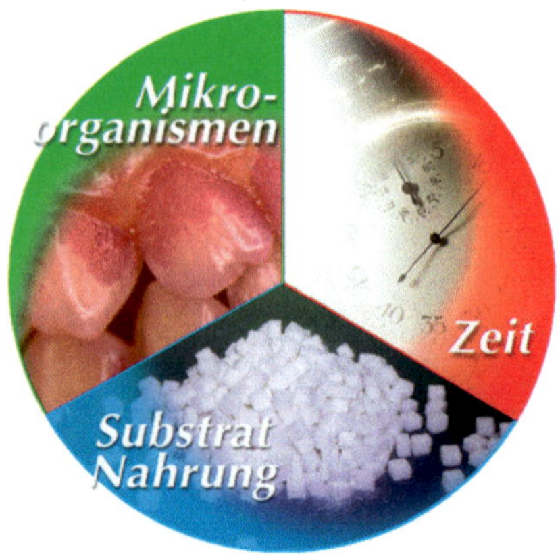 Ätiologie der Karies

Was versteht man unter Prädilektionsstellen?
→ BA S. 114, 352 /
→ JB 1 S. 348 /
JB 3 S. 18

Prädilektionsstellen
- Stellen, an denen sich besonders häufig Karies bildet, d. h. Stellen, die schwer von Plaque zu reinigen sind

---

Nennen Sie Beispiele für Prädilektionsstellen.
→ BA S. 352 /
→ JB 3 S. 18

Beispiele für Prädilektionsstellen
- Fissuren
- Grübchen
- Approximalflächen
- freiliegende Wurzeloberflächen
- Zahnhalsregion
- verschachtelt stehende Zähne
- nicht korrekt gestaltete Kronen- und Füllungsränder

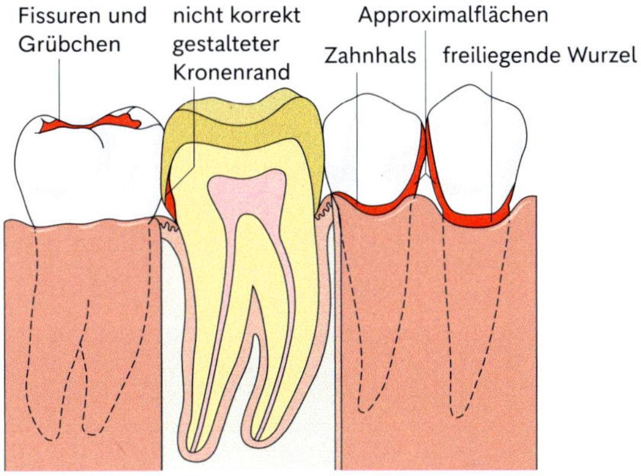

Erklären Sie den Einfluss des Speichels auf die Kariesentstehung.
→ BA S. 117 f. /
→ JB 1 S. 351 f.

Funktion des Speichels
- spült Nahrungsreste vom Zahn, verdünnt Säure (Spülfunktion)
- schützt vor Karies (je flüssiger, desto mehr)
- neutralisiert Säuren (Pufferung von Säuren)
- remineralisiert die Zahnhartsubstanzen

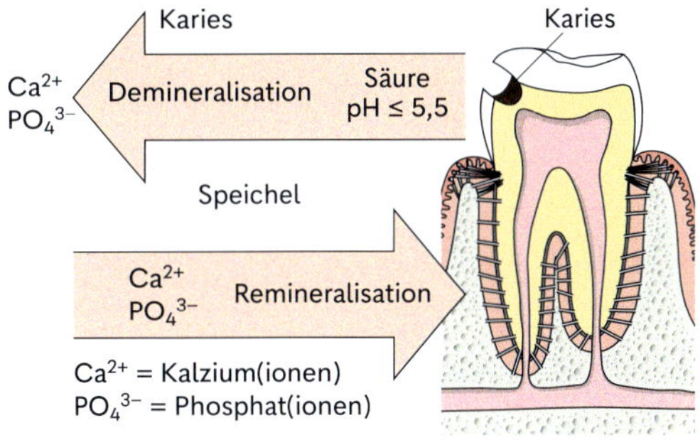

Nennen Sie Faktoren, die die Kariesentstehung fördern.
→ BA S. 117 f. /
→ JB 1 S. 351 f.

Karies fördernde Faktoren
- häufiger Verzehr von Süßem (niedermolekulare Kohlenhydrate)
- schlechte Mundhygiene
- hoher Anteil an Kariesbakterien
- Zahnfehlstellungen
- Mundatmung
- geringer Speichelfluss
- geringe Pufferkapazität des Speichels
- seltene Zahnarztbesuche

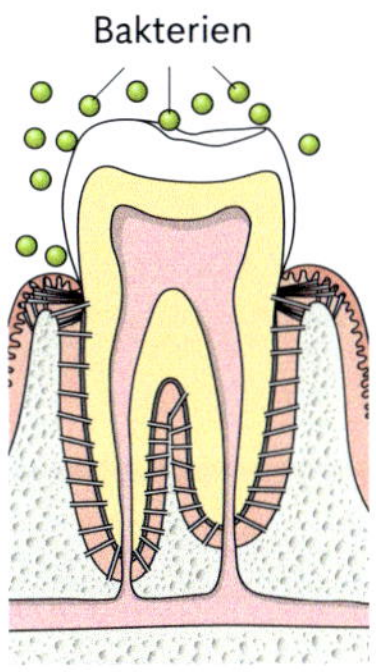

In welchen Stadien verläuft die Karies?
→ BA S. 120 f. /
→ JB 1 S. 354 f.

Kariesverlauf
- Initialkaries (Caries initialis, White spot) (a)
- Schmelzkaries (Caries superficialis) (b)
- Dentinkaries (Caries media) (c)
- tiefe Dentinkaries (Caries profunda) (d)

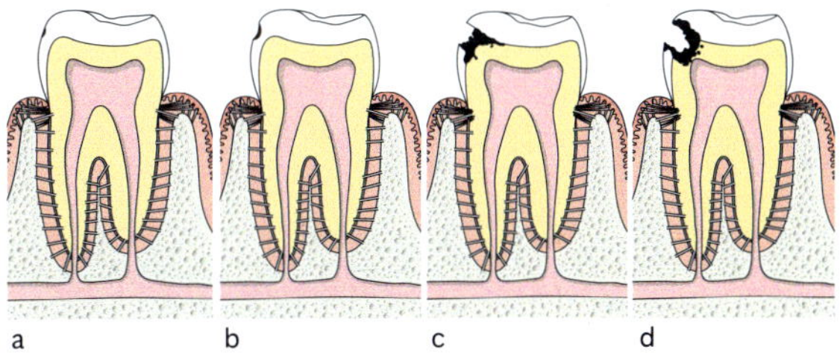

Erklären Sie die Begriffe Sekundärkaries und Kariesrezidiv.
→ BA S. 121 f. /
→ JB 1 S. 355 f.

Sekundärkaries
- Karies, die neu im Bereich von Füllungs- und Kronenrändern entsteht

Kariesrezidiv
- Karies, die nicht vollständig entfernt wurde und dann wieder dort auftritt

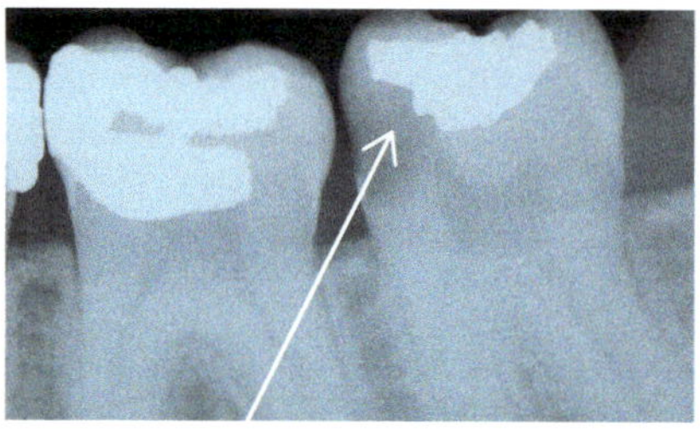
Sekundärkaries (Pfeil)

Wie kann eine Karies diagnostiziert werden?
→ BA S. 123 f. /
→ JB 1 S. 357 f.

Methoden der Kariesdiagnostik
- Inspektion
- Sondieren
- Durchleuchten
- Röntgenuntersuchung
- Laserfluoreszenzmessung
- Kariesdetektor

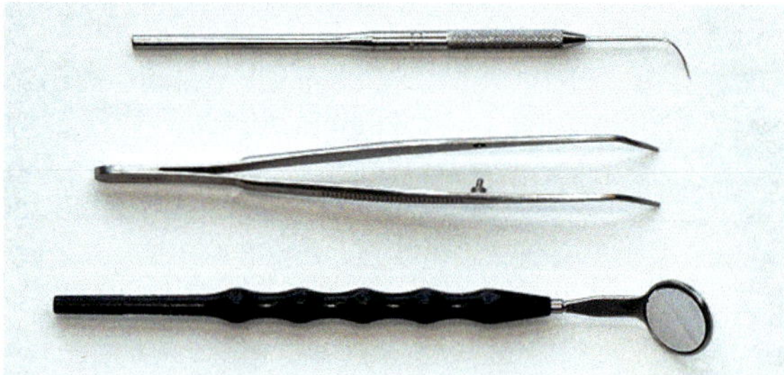
Grundinstrumentarium zur Inspektion

Was versteht man unter dem DMF-T-Index?
→ BA S. 125 f. /
→ JB 1 S. 359 f.

DMF-T-Index
- Kariesindex zur Beurteilung des individuellen Kariesrisikos
  - D, d: decayed, kariös
  - M, m: missing, fehlend
  - F, f: filled, gefüllt
  - T, t: tooth, Zahn
- im Milchgebiss: Kleinbuchstaben
- im bleibenden Gebiss: Großbuchstaben
- Addition aller Zähne, die durch Karies zerstört sind, gefüllt oder extrahiert wurden (jeder Zahn wird nur einmal gewertet)
- Kariesindex zwischen 0 und 20 im Milchgebiss (Risiko abhängig vom Alter der Patienten)

Alter	Hohes Kariesrisiko bei
bis 3 Jahre	dmf-t > 0
bis 4 Jahre	dmf-t > 2
bis 5 Jahre	dmf-t > 4
bis 6 Jahre	dmf-t > 5
bis 7 Jahre	dmf-t/DMF (t/T) > 5 oder D (T) > 0
8–9 Jahre	dmf-t/DMF (t/T) > 7 oder D (T) > 2
10–12 Jahre	DMF (S) an Approximal-/Glattflächen > 0
13–15 Jahre	D (S) an Approximal-/Glattflächen > 0 und/oder mehr als 2 kariöse Läsionen
16–18 Jahre	D (S) an Approximal-/Glattflächen > 0 und/oder mehr als 2 kariöse Läsionen

Erklären Sie die Begriffe Kavität, Präparation und Restauration.
→ BA S. 126 /
→ JB 1 S. 360

Kavität
- Hohlform im Zahn, die mithilfe von diamantierten Schleifkörpern präpariert wird, um eine Füllung einbringen zu können

Präparation
- Abtragen von Zahnhartsubstanz mit diamantierten Schleifkörpern zur Aufnahme einer Füllung oder Krone

Restauration
- Wiederherstellung des Zahnes durch Füllungen oder Kronen

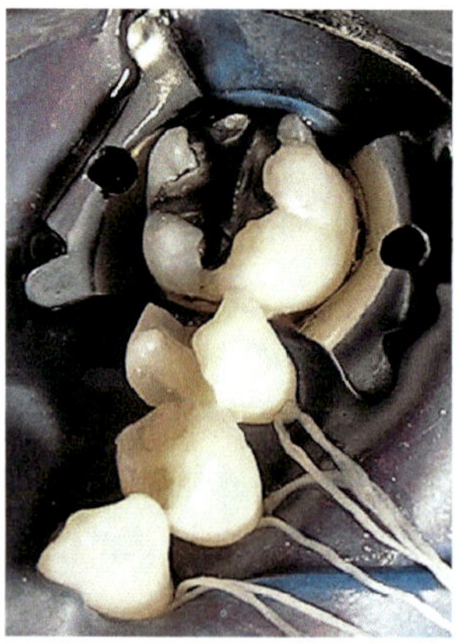
Zahn 35 nach vollständiger Kariesexkavation, mit geglätteten Kavitätenrändern und angeschrägten Schmelzrändern

Wie fit bin ich für die Prüfung? ☺ ☐ 😐 ☐ ☹ ☐

Füllmaterialien – Komposite

Welche Gruppen von definitiven Füllungsmaterialien werden unterschieden? Geben Sie jeweils Beispiele.
→ BA S. 127 /
→ JB 1 S. 361

Definitive Füllungsmaterialien
- plastische Füllungsmaterialien
  - Komposite
  - Zemente
  - Kompomere
  - Amalgam
- Einlagefüllungen
  - aus Gold
  - aus Keramik
  - aus Kunststoff

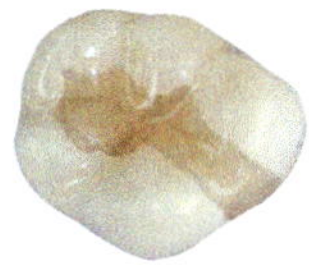
Kompositfüllung

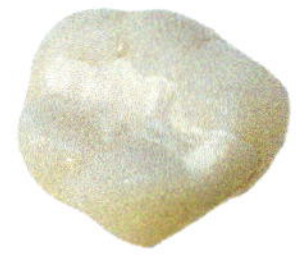
Glasionomerfüllung

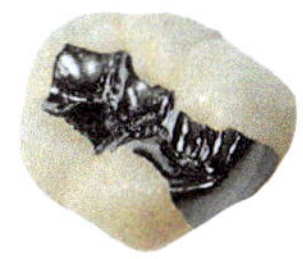
Amalgamfüllung

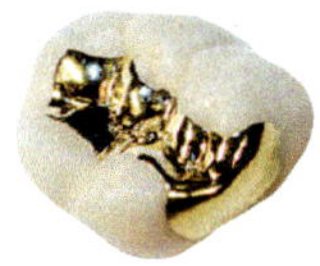
Goldinlay

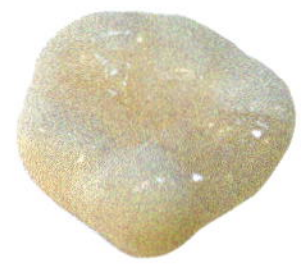
Keramikinlay

Geben Sie die Zusammensetzung der Komposite an und erklären Sie den Vorgang ihrer Aushärtung.
→ BA S. 127 f. /
→ JB 1 S. 361 f.

Zusammensetzung von Kompositen
- Kunststoffmatrix
- Füllstoffe (Mikro- oder Makrofiller)

Aushärtung von Kompositen
- im plastischen Zustand langkettiges Monomer
- Auslösung der Polymerisation durch Lichtzufuhr (lichthärtende Komposite) oder
- Autopolymerisation (chemisch härtende Komposite)

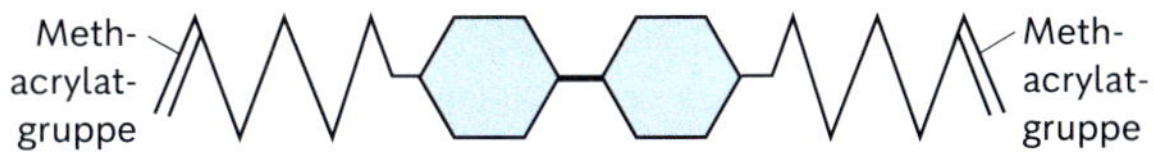

Vereinfachte Darstellung eines Kompositmonomers

Nennen Sie Vor- und Nachteile der Komposite.
→ BA S. 127 f. /
→ JB 1 S. 361 f.

Vorteile der Komposite
- zahnfarben
- kleine Präparationen möglich
- Verarbeitung in einer Sitzung
- schnelle Applikation

Nachteile der Komposite
- feuchtigkeitsempfindlich (Trockenlegung nötig)
- Polymerisationsschrumpfung
- eingeschränkte Haltbarkeit
- kostengünstiger als Einlagefüllungen, jedoch Mehrkosten für den Patienten

Hinweis: Lichthärtende Komposite sollten erst kurz vor der Verarbeitung dem Licht ausgesetzt werden, um eine vorzeitige Polymerisation zu vermeiden. Komposite sollten möglichst trocken, d. h. unter relativer bzw. absoluter Trockenlegung, eingebracht werden.

Worin besteht der Unterschied zwischen Autopolymerisaten und lichthärtenden Kompositen?
→ BA S. 128 /
→ JB 1 S. 362

Lichthärtende Komposite
- Aushärtung mittels Polymerisationslampe
- Füllen der Kavität in Schichttechnik wegen Schrumpfung
- Material nicht dem direkten Licht aussetzen

Autopolymerisate
- bestehen aus zwei Komponenten: Basis und Härter (Katalysator)
- Komponenten werden angemischt
- Polymerisation beginnt mit dem Mischen, Zeitfaktor!
- Mischen auf kalter Glasplatte empfehlenswert

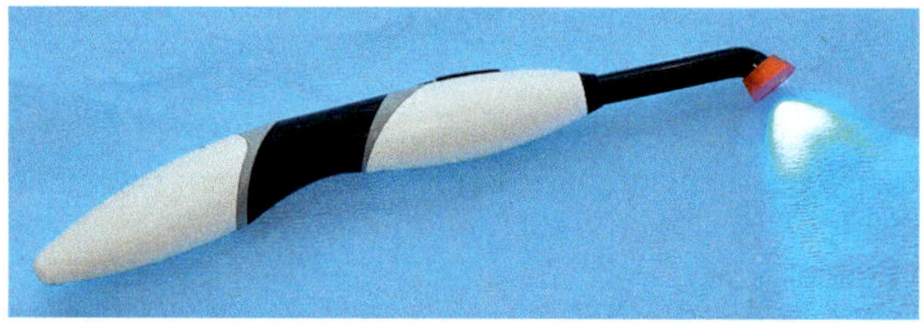
Polymerisationslampe

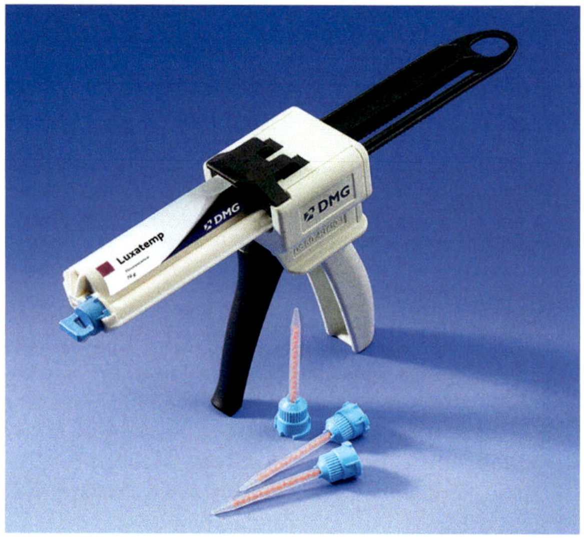

Applikationsspritze für chemisch härtendes Kompositfüllungsmaterial (© DMG Dental-Material Gesellschaft mbH, Hamburg 2022)

Erläutern Sie, was man unter Adhäsivtechnik versteht, und geben Sie die Arbeitsschritte an.
→ BA S. 128 f. /
→ JB 1 S. 362 f.

Adhäsivtechnik (Säure-Ätz-Technik)
- Haftung des Komposits an der Zahnhartsubstanz durch Anätzen des Zahnschmelzes
- Arbeitsschritte
  - Schmelzkonditionierung: Anätzen der Schmelzoberfläche mit Phosphorsäure (→ Oberflächenvergrößerung, Retention)
  - Dentinkonditionierung: Anätzen des Dentins (Schmierschicht wird entfernt, Eröffnen der Dentinkanälchen)
  - Dentinpriming: Dentinhaftvermittler (Primer) stellt Verbundschicht zwischen Dentin und Dentinadhäsiv her
  - Auftragen eines Dentinadhäsivs und Lichthärtung
  - Auftragen von Schmelzadhäsiv, dünnfließendem Kunststoff (Versiegler, Bonding) und Lichthärtung

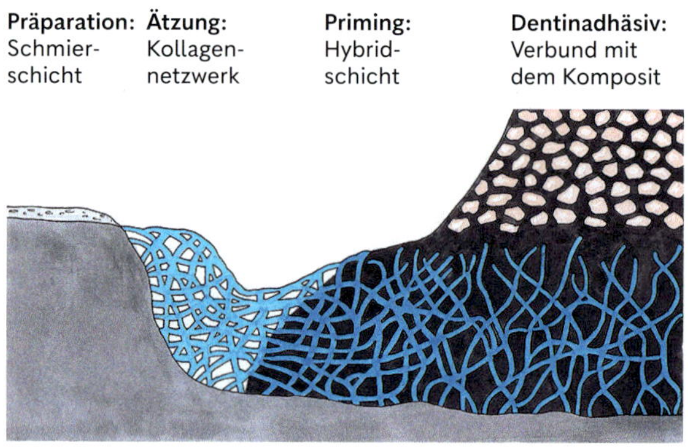

Hinweis: Heute existieren auch Materialien, die die o. g. einzelnen Schritte miteinander verbinden, z. B. gemeinsames Anätzen von Schmelz und Dentin (Total-Ätz-Technik) oder Ein-Flaschen-Systeme, bei denen alle fünf o. g. Schritte in einem Arbeitsschritt erfolgen.

Nennen Sie unterschiedliche Systeme für die Adhäsivtechnik und ihre Verarbeitung.
→ BA S. 131 /
→ JB 1 S. 365

System	Schmelzkonditionierung	Dentinkonditionierung	Dentinpriming	Dentinadhäsiv	Schmelzadhäsiv	Produkt
Mehr-Flaschen-Systeme	· Ätzgel 30 Sek. auf Schmelz, dann 15 Sek. auf Dentin · Absprühen mit Wasserspray · leicht trocknen		· 30 Sek. einreiben · leicht trocknen	· Adhäsiv auf Schmelz und Dentin auftragen · Lichtpolymerisation		OptiBond® FL
Ein-Flaschen-Systeme	· Ätzgel 30 Sek. auf Schmelz, dann 15 Sek. auf Dentin · Absprühen mit Wasserspray · leicht trocknen		· „Solobond“ auf Schmelz und Dentin applizieren · 30 Sek. einwirken lassen · leicht verblasen · 20 Sek. lichthärten			Solobond Mono®
schmelz- und dentinkonditionierende Systeme	· Vermischen des Adhäsivs · Adhäsiv sorgfältig 15 Sek. einmassieren · Überschüsse verblasen · zweite Schicht auftragen und verblasen · 10 Sek. lichthärten					Adper™ Prompt™ L-Pop™

Nennen Sie die Arbeitsschritte beim Legen einer Kompositfüllung.
→ BA S. 129 f. /
→ JB 1 S. 363 f.

Ablauf einer Kompositfüllung

- Anästhesie
- Kavitätenpräparation
- Anätzen von Schmelz und Dentin
- Absprühen mit Wasser
- Trockenblasen
- Befestigen von Matrizen und Interdentalkeilen
- Dentinpriming, Verblasen
- Auftragen von Schmelz- und Dentinadhäsiv
- Lichthärtung
- Bestimmen der Kompositfarbe
- schichtweises Einbringen des Komposits in die Kavität
- Lichthärtung mit der Polymerisationslampe
- Okklusions- und Artikulationskontrolle
- Politur

Adhäsivtechnik für Kompositfüllungen

Schmelz- und Dentinkonditionierung
↓
Dentinpriming
↓
Applikation von Schmelz- und Dentinadhäsiv
↓
Lichthärtung
↓
Kompositapplikation
↓
Lichthärtung

Wie fit bin ich für die Prüfung? ☺ ☐ 😐 ☐ ☹ ☐

Füllungsmaterialien – Zemente

Woraus bestehen Zemente im Allgemeinen?
→ BA S. 132 f. /
→ JB 1 S. 366 f.

Zemente

- Zemente sind Füllungsmaterialien, die aus Pulver und Flüssigkeit angemischt werden.

Welche Zemente werden heute verwendet?
→ BA S. 132 f. /
→ JB 1 S. 366 f.

Zementarten

- Phosphatzement
- Zinkoxid-Eugenol-Zement
- Glasionomerzement (GIZ)
- Carboxylatzement

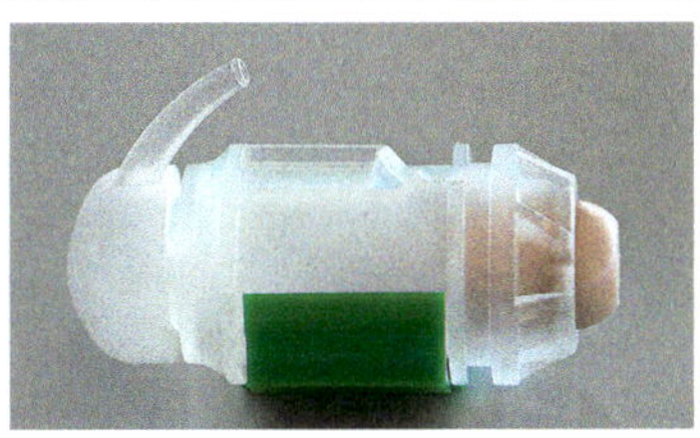

Glasionomerzementkapsel

Nennen Sie die Zusammensetzung, ihre Eigenschaften und die Indikation von Phosphatzementen.
→ BA S. 132 f. /
→ JB 1 S. 366 f.

Phosphatzemente

Zusammensetzung
- Pulver: Zinkoxid und Magnesiumoxid
- Flüssigkeit: Phosphorsäure

Eigenschaften
- Wärmeentwicklung beim Abbinden
- Pulpaschädigung durch Phosphorsäure möglich
- hohe Druckfestigkeit

Indikation
- Unterfüllung
- Befestigung von festsitzendem Zahnersatz

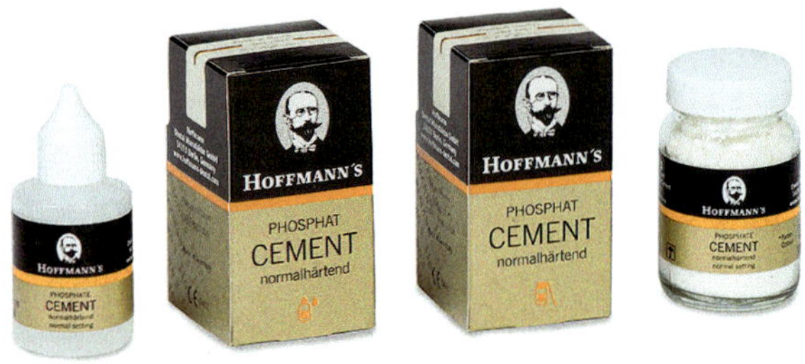

Hinweis: Folgende Produkte werden z. B. eingesetzt: Hoffmann's Phosphat Cement, Harvard Cement®.

Nennen Sie die Zusammensetzung, ihre Eigenschaften und die Indikation von Zinkoxid-Eugenol-Zementen.
→ BA S. 132 f. /
→ JB 1 S. 366 f.

Zinkoxid-Eugenol-Zemente

Zusammensetzung
- Pulver: Zinkoxid
- Flüssigkeit: Eugenol

Eigenschaften
- geringe Druckfestigkeit
- hemmen die Polymerisation von Kompositen
- in geringer Dosierung beruhigende Wirkung auf die Pulpa

Indikation
- provisorische Füllung und Befestigung

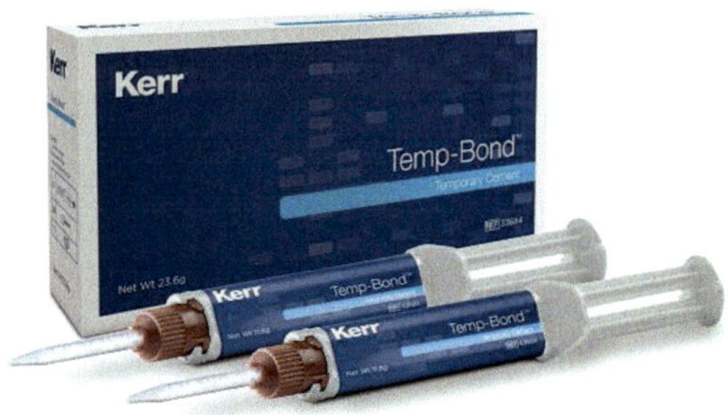

Hinweis: Eugenol ist Nelkenöl. Heute wird eher eugenolfreies Temp-Bond® als provisorischer Befestigungszement verwendet, um die spätere Polymerisation der Komposite nicht zu hemmen.

Nennen Sie die Zusammensetzung, ihre Eigenschaften und die Indikation von Glasionomerzementen.
→ BA S. 134 f. /
→ JB 1 S. 368 f.

Glasionomerzemente (GIZ)

Zusammensetzung
- Pulver: Glaspartikel, die Calcium-Aluminium-Silikat und Fluoride enthalten
- Flüssigkeit: Polycarbonsäuren

Eigenschaften
- beim Abbinden feuchtigkeitsempfindlich
- gute Haftung am Zahn
- geringe Kanten und Abriebfestigkeit
- Fluoridabgabe (zur Hemmung von Sekundärkaries)
- endgültige Aushärtung nach 24 Std.
- liegen auch als Kapseln vor
- chemisch und lichthärtend

(Fortsetzung)	**Indikation** • Zahnhalsfüllungen • Milchzahnfüllungen • Aufbaufüllungen • Unterfüllungen • Befestigung von Zahnersatz	**Hinweis:** Folgende Produkte werden z. B. eingesetzt: Ketac Fil® Plus, Ketac Molar®, 3M™ Photac™ Fil
Nennen Sie die Zusammensetzung, ihre Eigenschaften und die Indikation von Carboxylatzementen. → BA S. 132 f. / → JB 1 S. 366 f.	**Carboxylatzemente** **Zusammensetzung** • Pulver: Zinkoxid • Flüssigkeit: Polycarbonsäuren **Eigenschaften** • pulpaverträglich • geringe Druckfestigkeit • schwierig zu verarbeiten • wenig feuchtigkeitsempfindlich **Indikation** • Unterfüllung • Befestigung von festsitzendem Zahnersatz	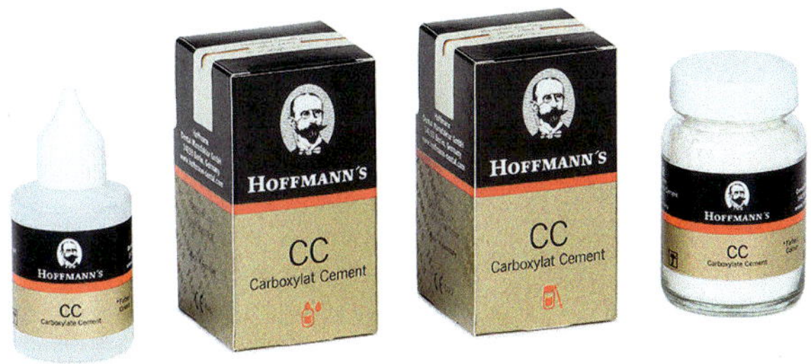 **Hinweis:** Folgende Produkte werden z. B. eingesetzt: Hoffmann's Carboxylat Cement, SPEIKO® Carboxylatzement, 3M™ Durelon™ Carboxylat-Befestigungszement, FAVORIT Carboxylatzement

Wie fit bin ich für die Prüfung? ☺ ☐ 😐 ☐ ☹ ☐

Füllungsmaterialien – Kompomere

Woraus setzen sich Kompomere zusammen? → BA S. 134 f. / → JB 1 S. 368 f.	**Zusammensetzung von Kompomeren** • Kunststoffmatrix mit Gläsern als Füllstoffe	
Nennen Sie die Eigenschaften von Kompomeren. → BA S. 134 f. / → JB 1 S. 368 f.	**Eigenschaften von Kompomeren** • Einkomponentensysteme, kein Anmischen notwendig • lichthärtend • mechanisch stabiler als GIZ, aber weniger stabil als Komposite • geringe Fluoridabgabe • einfache Verarbeitung	
Geben Sie die Indikation von Kompomeren an. → BA S. 134 f. / → JB 1 S. 368 f.	**Indikation für Kompomerfüllungen** • Milchzahnfüllungen • Zahnhalsfüllungen bei bleibenden Zähnen	**Hinweis:** Kompomere sind aufgrund der Weiterentwicklung von GIZ und Kompositen heute nicht mehr von großer Bedeutung.

Wie fit bin ich für die Prüfung? ☺ ☐ 😐 ☐ ☹ ☐

Füllungsmaterialien – Amalgam

Nennen Sie die Zusammensetzung von Amalgam.
→ BA S. 135 f. /
→ JB 1 S. 369 f.

Amalgamzusammensetzung
- Pulver: Alloy aus Silber, Zinn, Kupfer
- Flüssigkeit: Quecksilber

Hinweis: In den Kapseln liegen Pulver und Flüssigkeit getrennt vor. Durch das Anmischen in einem Mischgerät verbinden sich die Komponenten. Das angemischte Amalgam wird in eine Amalgampistole gefüllt und von dort dann in die Kavität eingebracht.

Nennen Sie die Eigenschaften von Amalgam.
→ BA S. 135 f. /
→ JB 1 S. 369 f.

Eigenschaften/Verarbeitung von Amalgam
- rein mechanische Haftung am Zahn (→ Unterschnitte sind bei der Präparation nötig)
- Kondensation (Verdichten) durch Stopfen notwendig
- nicht zahnfarben
- enthält Quecksilber
- nicht geeignet bei Patienten mit Allergien und Nierenschäden, Schwangeren und Kindern
- hohe mechanische Belastbarkeit
- in geringem Maße bakterienabtötende Wirkung
- endgültige Aushärtung erst nach 24 Std.
- sehr gute Haltbarkeit
- Amalgamreste müssen in Wasser gelagert werden.

Geben Sie die Indikation von Amalgam an.
→ BA S. 135 f. /
→ JB 1 S. 369 f.

Indikation Amalgamfüllungen
- Füllungen im Seitenzahnbereich

Wie fit bin ich für die Prüfung? ☺ ☐ 😐 ☐ ☹ ☐

Einlagefüllungen

Was sind Einlagefüllungen?
→ BA S. 137 f. /
→ JB 1 S. 371 f.

Einlagefüllungen
- feste Füllungen, die labortechnisch gefertigt und dann eingesetzt werden
- auch als Inlays, Onlays oder Overlays bezeichnet
- aus Gold, Keramik oder Kunststoff hergestellt

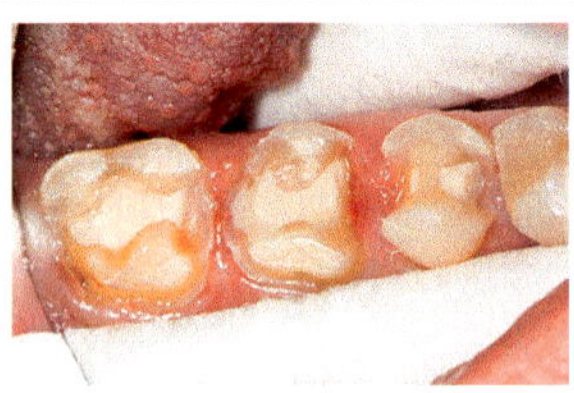
Präparierte Zähne

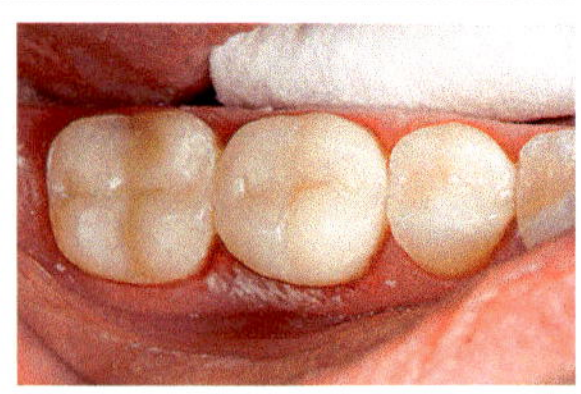
Eingepasste Keramikinlays

Erläutern Sie die Herstellung von Goldinlays.
→ BA S. 137 f. /
→ JB 1 S. 371 f.

Goldinlays
- werden indirekt hergestellt, d. h., nach der Präparation erfolgt eine Abformung
- werden im Labor hergestellt

Ablauf Goldinlay

1. Sitzung:
   - Abformung für Provisorium
   - Gegenkieferabformung
   - Präparation
   - Präparationsabformung
   - Bissnahme
   - Herstellung und Einsetzen des Provisoriums

(Fortsetzung)	• 2. Sitzung: Eingliederung des Inlays	2. Sitzung – Entfernen des Provisoriums – Einprobe des Goldinlays – Okklusions- und Artikulationskontrolle – Politur – Einsetzen des Inlays
Beschreiben Sie die Herstellung von Keramikinlays. → BA S. 137 f. / → JB 1 S. 371 f.	**Direkte Herstellung von Keramikinlays, chairside** • Erfassung der Präparation von einer Kamera • Weiterleitung an einen PC • Herausfräsen der Inlays aus einem Keramikblock **Indirekte Herstellung von Keramikinlays** • Abformung • Überführung in Gipsmodell im Labor • Herstellung der Inlays durch den Zahntechniker	**Direkte Herstellung eines Keramikinlays, chairside** 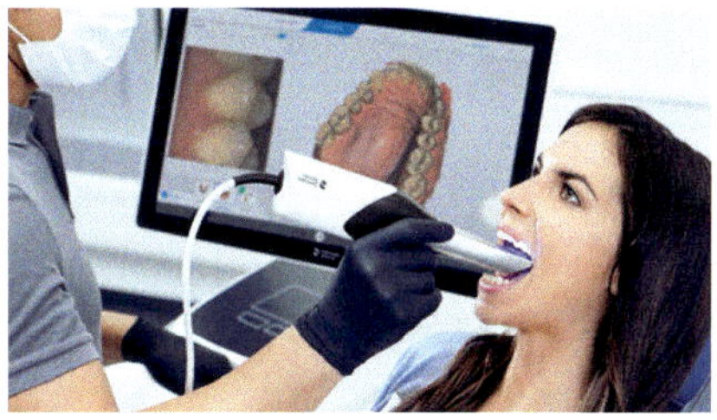 Optischer Abdruck mit einer Kamera 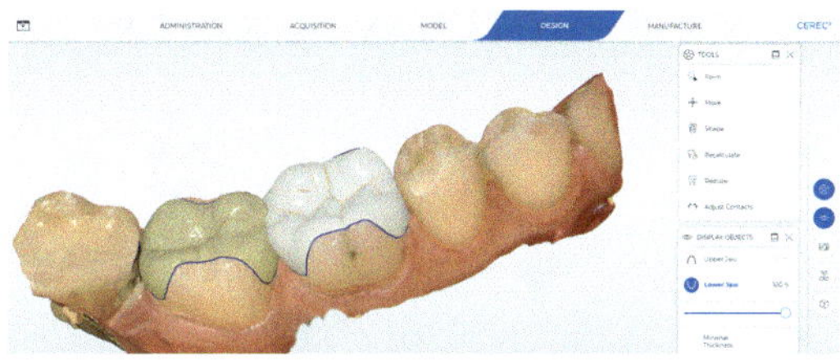 Konstruktion des Zahnersatzes im Computer 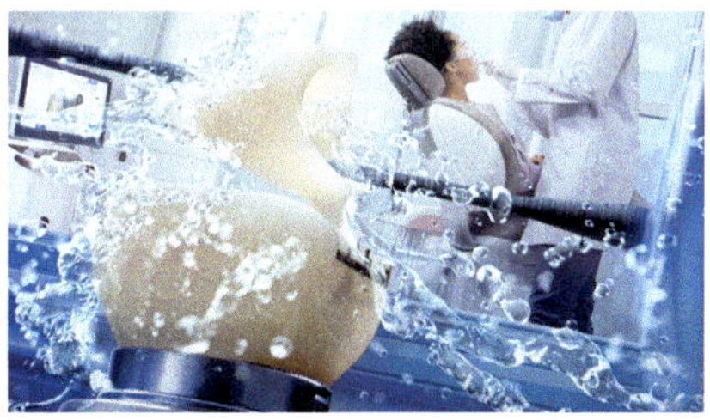 Computergesteuerter Fräsvorgang

Wie fit bin ich für die Prüfung? ☺ ☐ 😐 ☐ ☹ ☐

Instrumente und Maßnahmen in der Füllungstherapie

Welche Möglichkeiten der Trockenlegung gibt es? → BA S. 140 f. / → JB 1 S. 374 f.	**Trockenlegung** • relative Trockenlegung mit Watterollen und Sauger • absolute Trockenlegung mit Kofferdam	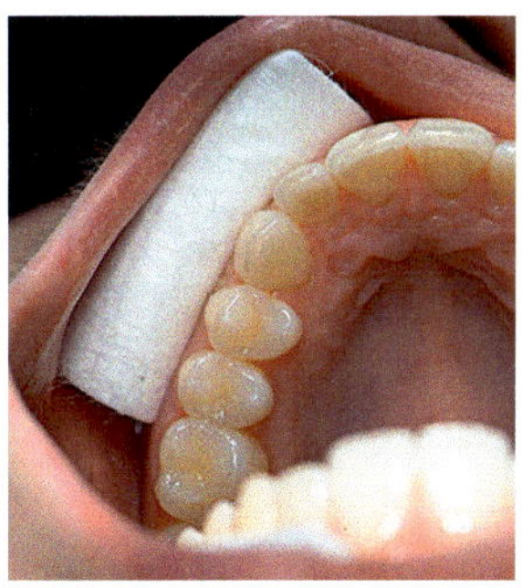 Relative Trockenlegung 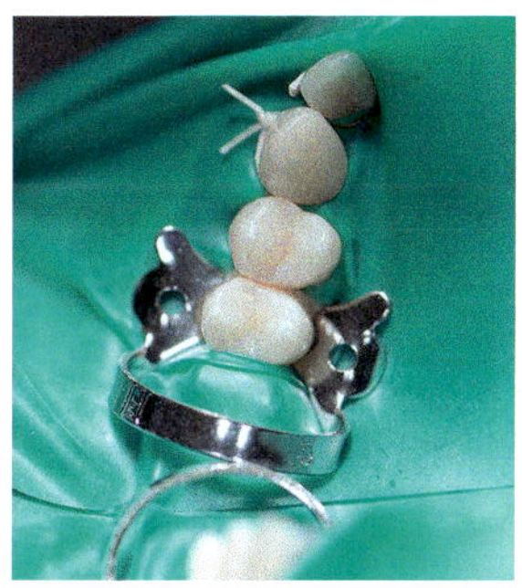 Absolute Trockenlegung mit Kofferdam

Wie erfolgt die absolute Trockenlegung?
→ **BA S. 141 f. /**
→ **JB 1 S. 375 f.**

Arbeitsschritte bei der absoluten Trockenlegung
- Kofferdam wird gelocht
- Kofferdam wird am Spannrahmen aufgespannt
- Klammer wird mit der Klammerzange über den zu isolierenden Zahn gebracht
- Ligaturen mit Zahnseide um die Zähne halten den Kofferdam.

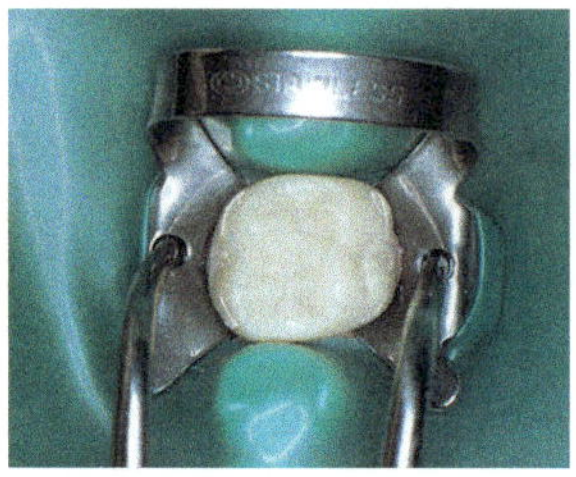
Klammer wird angebracht

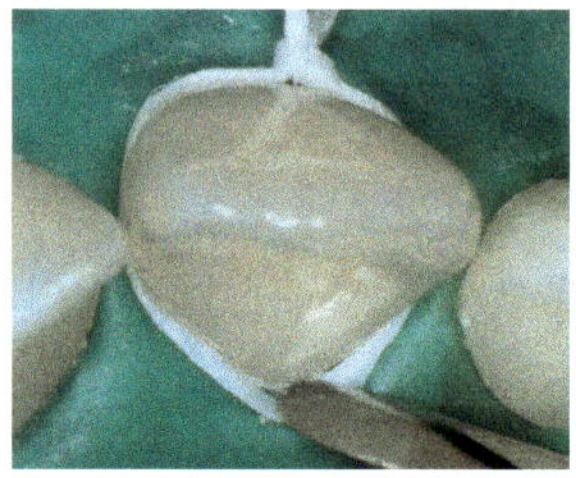
Ligaturen werden gelegt

Nennen Sie die für die Trockenlegung mit Kofferdam benötigten Materialien.
→ **BA S. 141 /**
→ **JB 1 S. 375**

Materialien zur Trockenlegung mit Kofferdam
- Kofferdamläppchen
- evtl. Kofferdamserviette
- Spannrahmen
- Lochstanze
- Kofferdamklammern
- Klammerzange
- Zahnseide
- evtl. Wedjets

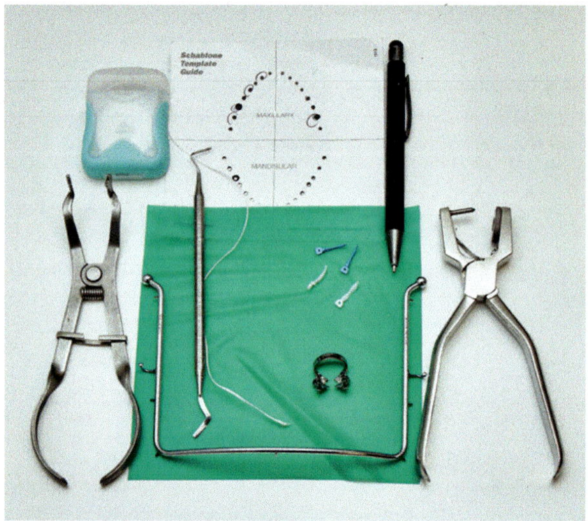

Wann ist die absolute Trockenlegung indiziert?
→ **BA S. 140 /**
→ **JB 1 S. 374**

Indikationen für die absolute Trockenlegung
- endodontische Behandlung
  - Schutz vor Aspiration und Verschlucken von Wurzelkanalinstrumenten
  - Schutz vor Schlucken der Spüllösungen
  - kein Eintritt von Speichel in den Wurzelkanal und dadurch keine Kontamination mit Bakterien
- Kompositfüllungen
- Legen und Entfernen von Amalgamfüllungen
- Einsetzen von Inlays

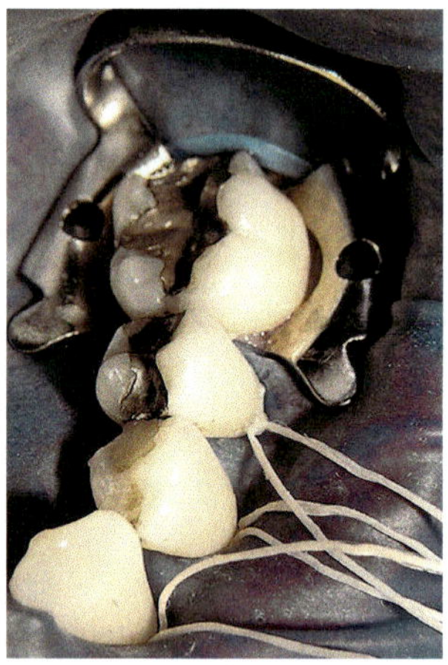
Absolute Trockenlegung für eine Amalgamfüllung

Geben Sie die Kavitätenklassifikation nach Black an.
→ **BA S. 143 f. /**
→ **JB 1 S. 377 f.**

Kavitätenklassifikation nach Black
- Klasse I: okklusale Kavität im Bereich der Fissuren bzw. Kavität des Foramen caecum bei Frontzähnen
- Klasse II: approximale Kavität bei Seitenzähnen

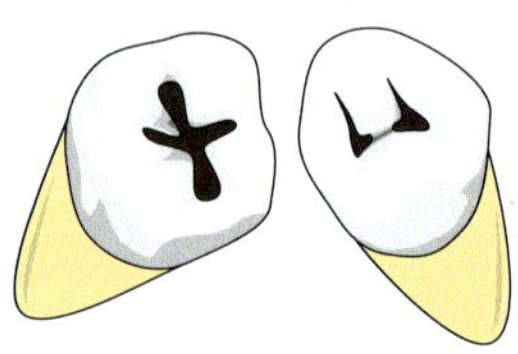
Klasse I
Fissurenkavität bei Seitenzähnen bzw. Kavität des Foramen caecum bei Frontzähnen

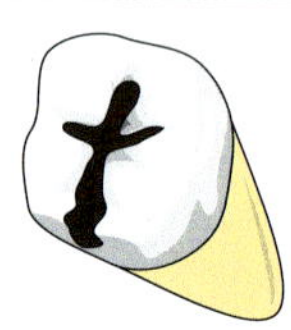
Klasse II
approximale Kavität bei Seitenzähnen

(Fortsetzung)

- Klasse III: approximale Kavität bei Frontzähnen ohne Schneidekantenbeteiligung
- Klasse IV: approximale Kavität bei Frontzähnen mit Schneidekantenbeteiligung
- Klasse V: Zahnhalskavität

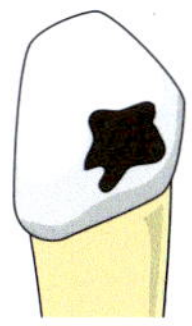

Klasse III approximale Kavität bei Frontzähnen ohne Beteiligung der Schneidekante

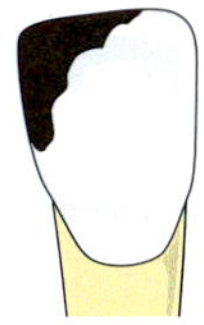

Klasse IV approximale Kavität bei Frontzähnen mit Beteiligung der Schneidekante

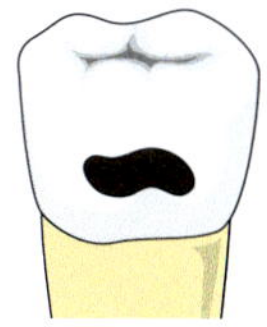

Klasse V Zahnhalskavität

Nennen Sie Instrumente, die in der Füllungstherapie eingesetzt werden, und geben Sie deren Funktion an.
→ **BA S. 145 f. /**
→ **JB 1 S. 379 f.**

Instrument	Funktion	Abbildung
Heidemann-Spatel	Formung der Kavität	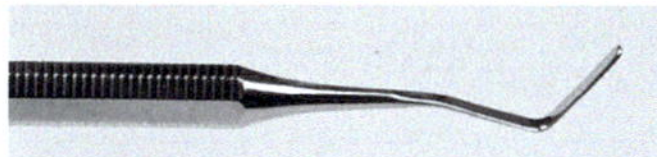
Stopfinstrumente wie Kugelstopfer	Einbringen und Kondensieren des Füllungsmaterials	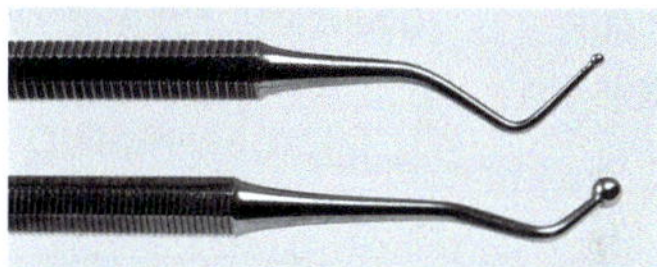
Rosenbohrer (1, 2)	Kariesentfernung	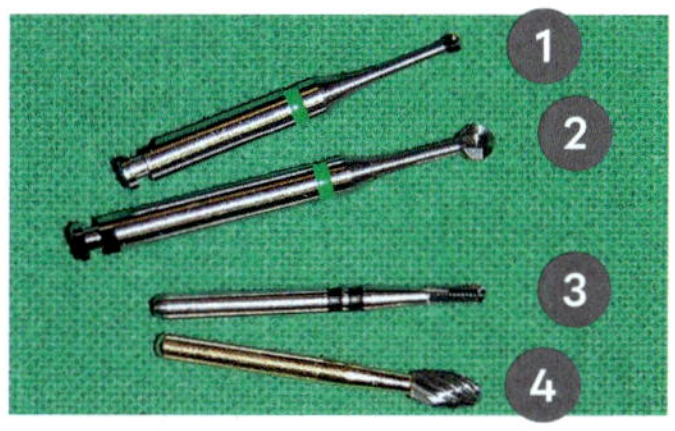
Hartmetallbohrer (3)	Entfernen von Kronen und Brücken	
Hartmetallfinierer (4)	Glätten einer Füllung	
Diamantschleifer (1–3)	Kavitätenpräparation	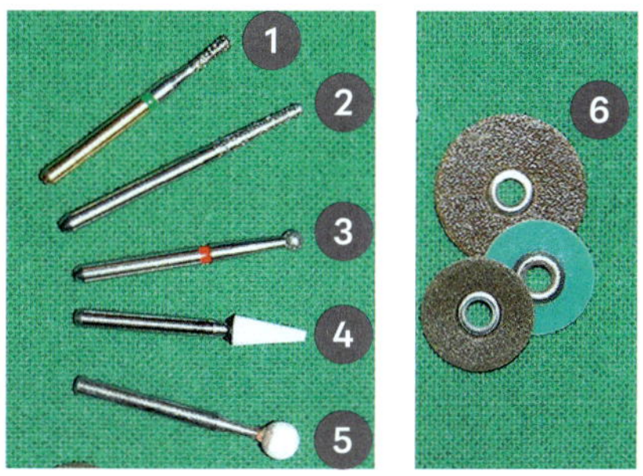
Schleifscheiben und -steinchen (4–6)	Glätten von Füllungen	
Exkavator	manuelle Karies-entfernung	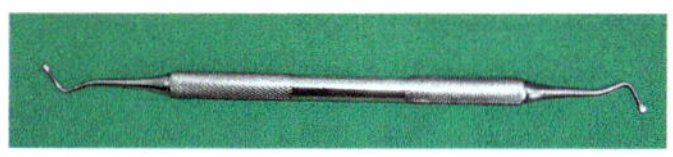
elastische Polierer	Füllungspolitur	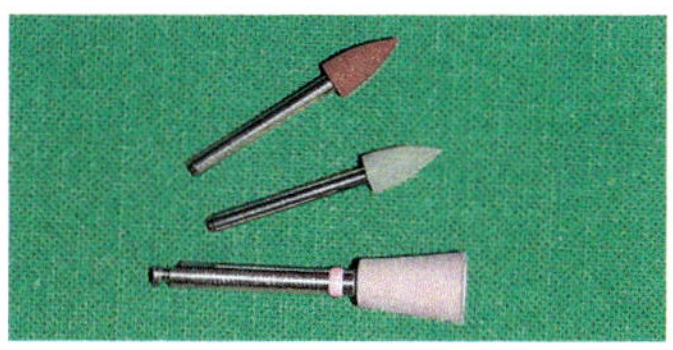
oszillierende, einseitig diamantierte Instrumente	Kavitätenpräparation im Approximalbereich	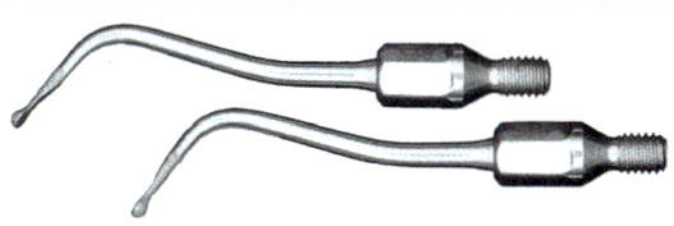

(Fortsetzung)

Instrument	Funktion	Abbildung
Matrizen	Formgebung bei mehrflächigen Füllungen; Verhinderung von Überstopfen des Füllungsmaterials	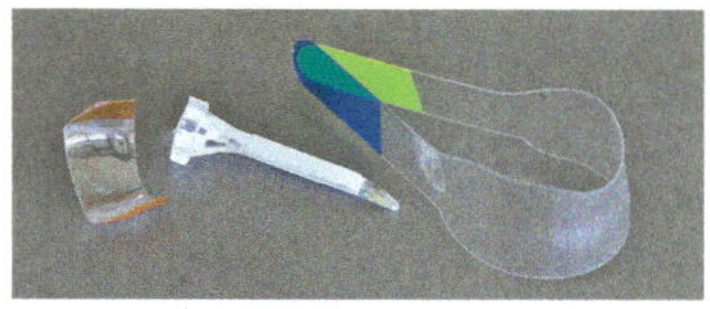
Holzkeile	Separation der Zähne und Gewährleistung eines approximalen Kontaktpunktes	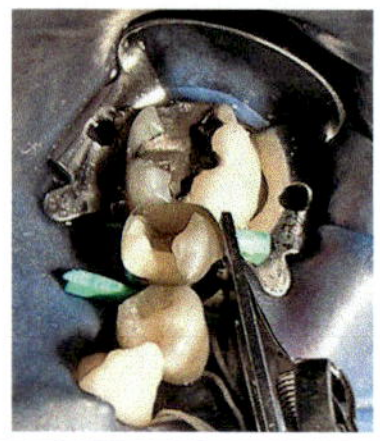

Was versteht man unter Übertragungsinstrumenten?
→ BA S. 144 /
→ JB 1 S. 378

Übertragungsinstrumente
- Hand- und Winkelstücke
- übertragen die Drehbewegungen des Motors auf die rotierenden Instrumente
- Verstärkung oder Abschwächung der Drehzahl des Motors durch die unterschiedliche Übersetzung der Winkelstücke

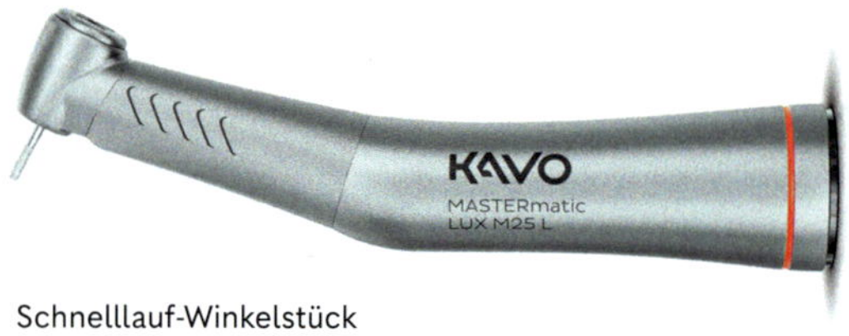

Schnelllauf-Winkelstück

Nennen Sie die Einsatzgebiete der farblich unterschiedlich markierten Winkelstücke.
→ BA S. 144 /
→ JB 1 S. 378

Einsatzgebiete von Winkelstücken
- grünes Winkelstück: vermindert die Drehzahl des Motors
- blaues Winkelstück: gibt die unveränderte Drehzahl wieder
- Grünes und blaues Winkelstück werden zur Kariesentfernung und Füllungspolitur eingesetzt.
- rotes/oranges Winkelstück; erhöht die Drehzahl
- Rotes und oranges Winkelstück werden als Schnellläufer zur Kavitätenpräparation benutzt.

Was sind parapulpäre Stifte und wozu dienen sie?
→ BA S. 148 /
→ JB 1 S. 382

Parapulpäre Stifte
- kleine Metallstifte, die maschinell neben die Pulpa ins Dentin eingebracht werden
- Pin sitzt z. T. im Dentin, die andere Hälfte ragt in die Kavität
- dienen bei großen Kavitäten dem Halt von Füllungsmaterialien

Hinweis: Der Zahn ist vital.

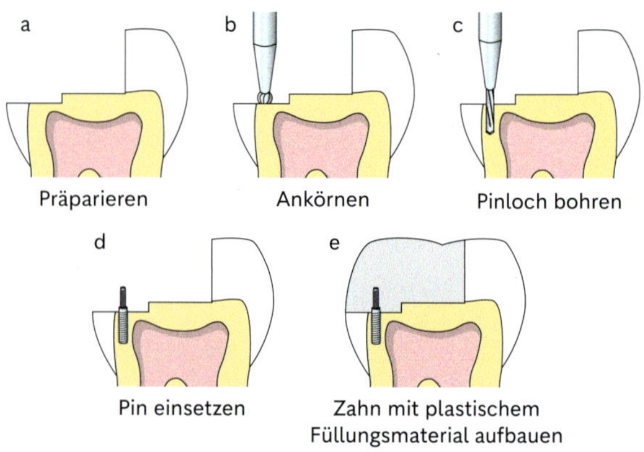

Vorgehen beim Einbringen von parapulpären Stiften

Wie fit bin ich für die Prüfung? ☺ ☐ 😐 ☐ ☹ ☐

Programmierte Aufgaben

1. Ordnen Sie die folgenden Untersuchungen dem (1) extraoralen und (2) intraoralen Befund zu.

[1] [2]

A) ☐ Palpation der Kaumuskulatur
B) ☐ Zahnstatus erheben
C) ☐ Mundschleimhaut inspizieren
D) ☐ Kiefergelenk auskultieren
E) ☐ Lymphknoten palpieren
F) ☐ Röntgendiagnostik/Mundfilm

2. Welche Aussage ist bezogen auf den histologischen Aufbau des Zahnes richtig?

[×]

A) ☐ Dentin ist die härteste Substanz des Körpers.
B) ☐ Zement ist härter als Dentin.
C) ☐ Schmelzbildende Zellen werden Ameloblasten genannt.
D) ☐ Dentin besteht aus einzelnen Dentinprismen.
E) ☐ Der lateinische Fachbegriff für Zahnbein ist Enamelum.

3. Ordnen Sie (1) den GIZ und (2) den Phosphatzementen deren Eigenschaften zu. Es sind auch Mehrzuordnungen möglich.

[1] [2] [2/1]

A) ☐ Wärmeentwicklung beim Abbinden
B) ☐ feuchtigkeitsempfindlich beim Abbinden
C) ☐ Fluoridabgabe
D) ☐ gute Haftung am Zahn
E) ☐ hohe Druckfestigkeit
F) ☐ Phosphorsäure kann Pulpa schädigen

4. Welche Aussagen zur Kariesentstehung sind richtig?

[×] [×] [×]

A) ☐ Karies wird durch Viren verursacht.
B) ☐ Plaque spielt bei der Kariesentstehung eine wesentliche Rolle.
C) ☐ Streptococcus mutans und Laktobazillen sind kariogene Bakterien.
D) ☐ Kariesbakterien sind Spirochäten.
E) ☐ Karies ist eine Infektionskrankheit.

5. Welche Aussagen sind richtig?

[×] [×] [×]

A) ☐ Es gibt definitive und provisorische Füllungsmaterialien.
B) ☐ Plastische Füllungsmaterialien sind z. B. Komposite.
C) ☐ Für okklusale Füllungen braucht man eine Matrize.
D) ☐ Die Präparation erfolgt nach der Füllung.
E) ☐ Kompomere und Zemente sind Füllungsmaterialien.

6. Welche Aussagen sind richtig?

[×] [×]

A) ☐ Bei Milchzähnen ist die Pulpa relativ klein.
B) ☐ Milchzähne haben eine Platzhalterfunktion.
C) ☐ Durch das Wachstum der Kieferknochen kommt es zu einem Lückenschluss im Frontzahnbereich der Milchzähne.
D) ☐ Das Auflösen der Milchzahnwurzeln wird Erosion genannt.
E) ☐ Das vollständige Milchgebiss besteht aus 20 Zähnen.

7. Ordnen Sie den Füllungsinstrumenten ihre Funktion zu.

[×]

A	Kugelstopfer	1	Karies entfernen
B	Heidemann-Spatel	2	Formgebung bei mehrflächigen Füllungen
C	Diamantschleifer	3	Formen der Kavität
D	Exkavator	4	Einbringen des Füllungsmaterials
E	Rosenbohrer	5	Separation der Zähne
F	Matrize	6	Kavitätenpräparation
G	Hartmetallbohrer	7	manuelle Kariesentfernung
H	elastischer Polierer	8	Entfernen von Kronen
I	Holzkeil	9	Politur der Füllung

A) ☐ A1, B4, C2, D3, E6, F7, G5, H9, I8
B) ☐ A8, B6, C2, D1, E3, F4, G5, H8, I9
C) ☐ A4, B3, C6, D7, E1, F2, G8, H9, I5
D) ☐ A2, B5, C1, D8, E7, F3, G4, H6, I9
E) ☐ A3, B2, C5, D7, E1, F9, G4, H4, I6

1. A1, B2, C2, D1, E1, F2
2. C
3. A2/1, B1, C1, D1, E2, F2
4. B, C, E
5. A, B, E
6. B, E
7. C

8. Welche Aussagen sind richtig?

☒☒☒☒

A) ☐ Übertragungsinstrumente übertragen die Drehbewegung des Motors auf die rotierenden Instrumente.
B) ☐ Übertragungsinstrumente übertragen die Füllungsmaterialien in die Kavität.
C) ☐ Für die einzelnen Arbeitsschritte der Füllung werden unterschiedliche Drehzahlen angewendet.
D) ☐ Für die Politur einer Füllung benutzt man hohe Drehzahlen.
E) ☐ Das Schnelllauf-Winkelstück wird für die Präparation eingesetzt.
F) ☐ Das grüne Winkelstück vermindert die Drehzahl des Motors.
G) ☐ Grünes und blaues Winkelstück werden zur Präparation eingesetzt.

9. Welche Aussagen zur Karies sind richtig?

☒☒☒

A) ☐ Der Kariesdetektor kann die Karies anfärben.
B) ☐ Harte Stellen beim Sondieren sind kariesverdächtig.
C) ☐ Kariogene Bakterien sind säurebildend.
D) ☐ Auf dem Röntgenbild sieht Karies heller aus als gesunde Zahnhartsubstanz.
E) ☐ Approximalkaries entsteht im Bereich des Kontaktpunktes zweier Zähne.

10. Beschreiben Sie den Ablauf einer Kompositfüllung an Zahn 24 in der korrekten Reihenfolge. Es sind auch Mehrzuordnungen möglich.

1 2 3 4 5 6/8 7 9 10 11

A) ☐ Auftragen von Adhäsiv
B) ☐ Absprühen mit Wasser und trocken blasen
C) ☐ Kavitätenpräparation
D) ☐ Dentinpriming
E) ☐ Anätzen von Schmelz und Dentin
F) ☐ Lichthärtung
G) ☐ Okklusions- und Artikulationskontrolle
H) ☐ schichtweises Einbringen des Komposits
I) ☐ Politur
J) ☐ Fluoridierung

11. Ordnen Sie den Kavitätenklassen nach Black ihre korrekte Bedeutung zu.

☒

A	Klasse I	1	Zahnhalskavität
B	Klasse II	2	Fissurenkavität bei Seitenzähnen
C	Klasse III	3	approximale Kavität bei Frontzähnen ohne Schneidekantenbeteiligung
D	Klasse IV	4	approximale Kavität bei Seitenzähnen
E	Klasse V	5	approximale Kavität bei Frontzähnen mit Schneidekantenbeteiligung

A) ☐ A1, B2, C5, D4, E3
B) ☐ A2, B4, C3, D5, E1
C) ☐ A2, B3, C4, D5, E1
D) ☐ A3, B1, C2, D4, E5
E) ☐ A5, B3, C1, D2, E4

12. Welche Untersuchungen dienen zur Erhebung des Zahnstatus?

☒☒

A) ☐ fehlende und kariöse Zähne erfassen
B) ☐ Taschentiefen messen
C) ☐ Untersuchung der Kaumuskulatur
D) ☐ Fernröntgenseitenaufnahmen (FRS)

13. Welche Zuordnungen bezogen auf die Durchbruchszeiten sind richtig?

☒☒☒

A) ☐ 71, 81 → 2 Jahre
B) ☐ 36, 46 → 6 Jahre
C) ☐ 55, 65 → 2,5 Jahre
D) ☐ 37, 47 → 30 Monate
E) ☐ 17, 27 → 12 Jahre

14. Welche der folgenden Untersuchungsmethoden sind Bestandteil der Kariesdiagnostik?

☒☒☒☒

A) ☐ Inspektion und Sondierung
B) ☐ Röntgenuntersuchung
C) ☐ Perkussion
D) ☐ Laserfluoreszenzmessung
E) ☐ Kariesdetektor

---

8. A, C, E, F 9. A, C, E
10. A5, B3, C1, D4, E2, F6/8, G9, H7, I10, J11
11. B 12. A, B 13. B, C, E 14. A, B, D, E

15. Welche Aussagenkombination zu Kompositen ist richtig?

[×]

1 Dentinkanälchen enthalten keine Flüssigkeit.
2 Komposite vertragen keine Feuchtigkeit, sie sind hydrophob.
3 Der Dentinhaftvermittler ist hydrophil.
4 Der Primer stellt einen Verbund zwischen Dentin und Dentinadhäsiv dar.
5 Bei den Kompositen gibt es Ein-Flaschen- und Mehr-Flaschen-Systeme.

A) ☐ Alle Aussagen sind richtig.
B) ☐ Nur die Aussagen 1, 3 und 5 sind richtig.
C) ☐ Nur die Aussagen 1, 2, 3 und 4 sind richtig.
D) ☐ Nur die Aussagen 2, 3, 4 und 5 sind richtig.
E) ☐ Nur die Aussagen 4 und 5 sind richtig.

16. Bringen Sie die Schritte der Kariesentstehung in die richtige Reihenfolge.

[1][2][3][4][5][6][7]

A) ☐ Karies entsteht.
B) ☐ Durch Nahrungsaufnahme entsteht Plaque.
C) ☐ Kariesbakterien verstoffwechseln Kohlenhydrate.
D) ☐ Säure greift die Zahnhartsubstanz an.
E) ☐ Säure entsteht.
F) ☐ Es findet eine Demineralisation statt.
G) ☐ Plaque enthält Bakterien.

17. Welche Aussagen zu Zementen sind richtig?

[×][×][×]

A) ☐ Glasionomerzemente werden als provisorische Füllung verwendet.
B) ☐ Phosphatzemente können zur Befestigung von Inlays eingesetzt werden.
C) ☐ Zinkoxid-Eugenol-Zemente werden als definitive Füllungsmaterialien verwendet.
D) ☐ Carboxylatzemente sind pulpaverträglich.
E) ☐ GIZ liegen auch als Kapseln vor.

18. Bringen Sie die Schritte des Kariesverlaufs in die richtige Reihenfolge.

[1][2][3][4]

A) ☐ Caries media
B) ☐ Caries superficialis
C) ☐ White spot
D) ☐ Caries profunda

19. Welche Aussagenkombination zur Zahnentwicklung ist richtig?

[×]

1 Unter Resorption versteht man den Abrieb der Zähne.
2 Zahndurchbruch wird Dentition genannt.
3 Der Mensch hat 2 Dentitionen.
4 Bei Milchzähnen besitzt das Dentin sehr kleine Dentinkanälchen.
5 Bei den bleibenden Zähnen brechen in der Regel die OK-Zähne vor den UK-Zähnen durch.

A) ☐ Alle Aussagen sind richtig.
B) ☐ Nur die Aussagen 1, 2, 4 und 5 sind richtig.
C) ☐ Nur die Aussagen 2 und 3 sind richtig.
D) ☐ Nur die Aussagen 3 und 4 sind richtig.
E) ☐ Nur die Aussagen 4 und 5 sind richtig.

20. Welche Aussagen zu Kompomeren sind richtig?

[×][×][×][×]

A) ☐ sind lichthärtend
B) ☐ sind Ein-Komponenten-Systeme
C) ☐ können auch chemisch aushärten
D) ☐ sind mechanisch stabiler als GIZ
E) ☐ sind schwierig zu verarbeiten
F) ☐ werden für Milchzahnfüllungen und bei bleibenden Zähnen als Zahnhalsfüllungen eingesetzt

21. Ordnen Sie zu.

[×]

A	definitiv	1	formbar
B	provisorisch	2	endgültig
C	plastisch	3	Einlagefüllung
D	Inlay	4	Beschleifen der Zahnhartsubstanz
E	Präparation	5	vorübergehend

A) ☐ A2, B5, C1, D3, E4
B) ☐ A3, B1, C2, D4, E5
C) ☐ A5, B3, C1, D2, E4
D) ☐ A1, B2, C5, D4, E3
E) ☐ A2, B4, C3, D5, E1

15. D 16. A7, B1, C3, D5, E4, F6, G2
17. B, D, E 18. A3, B2, C1, D4
19. C 20. A, B, D, F 21. A

22. Welche Aussagen sind richtig?

☒☒☒☒

A) ☐ Der DMF-T-Index dient der Einschätzung des Kariesrisikos.
B) ☐ Der DMF-T-Index kann nur bei Kindern angewendet werden.
C) ☐ Jeder Zahn wird nur einmal gezählt.
D) ☐ Der dmf-t-Index kann zwischen 0 und 20 liegen.
E) ☐ Bei Kindern im Alter von 4 Jahren stellt ein dmf-t-Index von mehr als 2 bereits ein hohes Kariesrisiko dar.

23. Worin unterscheiden sich (1) mikroskopischer und (2) makroskopischer Zahnaufbau?

[1] [2]

A) ☐ ist mit dem bloßen Auge erkennbar
B) ☐ ist mit dem bloßen Auge nicht erkennbar
C) ☐ wird unterteilt in Zahnkrone, Zahnhals und Zahnwurzel
D) ☐ gliedert sich in Schmelz, Dentin und Pulpa

24. Welche Aussagen zu Prädilektionsstellen sind richtig?

☒☒☒

A) ☐ Kariesprädilektionsstellen sind Stellen, die ganz am Anfang vorhanden sind.
B) ☐ Fissuren sind Prädilektionsstellen.
C) ☐ Die Labialflächen der Frontzähne sind Kariesprädilektionsstellen.
D) ☐ Approximalflächen sind Kariesprädilektionsstellen.
E) ☐ Kariesprädilektionsstellen sind Stellen, die schwer von Plaque zu reinigen sind.

25. Welche Aussagen zur Restauration mit Kompositen sind richtig?

☒☒☒☒

A) ☐ Bei Mehr-Flaschen-Systemen gibt es für die einzelnen Komponenten der Adhäsivtechnik getrennte Flaschen.
B) ☐ Nach Applikation des Kompositmaterials ist die Füllung fertig.
C) ☐ Nach Abschluss der Kompositfüllung sollte fluoridiert werden.
D) ☐ Die Fluoridierung ist notwendig, da durch das Anätzen der Zahn demineralisiert wurde.
E) ☐ Zum Polieren eignen sich Brownies.

26. Welche Aussagen zum pH-Wert sind richtig?

☒☒☒☒

A) ☐ Der kritische pH-Wert liegt bei 5,5.
B) ☐ Bei einem pH-Wert unter 5,5 werden dem Zahn Mineralien entzogen.
C) ☐ Mehrfache Mahlzeiten am Tag lassen den pH-Wert in den sauren Bereich abfallen.
D) ☐ Bei Personen mit hoher Plaquemenge kommt es zu stärkerer Demineralisation der Zähne.
E) ☐ Ein hoher pH-Wert bedeutet starke Säure.

27. Welche Aussagen zur Adhäsivtechnik sind richtig?

☒☒☒☒

A) ☐ Ätzgel ist Phosphorsäure.
B) ☐ Durch die Säure-Ätz-Technik wird die Oberfläche der Zahnhartsubstanz vergrößert.
C) ☐ Das Ätzmuster führt zu einer besseren Retention.
D) ☐ Das Ätzgel wird nach 30 bis 60 Sekunden mit Wasser abgespült.
E) ☐ Die Oberfläche des Zahnes verändert sich nach dem Ätzen farblich nicht.

28. Welche Aussagen sind in Bezug auf die Hartsubstanzen des Zahnes richtig?

☒☒☒☒☒

A) ☐ Ameloblasten bilden Schmelz.
B) ☐ Schmelz wird zeitlebens gebildet.
C) ☐ Odontoblasten bilden Dentin.
D) ☐ Dentin wird nicht zeitlebens gebildet.
E) ☐ Zementoblasten bilden Zement.
F) ☐ Zement wird zeitlebens gebildet.
G) ☐ Schmelz ist die härteste Substanz des menschlichen Körpers.

29. Welche Zuordnung ist richtig?

☒

A) ☐ Materia alba → fester Zahnbelag
B) ☐ Food debris → zäher Belag aus Speichelbestandteilen
C) ☐ Plaque → oberflächlicher Zahnstein
D) ☐ Zahnstein → mineralisierte Plaque
E) ☐ Konkremente → supragingivaler Zahnstein

22. A, C, D, E	23. A2, B1, C2, D1	24. B, D, E
25. A, C, D, E	26. A, B, C, D	
27. A, B, C, D	28. A, C, E, F, G	29. D

30. Welche Aussagen zu den abgebildeten Instrumenten sind zutreffend?

☒ ☒

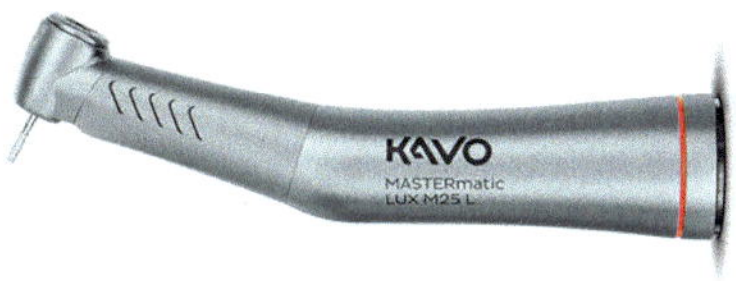

1

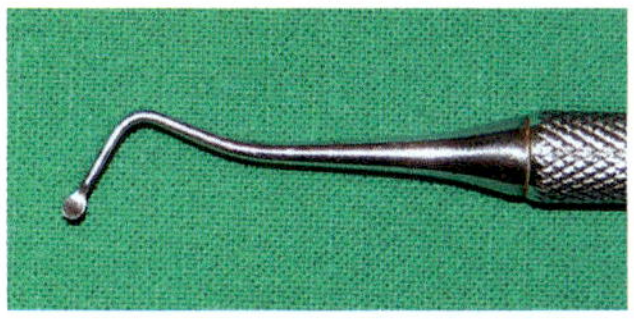

2

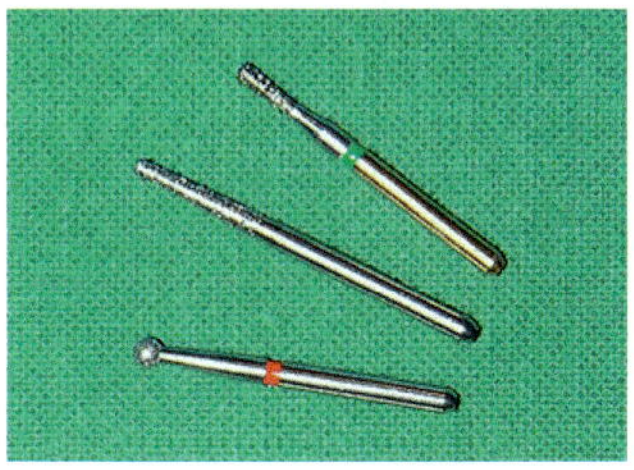

3

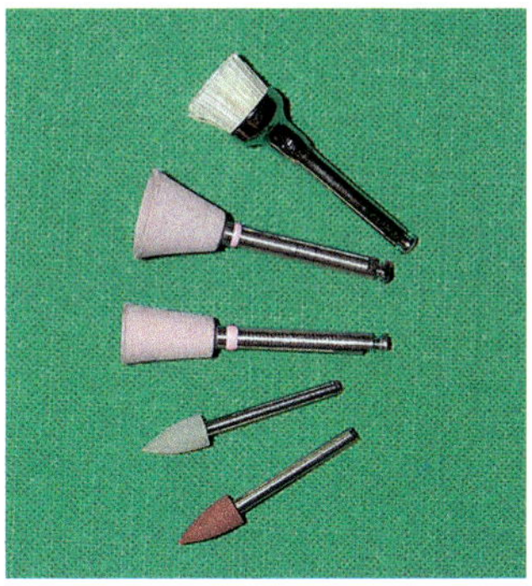

4

A) ☐ Bild 1 kennzeichnet ein Winkelstück.
B) ☐ Bild 2 kennzeichnet Polierer.
C) ☐ Bild 3 kennzeichnet Diamantschleifer.
D) ☐ Bild 4 kennzeichnet einen Exkavator.

31. Welche Aussagen sind richtig?

☒ ☒

A) ☐ Rosenbohrer werden zur Präparation einer Kavität verwendet.
B) ☐ Ein Holzkeil dient der Kariesdiagnostik.
C) ☐ Mit einem Diamantschleifer werden Kavitäten präpariert.
D) ☐ Füllungen sollten poliert werden.
E) ☐ Mit einem Kugelstopfer werden Zähne separiert.

32. Welche Aussagen zu Kompositen sind richtig?

☒ ☒ ☒

A) ☐ Komposite werden in Schichttechnik eingebracht.
B) ☐ Die Polymerisation wird durch Lichtzufuhr ausgelöst.
C) ☐ Komposite bestehen aus reiner Kunststoffmatrix.
D) ☐ Komposite sind teurer als Inlays.
E) ☐ Komposite können auch durch Polymerisation chemisch härtender Materialien gebildet werden.

33. Ordnen Sie folgende Aussagen den (1) kariesfördernden Faktoren bzw. den (2) karieshemmenden Faktoren zu.

[1] [2]

A) ☐ häufiger Verzehr von Glukose
B) ☐ wenig Kariesbakterien
C) ☐ Zahnfehlstellungen
D) ☐ hohe Pufferkapazität des Speichels
E) ☐ Mundatmung
F) ☐ Fluoridierung

34. Welche Zuordnung ist falsch?

☒

A) ☐ Präparation → Abtragen von Zahnhartsubstanz
B) ☐ Inlay → Einlagefüllung
C) ☐ Kavität → Hohlform
D) ☐ provisorisch → endgültig
E) ☐ Restauration → Wiederherstellung

35. Welche Aussagen sind richtig?

☒ ☒ ☒

A) ☐ Parapulpäre Stifte werden in die Pulpa gesetzt.
B) ☐ Parapulpäre Stifte dienen der Verankerung einer Füllung.
C) ☐ Para heißt „neben".
D) ☐ Die Pins werden im Dentin komplett versenkt.
E) ☐ Die Stifte sind aus Metall.

---

30. A, C — 31. C, D
32. A, B, E — 33. A1, B2, C1, D2, E1, F2
34. D — 35. B, C, E

36. Bringen Sie die einzelnen Schritte bei der Adhäsivtechnik in die richtige Reihenfolge.

[1] [2] [3] [4] [5]

A) ☐ Dentinkonditionierung
B) ☐ Adhäsiv auftragen
C) ☐ Schmelzkonditionierung
D) ☐ Dentinpriming
E) ☐ Einbringen der Komposite

37. Welche Aussagen zu Amalgam sind richtig?

[×] [×] [×] [×]

A) ☐ ist lichthärtend
B) ☐ besteht aus einer Silber-Zinn-Kupfer-Legierung
C) ☐ Die Legierungsbestandteile werden mit Quecksilber gemischt.
D) ☐ haftet durch Adhäsion
E) ☐ muss kondensiert werden
F) ☐ ist erst nach 24 Stunden endgültig ausgehärtet

38. Welche Aussagenkombination zum Speichel ist richtig?

[×]

1 Speichel hat keinen Einfluss auf die Kariesentstehung.
2 Dünnflüssiger Speichel schützt eher vor Karies als zäher Speichel.
3 Speichel neutralisiert Säuren.
4 Speichel hat eine Spülfunktion.
5 Speichel entzieht dem Zahn Mineralien.

A) ☐ Alle Aussagen sind richtig.
B) ☐ Nur die Aussagen 1, 3 und 5 sind richtig.
C) ☐ Nur die Aussagen 2, 3 und 5 sind richtig.
D) ☐ Nur die Aussagen 2, 3 und 4 sind richtig.
E) ☐ Nur die Aussagen 4 und 5 sind richtig.

39. Bringen Sie die einzelnen Schritte bei der absoluten Trockenlegung in die richtige Reihenfolge.

[1] [2] [3] [4] [5]

A) ☐ Aufspannen des Kofferdams am Spannrahmen
B) ☐ Ligaturen mit Zahnseide um die Zähne legen
C) ☐ Löcher in Kofferdam stanzen
D) ☐ Einbringen der Kofferdamklammer
E) ☐ Einlegen von Wedjets

40. Ordnen Sie zu.

[×]

A	Dentin	1	Odontoblastenfortsätze
B	Enamelum	2	Zahnbein
C	Tomes-Fasern	3	schmelzbildende Zellen
D	Adamantoblasten	4	dentinbildende Zellen
E	Odontoblasten	5	Schmelz
F	Zementoblasten	6	sind zeitlebens vorhanden

A) ☐ A2, B1, C3, D4, E6, F5
B) ☐ A1, B2, C3, D4, E6, F5
C) ☐ A2, B3, C1, D5, E4, F6
D) ☐ A2, B5, C1, D3, E4, F6
E) ☐ A4, B5, C1, D3, E2, F6

41. Ordnen Sie (1) den GIZ und (2) den Phosphatzementen ihre Indikationsbereiche zu. Es sind auch Mehrzuordnungen möglich.

[1] [2] [2/1]

A) ☐ Unterfüllung
B) ☐ Aufbaufüllung
C) ☐ Befestigung von festsitzendem Zahnersatz
D) ☐ Zahnhalsfüllung
E) ☐ Milchzahnfüllung

42. Welche Zuordnung ist richtig?

[×]

A) ☐ Primärdentin → wird auf einen Reiz hin gebildet
B) ☐ Sekundärdentin → wird nach dem Zahndurchbruch gebildet
C) ☐ Tertiärdentin → entsteht während der Zahnbildung
D) ☐ Zahnleiste → Aus der Zahnkappe entwickelt sich die Zahnglocke.
E) ☐ Zahnglocke → gibt es für die Milchzähne und für die bleibenden Zähne

36. A2, B4, C1, D3, E5
37. B, C, E, F
38. D
39. A2, B4, C1, D3, E5
40. D
41. A2, B1, C2/1, D1, E1
42. B

43. Ordnen Sie zu.

1 2 3 4

A	☐	Die Karies erreicht das Dentin.	1	Initialkaries
B	☐	Die Karies breitet sich fast bis zur Pulpa aus.	2	Caries media
C	☐	Schmelz ist lediglich demineralisiert.	3	Caries profunda
D	☐	Dieses Stadium kann durch Fluoridierung rückgängig gemacht werden.	4	Caries superficialis
E	☐	Es liegt ein Schmelzdefekt vor.		

44. Ordnen Sie den Zahnhartsubstanzen Schmelz (1), Dentin (2) und Zement (3) die folgenden Aussagen zu.

1 2 3

A) ☐ zweithärteste Substanz
B) ☐ härteste Substanz des menschlichen Körpers
C) ☐ besteht aus einzelnen Prismen
D) ☐ wird von Odontoblasten gebildet
E) ☐ besteht zu ca. 46 % aus anorganischer Substanz
F) ☐ überzieht die Wurzel

45. Beschreiben Sie den Ablauf einer Versorgung mit einem Keramikinlay in der korrekten Reihenfolge.

1 2 3 4 5 6 7 8 9 10 11 12 13 14

A) ☐ Bestimmung der Zahnfarbe
B) ☐ Präparation
C) ☐ Entfernen des Provisoriums
D) ☐ Abformung für Provisorium
E) ☐ Einprobe des Inlays
F) ☐ Herstellen und Einsetzen des Provisoriums
G) ☐ Okklusions- und Artikulationskontrolle
H) ☐ Gegenkieferabformung
I) ☐ Anästhesie
J) ☐ Eingliedern des Inlays
K) ☐ Entfernen von Zementüberschüssen
L) ☐ Politur
M) ☐ Präparationsabformung
N) ☐ Bissnahme

46. Ordnen Sie (1) der relativen und (2) der absoluten Trockenlegung die folgenden Aussagen zu.

1 2

A) ☐ erfolgt mit Watterollen und Speichelsauger
B) ☐ erfolgt mit Kofferdam
C) ☐ ist im Rahmen von endodontischen Maßnahmen sinnvoll
D) ☐ ist beim Entfernen von Amalgamfüllungen indiziert
E) ☐ schützt vor Verschlucken und Aspiration von Instrumenten
F) ☐ Klammern, Lochstanze und Zahnseide werden dafür benutzt

47. Ordnen Sie den Füllungsmaterialien Komposite (1), Zemente (2) und Amalgam (3) ihre Eigenschaften zu.

1 2 3

A) ☐ sehr gute Ästhetik
B) ☐ längste Haltbarkeit
C) ☐ hoher Zeitaufwand
D) ☐ schlechteste Biokompatibilität
E) ☐ schlechteste Ästhetik
F) ☐ kürzeste Haltbarkeit

48. Welche Aussagen sind richtig?

x x

A) ☐ Bei der Vitalitätsprüfung wird der Zahn perkutiert.
B) ☐ Das Beklopfen des Zahnes kann eine Aussage über die Sensibilität des Zahnes machen.
C) ☐ Unter Therapie versteht man die Untersuchung.
D) ☐ Die Diagnose liefert einen Namen für das Krankheitsbild.
E) ☐ Die Diagnostik führt über zahlreiche Befunde zur Diagnose.

43. A2, B3, C1, D1, E4
44. A2, B1, C1, D2, E3, F3
45. A6, B4, C9, D2, E10, F8, G11, H3, I1, J12, K13, L14, M5, N7
46. A1, B2, C2, D2, E2, F2
47. A1, B3, C1, D3, E3, F2
48. D, E

49. Ordnen Sie zu.

1 2 3 4 5 6 7 8

A	☐ Erosion	1	Karies im Randbereich von Füllungen
B	☐ Caries media	2	Kreidefleck
C	☐ Wurzelkaries	3	Zahnhartsubstanzdefekt durch Einwirken von Säuren
D	☐ Sekundärkaries	4	Dentinkaries
E	☐ Kariesrezidiv	5	Wiederaufflammen einer nicht vollständig entfernten Karies
F	☐ White spot	6	Mundtrockenheit
G	☐ kariogen	7	Karies hervorrufend
H	☐ Xerostomie	8	Zementkaries

50. Welche Aussagen zum Einfluss des Speichels auf die Kariesentstehung sind richtig?

☒ ☒ ☒

A) ☐ Geringer Speichelfluss fördert die Kariesentstehung.
B) ☐ Speichel als Einflussfaktor auf die Kariesentstehung wird überschätzt.
C) ☐ Menschen mit Mundatmung werden vor Karies geschützt.
D) ☐ Eine Xerostomie trägt zur Kariesentstehung bei.
E) ☐ Speichel remineralisiert die Zahnhartsubstanz.

51. Welche Aussagen sind richtig in Bezug auf die Gebissentwicklung?

☒ ☒

A) ☐ Das Wechselgebiss besteht aus Milch- und bleibenden Zähnen.
B) ☐ Das Milchgebiss ist im Alter von 2 bis 3 Jahren vollständig vorhanden.
C) ☐ Die Zahnentwicklung findet erst nach der Schwangerschaft statt.
D) ☐ Unter einer Milchzahnpersistenz versteht man einen überzähligen Milchzahn.
E) ☐ Die Wechselgebissperiode dauert vom 3. bis zum 10. Lebensjahr.

52. Welche Aussagen sind richtig zu Einlagefüllungen?

☒ ☒ ☒

A) ☐ Inlays gibt es aus Kunststoff, Gold oder Keramik.
B) ☐ Sie werden nur im Labor hergestellt.
C) ☐ Keramikinlays können auch chairside direkt hergestellt werden.
D) ☐ Ein Overlay ist ein Inlay mit Approximalkontakt.
E) ☐ Die Übergänge von Onlay zu Overlay und Teilkrone sind fließend.

53. Ordnen Sie den Kompositen (1) deren Vorteile und (2) deren Nachteile zu.

1 2

A) ☐ zahnfarben
B) ☐ feuchtigkeitsempfindlich
C) ☐ kleine Präparationen möglich
D) ☐ eingeschränkte Haltbarkeit
E) ☐ Polymerisationsschrumpfung
F) ☐ schnelle Applikation

54. Welche Aussagen sind richtig?

☒ ☒ ☒

A) ☐ Die Polymerisationslampe kann das Komposit nur bis zu 2 mm durchdringen.
B) ☐ Komposite dehnen sich beim Aushärten aus.
C) ☐ Vor vorzeitiger Polymerisation sollte man Komposite über einen Gelb-Orange-Filter schützen.
D) ☐ Komposite schrumpfen beim Aushärten.
E) ☐ Die Schrumpfung der Komposite hat keine Nachteile zur Folge.

55. Welche Aussagen sind richtig?

☒ ☒

A) ☐ Die Anzahl der Keime im Mund ist bei jedem Menschen gleich.
B) ☐ Streptococcus mutans gehört zur normalen Mundflora.
C) ☐ Kariogene Bakterien sind säurebildend.
D) ☐ Bei guter Mundhygiene kann keine Karies entstehen.
E) ☐ Der Speichel enthält Mineralien.

---

49. A3, B4, C8, D1, E5, F2, G7, H6
50. A, D, E   51. A, B   52. A, C, E
53. A1, B2, C1, D2, E2, F1
54. A, C, D   55. C, E

56. Ordnen Sie zu.

[×]

A	decayed	1	gefüllt
B	missing	2	kariös
C	filled	3	Zahnfläche
D	surface	4	fehlend

A) ☐ A2, B1, C3, D4
B) ☐ A1, B2, C3, D4
C) ☐ A2, B3, C1, D4
D) ☐ A2, B4, C1, D3
E) ☐ A4, B2, C1, D3

57. Welche Aussagen zum Speichel sind richtig?

[×] [×]

A) ☐ Wir produzieren täglich ca. 7 Liter Speichel.
B) ☐ Nachts wird mehr Speichel gebildet.
C) ☐ Nach der Bestrahlung eines Mundhöhlenkrebses kann es zur Xerostomie kommen.
D) ☐ Dickflüssiger Speichel wirkt karieshemmend.
E) ☐ Mundatmung ist ein kariesfördernder Faktor.

58. Ordnen Sie zu.

[1] [2] [3] [4] [5] [6] [7]

A ☐	Adhäsion	1	wasserabweisend
B ☐	Retention	2	Verankerung
C ☐	Schmelz-konditionierung	3	zerklüftete Schmelz-oberfläche
D ☐	Ätzmuster	4	Anätzen von Schmelz
E ☐	Adhäsiv	5	Dentinhaftvermittler
F ☐	Primer	6	Bonding
G ☐	hydrophob	7	Aneinanderhaften von Körpern

59. Welche Aussage ist in Bezug auf die Pulpa richtig?

[×]

A) ☐ Es gibt eine Schmelz- und eine Dentinpulpa.
B) ☐ Die Pulpa besteht aus Nervenfasern, Blutgefäßen, Bindegewebe und Lymphgewebe.
C) ☐ Die Wurzelpulpa hat einen Pulpaboden und ein Pulpadach.
D) ☐ Die Pulpa wird im Laufe des Lebens immer größer.
E) ☐ Die Nervenfasern leiten die Reize vom Gehirn zum Zahn.

60. Ordnen Sie den Ersatzzähnen (1) und den Zuwachszähnen (2) die folgenden Aussagen zu.

[1] [2]

A) ☐ brechen hinter den Milchzähnen durch
B) ☐ bleibende Zähne, die die Milchzähne ersetzen
C) ☐ Zähne 15–25
D) ☐ Zähne 16–18
E) ☐ Zähne 16, 26, 36, 46
F) ☐ bleibende Zähne, die nicht sofort entdeckt werden, da kein Milchzahn bei deren Durchbruch wackelt

61. Welche Aussagen sind in Bezug auf die Hartsubstanzen des Schmelzes richtig?

[×] [×] [×]

A) ☐ Zahnschmelz ist im Bereich der Kauflächen dünner als im Zahnhalsbereich.
B) ☐ Schmelz wird zeitlebens gebildet.
C) ☐ Schmelz ist aus einzelnen Prismen aufgebaut.
D) ☐ Schmelz heißt auf lateinisch Enamelum.
E) ☐ Ameloblasten und Adamantoblasten werden synonym verwendet.

62. Welche Instrumente werden für die Präparation von Füllungen verwendet?

[×] [×]

A) ☐ Rosenbohrer
B) ☐ Winkelstück
C) ☐ Schleifscheibe
D) ☐ Diamantschleifer
E) ☐ Bürstchen

63. Welche Aussage ist richtig?

[×]

A) ☐ Dentin ist weicher als Zement.
B) ☐ Zementoblasten bilden die härteste Zahnhartsubstanz.
C) ☐ Schmelz ist kariesanfälliger als Dentin.
D) ☐ Odontoblasten bilden das Dentin.
E) ☐ Die Wurzelkaries betrifft den Schmelz.

---

56. D　57. C, E
58. A7, B2, C4, D3, E6, F5, G1
59. B　60. A2, B1, C1, D2, E2, F2
61. C, D, E　62. B, D　63. D

64. Welche Aussagen zu den Indikationen der Füllungsmaterialien sind richtig?

☒☒☒☒

A) ☐ Amalgam eignet sich für den Frontzahnbereich.
B) ☐ Amalgam wird v. a. im Seitenzahnbereich angewendet.
C) ☐ Kompositfüllungen eignen sich für den Frontzahnbereich.
D) ☐ Kompositfüllungen werden im Seitenzahnbereich angewendet.
E) ☐ Mit GIZ kann man Aufbaufüllungen herstellen.

65. Ordnen Sie zu.

1 2 3 4 5 6 7 8 9

A) ☐ Polieren von Füllungen	1 dient der Kariesprophylaxe
B) ☐ Konditionieren	2 verringert die Anheftung von Plaque
C) ☐ rotierende Instrumente mit Diamanten	3 Übertragen die Drehzahl des Motors auf das rotierende Instrument
D) ☐ Kofferdam	4 Vergrößert die Oberfläche der Zahnhartsubstanz
E) ☐ Fluoridierung	5 verhindert das Eindringen von Keimen in die Kavität
F) ☐ Matrize	6 brauchen eine Wasserkühlung, um Hitzeentwicklung zu vermeiden
G) ☐ Kältespray	7 verhindert das Überstopfen des Füllungsmaterials
H) ☐ Polymerisationslampe	8 dient der Sensibilitätsprüfung
I) ☐ Winkelstücke	9 führt zum Aushärten von Kompositen

66. Welche Aussagen sind richtig?

☒☒☒

A) ☐ Das Anätzen des Zahnes vor einer Kompositfüllung führt zu einer Demineralisation.
B) ☐ Amalgam darf frühestens nach 24 Stunden poliert werden.
C) ☐ Chairside hergestellte Keramikinlays werden im Labor hergestellt.
D) ☐ Unter Kofferdam kann der Patient keine Materialien verschlucken.
E) ☐ Amalgam zeichnet sich durch seine hohe Ästhetik aus

67. Welche Aussagen zur Karies sind richtig?

☒☒☒

A) ☐ Die Caries media liegt im Schmelz.
B) ☐ Die Caries profunda betrifft Schmelz und Dentin.
C) ☐ Die Caries superficialis liegt im Dentin.
D) ☐ Die Wurzelkaries betrifft Zement und Dentin.
E) ☐ Der white spot liegt im Schmelz.

68. Welche Instrumente kommen bei der Kariestherapie zum Einsatz?

☒☒☒

A) ☐ Kugelstopfer
B) ☐ Periotom
C) ☐ Rosenbohrer
D) ☐ Luniatschek
E) ☐ Polierer

69. Welche Aussagen sind richtig?

☒☒

A) ☐ Die Perkussion dient der Sensibilitätsprüfung.
B) ☐ Durch Sondieren mit einer zahnärztlichen Sonde kann Karies festgestellt werden.
C) ☐ Die Wurzelkaries ist gut einsehbar.
D) ☐ Eine Schmelzkaries äußert sich durch starke Schmerzen.
E) ☐ Eine Fluoridierung hilft bei einer Initialkaries.

70. Welche Faktoren erhöhen das Risiko, dass Karies entsteht?

☒☒☒

A) ☐ Xerostomie
B) ☐ viel Gemüse essen
C) ☐ Orangensaft über den Tag verteilt trinken
D) ☐ gute Mundhygiene
E) ☐ Zahnfehlstellungen

---

64. B, C, D, E
65. A2, B4, C6, D5, E1, F7, G8, H9, I3
66. A, B, D   67. B, D, E
68. A, C, E   69. B, E   70. A, C, E

Untersuchungen und Beratungen

	BEMA	GOZ/GOÄ
Die zahnärztliche Behandlung beginnt meist mit einer eingehenden Untersuchung des Patienten. Wie rechne ich diese ab? → LA S. 66, 87 / → JB 1 S. 388, 409	**Zahnärztliche Untersuchung** **01 U** • in der Regel die erste Behandlungsmaßnahme (Ausnahme: Schmerzen) • 1x pro Kalenderhalbjahr, frühestens nach 4 Monaten (Ausnahme: neuer Zahnarzt) • einschl. Beratung • FU1 und FU2 nicht neben 01 abrechenbar • Die Befunde werden dokumentiert.	**Zahnärztliche Untersuchung** **0010** • keine zeitlichen Mindestabstände • Ein einfacher PA-Befund ist mit Pos. 0010 abgegolten. • Eine Beratung nach Ä 1 oder Ä 3 ist zusätzlich abrechenbar. • Die vollständige Untersuchung des stomatognathen Systems, auch extraoral, wird mit der Pos. Ä 6 abgerechnet.
Wie wird eine symptombezogene Untersuchung abgerechnet? → LA S. 68, 90 / → JB 1 S. 390, 412	**Symptombezogene Untersuchung** • Als alleinige Leistung könnte hier eine Beratung nach Pos. Ä 1 abgerechnet werden.	**Symptombezogene Untersuchung** **Ä 5** • nicht neben 0010 oder Ä 6 abrechenbar • 1x je Behandlungsfall oder • als alleinige Leistung • zusätzlich Beratung abrechenbar (Ä 1, Ä 3)
Nach welchen Regeln wird eine Beratung abgerechnet? → LA S. 68, 88 / → JB 1 S. 390, 410	**Beratung** **Ä 1 Ber** • neben der ersten Leistung im Quartal • als alleinige Leistung immer, auch mehrmals pro Tag in getrennten Sitzungen • telefonische Beratung (alleinige Leistung) • bei Quartalswechsel: neben der ersten Leistung, wenn seit der letzten Beratung oder Pos. 01 U mind. 18 Kalendertage vergangen sind und es sich um denselben Krankheitsfall handelt • bei Quartalswechsel und einem neuen Krankheitsfall: neben der ersten Leistung, ohne Berücksichtigung der 18-Tage-Frist • nicht neben Pos. 01 U oder 02 • nicht als Abschlussberatung • nicht neben einem Besuch, einer Früherkennungsuntersuchung FU1 und FU2, neben IP-Leistungen	**Beratung** **Ä 1** • 1x pro Behandlungsfall (= 30 Tage) • als alleinige Leistung immer abrechenbar • Als alleinige Leistung gilt auch eine Beratung zusammen mit einer Untersuchung. • auch eine telefonische Beratung **Ä 3** • Beratung von mind. 10 Minuten Dauer • nur als alleinige Leistung, nicht neben einer weiteren Leistung • aber auch mit einer 0010, Ä 5, Ä 6 zusammen
Wie wird die kieferorthopädische Untersuchung abgerechnet? → LA S. 72 / → JB 1 S. 394	**Kieferorthopädische Untersuchung** • 01k	

	BEMA	GOZ/GOÄ
Wie wird die zahnärztliche Früherkennungsuntersuchung eines Kindes unter 3 Jahren abgerechnet? → LA S. 72 / → JB 1 S. 394	**Früherkennungsuntersuchung eines Kindes** • FU 1a: vom 6. bis zum vollendeten 9. Lebensmonat • FU 1b: vom 10. bis zum vollendeten 20. Lebensmonat • FU 1c: vom 21. bis zum vollendeten 33. Lebensmonat • Der Abstand zwischen zwei Untersuchungen muss mind. 4 Monate betragen. • nicht neben einer 01 U im selben Halbjahr abrechenbar und Viermonatsfrist einhalten • die Ä 1 Ber ist nicht neben FU abrechenbar	
Wie rechnet man die Untersuchung eines Kindes im Alter vom 34. bis zum vollendeten 72. Lebensmonat ab? → LA S. 73 / → JB 1 S. 395	**Früherkennungsuntersuchung eines Kindes (FU 2)** • in diesem Zeitraum 3 x abrechenbar • Abstand mind. 12 Monate • beinhaltet Untersuchung, Beratung, Erstellen eines dmf-t-Indexes, Ernährungs- und Mundhygieneberatung der Betreuungsperson • nicht neben einer 01 U in demselben Halbjahr • 01 U im folgenden Kalenderhalbjahr frühestens 4 Monate nach der FU 2 abrechenbar • nicht neben Pos. Ä 1 Ber • Abstand zur FU 1 mind. 12 Monate	**Untersuchung eines Kindes** • keine gesonderte Position, evtl. ein höherer Faktor berechenbar • Zuschlag bei Untersuchungen nach Ä 5, Ä 6 bei Kindern unter 4 Jahren
Nennen Sie die Abrechnungsposition für die Fluoridlackanwendung bei Kindern vom 6. bis zum 72. Lebensmonat. → LA S. 73 / → JB 1 S. 395	**Fluoridlackanwendung zur Zahnschmelzhärtung (FLA)** • 2 x je Kalenderhalbjahr • einschl. Beseitigung von weichen Zahnbelägen und mit relativer Trockenlegung	
Nennen Sie die Abrechnungsposition für die praktische Anleitung einer Betreuungsperson zur Mundhygiene. → LA S. 73 / → JB 1 S. 395	**Praktische Anleitung zur MH FU Pr** • nur im Zusammenhang mit einer FU 1 • Daher gelten für die FU Pr die gleichen Regeln wie für die FU 1.	
Darf das Ausstellen eines Rezeptes abgerechnet werden? → LA S. 68, 89 / → JB 1 S. 390, 411	**Rezeptausstellung** • Bei einem gesetzlich Versicherten darf eine Rezeptausstellung nur dann als Pos. Ä 1 Ber abgerechnet werden, wenn der Patient dabei vom Zahnarzt beraten wurde.	**Rezeptausstellung Ä 2** • Ausstellen eines Wiederholungsrezeptes oder einer Überweisung oder Übermittlung von Befunden durch die ZFA • nur als alleinige Leistung • ohne Begründung bis zu einem Steigerungsfaktor von 1,8, mit Begründung bis zum 2,5-fachen Satz = kleiner Gebührenrahmen

	BEMA	GOZ/GOÄ
Oft wird bei einer Untersuchung auch der Zustand des Parodontiums beurteilt. Mit welcher Position rechnen Sie das Erstellen eines PSI-Codes ab? → **LA S. 75, 93 /** → **JB 1 S. 397, 415**	**Erhebung des PSI-Codes** **04** • 1 x in 2 Jahren • Es müssen sieben Quartale ohne Berechnung der 04 dazwischen liegen.	**Erhebung des PSI-Codes** • Die Erhebung eines einfachen PA-Befundes im Rahmen einer Untersuchung ist in der Pos. 0010 enthalten. **4005** • Erhebung mind. eines Gingivalindexes und/oder eines PSI • max. 2 x pro Jahr • Dokumentation erforderlich
Nennen Sie die Abrechnungsposition für die Leistung „Gewinnung von Zellmaterial aus der Mundhöhle und Aufbereitung zur zytologischen Untersuchung“. → **LA S. 76, 93 /** → **JB 1 S. 398, 415**	**Gewinnung und Aufbereitung von Zellmaterial** **05** • 1 x innerhalb von 12 Monaten	**Gewinnung und Aufbereitung von Zellmaterial** **Ä 298**
Erklären Sie den Begriff Krankheitsfall. → **LA S. 69, 90 /** → **JB 1 S. 391, 412**	**Krankheitsfall** • gesamte Behandlung einer Erkrankung • kann auch länger als das Quartal sein • kann auch kürzer als das Quartal sein • kann mehrere Behandlungsfälle umfassen	**Krankheitsfall** • gesamte Behandlung einer Erkrankung • kann auch länger als 30 Tage sein • kann auch kürzer als 30 Tage sein • kann mehrere Behandlungsfälle umfassen
Sie stellen eine Arbeitsunfähigkeitsbescheinigung oder einen kurzen Bericht aus. Wie rechnen Sie diese ab? → **LA S. 84, 96 /** → **JB 1 S. 406, 418**	**Ä 70 AU** • Arbeitsunfähigkeitsbescheinigung • kurze Bescheinigung oder kurzer Bericht • Wenn erneut eine AU-Bescheinigung ausgestellt wird, so kann die Ä 70 ein weiteres Mal berechnet werden.	**Ä 70** • Arbeitsunfähigkeitsbescheinigung • kurze Bescheinigung oder kurzer Bericht • ärztliches Attest, z. B. Befreiung vom Schulsport • Anwesenheitsbescheinigung
Wie rechnen Sie einen ausführlichen Bericht ab? → **LA S. 85, 96 /** → **JB 1 S. 407, 418**	**Ä 75** • ausführlicher schriftlicher Krankheits- und Befundbericht • mit Angaben zur Anamnese, Befunde	**Ä 75** • ausführlicher schriftlicher Krankheits- und Befundbericht • mit Angaben zur Anamnese, Befunde
Erklären Sie den Begriff Behandlungsfall. → **LA S. 69, 90 /** → **JB 1 S. 391, 412**	**Behandlungsfall** • Behandlung des Patienten in einem Quartal	**Behandlungsfall** • 30 Tage ab Beginn der Behandlung

Wie fit bin ich für die Prüfung? ☺ ☐ 😐 ☐ ☹ ☐

Zuschläge bei Kassenpatienten und Privatpatienten

	BEMA	GOZ/GOÄ
Erläutern Sie, wie man Zuschläge für Leistungen außerhalb der Sprechstunde abrechnet. → LA S. 74, 91 / → JB 1 S. 396, 413	**Zuschläge** **03 Zu** • für Leistungen außerhalb der Sprechstunde, wenn der Patient nicht bereits vor Ablauf der Sprechstunde in der Praxis war, wenn der Zahnarzt nicht während dieser Zeit üblicherweise seine Sprechstunde abhält (Uhrzeit angeben) • für Leistungen zwischen 20:00 und 8:00 Uhr • an Sonn- und Feiertagen • bei Behandlungen im Notdienst	**Zuschläge** • nur berechenbar im Zusammenhang mit Beratungen (Ä 1, Ä 3) und Untersuchungen (0010, Ä 5, Ä 6) • nur mit dem einfachen Gebührensatz berechnungsfähig **A** • wochentags, außerhalb der Sprechstunde (nicht kombinierbar) **B** • 20:00–22:00 Uhr, 6:00–8:00 Uhr (außerhalb der Sprechstunde) **C** • 22:00–6:00 Uhr **D** • samstags, sonn- und feiertags • halber Zuschlag D für übliche Sprechzeit an Samstagen • evtl. noch zusätzlich ein Zuschlag nach B oder C **K1** • bei Kindern bis zum vollendeten 4. Lebensjahr • nur mit Ä 5 oder Ä 6, nicht mit 0010

Beispielfall eines Patienten

Datum	Zähne	Leistungen	BEMA-Position	GOZ-/GOÄ-Position
28.04.		eingehende Untersuchung mit Beratung Ein PSI wird erstellt.	01 U 04	0010, Ä 1 4005
01.05. Feiertag	16	Patient kommt um 11 Uhr mit Schmerzen in den Notdienst, Zahn 16 wird untersucht, Patient wird 10 Minuten lang beraten. Es folgen weitere Leistungen. Er erhält eine Arbeitsunfähigkeitsbescheinigung.	03 Zu Ä 70 AU	Ä 1, Ä D, Ä 5 Ä 70
02.05.		Patient kommt in die Praxis und erhält von Ihnen ein Rezept über ein Schmerzmittel.	–	Ä 2
05.05.		Beratung über Füllungstherapie, 15 Minuten lang	Ä 1 Ber	Ä 3
10.05.		Patient kommt mit 2-jähriger Tochter zur Früherkennungsuntersuchung, Dauer ca. 30 Minuten	FU 1c	Ä 6, Ä 3 K1

Wie fit bin ich für die Prüfung? ☺ ☐ 😐 ☐ ☹ ☐

Füllungstherapie

	BEMA	GOZ
Mit welchen Positionen rechnen Sie das Legen von ein- bis mehrflächigen Füllungen ab? → LA S. 98, 111 / → JB 1 S. 420, 433	**Ein- bis mehrflächige Füllungen** **13a F1** • einflächige plastische Füllung **13b F2** • zweiflächige plastische Füllung **13c F3** • dreiflächige plastische Füllung **13d F4** • mehr als dreiflächig oder Eckenaufbau im Frontzahnbereich unter Einbeziehung der Schneidekante **13e** • einflächige Kompositfüllung in Adhäsivtechnik im Seitenzahnbereich, wenn eine Amalgamfüllung kontraindiziert ist, bei Kindern unter 15 Jahren, bei Schwangeren, Stillenden **13f** • zweiflächige Kompositfüllung in Adhäsivtechnik im Seitenzahnbereich, wenn eine Amalgamfüllung kontraindiziert ist, bei Kindern unter 15 Jahren, bei Schwangeren, Stillenden **13g** • dreiflächige Kompositfüllung in Adhäsivtechnik im Seitenzahnbereich, wenn eine Amalgamfüllung kontraindiziert ist, bei Kindern unter 15 Jahren, bei Schwangeren, Stillenden **13h** • mehr als dreiflächige Kompositfüllung in Adhäsivtechnik im SZB, wenn eine Amalgamfüllung kontraindiziert ist, bei Kindern unter 15 Jahren, bei Schwangeren, Stillenden	**Ein- bis mehrflächige Füllungen** **2050** • einflächige plastische Füllung ohne Adhäsivtechnik und Politur, einschl. Matrize **2060** • einflächige plastische Füllung in Adhäsivtechnik, ggf. Mehrschichttechnik, einschl. Politur, Matrize zusätzlich abrechenbar **2070** • zweiflächige plastische Füllung ohne Adhäsivtechnik und Politur, einschl. Matrize **2080** • zweiflächige plastische Füllung in Adhäsivtechnik, ggf. Mehrschichttechnik, einschl. Politur, Matrize zusätzlich abrechenbar **2090** • dreiflächige plastische Füllung ohne Adhäsivtechnik und Politur, einschl. Matrize **2100** • dreiflächige plastische Füllung in Adhäsivtechnik, ggf. Mehrschichttechnik, einschl. Politur, Matrize zusätzlich abrechenbar **2110** • mehr als dreiflächige plastische Füllung ohne Adhäsivtechnik und Politur, einschl. Matrize **2120** • mehr als dreiflächige plastische Füllung in Adhäsivtechnik, ggf. Mehrschichttechnik, einschl. Politur, Matrize zusätzlich abrechenbar
Was ist mit den Positionen 13a, b, c, d bzw. 2050, 2070, 2090, 2110 auch abgegolten? → LA S. 98, 112 / → JB 1 S. 420, 434	**Leistungsinhalte der Positionen 13a–d** • Präparieren einer Kavität • relative Trockenlegung • das Füllen mit plastischem Material einschl. Unterfüllung • Anlegen einer Matrize / Verwendung anderer Hilfsmittel zur Formung der Füllung • Politur • Ätztechnik und Lichtaushärtung im Frontzahnbereich sind mit abgegolten	**Leistungsinhalte der Positionen 2050, 2070, 2090, 2110** • Präparieren einer Kavität • relative Trockenlegung • das Füllen mit plastischem Material einschl. Unterfüllung • Anlegen einer Matrize / Verwendung anderer Hilfsmittel zur Formung der Füllung • ohne Politur!

	BEMA	GOZ
Unter welchen Vorgaben wird die Kompositfüllung im Seitenzahnbereich von der Krankenkasse übernommen? → LA S. 101 / → JB 1 S. 423	**Indikation von Kompositfüllungen im Seitenzahnbereich bei** • Patienten mit nachgewiesener Amalgamallergie • Patienten mit einer schweren Niereninsuffizienz • Kindern unter 15 Jahren • schwangeren / stillenden Patientinnen	**Indikation von Kompositfüllungen im Seitenzahnbereich** • wird ohne Einschränkung übernommen, siehe oben
Mit welchen Abkürzungen gibt man die Lage der Füllungen ein? → LA S. 99 / → JB 1 S. 421	**Bezeichnung der Füllungslage** • m = 1 = mesial • o = 2 = okklusal bzw. inzisal • d = 3 = distal • v = 4 = vestibulär (bukkal bzw. labial) • l = 5 = lingual bzw. palatinal • z = 7 = zervikal (am Zahnhals), genauere Lagebezeichnung	**Bezeichnung der Füllungslage** • Verwendung der gleichen Buchstaben wie bei BEMA
Eine Füllung hat eine „Garantie" von 2 Jahren. Welche Füllungen dürfen dennoch vor Ablauf der 2 Jahre erneuert werden? → LA S. 98 / → JB 1 S. 420	**Erneuerung der Füllung vor Ablauf von zwei Jahren** • bei Milchzahnfüllung • bei Zahnhalsfüllung • bei mehr als dreiflächigen Füllungen, Eckenaufbauten im Frontzahnbereich • bei besonderen Umständen wie Bruxismus (Knirschen)	**Erneuerung der Füllung vor Ablauf von zwei Jahren** • Defekte Füllungen können nach Bedarf wiederholt werden.
Dürfen Polituren für Füllungen abgerechnet werden? Geben Sie ggf. die Möglichkeiten an. → LA S. 98, 112 / → JB 1 S. 420, 434	**Polituren von Füllungen** • Diese sind in Pos. 13 enthalten.	**Polituren von Füllungen** **2130** • in separater Sitzung, nicht in der Sitzung, in der die Füllung gelegt wurde • je Restauration • auch für eine Kontrolle • für Finieren oder Polieren und auch für Nachpolieren älterer Restaurationen • auch für Politur von Inlays oder Kronen
Wie wird der plastische Aufbau eines Zahnes zur Aufnahme einer Krone abgerechnet? → LA S. 101, 116 / → JB 1 S. 423, 438	**Plastischer Aufbau eines Zahnes** **13a F1 ZE** • einflächige plastische Aufbaufüllung **13b F2 ZE** • mehrflächige plastische Aufbaufüllung Ein parapulpärer Stift nach Pos. 16 St ist mit einer Aufbaufüllung nicht abrechenbar.	**Plastischer Aufbau eines Zahnes** **2180** • je Zahn, unabhängig von Flächenanzahl • adhäsive Befestigung nach Pos. 2197 zusätzlich berechnungsfähig • Materialkosten gesondert abrechenbar • nicht mit gegossenem Stiftaufbau (Pos. 2190) am gleichen Zahn abrechenbar
Wie wird die Versorgung einer konfektionierten Kinderkrone abgerechnet? → LA S. 103, 116 / → JB 1 S. 425, 438	**Eingliedern einer konfektionierten Kinderkrone** **14** • einschl. Material- und Laborkosten	**Eingliederung einer konfektionierten Kinderkrone** **2250** • zusätzlich Materialkosten abrechenbar

	BEMA	GOZ
Nennen Sie die Abrechnungspositionen für Einlagefüllungen. → LA S. 119, 113 / → JB 1 S. 441, 435	**Einlagefüllungen** • Inlays aller Art sind keine Leistung der gesetzlichen Krankenkassen. Sie können jedoch nach § 28 Abs. 2 SGB V, Mehrkostenregelung, als eine private Leistung nach GOZ abzüglich der fiktiven Kassenfüllung abgerechnet werden. • Mit dem Patienten muss eine MKV abgeschlossen werden.	**Einlagefüllungen, einschl. Präparation, Abformung, Eingliedern und Nachkontrolle** **2150** • Einlagefüllung, einflächig **2160** • Einlagefüllung, zweiflächig **2170** • Einlagefüllung, mehr als zweiflächig **Zusätzlich abrechenbar:** • 2197 adhäsive Befestigung eines Inlays, eines Aufbaus, eines Stiftes, einer Teilkrone/Krone, eines Veneers, je Zahn • 2020 für temporären Verschluss oder • 2260 für Inlayprovisorien ohne Abformung • 2270 für Inlayprovisorien mit Abformung • Material- und Laborkosten, Abformmaterial **2310** • Wiedereinsetzen eines Inlays, einer Teilkrone/Krone, eines Veneers • evtl. zusätzlich die Pos. 2197 **2290** • Entfernen einer Einlagefüllung

Wie fit bin ich für die Prüfung? ☺ ☐ 😐 ☐ ☹ ☐

Begleitleistungen in der Füllungstherapie

	BEMA	GOZ
Zur Verankerung einer großen Füllung benötigt der Zahnarzt manchmal parapulpäre Stifte oder Pins. Wie rechnet man diese ab? → LA S. 104, 116 / → JB 1 S. 426, 438	**Stiftverankerung einer Füllung** **16 St** • nur bei mehr als zweiflächigen Füllungen, also bei Pos. 13c, d, g, h je Zahn, einschl. Materialkosten • 1x pro Zahn, unabhängig von der Anzahl der Stifte • Bei ein- oder zweiflächigen Füllungen, also Pos. 13a, b, e, f, sind nur die Materialkosten der Stifte unter der Erfassungsnummer 601 abrechenbar.	**Stiftverankerung einer Füllung** • kann als Analogleistung abgerechnet werden, z. B. 2190a • Die Stiftverankerung spielt keine Rolle mehr.

	BEMA	GOZ
Welche Regeln gelten für die Abrechnung eines provisorischen Verschlusses? → LA S. 103, 116 / → JB 1 S. 425, 438	**Provisorischer Verschluss** **11 pV** • nur als alleinige Leistung am betreffenden Zahn, auch unvollendete Füllung, für das Exkavieren und provisorische Verschließen • Notfall im Bereitschaftsdienst, Vertretung • wenn Patient auf der Durchreise ist • wenn Kinder nicht mehr stillhalten • wenn der Patient weitergehende Behandlung verweigert • wenn Patient nicht mehr zur weiteren Behandlung erscheint, z. B. Tod • abrechenbar im selben Quartal, wenn die Unmöglichkeit der Vollendung eindeutig feststeht, ansonsten erst im Folgequartal • nicht bei Cp, P, Wurzelkanalbehandlung • nicht bei Weiterbehandlung, z. B. Anfertigen von Kronen, Brücken	**Provisorischer Verschluss** **2020** • provisorischer, speicheldichter Verschluss, je Kavität, als selbstständige Leistung • Notfall im Bereitschaftsdienst, Vertretung • wenn Patient auf der Durchreise ist • wenn Kinder nicht mehr stillhalten • wenn der Patient weitergehende Behandlung verweigert • wenn Patient nicht mehr zur weiteren Behandlung erscheint, z. B. Tod • zusätzlich abrechenbar: bei Überkappungen, endodontischen Behandlungen, bei Anfertigung von Inlays, zwischen den Sitzungen **2260** • Provisorium ohne Abformung • je Zahn oder Implantat • auch als konfektioniertes, provisor. Inlay • einschl. Eingliederung und Abnahme • zusätzlich: Materialkosten **2270** • Provisorium mit Abformung • je Zahn oder Implantat • auch als provisorisches Inlay • einschl. Eingliederung und Abnahme
Erläutern Sie die Abrechnung von besonderen Maßnahmen beim Füllen oder Präparieren eines Zahnes. → LA S. 107, 117 / → JB 1 S. 429, 439	**Bes. Maßnahmen beim Präparieren / Füllen** **12 bMF** • für das Separieren der Zähne mit z. B. einem Holzkeil • für das Anlegen von Spanngummi (Kofferdam) • Stillen einer übermäßigen Papillenblutung • für das Beseitigen von störendem Zahnfleisch (ohne Elektrotom, Skalpell) • zum Erkennen von unter sich gehenden Stellen (Retraktionsfäden) und der Präparationsgrenze • je Sitzung, je Kieferhälfte oder Frontzahnbereich • nicht für das Anlegen einer Matrize	**Bes. Maßnahmen beim Präparieren / Füllen** **2030** • besondere Maßnahmen beim Füllen oder Präparieren, außer Kofferdam (s. BEMA) • je Kieferhälfte oder Frontzahnbereich, 1 x je Sitzung • höchstens 2 x pro Kieferhälfte oder Frontzahnbereich, wenn unterschiedliche Maßnahmen beim Präparieren und Legen einer Füllung in einer Sitzung notwendig sind • neben Pos. 2040 im gleichen Bereich • auch für Matrizen bei Pos. 2060, 2080, 2100, 2120 **2040** • für das Anlegen von Kofferdam • je Kieferh. / Frontzahnb. 1 x je Sitzung • neben Pos. 2030 im gleichen Bereich
Was bedeutet „pro Kieferhälfte oder Frontzahnbereich"? → LA S. 107 / → JB 1 S. 429	**Abrechenbarkeit je Kieferh. / Frontzahnb.** • Entweder liegt die Maßnahme in einer der vier Kieferhälften oder im Frontzahnbereich. • Liegen die Maßnahmen nicht in einer Kieferhälfte, dann muss geprüft werden, ob sie in einem Frontzahnbereich liegen. • Trifft das auch nicht zu, dann können mehrere Maßnahmen abgerechnet werden.	

Mehrkostenregelung in der Füllungstherapie für gesetzlich Versicherte

Ein Patient wünscht eine aufwendigere Füllung, als im Rahmen der gesetzlichen Versicherungen bezahlt wird. Dann gilt eine Sondersituation, nämlich die Mehrkostenregelung nach § 28 Abs. 2 SGB V. Erläutern Sie diese. → **BA S. 119 / JB 1 S. 441**	Der Patient hat die Mehrkosten selbst zu tragen. In diesem Fall ist die von der Kasse vergleichbare preisgünstigere plastische Füllung als Leistung abzuziehen. Vor Beginn der Behandlung ist eine schriftliche Vereinbarung zwischen dem Zahnarzt und dem Patienten zu treffen. Die Mehrkostenregelung gilt nicht für Fälle, in denen intakte plastische Füllungen ausgetauscht werden. Beispiel anhand einer dreiflächigen Komposit-Seitenzahnfüllung in Adhäsivtechnik: Pos. 2100 (GOZ) abzüglich 13c F3 oder F30 (BEMA) Von der Privatleistung wird die fiktive Kassenfüllung abgezogen. Der Patient erhält eine Privatrechnung über den Restbetrag. Die Kassenfüllung, die dem Patienten zusteht, wird regulär über die KZV abgerechnet.
Erläutern Sie, ob die Mehrkostenregelung auch für Fälle gilt, in denen intakte, funktionsfähige Füllungen ausgetauscht werden. → **LA S. 123 / JB 1 S. 445**	Hier gilt die Mehrkostenregelung nicht. Der Patient wird für diese Leistung, z. B. bei Austausch einer intakten Amalgamfüllung gegen eine Kompositfüllung im Seitenzahnbereich, zum reinen Privatpatienten. Die Abrechnung erfolgt nach GOZ; es wird keine fiktive Füllung abgezogen. Der Patient erhält eine Privatrechnung. Vor Behandlungsbeginn sollte eine schriftliche Vereinbarung nach § 2 Abs. 3 GOZ, Verlangensleistung, getroffen werden.
Wie werden Begleitleistungen bei Füllungen berechnet? → **LA S. 120 / JB 1 S. 442**	In der Regel werden die erforderlichen Begleitleistungen, z. B. ein Kofferdam, nach der Mehrkostenregelung über die GOZ berechnet.

Beispielfall eines Patienten

Datum	Zähne	Leistungen	BEMA-Position	GOZ-Position
20.02.	46	Anlegen eines Kofferdams, Separation mit einem Holzkeil, Präparation, Legen einer dreiflächigen Kompositfüllung in Adhäsivtechnik	bMF MKV: 2100-F30	2040, 2030, 2100
25.03.	17	Beratung wegen Schmerzen an Zahn 17 Präparation, Anlegen einer Matrize, relative Trockenlegung mit Watterollen, plastische zweiflächige Füllung Stillen einer übermäßigen Papillenblutung	 F2 bMF	Ä 1 2070 2030
10.04.	36	Beratung, Präparation für ein einflächiges Keramikinlay, Abformung provisorischer Verschluss	Ä 1 Ber	Ä 1 Materialk. 2020
12.04.	36	Adhäsives Einsetzen des Inlays Politur	MKV: 2150-F10 2197 Materialk.	2150, 2197 Materialk.

Wie fit bin ich für die Prüfung? ☺ ☐ 😐 ☐ ☹ ☐

Häufige Begleitleistungen in der zahnärztlichen Behandlung

	BEMA	GOZ
Wie rechnen Sie die Prüfung der Vitalität eines Zahnes ab? → **LA S. 128, 133 /** → **JB 1 S. 450, 455**	**Sensibilitätsprüfung** **8 ViPr** • Sensibilitätsprüfung der Zähne, unabhängig von der Methode • 1 x pro Sitzung, unabhängig von der Anzahl der überprüften Zähne • Dokumentation erforderlich	**Vitalitätsprüfung** **0070** • Vitalitätsprüfung der Zähne, unabhängig von der Methode • 1 x pro Sitzung, unabhängig von der Anzahl der überprüften Zähne

	BEMA	GOZ
Wie rechnet man die Behandlung überempfindlicher Zahnflächen ab? → LA S. 128, 133 / → JB 1 S. 450, 455	**Überempfindliche Zahnflächen** **10 üZ** • 1 x je Sitzung • unabhängig von der Methode • nicht als prophylaktische Maßnahme • Dokumentation erforderlich	**Überempfindliche Zahnflächen** **2010** • je Kiefer • unabhängig von der Methode • nicht als prophylaktische Maßnahme
Nach welchen Regeln rechnet man die Entfernung von Zahnstein ab? → LA S. 129, 134 / → JB 1 S. 451, 456	**Zahnstein** **107 Zst** • Entfernen harter Zahnbeläge, je Sitzung • 1 x pro Kalenderjahr • nicht für das Entfernen von weichen Belägen • ohne Politur	**Zahnstein** **4050** • Entfernen harter und weicher Zahnbeläge an einem einwurzeligen Zahn oder Implantat oder Brückenglied • ggf. mit Politur • 1 x innerhalb von 30 Tagen **4055** • Entfernen harter und weicher Zahnbeläge an einem mehrwurzeligen Zahn • ggf. mit Politur • 1 x innerhalb von 30 Tagen zusätzl. später abrechenbar: 4060 Kontrolle n. 4050, 4055, 1040 mit Nachreinigen/Politur
Erläutern Sie das Entfernen von scharfen Zahnkanten oder scharfen Rändern an Prothesen. → LA S. 129, 135 / → JB 1 S. 451, 457	**Zahnkanten** **106 sK** • 1 x je Sitzung, Entfernen von scharfen Zahnkanten oder Prothesenrändern, wenn Prothese > 3 Monate eingegliedert • auch für das Beseitigen von Druckstellen an Prothesen, wenn sie länger als drei Monate eingegliedert sind • auch für das Beseitigen überstehender Füllungsränder bei alten Füllungen oder überstehender Kronenränder • auch f. Beschleifen v. Prothesenzähnen • Wegätzen von Milchzahnkaries, muldenförmiges Ausschleifen von Karies	**Zahnkanten** **4030** • je Kieferhälfte oder Frontzahnbereich • Entfernen von scharfen Zahnkanten oder Prothesenrändern • auch für das Beseitigen überstehender Füllungsränder bei alten Füllungen oder überstehender Kronenränder • nicht für Prothesenreinigung **Beseitigen grober Vorkontakte der Okklusion und Artikulation** **4040** • 1 x je Sitzung • auch neben der 4030 abrechenbar
Die Zahnärztin trägt ein Medikament auf die Mundschleimhaut auf: Wie wird das abgerechnet? → LA S. 131, 136 / → JB 1 S. 453, 458	**Lokale medikamentöse Behandlung der Mundschleimhauterkrankungen** **105 Mu** • je Sitzung • Aufbringen von auf der Mundschleimhaut haftenden Medikamenten • Behandlung von Prothesendruckstellen, nach drei Monaten nach Eingliederung • Behandlung einer Dentitio difficilis, ohne chirurgische Maßnahme	**Lokalbehandlung von Mundschleimhauterkrankungen** **4020** • 1 x je Sitzung • Aufbringen von Salben, Lösungen • Behandlung von Prothesendruckstellen • für einfache Taschenspülungen • bei Gingivitis, Parodontitis • Behandlung einer Dentitio difficilis, ohne chirurgische Maßnahmen **Subgingivale medikamentöse antibakterielle Lokalapplikation** **4025** • je Zahn, z. B. PerioChip® • zusätzlich 4020 möglich

	BEMA	GOZ
Ein Patient fällt während der Behandlung in Ohnmacht. Wie rechnen Sie dies ab? → LA S. 131, 137 / → JB 1 S. 453, 459	**Hilfestellung bei Ohnmacht** **02 Ohn** • für Hilfeleistung durch den Zahnarzt bei Ohnmacht oder Kollaps, je Sitzung • Es ist ein zusätzlicher Aufwand entstanden. • Eine Ä 1 Ber ist in derselben Sitzung nicht abrechenbar. • Alle anderen erbrachten Leistungen sind abrechenbar.	**Hilfestellung bei Ohnmacht** • Bei Privatpatienten wird bei einer Ohnmacht der Faktor der Grundleistungen erhöht. Bei einer längeren Hilfeleistung (bei mind. 30 Minuten) kann nach GOÄ abgerechnet werden.

Beispielfall eines Patienten

Datum	Zähne	Leistungen	BEMA-Position	GOZ-/GOÄ-Position
03.07.		Beratung wegen Schmerzen	Ä 1 Ber	Ä 1
	36, 37	Vitalitätsprüfung 36 –, alle anderen Zähne +	ViPr	0070
	36, 37	Behandlung überempfindlicher Zahnflächen	üZ	2010
10.07.		Behandlung der Gingivitis mit einem Medikament	Mu	4020
	43–33	Zahnstein entfernt	Zst	6 x 4050
	16, 26			2 x 4055
22.10.	11, 12	symptombezogene Untersuchung	Ä 1	Ä 5
		Glattschleifen scharfer Zahnkanten nach Fahrradsturz	sK	4030
		Kontrolle nach Zahnsteinentfernung		8 x 4060

Wie fit bin ich für die Prüfung? ☺ ☐ 😐 ☐ ☹ ☐

Abrechnung von Röntgenleistungen

	BEMA	GOZ/GOÄ
Nennen Sie die Abrechnungspositionen für die Röntgendiagnostik von Zähnen. → LA S. 139, 144 / → JB 1 S. 461, 466	**Röntgendiagnostik** **Ä 925** • a) Rö2 bis zu zwei Aufnahmen • b) Rö5 bis zu fünf Aufnahmen • c) Rö8 bis zu acht Aufnahmen • d) Stat Status mit mehr als acht Aufnahmen	**Röntgendiagnostik** **Ä 5000** • je Projektion • nicht je aufgenommener Zahn • mit reduziertem Gebührenrahmen, d. h. max. 2,5-facher Faktor
Was ist mit den in der vorigen Aufgabe genannten Positionen mit abgegolten? → LA S. 139, 143 / → JB 1 S. 461, 465	**Leistungsinhalte Röntgendiagnostik** • die Indikation und eine Begründung für die Röntgenaufnahme • Erstellen der Diagnose • schriftliche Befunddokumentation • das Röntgenmaterial	**Leistungsinhalte Röntgendiagnostik** • die Indikation • Erstellen der Diagnose • schriftliche Befunddokumentation • das Röntgenmaterial
Wie viele Zähne werden mit einer Zahnfilmaufnahme und einer Bissflügelaufnahme erfasst? → LA S. 139, 144 / → JB 1 S. 461, 466	**Zahnanzahl bei Einzelbildern** • In der Regel werden mit einem Bild drei benachbarte Zähne erfasst. **Zahnanzahl bei Bissflügelaufnahme** • drei bis vier Zähne im OK und UK gleichzeitig, also sechs bis acht Zähne	**Zahnanzahl bei Zahnfilmaufnahme** • keine Vorgaben **Zahnanzahl bei Bissflügelaufnahme** • keine Vorgaben

	BEMA	GOZ/GOÄ
Welche Besonderheiten gelten für Röntgenleistungen im Rahmen von endodontischen oder chirurgischen Behandlungen? → **LA S. 140, 144 /** → **JB 1 S. 462, 466**	**Röntgenleistungen zu endodontischen oder chirurgischen Behandlungen** • Jede medizinisch notwendige Röntgenaufnahme wird mit Pos. Rö2 abgerechnet. • Beispiel Röntgenaufnahme vor Beginn einer Endo: – Rö2 – Messaufnahme: Rö2 – Kontrollaufnahme nach WF: Rö2 also insgesamt 3 x Rö2	**Röntgenleistungen zu endodontischen oder chirurgischen Behandlungen** • Jede Röntgenaufnahme wird mit Pos. Ä 5000 abgerechnet.
In der Dokumentation muss bei der Begründung die Art der Aufnahme mit einer Zahl gekennzeichnet werden. Welche Bedeutung haben diese Zahlen? → **LA S. 140 /** → **JB 1 S. 462**	**Begründung von Röntgenaufnahmen** • 0 = Bissflügelaufnahme • 1 = konservierende/chirurgische Behandlung • 2 = Gelenkaufnahme • 3 = kieferorthopädische Behandlung • 4 = PA-Behandlung • 5 = Versorgung mit ZE	**Begründung von Röntgenaufnahmen** • keine Vorgaben
Wie heißt die Röntgendarstellung beider Kiefer und wie rechnet man diese ab? → **LA S. 142, 144 /** → **JB 1 S. 464, 466**	**Orthopantomogramm oder Panoramaschichtaufnahme** • Ä 935d	**Orthopantomogramm oder Panoramaschichtaufnahme** • Ä 5004, bei einem reduzierten Gebührenrahmen, d. h. max. 2,5-facher Faktor
Wie wird die DVT abgerechnet? → **LA S. 144 /** → **JB 1 S. 466**	**Digitale Volumentomografie** • Es ist eine Privatleistung und wird von den gesetzlichen KK nicht übernommen.	**Digitale Volumentomografie** • Ä 5370

Beispielfall eines Patienten

Datum	Zähne	Leistungen	BEMA-Position	GOZ-Position
02.10.	 23–25, 33–35 13–15, 43–45	Eingehende Untersuchung mit Beratung Zahnstein und Mundkrankheit vorhanden Bissflügelaufnahmen zur Kariesdiagnostik	01 U Rö2	0010, Ä 1 2 x Ä 5000
10.10.	13	Vitalitätsprüfung + zweiflächige Kompositfüllung unter Kofferdam Zahnfleisch verdrängt	ViPr F2 bMF	0070 2080 2040 2030
02.11.	25	Beratung über Versorgung mit einer Krone dreiflächige Aufbaufüllung medikamentöse Behandlung einer Aphthe	 F2ZE Mu	Ä 1 2180 4020
04.11.		telefonische Beratung wegen Schmerzen, außerhalb der Sprechstunde 20:30 Uhr, 15 Minuten lang	03 Zu Ä 1 Ber	Ä B Ä 3
05.11.	45, 46, 47	Röntgenaufnahme Befund: 46 apikale Aufhellung	Rö2	Ä 5000

Wie fit bin ich für die Prüfung? ☺ ☐ 😐 ☐ ☹ ☐

Programmierte Aufgaben

1. Welche beiden Aussagen sind richtig? Eine Füllung nach den Pos. 13e–13h berechnet man ...

☒ ☒

A) ☐ bei schwangeren Frauen.
B) ☐ bei Jugendlichen bis zu ihrem 18. Geburtstag.
C) ☐ bei Patienten mit einer schweren Niereninsuffizienz.
D) ☐ bei Senioren ab dem 65. Geburtstag.
E) ☐ an Molaren.
F) ☐ an bleibenden Zähnen.

2. Wann ist eine üZ (Pos. 10) nicht abrechnungsfähig? Welche beiden Aussagen sind falsch?

☒ ☒

A) ☐ zur Schmerzlinderung nach einer PAR-Behandlung
B) ☐ wird pro Sitzung abgerechnet
C) ☐ zur Desensibilisierung der Zahnhälse mit Putzdefekten
D) ☐ zur Remineralisierung des Zahnschmelzes
E) ☐ nach der Fissurenversiegelung
F) ☐ bei freiliegenden Zahnhälsen

3. Welche beiden Aussagen sind richtig? Eine FU kann abgerechnet werden ...

☒ ☒

A) ☐ neben einer Ä 1.
B) ☐ zwischen dem 6. und dem 72. Lebensmonat.
C) ☐ neben einer 01.
D) ☐ neben einer FLA (Fluoridanwendung zur Zahnschmelzhärtung).
E) ☐ neben einer FU Pr (praktische Anleitung der Betreuungsperson).
F) ☐ im Rahmen einer Gruppenprophylaxe im Kindergarten.

4. Welche Aussage ist falsch? Der Zuschlag 03 kann abgerechnet werden ...

☒

A) ☐ für Behandlungen zwischen 20:00 und 8:00 Uhr.
B) ☐ nur im Zusammenhang mit der Ä 1 und der 01.
C) ☐ für Behandlungen außerhalb der Sprechstunde.
D) ☐ an Sonn- und Feiertagen.
E) ☐ für Behandlungen im Notdienst.

5. Welche Aussage ist falsch?

☒

A) ☐ Auf einer Zahnfilmaufnahme sind in der Regel drei nebeneinanderstehende Zähne zu sehen.
B) ☐ Eine Indikation muss angegeben werden.
C) ☐ Auf einer Bissflügelaufnahme sind sechs bis acht Zähne zu sehen.
D) ☐ Eine Befunddokumentation muss gemacht werden.
E) ☐ Das Röntgenmaterial kann zusätzlich abgerechnet werden.

6. Welche Zuordnung ist richtig?

☒

A) ☐ 2090 → dreiflächige plastische Füllung ohne Adhäsivtechnik
B) ☐ 2110 → einflächige plastische Füllung ohne Adhäsivtechnik
C) ☐ 2050 → mehr als dreiflächige plastische Füllung ohne Adhäsivtechnik
D) ☐ 2080 → zweiflächige plastische Füllung ohne Adhäsivtechnik
E) ☐ 2070 → zweiflächige plastische Füllung in Adhäsivtechnik

7. Ein Patient ruft nach einer Behandlung abends außerhalb der Sprechstunde beim Behandler an. Er wird beraten. Welche Aussagenkombination ist richtig?

☒

1 Diese Leistung ist gar nicht abrechenbar.
2 Sie wird als Ä 1 und 03 abgerechnet.
3 Zusätzlich wird eine 03 abgerechnet.
4 Sie wird als Ä 1 abgerechnet, mit Zuschlag.
5 Es wird nur eine Ä 1 abgerechnet.

A) ☐ Alle Aussagen sind richtig.
B) ☐ Nur die Aussagen 2, 3 und 4 sind richtig.
C) ☐ Nur die Aussagen 4 und 5 sind richtig.
D) ☐ Nur die Aussagen 2 und 4 sind richtig.
E) ☐ Nur die Aussagen 1 und 4 sind richtig.

1. A, C 2. D, E 3. B, D 4. B
5. E 6. A 7. B

8. Welche Aussage zur Abrechnung von parapulpären Stiften bei Kassenpatienten ist falsch?

☒

A) ☐ Parapulpäre Stifte, Pos. St, sind nur bei mehr als zweiflächigen Füllungen abrechenbar.
B) ☐ Die Materialkosten können zusätzlich zur Pos. St abgerechnet werden.
C) ☐ Bei ein- oder zweiflächigen Füllungen können nur Materialkosten abgerechnet werden.
D) ☐ Die Stiftverankerung wird zur Stabilisierung einer Füllung gemacht.
E) ☐ Die Pos. St kann nur 1 x je Zahn abgerechnet werden, unabhängig von der Anzahl der Stifte.

9. Welche beiden Aussagen zur 2030 sind richtig?

☒ ☒

A) ☐ abrechenbar als besondere Maßnahme beim Füllen und Präparieren, außer für Kofferdam
B) ☐ kann je Zahn abgerechnet werden
C) ☐ wird 1 x je Kiefer abgerechnet
D) ☐ wird je Kieferhälfte oder Frontzahnbereich abgerechnet
E) ☐ kann nicht im Zusammenhang mit einer Zementfüllung abgerechnet werden
F) ☐ kann nicht neben der 2040 abgerechnet werden

10. Welche beiden Aussagen zur Ä 1 Ber sind richtig?

☒ ☒

A) ☐ immer als alleinige Leistung
B) ☐ für das Ausstellen eines Rezeptes
C) ☐ für die Beratung nach einer eingehenden Untersuchung
D) ☐ für die Erläuterung von Verhaltenshinweisen nach einer Osteotomie
E) ☐ für die Abschlussberatung nach dem Einsetzen einer prothetischen Arbeit
F) ☐ für eine Beratung neben der ersten Leistung im neuen Quartal

11. Welche Aussage zu der Pos. Ä 5000 ist falsch?

☒

A) ☐ je Projektion 1 x Ä 5000
B) ☐ mit einem reduzierten Steigerungsfaktor, max. 2,5-fach
C) ☐ Befundmitteilung und Dokumentation sind inbegriffen.
D) ☐ je aufgenommener Zahn 1 x Ä 5000
E) ☐ einschließlich Röntgenmaterial

12. Welche beiden Aussagen sind richtig? Welche Regeln gelten für die Pos 2130?

☒ ☒

A) ☐ abrechenbar je Kiefer
B) ☐ Politur plastischer Füllungen, nur in separater Sitzung
C) ☐ nicht für das Polieren von älteren Füllungen
D) ☐ Kontrolle einer Restauration
E) ☐ nicht für die Politur von Inlays
F) ☐ nicht für die Kontrolle und Politur von Teilkronen und Kronen

13. Ordnen Sie zu.

☒

A	provisorischer speicheldichter Verschluss	1	Pos. 2270
B	Provisorium ohne Abformung, auch als provisorisches Inlay	2	Pos. 2020
C	Provisorium mit Abformung, auch als provisorisches Inlay	3	Pos. 2260

A) ☐ A2, B3, C1
B) ☐ A2, B1, C3
C) ☐ A3, B2, C1
D) ☐ A1, B3, C2

14. Welche beiden Aussagen sind richtig? Das Ausstellen eines Rezeptes für einen Kassenpatienten ...

☒ ☒

A) ☐ wird als Ä 1 abgerechnet.
B) ☐ ist eine Privatleistung.
C) ☐ wird als Ä 1 abgerechnet, wenn es eine alleinige Leistung ist.
D) ☐ muss dokumentiert werden.
E) ☐ kann nicht abgerechnet werden.
F) ☐ kann immer abgerechnet werden.

15. Welche Zuordnung ist richtig?

☒

A) ☐ m → distal
B) ☐ o → vestibulär
C) ☐ d → zervikal
D) ☐ v → mesial
E) ☐ l → lingual bzw. palatinal
F) ☐ z → okklusal

---

8. B 9. A, D 10. A, F 11. D
12. B, D 13. A 14. D, E 15. E

16. Im Rahmen einer Wurzelkanalbehandlung werden in der gleichen Sitzung folgende Röntgenaufnahmen gemacht: vor Beginn der Endo, eine Messaufnahme, eine Kontrollaufnahme. Welche Abrechnung ist richtig?

☒

A) ☐ 1 x Rö5
B) ☐ 1 x Ä 935d
C) ☐ 1 x Rö3
D) ☐ 3 x Rö2
E) ☐ 1 x Rö8

17. Welche Angabe zur BEMA-Pos. Ä 70 ist falsch?

☒

A) ☐ Abrechnungsposition für das Ausstellen einer Arbeitsunfähigkeit
B) ☐ Abrechnungsposition für das Ausstellen einer kurzen Bescheinigung
C) ☐ Abrechnungsposition für einen kurzen Bericht
D) ☐ Abrechnungsposition für das Ausstellen eines ausführlichen Krankheits- und Befundberichts

18. Welche beiden Aussagen zur Abrechnung der Entfernung von Zahnstein bei einem Privatpatienten sind richtig?

☒ ☒

A) ☐ Zahnsteinentfernung kann 1 x pro Kalenderjahr abgerechnet werden.
B) ☐ Zahnstein wird pro Quartal abgerechnet.
C) ☐ Zahnsteinentfernung wird bei einem einwurzeligen Zahn mit Pos. 4050 abgerechnet.
D) ☐ Zahnsteinentfernung wird bei einem mehrwurzeligen Zahn mit Pos. 4055 abgerechnet.
E) ☐ Zahnsteinentfernung wird pro Quadrant abgerechnet.
F) ☐ Zahnsteinentfernung wird pro Sitzung 1 x abgerechnet.

19. Welche Zuordnung ist richtig?

☒

A) ☐ üZ → medikamentöse Behandlung von Schleimhauterkrankungen
B) ☐ ViPr → Sensibilitätsprüfung der Zähne
C) ☐ Zst → Beseitigen scharfer Zahnkanten
D) ☐ Mu → Behandlung überempfindlicher Zahnflächen
E) ☐ sK → Entfernung harter Zahnbeläge

20. Was kann bei einem Kassenpatienten abgerechnet werden? Welche beiden Aussagen sind richtig?

☒ ☒

A) ☐ der provisorische Verschluss im Verlauf einer Wurzelkanalbehandlung
B) ☐ der Austausch einer intakten Amalgamfüllung gegen eine Kompositfüllung
C) ☐ das Beseitigen von Druckstellen innerhalb der ersten drei Monate nach Eingliederung einer Prothese
D) ☐ die bMF für das Beseitigen von störendem Zahnfleisch beim Präparieren
E) ☐ das Anlegen einer Matrize beim Legen einer vierflächigen Füllung
F) ☐ der provisorische Verschluss im Notfall bei einem Bereitschaftszahnarzt

21. Welche Aussage zur Ä 1 ist falsch?

☒

A) ☐ Sie kann neben der 01 als Beratung abgerechnet werden.
B) ☐ Sie kann als symptombezogene Untersuchung abgerechnet werden.
C) ☐ Sie kann als alleinige Leistung immer abgerechnet werden.
D) ☐ Sie kann neben der ersten Leistung im neuen Quartal abgerechnet werden.
E) ☐ Sie kann als Behandlungsversuch bei einem Kind abgerechnet werden.

22. Ein erwachsener Kassenpatient wird eingehend untersucht und über Kariesentstehung aufgeklärt. Was kann abgerechnet werden?

☒ ☒

A) ☐ nur die Beratung Ä 1
B) ☐ nur die Untersuchung 01
C) ☐ die Untersuchung 01 und die Beratung Ä 1
D) ☐ die Untersuchung 01 und die IP2
E) ☐ Die Beratung kann zusätzlich zur 01 privat abgerechnet werden.
F) ☐ die Untersuchung 01 und die Behandlung überempfindlicher Zahnflächen üZ

16. D	17. D	18. C, D	19. B
20. D, F	21. A	22. B, E	

23. Es wird eine medikamentöse Behandlung der Mundschleimhaut erbracht. Welche beiden Aussagen sind richtig?

☒☒

A) ☐ Eine Mu kann für das Aufbringen einer Salbe auf die entzündete Gingiva abgerechnet werden.
B) ☐ Die Mu kann für die Mundspülung mit CHX vor einer Behandlung erbracht werden.
C) ☐ Sie kann für die Behandlung einer Dentitio difficilis abgerechnet werden, wenn lediglich ein Medikament aufgebracht wird.
D) ☐ Sie kann bei der Behandlung von überempfindlichen Zahnflächen abgerechnet werden.
E) ☐ Sie kann als Munddesinfektion vor einer PZR abgerechnet werden.
F) ☐ Sie kann nicht für die Behandlung von Prothesendruckstellen abgerechnet werden.

24. Eine Patientin fällt während der Behandlung in Ohnmacht. Was können Sie abrechnen?

☒

A) ☐ Man kann immer eine 02 abrechnen.
B) ☐ Wenn ein zusätzlicher Aufwand entsteht, dann kann man die 02 abrechnen.
C) ☐ Nach einer Beratung über Hypotonie werden eine Ä 1 und eine 02 abgerechnet.
D) ☐ Die 02 kann nicht mehr abgerechnet werden.
E) ☐ Die 02 kann neben der 01 nicht abgerechnet werden.

25. Welche beiden Aussagen zur Mehrkostenregelung nach § 28 Abs. 2 SGB V sind richtig?

☒☒

A) ☐ Dies ist eine Regelung für den Fall, dass der Patient eine aufwendigere Füllung haben möchte, die die gesetzliche Krankenkasse nicht bezahlt.
B) ☐ Dies ist eine Regelung für den Fall, dass der Patient eine intakte Amalgamfüllung gegen eine Kompositfüllung ausgetauscht haben möchte.
C) ☐ Die Vereinbarung zwischen dem Zahnarzt und dem Patienten kann mündlich erfolgen.
D) ☐ Die Mehrkostenregelung sagt aus, dass die Abrechnung nach GOZ erfolgt und der Patient eine Privatrechnung erhält.
E) ☐ Vor Beginn der Behandlung ist eine schriftliche Vereinbarung zwischen dem Zahnarzt und dem Patienten zu treffen.
F) ☐ Die Regelung sagt aus, dass der Patient über die fiktive Füllung eine Rechnung erhält.

26. In diesem Quartal sind bei einem gesetzlich versicherten Patienten zwei Vitalitätsprüfungen gemacht worden. Welche beiden Aussagen sind richtig?

☒☒

A) ☐ Sie dürfen gar nicht abgerechnet werden.
B) ☐ Sie sind beide abrechenbar, aber es muss eine Begründung erfolgen.
C) ☐ Die Vitalitätsprüfung darf nur 1 x pro Quartal abgerechnet werden.
D) ☐ Die Vitalitätsprüfung wird 1 x pro Sitzung, unabhängig von der Anzahl der Zähne, als ViPr abgerechnet.
E) ☐ Wenn sie in verschiedenen Sitzungen erbracht wurden, dann dürfen beide abgerechnet werden.
F) ☐ Sie dürfen nur abgerechnet werden, wenn sie an unterschiedlichen Zähnen erbracht wurden.

27. Welche Zuordnung der Röntgenpositionen ist richtig?

☒

A) ☐ Rö2 → bis zu zwei Aufnahmen
B) ☐ Rö5 → bis zu acht Aufnahmen
C) ☐ Rö8 → Orthopantomogramm
D) ☐ Stat → bis zu fünf Aufnahmen
E) ☐ Ä 935d → Status

28. An einem Milchzahn wird eine konfektionierte Kinderkrone eingegliedert, da der Kariesdefekt schon sehr groß ist. Welche beiden Aussagen sind richtig?

☒☒

A) ☐ Die Kinderkrone wird wie eine Krone bei einem Erwachsenen abgerechnet.
B) ☐ Sie wird mit der Pos. 14 abgerechnet.
C) ☐ Die Materialkosten werden zusätzlich berechnet.
D) ☐ Sie wird wie ein Provisorium abgerechnet.
E) ☐ Die Materialkosten sind mit der Pos. 14 abgedeckt.
F) ☐ Sie wird mit der Pos. 15 abgerechnet.

23. A, C 24. B 25. A, E
26. D, E 27. A 28. B, E

29. Die Zahnhälse der Zähne 13, 14, 43, 44 werden 3 x mit einem Medikament im Abstand von einer Woche versiegelt. Wie häufig rechnen Sie die üZ und die 2010 ab?

☒ ☒

A) ☐ 1 x üZ
B) ☐ 3 x üZ
C) ☐ 6 x üZ
D) ☐ 1 x 2010
E) ☐ 3 x 2010
F) ☐ 6 x 2010

30. Welche beiden Aussagen zur bMF sind richtig?

☒ ☒

A) ☐ Die bMF ist je Zahn abrechenbar.
B) ☐ Sie kann bei Anwendung einer Matrize abgerechnet werden.
C) ☐ Sie kann pro Kieferhälfte oder Frontzahnbereich abgerechnet werden.
D) ☐ Sie kann für das Legen eines Kofferdams abgerechnet werden.
E) ☐ Sie kann 1 x pro Kiefer abgerechnet werden.
F) ☐ Sie kann für die Exzision von Zahnfleisch vor der Abformung abgerechnet werden.

31. Welche Aussage zur 0010, eingehende Untersuchung, ist richtig?

☒

A) ☐ Bei der 0010 gelten die gleichen zeitlichen Abstände wie bei der 01.
B) ☐ Neben der 0010 kann das Ausstellen eines Rezeptes mit der Ä 2 abgerechnet werden.
C) ☐ Eine Ä 3 ist neben der 0010 nicht abrechenbar.
D) ☐ Ein einfacher PA-Befund ist mit der 0010 abgegolten.
E) ☐ Eine Ä 6 ist neben der 0010 abrechenbar.

32. Ein Patient erscheint im Notdienst, weil ihm der provisorische Verschluss an Zahn 36 herausgefallen ist. Er wird erneuert. Welche Angabe ist richtig?

☒

A) ☐ abrechenbar: 03, Ä 1, pV
B) ☐ abrechenbar: Ä 1, pV
C) ☐ abrechenbar: 01, 03, pV
D) ☐ abrechenbar: 03, Ä 1, F1
E) ☐ abrechenbar: 03, pV

33. Ein gesetzlich versicherter Patient möchte eine Kompositfüllung im Seitenzahnbereich. Wie ist das Vorgehen? Stellen Sie die richtige Reihenfolge her.

1 2 3 4 5

A) ☐ Der Patient erhält eine Privatrechnung über den Restbetrag.
B) ☐ Bei der Abrechnung wird von der GOZ-Position die fiktive Kassenfüllung nach BEMA abgezogen. Beispiel: 2120 (GOZ) – 13d (BEMA)
C) ☐ Vor Beginn der Behandlung wird eine schriftliche Mehrkostenvereinbarung MKV zwischen dem Zahnarzt und dem Patienten getroffen.
D) ☐ Der Patient wird über die Kosten und Alternativen aufgeklärt.
E) ☐ Die Kassenfüllung, die dem Patienten zusteht, aber nicht in seinem Mund ist, wird regulär über die KZV abgerechnet.

34. Eine Kassenpatientin kommt zum ersten Mal in Ihre Praxis. Sie hat Schmerzen. Es werden eine lokale Untersuchung, eine Beratung und eine Röntgenaufnahme gemacht. Die Patientin kollabiert, der Zahnarzt hat zusätzlichen Aufwand. Welche Abrechnung ist richtig?

☒

A) ☐ Ä 1, Rö2, 02
B) ☐ 01, Rö2, 02
C) ☐ Rö2, Ä 1
D) ☐ 01, 02
E) ☐ Rö2, 02

35. Ordnen Sie zu.

☒

A	einflächiges Inlay	1	Pos. 2160
B	zweiflächiges Inlay	2	Pos. 2170
C	mehr als zweiflächiges Inlay	3	Pos. 2197
D	adhäsive Befestigung	4	Pos. 2150

A) ☐ A2, B1, C3, D4
B) ☐ A4, B1, C2, D3
C) ☐ A3, B2, C1, D4
D) ☐ A4, B3, C2, D1
E) ☐ A4, B2, C1, D3

29. B, F 30. C, D 31. D
32. A 33. A4, B3, C2, D1, E5
34. E 35. B

36. Welche Aussagenkombination zur 01, eingehende Untersuchung, ist richtig?

☒

1 Sie ist in der Regel die erste Behandlungsmaßnahme bei einem neuen Patienten.
2 Die Befunde müssen dokumentiert werden.
3 abrechenbar als Kontrolluntersuchung 1 x pro Kalenderjahr
4 Zusätzlich kann die Ä 1 für eine Beratung abgerechnet werden.
5 abrechenbar 1 x pro Kalenderhalbjahr, aber dazwischen müssen mind. 4 Monate Abstand sein

A) ☐ Alle Aussagen sind richtig.
B) ☐ Nur die Aussagen 1, 2 und 5 sind richtig.
C) ☐ Nur die Aussagen 2 und 3 sind richtig.
D) ☐ Nur die Aussagen 3 und 4 sind richtig.
E) ☐ Nur die Aussagen 4 und 5 sind richtig.

37. Welche Aussage zur FU 1 ist falsch?

☒

A) ☐ Die FU 1a wird für Kinder vom 6. bis zum vollendeten 9. Lebensmonat abgerechnet.
B) ☐ Die FU 1b wird für Kinder vom 10. bis zum vollendeten 20. Lebensmonat abgerechnet.
C) ☐ Die FU 1c wird für Kinder vom 21. bis zum vollendeten 33. Lebensmonat abgerechnet.
D) ☐ Die 01 darf im selben Halbjahr zusätzlich abgerechnet werden.
E) ☐ Der Abstand zwischen zwei Untersuchungen muss mind. 4 Monate betragen.

38. Welche Aussage zur FU 2 ist falsch?

☒

A) ☐ Die FU 2 wird für Kinder vom 34. bis zum vollendeten 72. Lebensmonat abgerechnet.
B) ☐ Sie beinhaltet Untersuchung, Beratung, Erstellen eines dmf-t-Indexes, Ernährungs- und Mundhygieneberatung der Betreuungsperson.
C) ☐ In diesem Zeitraum (3 Jahre) kann sie 3 x abgerechnet werden.
D) ☐ Der Abstand zwischen jeder FU 2 muss mind. 12 Monate betragen.
E) ☐ Die Ä 1 darf zusätzlich abgerechnet werden.

39. Wie rechnet man eine 2080 ab? Welche beiden Aussagen sind falsch?

☒☒

A) ☐ Sie kann je Kavität abgerechnet werden.
B) ☐ Die Politur in der gleichen Sitzung ist mit enthalten.
C) ☐ Sie kann für eine zweiflächige Kompositfüllung in Adhäsivtechnik im Seitenzahnbereich abgerechnet werden.
D) ☐ Sie kann für eine zweiflächige Kompositfüllung in Adhäsivtechnik im Frontzahnbereich abgerechnet werden.
E) ☐ Sie kann für das Legen einer zweiflächigen Zementfüllung abgerechnet werden.
F) ☐ Sie kann für einen provisorischen Verschluss abgerechnet werden.

40. Welche beiden Aussagen zur Abrechnung der Beratung Ä 1 bei einem Privatpatienten sind richtig?

☒☒

A) ☐ immer als alleinige Leistung
B) ☐ für das Ausstellen eines Rezeptes
C) ☐ für die Beratung nach einer eingehenden Untersuchung
D) ☐ 1 x im Quartal abrechenbar
E) ☐ kann erst ab einer Mindestdauer von 10 Minuten abgerechnet werden
F) ☐ abrechenbar 1 x pro Behandlungsfall (= 30 Tage)

41. Welche beiden Aussagen sind richtig? In den Positionen 13a–13d (F1–F4) sind folgende Leistungen mit abgegolten:

☒☒

A) ☐ die Vitalitätsprobe vor der Präparation
B) ☐ Aufbringen eines Medikaments bei einer Karies profunda
C) ☐ Präparieren der Kavität
D) ☐ Anlegen von Kofferdam
E) ☐ Anlegen einer Matrize
F) ☐ Separieren mit einem Holzkeil

36. B	37. D	38. E
39. E, F	40. A, F	41. C, E

42. Welche Aussagenkombination zur Abrechnung der Pos. sK ist richtig?

☒

1 für das Beseitigen von Druckstellen an der Prothese innerhalb von 3 Monaten nach Eingliederung
2 für das Entfernen von scharfen Zahnkanten, pro Zahn
3 für das Entfernen von scharfen Prothesenrändern, ab 3 Monate nach Eingliederung
4 für das Wegätzen von Milchzahnkaries
5 für das muldenförmige Ausschleifen von kariösen Milchzähnen

A) ☐ Alle Aussagen sind richtig.
B) ☐ Nur die Aussagen 1, 2 und 4 sind richtig.
C) ☐ Nur die Aussagen 3 und 4 sind richtig.
D) ☐ Nur die Aussagen 4 und 5 sind richtig.
E) ☐ Nur die Aussagen 3, 4 und 5 sind richtig.

43. Welche beiden Aussagen sind richtig? Zahnsteinentfernung, BEMA-Pos. 107 Zst, kann abgerechnet werden ...

☒ ☒

A) ☐ für das Entfernen von weichen Zahnbelägen.
B) ☐ für das Entfernen von harten Zahnbelägen, 2 x pro Jahr.
C) ☐ für die PZR.
D) ☐ für das Entfernen von harten Zahnbelägen, 1 x pro Kalenderjahr.
E) ☐ je Zahn.
F) ☐ je Sitzung.

44. Welche Aussage ist richtig? Es handelt sich um eine Privatabrechnung.

☒

A) ☐ Eine Beratung von 3 Minuten kann als alleinige Leistung als Ä 3 abgerechnet werden.
B) ☐ Eine symptombezogene Untersuchung Ä 5 kann neben der Ä 6 abgerechnet werden.
C) ☐ Eine Beratung Ä 1 kann immer abgerechnet werden.
D) ☐ Eine Ä 3 kann neben einer Füllungsleistung abgerechnet werden.
E) ☐ Eine Ä 2 kann für das Ausstellen eines Rezeptes oder einer Überweisung durch die ZFA abgerechnet werden.

45. Welche Zuordnung der folgenden GOZ-Pos. ist richtig?

☒

A) ☐ 4020 → provisorischer Verschluss
B) ☐ 4030 → medikamentöse Behandlung von Schleimhauterkrankungen
C) ☐ 2010 → Beseitigen scharfer Zahnkanten
D) ☐ 2020 → Behandlung überempfindlicher Zahnflächen
E) ☐ 2130 → Politur plastischer Füllungen

46. Bei einem Privatpatienten wird ein OPG erstellt. Was können Sie abrechnen?

☒

A) ☐ Ä 5004 mit 3,5-fachen Faktor
B) ☐ 28 x Ä 5004
C) ☐ Ä 5000
D) ☐ Ä 5004
E) ☐ Ä 935d
F) ☐ symptombezogene Untersuchung Ä 5

47. Welche beiden Aussagen zur Abrechnung der Pos. 2040 sind richtig?

☒ ☒

A) ☐ je Zahn abrechenbar
B) ☐ darf nicht neben der 2030 abgerechnet werden
C) ☐ 1 x je Quartal abrechenbar
D) ☐ wird für das Legen eines Kofferdams abgerechnet
E) ☐ wird für das Stillen einer übermäßigen Papillenblutung abgerechnet
F) ☐ wird je Kieferhälfte oder Frontzahnbereich abgerechnet

48. Welche beiden Aussagen zur Abrechnung der Pos. 2070 sind richtig?

☒ ☒

A) ☐ für einen provisorischen Verschluss
B) ☐ für eine Aufbaufüllung unter einer Krone
C) ☐ für eine zweiflächige plastische Füllung, ohne Adhäsivtechnik
D) ☐ für eine zweiflächige Zementfüllung an einem Milchzahn
E) ☐ Eine Matrize kann zusätzlich abgerechnet werden.
F) ☐ Die Politur kann nicht zusätzlich abgerechnet werden.

---

42. E 43. D, F 44. E 45. E
46. D 47. D, F 48. C, D

49. Wie werden Füllungen bei Kassenpatienten abgerechnet?

☒

A) ☐ F1 13a → vierflächige plastische Füllung
B) ☐ F2 13b → einflächige plastische Füllung
C) ☐ F3 13c → dreiflächige plastische Füllung
D) ☐ F4 13d → zweiflächige plastische Füllung

50. Welche Regeln gelten für die Pos 4030?

☒ ☒

A) ☐ abrechenbar je Kiefer
B) ☐ für das Reinigen einer Prothese
C) ☐ für das Glätten von überstehenden Füllungsrändern bei älteren Füllungen
D) ☐ für das Beseitigen überstehender Kronenränder nach Eingliederung einer Krone
E) ☐ für das Beseitigen grober Vorkontakte der Okklusion und Artikulation
F) ☐ für das Entfernen von scharfen Zahnkanten oder Prothesenrändern, je Kieferhälfte oder Frontzahnbereich

51. Welche beiden Aussagen zur Abrechnung eines plastischen Aufbaus unter einer Krone beim Kassenpatienten sind richtig?

☒ ☒

A) ☐ Die Materialkosten können gesondert abgerechnet werden.
B) ☐ Für eine einflächige plastische Aufbaufüllung wird eine 13a oder F1ZE abgerechnet.
C) ☐ Ein parapulpärer Stift kann zusammen mit einer Aufbaufüllung als Pos. St abgerechnet werden.
D) ☐ Für eine mehrflächige plastische Aufbaufüllung wird eine 13b oder F2ZE abgerechnet.
E) ☐ Diese Aufbaufüllung ist nach der Überkronung noch sichtbar.
F) ☐ Für eine dreiflächige plastische Aufbaufüllung wird eine 13c oder F3ZE abgerechnet.

52. Ordnen Sie den Leistungen die passende Regel zu. 1 = Kieferhälfte oder Frontzahnbereich, 2 = je Zahn, 3 = je Sitzung, 4 = 2 x pro Jahr

1 2 3 4

A) ☐ Pos. 0070
B) ☐ Pos. 2040
C) ☐ Pos. 4005
D) ☐ Pos. 2180
E) ☐ Pos. 4050
F) ☐ Pos. 4030

53. Welche Aussage zu der BEMA-Pos. 01 und der GOZ-Pos. 0010 ist falsch?

☒

A) ☐ Bei beiden Positionen ist eine Befunddokumentation inbegriffen.
B) ☐ Beide Positionen sind bei einer eingehenden Untersuchung eines neuen Patienten abrechenbar.
C) ☐ Bei einem Privatpatienten können beide Positionen abgerechnet werden.
D) ☐ Wenn eine Röntgenaufnahme notwendig war, kann sie in der gleichen Sitzung zusätzlich abgerechnet werden.
E) ☐ Wenn der Patient einen neuen Zahnarzt aufsucht, können beide Positionen wieder abgerechnet werden.

54. Welche Aussage zur GOÄ-Pos. 70 beim Privatpatienten ist falsch?

☒

A) ☐ Abrechnungsposition für das Ausstellen einer Arbeitsunfähigkeit
B) ☐ Abrechnungsposition für das Ausstellen einer kurzen Bescheinigung
C) ☐ Abrechnungsposition für einen kurzen Bericht
D) ☐ Abrechnungsposition für das Ausstellen eines ausführlichen Krankheits- und Befundberichts

55. Welche beiden Aussagen sind richtig?

☒ ☒

A) ☐ Neben der Pos. 2050, Legen einer plastischen Füllung, kann die Pos. 2040, Kofferdam, berechnet werden.
B) ☐ Neben der Pos. 2050 kann die Benutzung einer Matrize als 2030 abgerechnet werden.
C) ☐ Neben der Pos. 2050 kann die Politur in der gleichen Sitzung mit der Pos. 2130 abgerechnet werden.
D) ☐ Die Pos. 2020 kann für definitive Füllungen ohne Adhäsivtechnik abgerechnet werden.
E) ☐ Die Pos. 2030 kann neben der Pos. 2040 abgerechnet werden.
F) ☐ Die Pos. 2030 kann nicht neben der Pos. 2020 abgerechnet werden.

---

49. C 50. C, F 51. B, D
52. A3, B1, C4, D2, E2, F1
53. C 54. D 55. A, E

56. Welche Zuordnung der Zuschläge ist richtig?

☒

A) ☐ Ä A → in der Zeit von 22:00 bis 6:00 Uhr
B) ☐ Ä B → außerhalb der Sprechstunde, in der Zeit von 20:00 bis 22:00 Uhr / 6:00 bis 8:00 Uhr
C) ☐ Ä C → wochentags, außerhalb der Sprechstunde
D) ☐ Ä D → bei Kindern bis zum vollendeten 4. Lebensjahr
E) ☐ K1 → samstags, sonn- und feiertags

57. Welche Aussage zum provisorischen Verschluss pV ist falsch? Die BEMA-Pos. 11 kann als alleinige Leistung abgerechnet werden ... (,)

☒

A) ☐ im Notdienst.
B) ☐ wenn der Patient auf Reisen ist und nicht mehr wiederkommt.
C) ☐ wenn der Patient verstorben ist.
D) ☐ wenn der Patient die weitergehende Behandlung bei Ihnen nicht mehr möchte.
E) ☐ zwischen zwei Sitzungen einer endodontischen Behandlung.

58. Was ist eine fiktive Füllung?

☒

A) ☐ Sie wird bei der Abrechnung mit einer „1" gekennzeichnet.
B) ☐ Der Patient muss diese Füllung privat bezahlen.
C) ☐ Die fiktive Füllung darf bei der Quartalsabrechnung nicht über die KZV abgerechnet werden.
D) ☐ Das sind die Kosten einer Kassenfüllung, die in Abzug gebracht werden, wenn der Patient eine aufwendigere Füllung haben möchte, die die gesetzliche Krankenkasse nicht übernimmt.
E) ☐ Die fiktive Füllung befindet sich im Mund der Patientin.

59. Welche Leistungen können in jeder Sitzung erneut abgerechnet werden? Zwei Aussagen sind richtig.

☒☒

A) ☐ eingehende Untersuchung 0010
B) ☐ Beratung Ä1
C) ☐ Erhebung eines PSI-Codes 4005
D) ☐ Vitalitätsprüfung 0070
E) ☐ Zahnsteinentfernung 4050, 4055

60. Ordnen Sie zu.

☒

A	01	1	Gewinnung und Aufbereitung von Zellmaterial
B	02	2	Zuschlag für Leistungen außerhalb der Sprechstunde
C	03	3	eingehende Untersuchung
D	04	4	Hilfestellung bei Ohnmacht
E	05	5	Erhebung des PSI-Codes

A) ☐ A2, B1, C3, D4, E1
B) ☐ A1, B2, C3, D4, E5
C) ☐ A3, B4, C2, D5, E1
D) ☐ A4, B3, C2, D5, E1
E) ☐ A3, B2, C1, D5, E4

61. Welche Aussage zur Vitalitätsprüfung, GOZ-Pos. 0070, ist falsch?

☒

A) ☐ Die 0070 kann man für die Überprüfung der Vitalität eines Zahnes abrechnen.
B) ☐ Die 0070 ist abrechenbar, unabhängig davon, welche Methode zur Überprüfung des Zahnes gewählt wird.
C) ☐ Die 0070 ist nur für die Überprüfung des Zahnes mit einem Kältespray abrechenbar.
D) ☐ Eine Dokumentation des Ergebnisses ist erforderlich.
E) ☐ Sie ist 1x pro Sitzung abrechenbar, unabhängig von der Anzahl der überprüften Zähne.

62. Welche Zuordnung der folgenden GOÄ-Pos. ist richtig?

☒

A) ☐ Ä1 → vollständige Untersuchung des stomatognathen Systems, auch extraoral
B) ☐ Ä2 → symptombezogene Untersuchung
C) ☐ Ä3 → Beratung von mind. 10 Minuten Dauer, nur neben einer Untersuchung oder als alleinige Leistung
D) ☐ Ä5 → Beratung, 1x pro Behandlungsfall
E) ☐ Ä6 → Rezeptausstellung oder eine Überweisung durch die ZFA

56. B 57. E 58. D
59. A, D 60. C 61. C 62. C

Lernfeld 5: Patienten bei endodontischen Behandlungen begleiten

Anatomie Schädel

Nennen Sie die verschiedenen Knochen des Hirnschädels mit den lateinischen und deutschen Begriffen.
→ BA S. 156 /
→ JB 2 S. 16

Knochen des Hirnschädels
- Stirnbein (Os frontale)
- Scheitelbein (Os parietale)
- Schläfenbein (Os temporale)
- Hinterhauptbein (Os occipitale)
- Keilbein (Os sphenoidale)

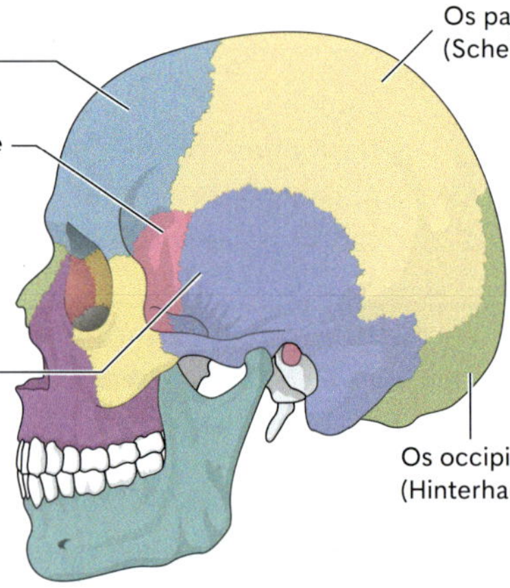

Nennen Sie die verschiedenen Knochen des Gesichtsschädels mit den lateinischen und deutschen Begriffen.
→ BA S. 158 /
→ JB 2 S. 18

Knochen des Gesichtsschädels
- Unterkiefer (Mandibula)
- Oberkiefer (Maxilla)
- Jochbein (Os zygomaticum)
- Gaumenbein (Os palatinum)
- Nasenbein (Os nasale)
- Tränenbein (Os lacrimale)
- Pflugscharbein (Vomer)
- Siebbein (Os ethmoidale)
- untere Nasenmuschel (Concha nasalis inferior)

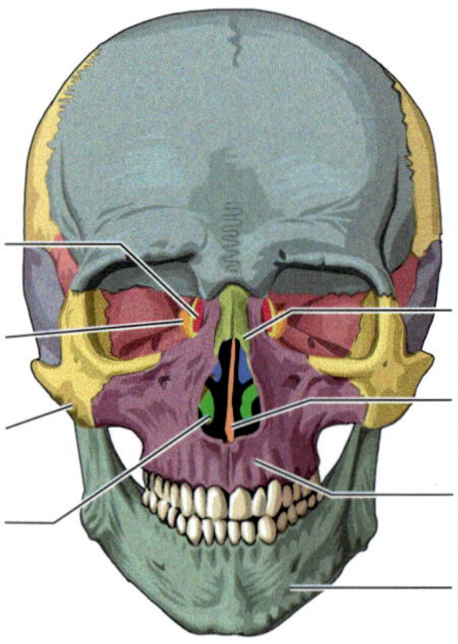

Hinweis: Das Os palatinum (Gaumenbein) ist der hintere Teil des harten Gaumens und nur von palatinal aus zu sehen.

Definieren Sie den Begriff Nasennebenhöhle.
→ BA S. 161 /
→ JB 2 S. 21

Nasennebenhöhlen
- luftgefüllte, mit Schleimhaut ausgekleidete Knochenhöhlen, die mit der Nase in Verbindung stehen

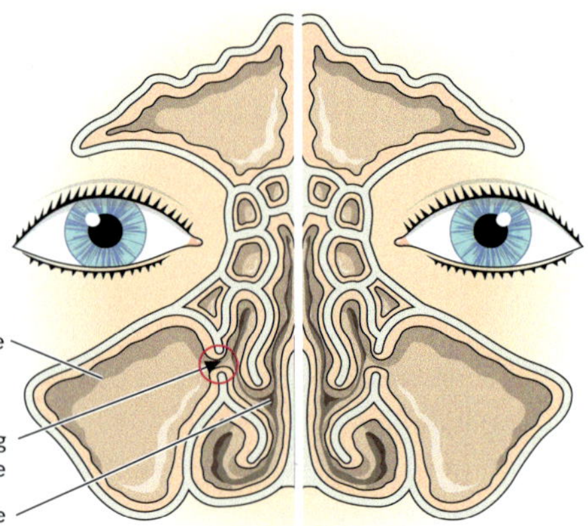

Nennen Sie die verschiedenen Nasennebenhöhlen mit den lateinischen und deutschen Fachbegriffen.
→ BA S. 161 /
→ JB 2 S. 21

Nasennebenhöhlen
- Kieferhöhle (Sinus maxillaris)
- Stirnhöhle (Sinus frontalis)
- Keilbeinhöhle (Sinus sphenoidalis)
- Siebbeinzellen (Cellulae ethmoidales)

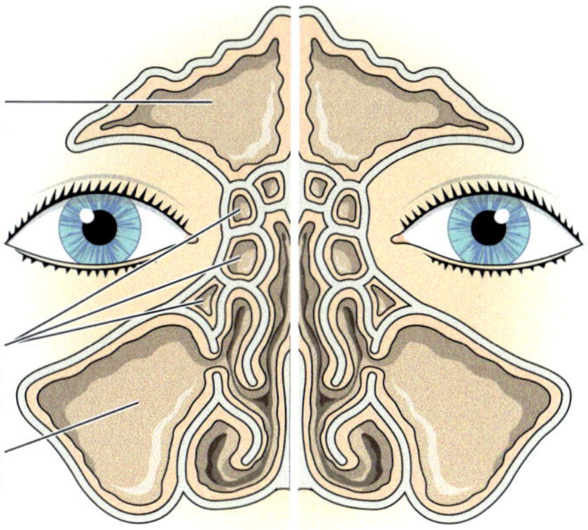

Nennen Sie die Anteile des Oberkiefers mit den lateinischen und deutschen Begriffen.
→ BA S. 159/
→ JB 2 S. 19

Anteile des Oberkiefers (Maxilla)
- Oberkieferkörper (Corpus maxillae)
- Stirnfortsatz (Processus frontalis)
- Jochbeinfortsatz (Processus zygomaticus)
- Alveolarfortsatz (Processus alveolaris)
- Gaumenfortsatz (Processus palatinus)

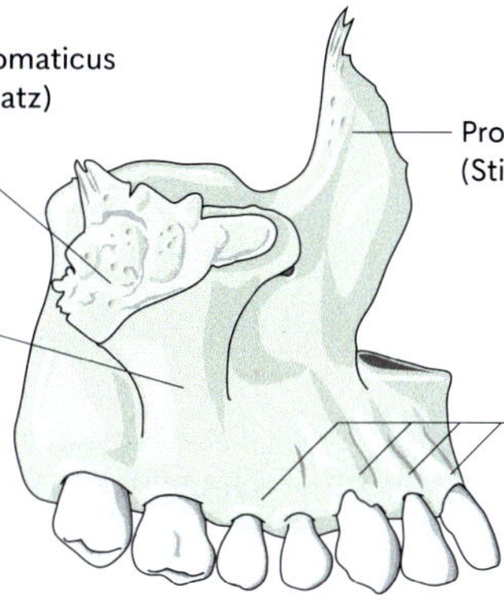

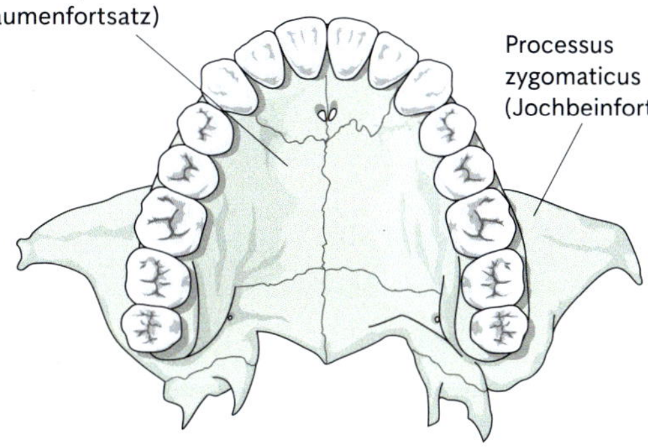

Geben Sie die Anteile des Unterkiefers mit den lateinischen und deutschen Begriffen an.
→ BA S. 160 /
→ JB 2 S. 20

Anteile des Unterkiefers (Mandibula)
- Unterkieferkörper (Corpus mandibulae)
- aufsteigender Ast (Ramus mandibulae)
- Alveolarfortsatz (Processus alveolaris)
- Muskelfortsatz (Processus muscularis)
- Gelenkfortsatz (Processus articularis)

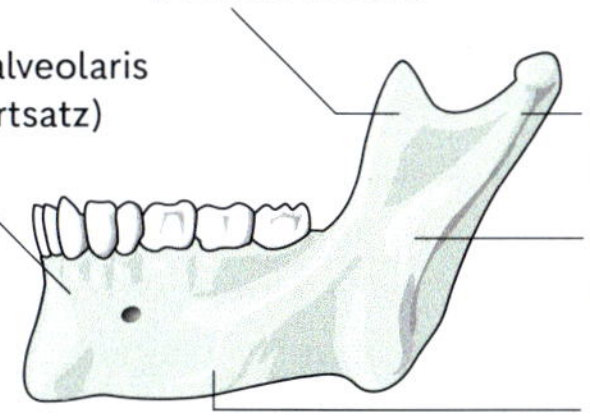

Nennen Sie wichtige Knochenlöcher des Oberkiefers und des Unterkiefers.
→ BA S. 159 f./
→ JB 2 S. 19 f.

Wichtige Knochenlöcher des Oberkiefers
- Foramen infraorbitale
- Foramen palatinum majus
- Foramen incisivum

Wichtige Knochenlöcher des Unterkiefers
- Foramen mandibulae
- Foramen mentale

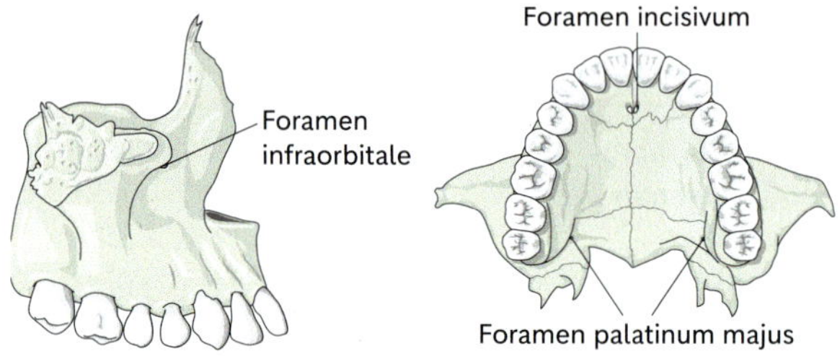

Knochenlöcher des Oberkiefers

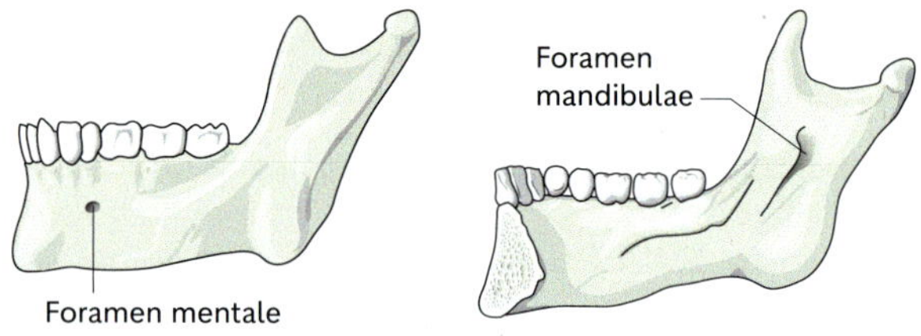

Knochenlöcher des Unterkiefers

Nennen Sie die verschiedenen Anteile des Kiefergelenks in der lateinischen und in der deutschen Bezeichnung.
→ BA S. 164 /
→ JB 2 S. 24

Anteile des Kiefergelenks
- Gelenkhöcker (Tuberculum articulare)
- Gelenkgrube (Fossa mandibularis)
- Gelenkscheibe (Discus articularis)
- Gelenkkopf (Caput mandibulae / Kondylus)
- Gelenkkapsel (Capsula articularis)

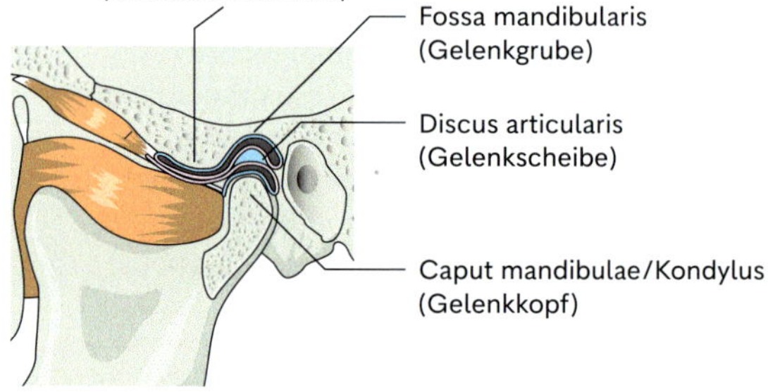

Welche Knochen sind an der Bildung des menschlichen Kiefergelenks beteiligt?
→ BA S. 164 /
→ JB 2 S. 24

Knochen des Kiefergelenks
- Gelenkfortsatz des Unterkiefers (Processus articularis)
- Schläfenbein (Os temporale)

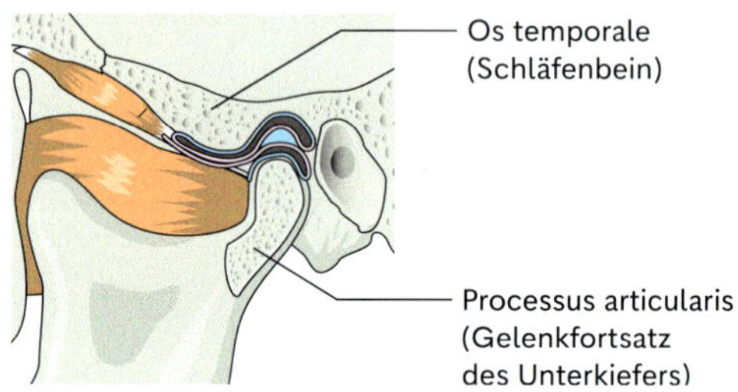

Zu welchem Gelenktyp zählt man das Kiefergelenk?
→ BA S. 164 /
→ JB 2 S. 24

Gelenktyp des Kiefergelenks
- Dreh-Gleit-Gelenk

Hinweis: Bei Kaubewegungen kommt es zu kombinierten Dreh-Gleit-Bewegungen beider Kondylen.

Nennen Sie Kaumuskeln, die den Mund schließen, mit den jeweiligen lateinischen und deutschen Begriffen.
→ BA S. 165 /
→ JB 2 S. 25

Mundschließer
- Kaumuskel (M. masseter)
- Schläfenmuskel (M. temporalis)
- innerer Flügelmuskel
- (M. pterygoideus medialis)

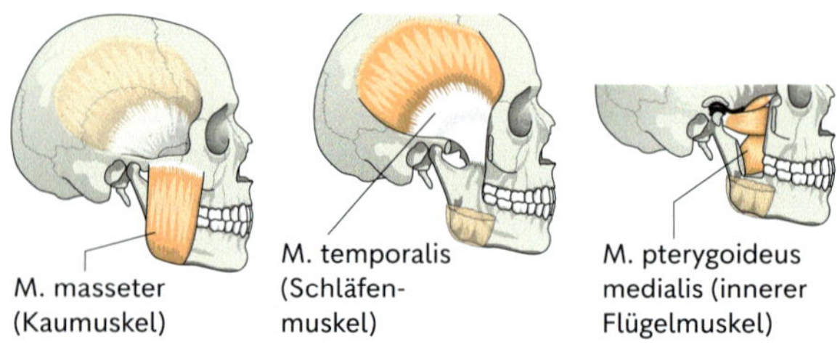

Wie fit bin ich für die Prüfung? ☺ ☐ 😐 ☐ ☹ ☐

Nerven

Geben Sie die Hauptäste des Nervus trigeminus an.
→ BA S. 172 /
→ JB 2 S. 32

Hauptäste des N. trigeminus
- Augenast (N. ophthalmicus)
- Oberkieferast (N. maxillaris)
- Unterkieferast (N. mandibularis)

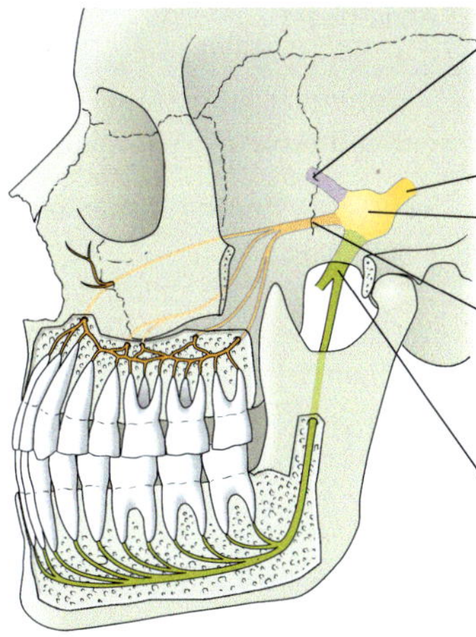

Nennen Sie die wichtigsten Aufzweigungen der drei Hauptäste des N. trigeminus.
→ BA S. 164 /
→ JB 2 S. 24

N. ophthalmicus
- N. frontalis

N. maxillaris
- Nn. alveolares superiores
- N. infraorbitalis
- N. incisivus
- N. palatinus

N. mandibularis
- N. lingualis
- N. alveolaris inferior
- N. mentalis
- N. buccalis
- Muskeläste

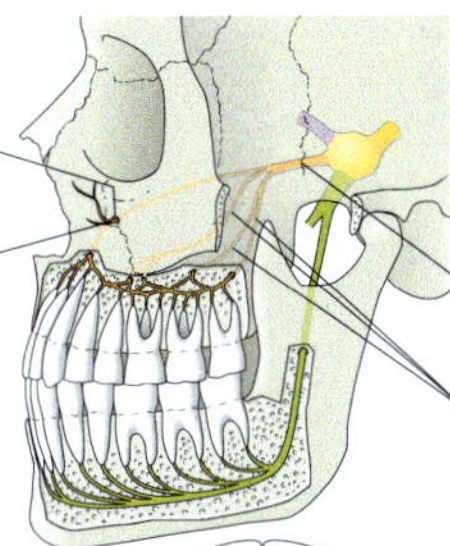

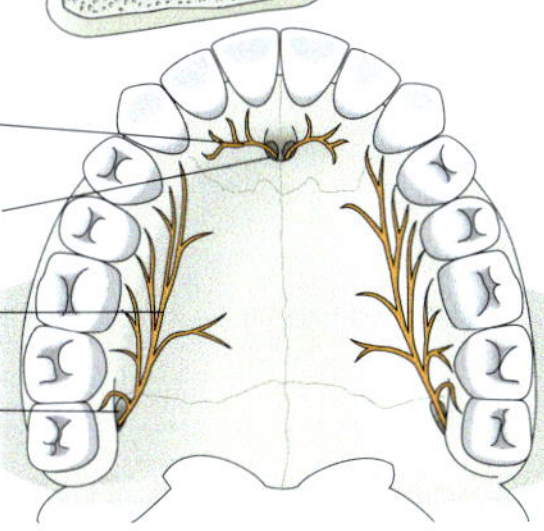

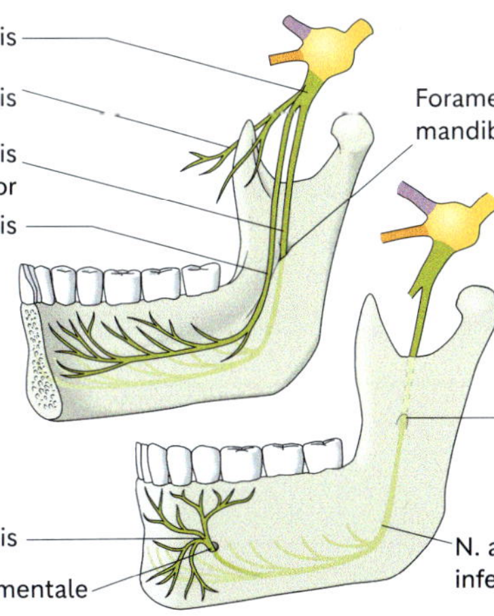

Wie fit bin ich für die Prüfung? ☺ ☐ 😐 ☐ ☹ ☐

Lokalanästhesie

Definieren Sie den Begriff Anästhesie.
→ BA S. 175 /
→ JB 2 S. 35

Anästhesie
- Unempfindlichkeit gegenüber Schmerz, Temperatur und Berührung

Hinweis: Bei einer Allgemeinanästhesie (Narkose) ist auch das Bewusstsein ausgeschaltet. Bei einer örtlichen Betäubung (Lokalanästhesie) ist der Patient bei Bewusstsein.

Welche Spritzensysteme können für eine Lokalanästhesie verwendet werden?
→ BA S. 179 f. /
→ JB 2 S. 39 f.

Spritzensysteme für die Lokalanästhesie
- Einmalspritze: zylindrisches Gehäuse aus Kunststoff mit einem beweglichen Stempel
- Karpulenspritze: sterilisierbare Spritze für Zylinderampullen bzw. Karpulen
- spezielle Karpulenspritze: für die intraligamentäre Anästhesie

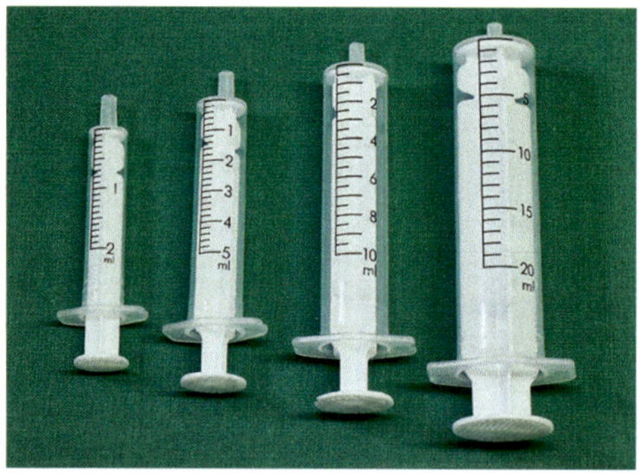
Einmalspritzen

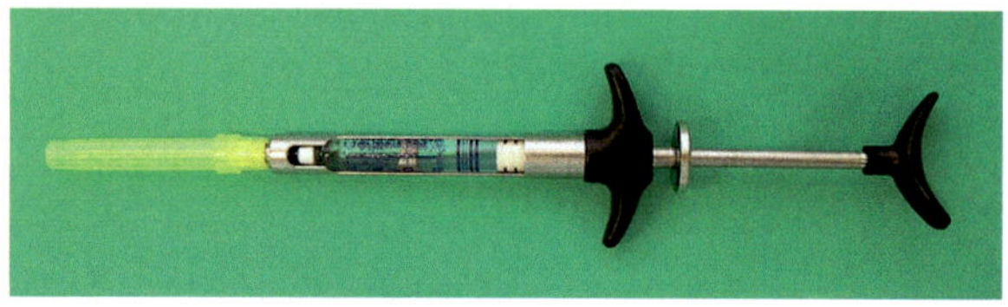
Karpulenspritze für Zylinderampullen

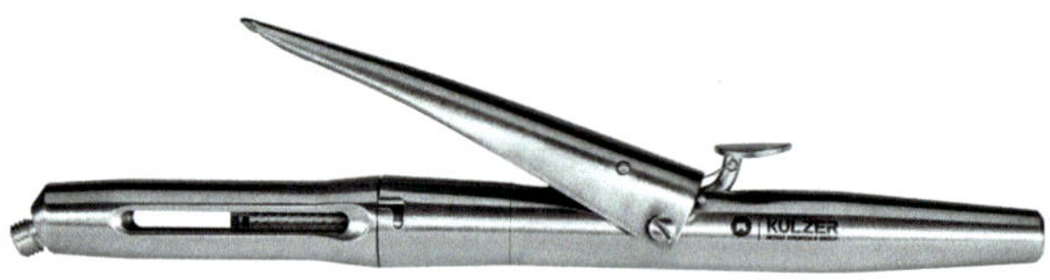

SOPIRA® Citoject®-Spritze für die intraligamentäre Anästhesie

Was versteht man unter einer Kanüle?
→ BA S. 178 /
→ JB 2 S. 38

Kanüle
- Hohlnadel zur Injektion

Hinweis: Kanülen werden für verschiedene Einsatzbereiche in unterschiedlichen Längen angeboten.

Nennen Sie vier Verfahren der Lokalanästhesie und beschreiben Sie den jeweiligen Wirkort.
→ BA S. 181 ff. /
→ JB 2 S. 41 ff.

Verfahren und Wirkort der Lokalanästhesie
- Infiltrationsanästhesie: an Nervenverästelungen
- intraligamentäre Anästhesie: im Parodontalspalt
- Leitungsanästhesie: an einem Nervenstamm
- Oberflächenanästhesie: an den Rezeptoren in der Schleimhaut

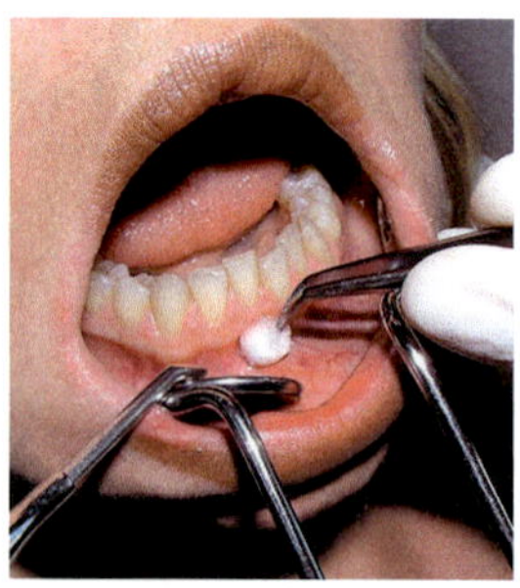
Oberflächenanästhesie

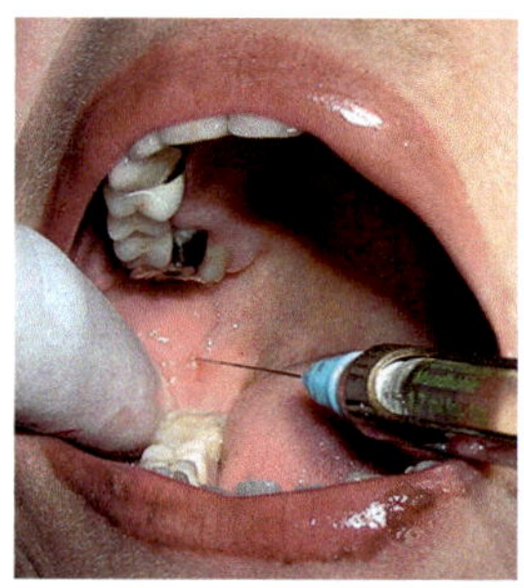
Leitungsanästhesie am Foramen mandibulae

Worin besteht der Unterschied zwischen einer Infiltrationsanästhesie und einer Leitungsanästhesie?
→ BA S. 181 ff. /
→ JB 2 S. 41 ff.

Infiltrationsanästhesie
- Anästhesie von Nervenendigungen (terminale Anästhesie)
- Regelanästhesie des Oberkiefers

Leitungsanästhesie
- Anästhesie an einem Nervenstamm
- Regelanästhesie für den Unterkieferseitenzahnbereich

Hinweis: Eine Infiltration im Bereich der Unterkieferseitenzähne ist wegen der dicken Kompakta der Mandibula nicht möglich.

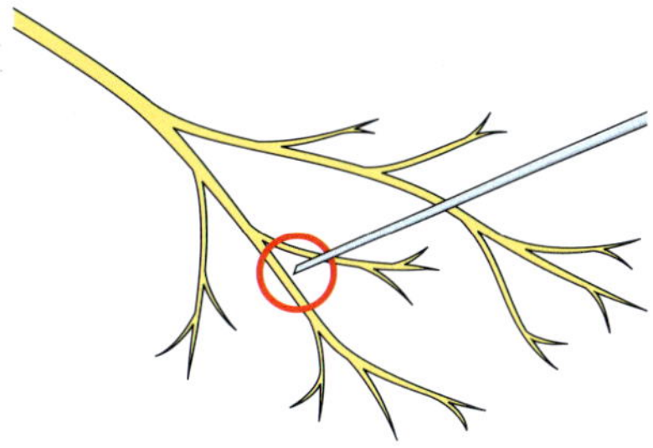
Infiltrationsanästhesie

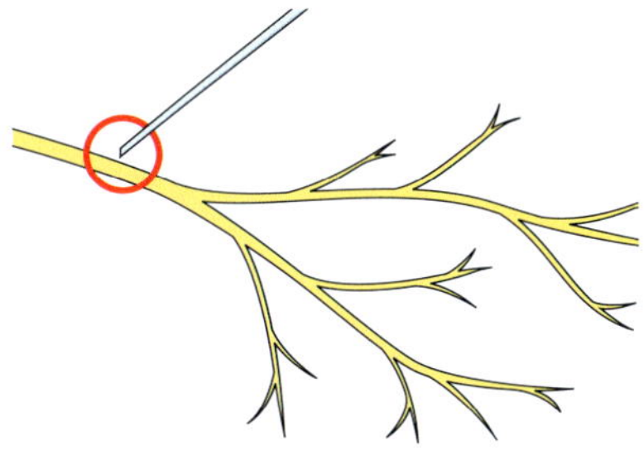
Leitungsanästhesie

Welche Bedeutung hat der Begriff Aspiration im Zusammenhang mit Injektionen?
→ BA S. 179 /
→ JB 2 S. 39

Aspiration
- Zurückziehen des Kolbens einer Spritze vor der Injektion
- zur Vermeidung der Injektion in ein Gefäß

Hinweis: Eine Injektion von Lokalanästhetikum in ein Blutgefäß kann zu schweren Kreislaufkomplikationen führen.

Was versteht man unter Vasokonstringenzien?
→ BA S. 176 /
→ JB 2 S. 36

Vasokonstringenzien
- Gefäß verengende Zusätze der Lokalanästhetika
- z. B. Adrenalin, Noradrenalin, Vasopressin

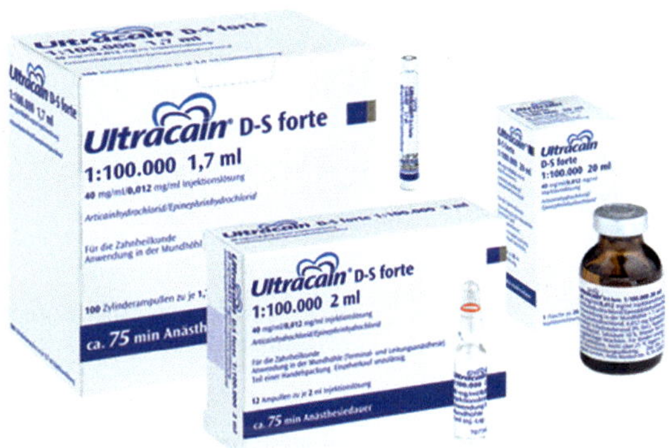

Erläutern Sie die Wirkung der den Lokalanästhetika zugesetzten Vasokonstringenzien.
→ BA S. 176 /
→ JB 2 S. 36

Wirkung der Vasokonstringenzien
- längere Wirkdauer (der Abtransport des Anästhetikums erfolgt langsamer)
- weniger Anästhesielösung nötig
- geringere Blutungsneigung im OP-Gebiet

Hinweis: Bei Patienten mit Erkrankungen des Herz-Kreislauf-Systems ist die Verwendung von Lokalanästhetika mit Vasokonstringenzien kritisch zu prüfen.

Was sind Hormone? Erklären Sie und nennen Sie Beispiele.

Hormone
- Botenstoffe (körpereigene Wirkstoffe)
- werden von endokrinen Drüsen produziert
- werden über das Kreislaufsystem transportiert

Beispiele für Hormone
- Adrenalin
- Noradrenalin
- Vasopressin (ADH)
- Insulin
- Glukagon
- Thyroxin

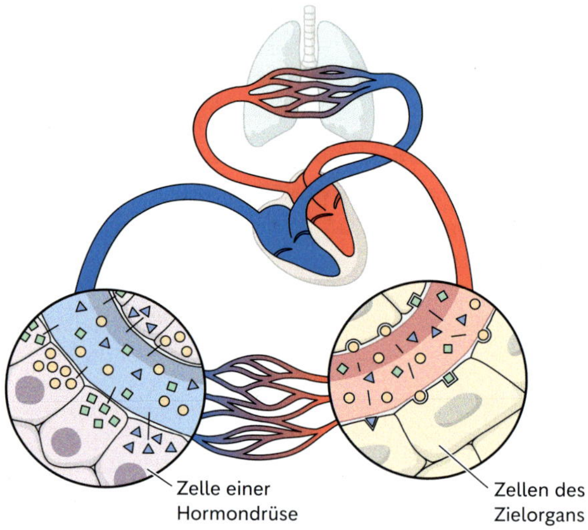

Wirkungsweise von Hormonen

Wie fit bin ich für die Prüfung? ☺ ☐ 😐 ☐ ☹ ☐

Pathologie der Entzündung

Was versteht man unter einer Entzündung?
→ BA S. 187 /
→ JB 2 S. 47

Entzündung
- Abwehrreaktion des Körpers auf einen schädigenden Reiz

Hinweis: Bei einer Entzündung kommt es immer zu einer vermehrten Durchblutung (Hyperämie). Abwehrzellen verlassen die Blutbahn und dringen in das befallene oder geschädigte Gewebe ein.

Nennen Sie die fünf Hauptsymptome einer lokalen Entzündung jeweils mit den lateinischen und deutschen Begriffen.
→ BA S. 187 /
→ JB 2 S. 47

Hauptsymptome einer lokalen Entzündung
- Schmerzen (Dolor)
- Rötung (Rubor)
- Wärme (Calor)
- Schwellung (Tumor)
- eingeschränkte Funktion (Functio laesa)

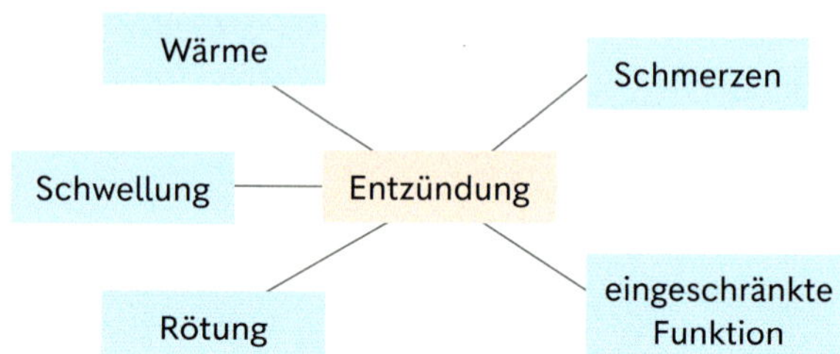

Nennen Sie Bestandteile des Eiters.
→ BA S. 192 /
→ JB 2 S. 52

Bestandteile des Eiters (Pus)
- eingeschmolzenes Gewebe
- zugrunde gegangene Leukozyten
- Krankheitserreger

Hinweis: Eiter ist aufgrund der in ihm enthaltenen Krankheitserreger hochinfektiös.

Erklären Sie den Fachbegriff Abszess und nennen Sie verschiedene Abszessformen, die von einer akuten apikalen Parodontitis ausgehen können. → BA S. 192 / → JB 2 S. 52	**Abszess** • abgekapselte Eiteransammlung im Gewebe **Abszessformen** • subperiostaler Abszess (unter der Knochenhaut) • submuköser Abszess (unter der Schleimhaut) • palatinaler Abszess (am Gaumen) • perimandibulärer Abszess (um den Unterkiefer) • submandibulärer Abszess (unter dem Unterkiefer) • sublingualer Abszess (unter der Zunge) • bukkaler Abszess (im Wangenbereich)	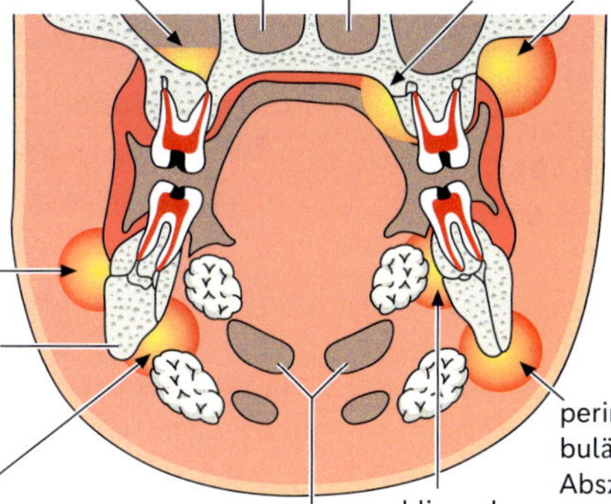
Nennen Sie verschiedene Möglichkeiten von lokalen Eiteransammlungen und definieren Sie diese.	**Lokale Eiteransammlungen** • Abszess: abgekapselte Eiteransammlung im Gewebe • Empyem: Eiteransammlung in einer natürlichen Körperhöhle • Phlegmone: flächenhafte, nicht abgekapselte Eiteransammlung im Gewebe • Furunkel: eitrige Haarbalgentzündung	**Hinweis:** Die eitrige Entzündung einer Kieferhöhle wird in der Pathologie auch als Kieferhöhlenempyem bezeichnet.

Wie fit bin ich für die Prüfung? ☺ ☐ 😐 ☐ ☹ ☐

Karies und Vitalerhaltung der Pulpa

Erläutern Sie die möglichen Folgen einer unbehandelten Karies und setzen Sie die Folgen in die richtige zeitliche Reihenfolge. → BA S. 189 f. / → JB 2 S. 49 f.	**Folgen einer unbehandelten Karies** • Caries profunda • Hyperämie der Pulpa • Pulpitis serosa • Pulpitis purulenta • Pulpanekrose • Pulpagangrän • apikale Parodontitis • Abszess	**Hinweis:** Bei einem schwachen Immunsystem kann eine tiefe Karies Ursache für einen Abszess sein.

Was versteht man unter einer apikalen Parodontitis und wie zeigt sich diese im Röntgenbild? → BA S. 191 f. / → JB 2 S. 51 f.	**Apikale Parodontitis** • Entzündung des Zahnhalteapparates an der Wurzelspitze **Röntgenbefund** • Aufhellung (= im Bild dunkel) im Bereich der Wurzelspitze	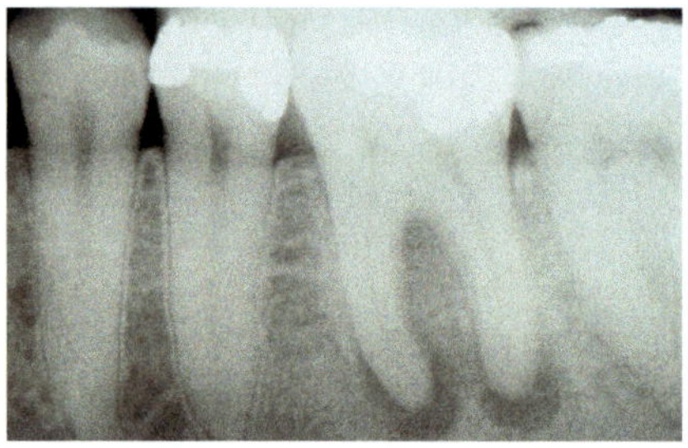
Nennen Sie Maßnahmen zur Vitalerhaltung der Pulpa. → BA S. 194 ff. / → JB 2 S. 54 ff.	**Maßnahmen zur Vitalerhaltung der Pulpa** • indirekte Überkappung • direkte Überkappung • Vitalamputation (Pulpotomie)	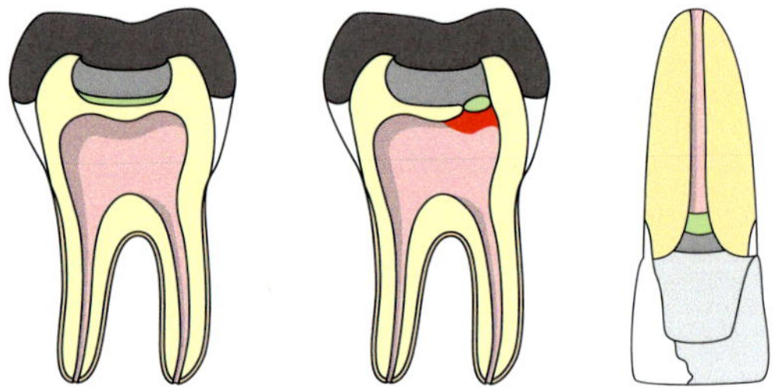 Indirekte und direkte Überkappung, Vitalamputation
Beschreiben Sie die Behandlung einer indirekten und einer direkten Überkappung. Nennen Sie die hierfür geeigneten Medikamente. → BA S. 194 f. / → JB 2 S. 54 f.	**Indirekte Überkappung (Cp-Behandlung)** • Auftragen eines Medikamentes auf das pulpanahe Dentin **Direkte Überkappung** • Auftragen eines Medikamentes auf die punktförmig eröffnete Pulpa **Medikamente zur Überkappung** • Kalziumhydroxidpräparate	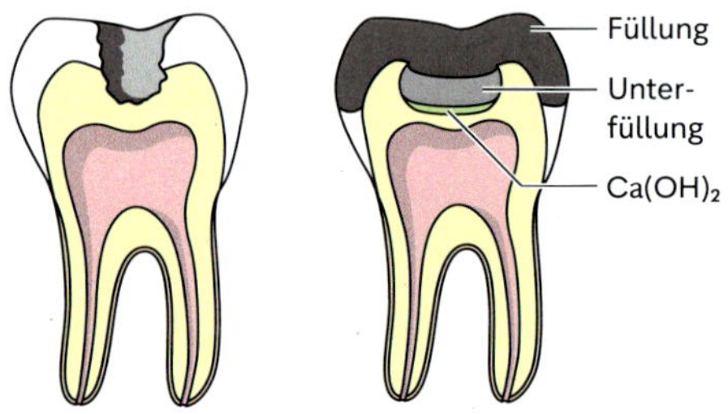 Indirekte Pulpaüberkappung 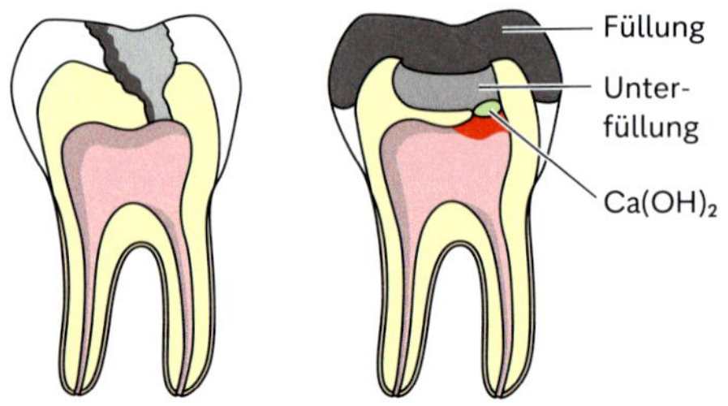 Direkte Überkappung
Was versteht man unter einer Vitalamputation (Pulpotomie)? → BA S. 196 / → JB 2 S. 56	**Vitalamputation (Pulpotomie)** • Entfernung der vitalen Kronenpulpa • medikamentöse Abdeckung der Wurzelpulpa (mit Kalziumhydroxid) **Hinweis:** Behandlung von Milchzähnen und Zähnen mit noch nicht abgeschlossenem Wurzelwachstum	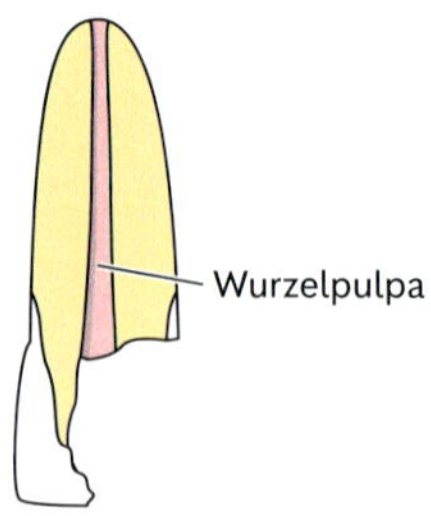 Pulpotomie: Ausgangssituation 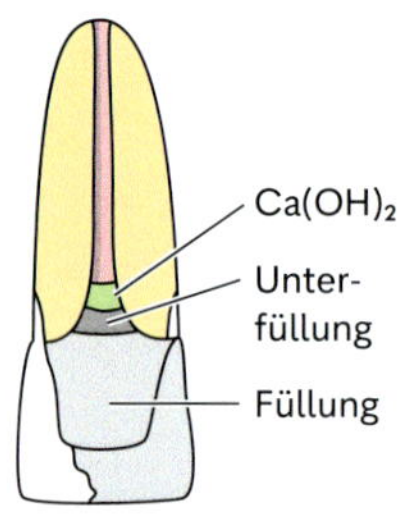 Pulpotomie: Endzustand

Wie fit bin ich für die Prüfung? ☺ ☐ 😐 ☐ ☹ ☐

Wurzelkanalbehandlung: Diagnose und Vorbereitung

Erklären Sie die Begriffe „absolute Trockenlegung“ und „relative Trockenlegung“.
→ BA S. 140 /
→ JB 1 S. 374

Absolute Trockenlegung
- durch Kofferdam (Spanngummi)
- kein Speichelkontakt möglich

Relative Trockenlegung
- durch Watterollen, Speichelzieher, Luftbläser usw.
- Speichelkontakt u. U. möglich

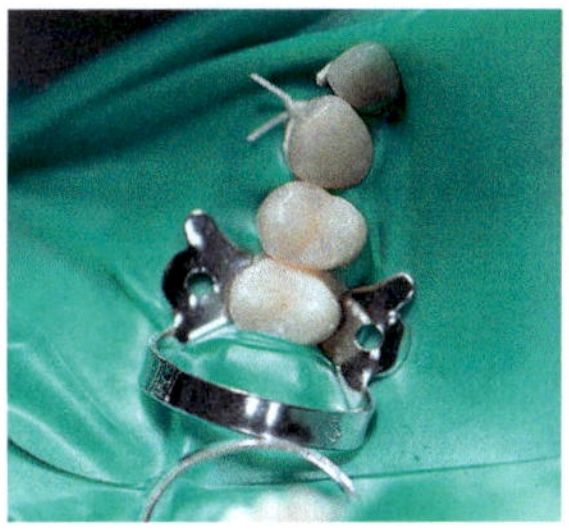
Absolute Trockenlegung

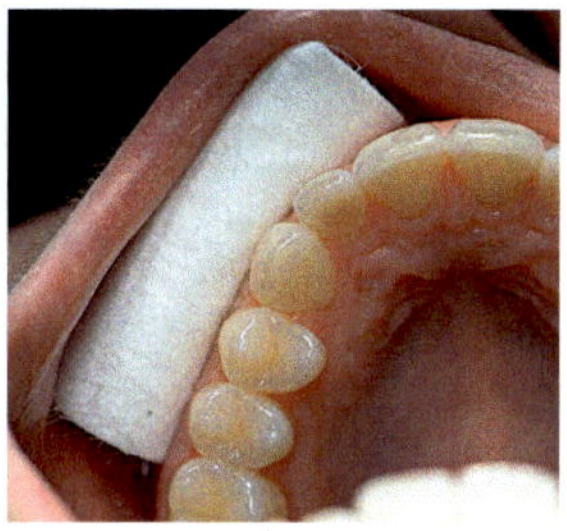
Relative Trockenlegung

Welchen Vorteil hat eine Wurzelkanalbehandlung unter absoluter Trockenlegung?
→ BA S. 140 /
→ JB 1 S. 374

Vorteile Wurzelbehandlung mit Kofferdam
- Trockenheit und Infektionsschutz der Wurzelkanäle
- Schutz vor Aspiration der Wurzelkanalinstrumente
- Schutz vor dem Verschlucken der Wurzelkanalinstrumente
- chemische Spüllösungen können nicht in die Mundhöhle des Patienten gelangen

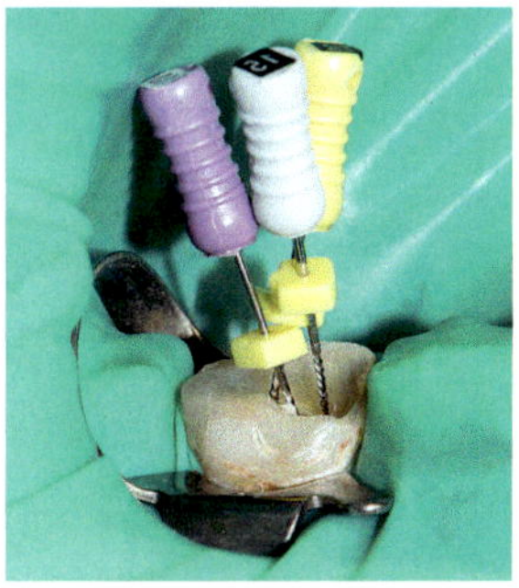

Was versteht man unter einer Pulpitis? Nennen Sie mögliche Formen einer Pulpitis.
→ BA S. 189 f. /
→ JB 2 S. 49 f.

Pulpitis
- Entzündung der Pulpa

Formen einer Pulpitis
- Pulpitis serosa:
  wässrige Entzündung der Pulpa
- Pulpitis purulenta:
  eitrige Entzündung der Pulpa
- Pulpanekrose:
  Absterben des Pulpagewebes
- Pulpagangrän:
  fauliger Zerfall der Pulpa

Hinweis: Die Bezeichnungen für eine Entzündung enden meist mit der Silbe **-itis**.
Nekrose ist die allgemeine Bezeichnung für das Absterben von Gewebe.

Erklären Sie die Begriffe Trepanation, Pulpotomie, Vitalexstirpation und Gangränbehandlung.
→ BA S. 198, 205, 211, 214 /
→ JB 2 S. 58, 65, 71, 73

Trepanation
- Eröffnung der Pulpahöhle

Pulpotomie
- Amputation (Entfernung) der vitalen Kronenpulpa

Vitalexstirpation
- Entfernung der vitalen Pulpa

Gangränbehandlung
- Behandlung der faulig zerfallenen Pulpa

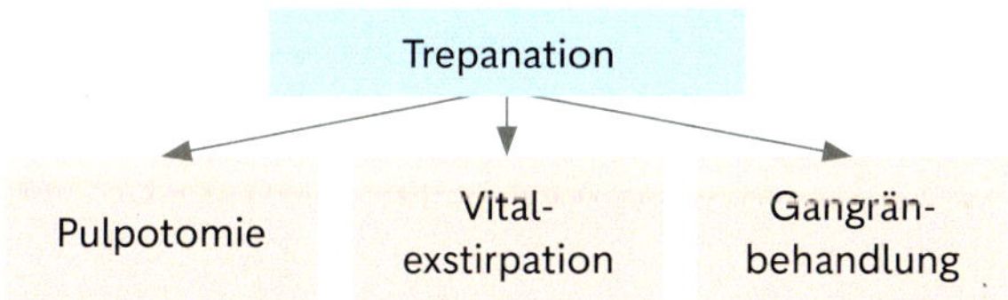

Wie fit bin ich für die Prüfung? ☺ ☐ 😐 ☐ ☹ ☐

Instrumente, Hilfsmittel und Materialien zur Wurzelkanalbehandlung

Nennen Sie Wurzelkanalinstrumente zur Aufbereitung von Wurzelkanälen und deren Verwendungszweck.
→ BA S. 200 /
→ JB 2 S. 60

Instrumente zur Wurzelkanalaufbereitung
- Exstirpationsnadel: zur Entfernung der Pulpa
- Reamer: zur Erweiterung/Aufbereitung des Kanals
- Kerr-Feile: zur Erweiterung/Glättung des Kanals
- Hedström-Feile: zur Erweiterung/Glättung des Kanals

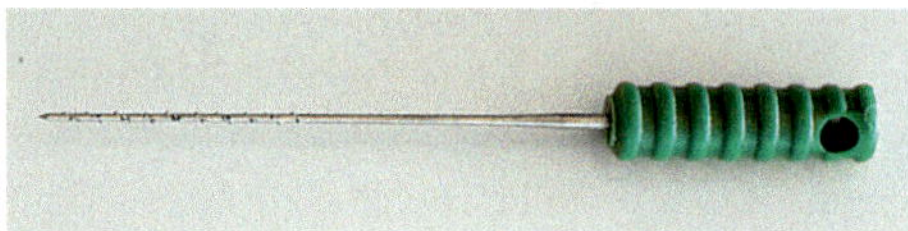
Exstirpationsnadel

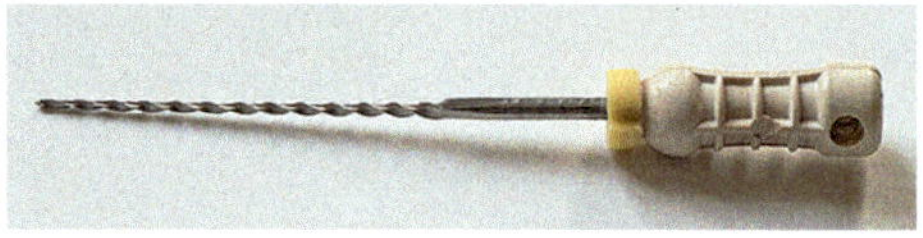
Reamer

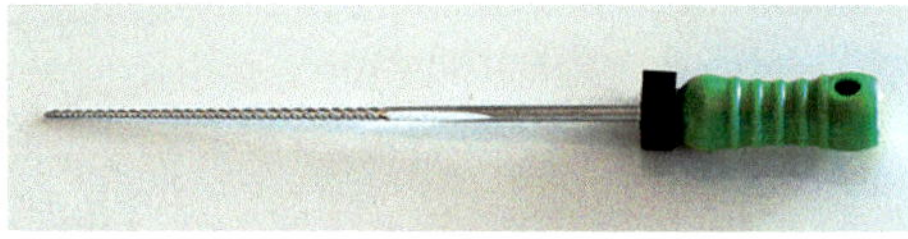
Kerr-Feile

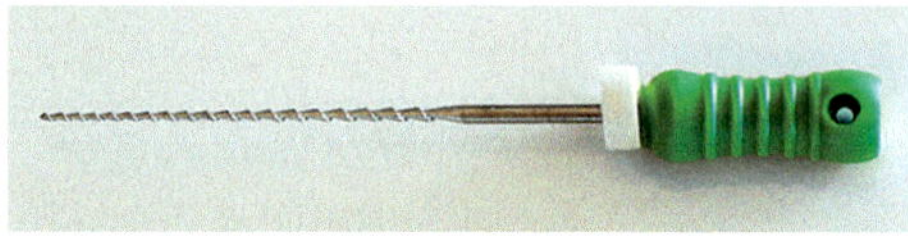
Hedström-Feile

Nennen Sie Instrumente zur Wurzelkanalfüllung und deren Verwendungszweck. Welche Materialien verwendet man zur Wurzelkanalfüllung?
→ BA S. 201 /
→ JB 2 S. 61

Instrumente zur Wurzelkanalfüllung
- Lentulo®: zur Einbringung des Wurzelfüllmaterials
- Spreader: zur lateralen Kondensation
- Plugger: zur vertikalen Kondensation

Materialien zur Wurzelkanalfüllung
- Guttaperchastifte
- Wurzelkanalzemente (Sealer)

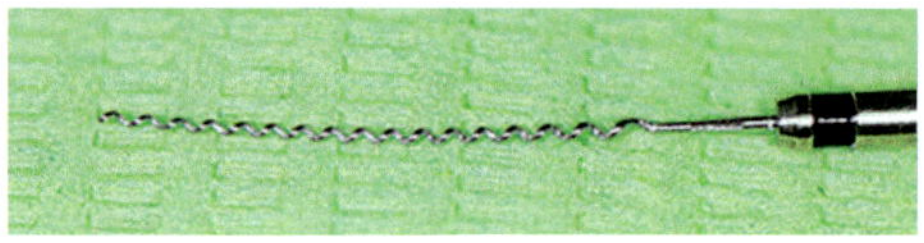
Lentulo®

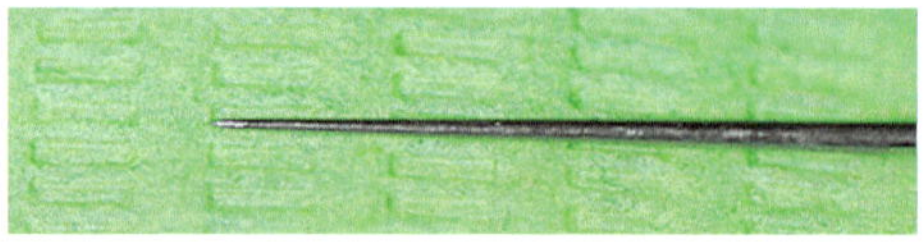
Spreader

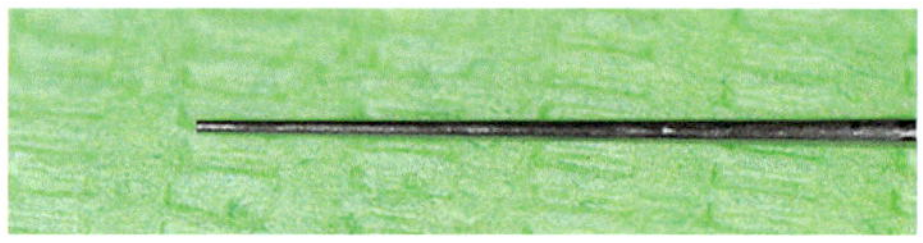
Plugger

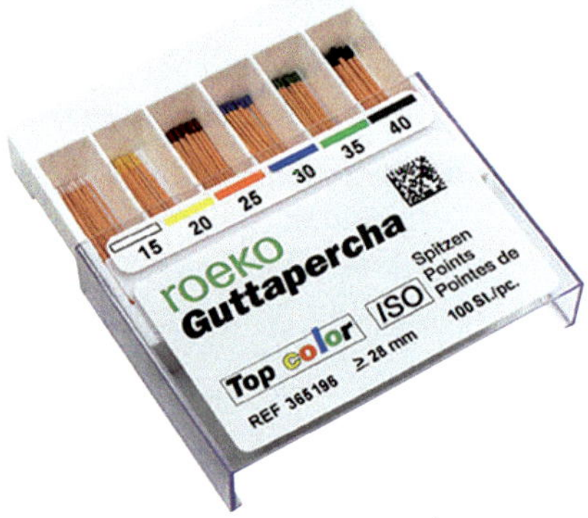

Guttaperchastifte

Auf welche Weise kann die Längenbestimmung eines Wurzelkanals erfolgen?
→ BA S. 206 /
→ JB 2 S. 66

Längenbestimmung eines Wurzelkanals
- durch Nadelmessaufnahme
- durch elektrometrische Längenbestimmung

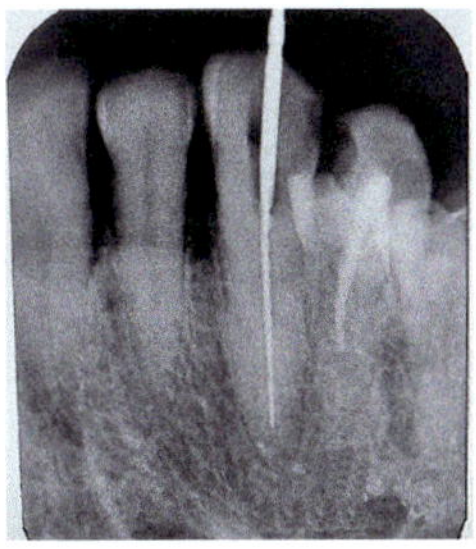
Röntgenologische Längenmessung

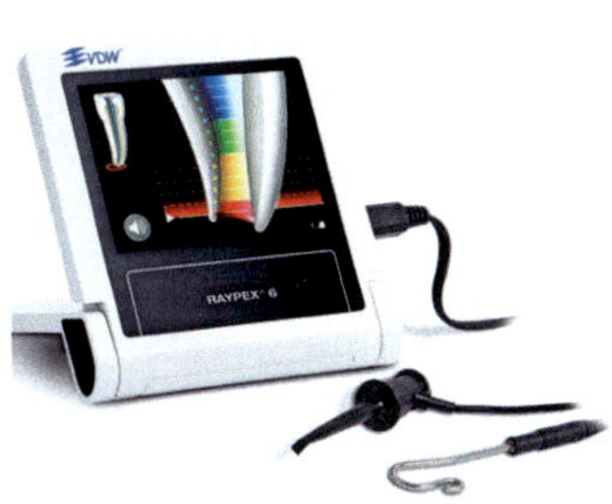
Elektrometrisches Längenmessgerät

Wie kann man Wurzelkanalinstrumente sichern?
→ BA S. 200 /
→ JB 2 S. 60

Sicherung von Wurzelkanalinstrumenten
- mit Zahnseide
- mit Sicherungskettchen
- durch Verwendung von Kofferdam

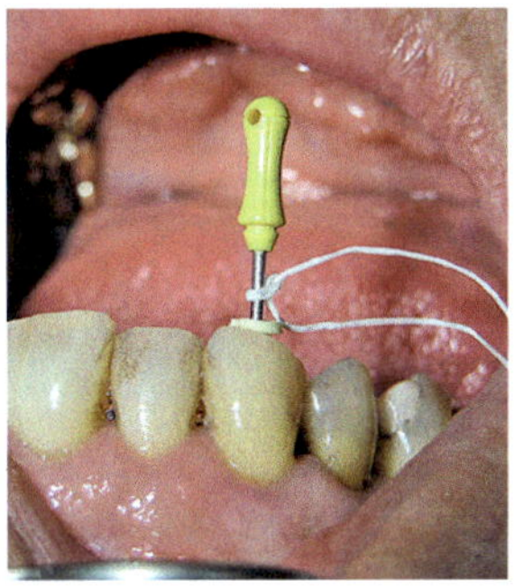
Mit Zahnseide gesichertes Wurzelkanalinstrument

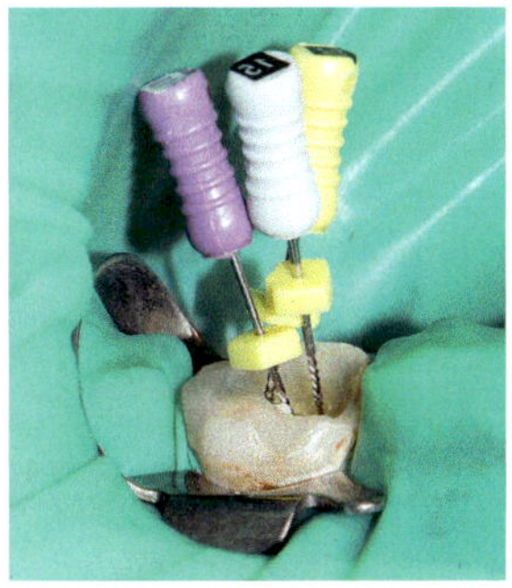
Sicherung durch Kofferdam

Nennen Sie Medikamente, Materialien und Spüllösungen, die bei Wurzelkanalbehandlungen verwendet werden können.
→ BA S. 208 /
→ JB 2 S. 68

Medikamente, Materialien und Spüllösungen
- Wasserstoffperoxid (H_2O_2)
- Natriumhypochlorit (NaOCl)
- Kalziumhydroxid
- Ledermix®
- Guttapercha
- Wurzelfüllzemente (Sealer)

Hinweis: Die Medikamente und Spüllösungen unterstützen die mechanische Aufbereitung der Wurzelkanäle.

Zu welchem Zweck erfolgt die medikamentöse Einlage im Verlauf einer Wurzelkanalbehandlung?
→ BA S. 208 /
→ JB 2 S. 68

Medikamentöse Einlage
- zur Desinfektion des Wurzelkanals

Hinweis: Die Desinfektion im apikalen Drittel des Wurzelkanals ist aufgrund der dort zahlreichen Seitenkanäle schwierig.

Nennen Sie Eigenschaften von definitiven Wurzelfüllmaterialien.
→ BA S. 209 /
→ JB 2 S. 69

Eigenschaften von Wurzelfüllmaterialien
- bakteriendicht
- Sichtbarkeit im Röntgenbild
- Gewebeverträglichkeit (nicht toxisch)
- Haltbarkeit im Gewebe
- leichte Handhabbarkeit

Hinweis: Ein dauerhaft bakteriendichter Verschluss des Wurzelkanals ist die Voraussetzung für eine erfolgreiche Wurzelkanalbehandlung.

Wie fit bin ich für die Prüfung? ☺ ☐ 😐 ☐ ☹ ☐

Wurzelkanalbehandlung: Vorgehen

Erklären Sie den Unterschied zwischen einer orthograden und retrograden Wurzelfüllung.
→ BA S. 209 f. /
→ JB 2 S. 69 f.

Orthograde Wurzelfüllung
- Füllung der Wurzelkanäle von der Krone aus

Retrograde Wurzelfüllung
- Füllung der Wurzelkanäle von der Wurzelspitze aus (möglich im Verlauf einer Wurzelspitzenresektion)

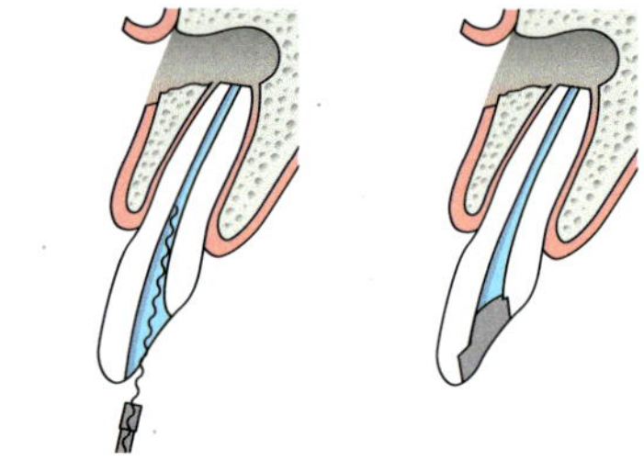
Orthograde Wurzelfüllung

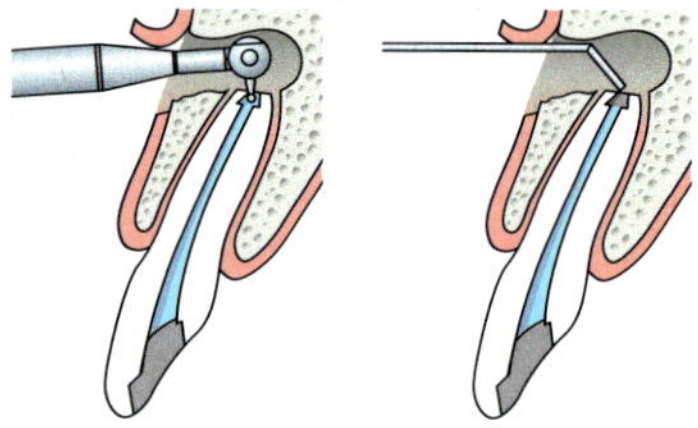
Retrograde Wurzelfüllung

Erläutern Sie den Unterschied zwischen einer lateralen und einer vertikalen Kondensation.
→ BA S. 209 f. /
→ JB 2 S. 69 f.

Laterale Kondensation
- Einbringen eines Guttaperchastiftes in den Wurzelkanal
- laterale (seitliche) Verdichtung mit einem Spreader
- weiteres Einbringen von kleineren Guttaperchastiften und deren laterale Verdichtung

Vertikale Kondensation
- Einbringen eines Guttaperchastiftes in den Wurzelkanal
- Erhitzen des Guttaperchastiftes
- vertikale (senkrechte) Verdichtung mit einem Plugger

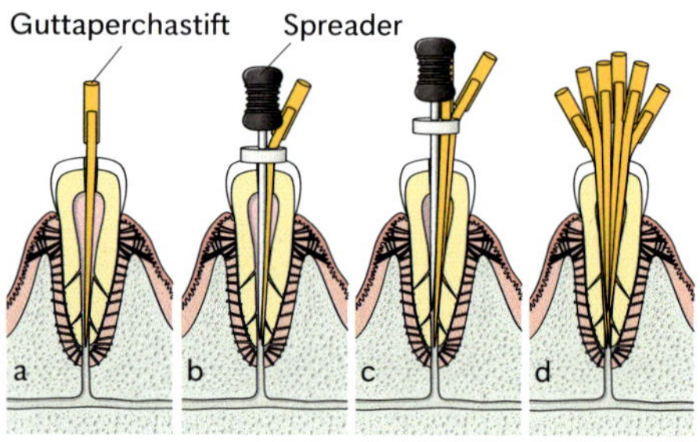

Laterale Kondensation

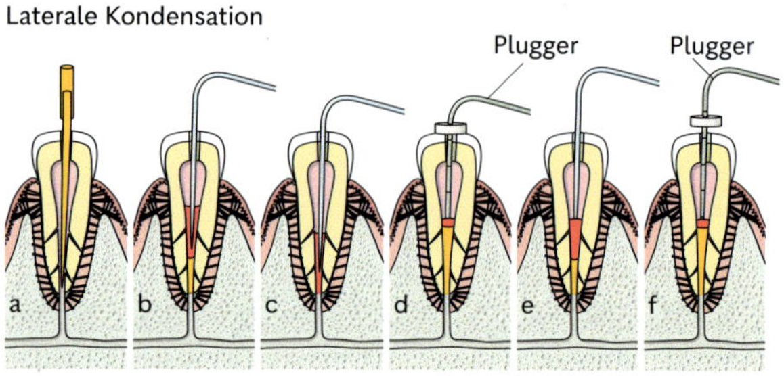

Vertikale Kondensation

Beschreiben Sie die Behandlungsschritte einer Vitalexstirpation.
→ BA S. 211 /
→ JB 2 S. 71.

Behandlungsschritte Vitalexstirpation
- Anästhesie
- Trockenlegung (Kofferdam)
- Trepanation des Zahnes
- Entfernung der vitalen Pulpa
- Längenbestimmung des Wurzelkanals
- Aufbereitung des Wurzelkanals
- Spülen und Trocknen des Wurzelkanals
- Füllung des Wurzelkanals
- Röntgenkontrollaufnahme
- provisorischer oder definitiver Verschluss

Hinweis: Der Sensibilitätstest vor der Vitalexstirpation ist positiv, es wird die vitale, aber entzündete Pulpa entfernt.

Programmierte Aufgaben

1. Ordnen Sie die Namen der Schädelknochen A bis E den Ziffern 1 bis 5 der Abbildung zu.

[1] [2] [3] [4] [5]

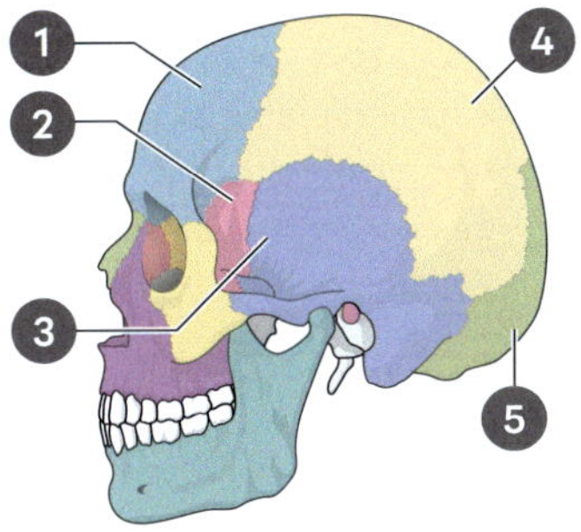

A) ☐ Schläfenbein
B) ☐ Scheitelbein
C) ☐ Keilbein
D) ☐ Stirnbein
E) ☐ Hinterhauptbein

2. Welche beiden Aussagen zur Längenbestimmung von Wurzelkanälen sind richtig?

[×] [×]

A) ☐ Eine Längenbestimmung der Wurzelkanäle ist nur bei Molaren notwendig.
B) ☐ Die Längenbestimmung erfolgt nach der Aufbereitung der Wurzelkanäle.
C) ☐ Die Längenbestimmung kann röntgenologisch mit einer Nadelmessaufnahme erfolgen.
D) ☐ Eine Nadelmessaufnahme ist wichtig für die Auswahl der Guttaperchastifte.
E) ☐ Nach der Längenbestimmung der Wurzelkanäle kann die Dauer der Wurzelkanalbehandlung abgeschätzt werden.
F) ☐ Bei der elektrometrischen Längenbestimmung der Wurzelkanäle ist kein Röntgenbild erforderlich.

3. Ordnen Sie den Zähnen A bis F die jeweils geeignete Form der Lokalanästhesie 1 (Infiltrationsanästhesie) und 2 (Leitungsanästhesie) zu.

[1] [2]

A) ☐ 26
B) ☐ 48
C) ☐ 18
D) ☐ 62
E) ☐ 36
F) ☐ 24

4. Welche Aussage zur Befunderhebung und Diagnostik ist falsch?

[×]

A) ☐ Mit einer Vitalitätsprobe kann die Sensibilität eines Zahnes überprüft werden.
B) ☐ Ein schmerzhafter Perkussionstest ist ein Hinweis auf eine apikale Parodontitis.
C) ☐ Durch ein Röntgenbild kann beurteilt werden, ob die Pulpitis zu einer periapikalen Entzündung geführt hat.
D) ☐ Nach einer negativen Vitalitätsprobe wird meist unter Anästhesie eine Vitalexstirpation durchgeführt.
E) ☐ Die spezielle Anamnese zu Art und Dauer der Schmerzen trägt zur Diagnostik bei.

5. Ordnen Sie zu.

[×]

A	Processus palatinus	1	Alveolarfortsatz
B	Processus frontalis	2	Gaumenfortsatz
C	Processus zygomaticus	3	Oberkieferkörper
D	Processus alveolaris	4	Jochbeinfortsatz
E	Corpus maxillae	5	Stirnfortsatz

A) ☐ A1, B3, C2, D5, E4
B) ☐ A2, B5, C4, D1, E3
C) ☐ A3, B4, C1, D5, E2
D) ☐ A4, B3, C2, D5, E1
E) ☐ A4, B5, C1, D2, E3

6. Ordnen Sie zu.

[×]

A	Hyperämie	1	Eiter
B	Makrophagen	2	Giftstoffe
C	Toxine	3	große Fresszellen
D	neutrophile Granulozyten	4	vermehrte Durchblutung
E	Pus	5	kleine Fresszellen

A) ☐ A1, B3, C2, D5, E4
B) ☐ A2, B5, C4, D1, E3
C) ☐ A3, B4, C1, D5, E2
D) ☐ A4, B3, C2, D5, E1
E) ☐ A4, B5, C1, D2, E3

1. A3, B4, C2, D1, E5
2. C, F
3. A1, B2, C1, D1, E2, F1
4. D
5. B
6. D

7. Welche Aussagenkombination zum Kiefergelenk ist richtig?

☒

1 Das Kiefergelenk ist von einer bindegewebigen Gelenkkapsel umgeben.
2 Die Gelenkschmiere wird von der Gelenkkapsel gebildet.
3 Aufgrund seiner Bewegungsmöglichkeiten wird das Kiefergelenk als Scharniergelenk bezeichnet.
4 Zwischen der Gelenkgrube und dem Gelenkkopf befindet sich eine Knorpelscheibe.
5 Das Kiefergelenk ist die bewegliche Verbindung von Mandibula und Os temporale.

A) ☐ Alle Aussagen sind richtig.
B) ☐ Nur die Aussagen 1, 2, 4 und 5 sind richtig.
C) ☐ Nur die Aussagen 2 und 3 sind richtig.
D) ☐ Nur die Aussagen 3 und 4 sind richtig.
E) ☐ Nur die Aussagen 4 und 5 sind richtig.

8. Ordnen Sie die Anteile des Unterkiefers A bis E den Ziffern 1 bis 5 der Abbildung zu.

1 2 3 4 5

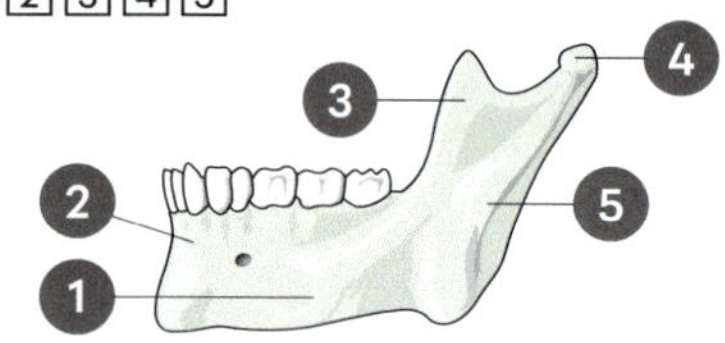

A) ☐ aufsteigender Ast
B) ☐ Unterkieferkörper
C) ☐ Muskelfortsatz
D) ☐ Alveolarfortsatz
E) ☐ Gelenkfortsatz

9. Welche Aussage ist falsch?

☒

A) ☐ Die Nasennebenhöhlen sind luftgefüllte Knochenhöhlen.
B) ☐ Bei einer Mund-Antrum-Verbindung besteht eine Verbindung zwischen der Mund- und Kieferhöhle.
C) ☐ Die Kieferhöhlen befinden sich in der Maxilla.
D) ☐ Die Nasennebenhöhlen stehen mit der Nasenhöhle in Verbindung.
E) ☐ Ein negativer Nasen-Blas-Versuch ist ein Hinweis auf eine eröffnete Kieferhöhle.

10. Ordnen Sie zu.

☒

A	Kanüle	1	blutgefäßverengendes Arzneimittel
B	Aspiration	2	Einspritzung eines Arzneimittels
C	Vasokonstringens	3	Hohlnadel zur Injektion eines Arzneimittels
D	Karpule	4	Ansaugung durch Zurückziehen des Kolbens einer Spritze
E	Injektion	5	Zylinderampulle

A) ☐ A1, B3, C2, D5, E4
B) ☐ A2, B5, C4, D1, E3
C) ☐ A3, B4, C1, D5, E2
D) ☐ A4, B3, C2, D5, E1
E) ☐ A4, B5, C1, D2, E3

11. Welche Aussagenkombination zur Anatomie der Knochen ist richtig?

☒

1 Die äußere Wand des Knochens wird als Kompakta bezeichnet.
2 Osteoblasten bilden neues Knochengewebe.
3 Die Spongiosa befindet sich im Inneren des Knochens.
4 Das Periost enthält Blutgefäße und Nerven und umgibt den Knochen.
5 Osteoklasten bauen Knochengewebe ab.

A) ☐ Alle Aussagen sind richtig.
B) ☐ Nur die Aussagen 1, 2, 4 und 5 sind richtig.
C) ☐ Nur die Aussagen 2 und 3 sind richtig.
D) ☐ Nur die Aussagen 3 und 4 sind richtig.
E) ☐ Nur die Aussagen 4 und 5 sind richtig.

12. Welche Zuordnung ist richtig?

☒

A) ☐ Pulpanekrose → wässrige Pulpaentzündung
B) ☐ apikale Ostitis → Entzündung des apikalen Knochengewebes
C) ☐ Pulpagangrän → eitrige Pulpaentzündung
D) ☐ Pulpitis serosa → Absterben des Pulpagewebes
E) ☐ Pulpitis purulenta → fauliger Zerfall der Pulpa

7. B 8. A5, B1, C3, D2, E4
9. E 10. C 11. A 12. B

13. Ordnen Sie die Nerven A bis F den Hauptästen des N. trigeminus 1 (N. ophthalmicus), 2 (N. maxillaris) und 3 (N. mandibularis) zu.

[1] [2] [3]

A) ☐ N. lingualis
B) ☐ N. palatinus
C) ☐ N. alveolaris inferior
D) ☐ N. incisivus
E) ☐ N. supraorbitalis
F) ☐ N. mentalis

14. Ordnen Sie zu.

[×]

A	Dolor	1	Rötung
B	Tumor	2	eingeschränkte Funktion
C	Rubor	3	Wärme
D	Functio laesa	4	Schmerz
E	Calor	5	Schwellung

A) ☐ A1, B3, C2, D5, E4
B) ☐ A2, B5, C4, D1, E3
C) ☐ A3, B4, C1, D5, E2
D) ☐ A4, B3, C2, D5, E1
E) ☐ A4, B5, C1, D2, E3

15. Welche Zuordnung ist richtig?

[×]

A) ☐ Sinus frontalis → Siebbeinzellen
B) ☐ Sinusitis maxillaris → Kieferhöhle
C) ☐ Sinus sphenoidalis → Keilbeinhöhle
D) ☐ Cellulae ethmoidales → Stirnhöhle
E) ☐ Sinus maxillaris → Kieferhöhlenentzündung

16. Welche Aussage zur Wurzelkanalfüllung ist falsch?

[×]

A) ☐ Für die Wurzelkanalfüllung werden Guttaperchastifte und ein Sealer verwendet.
B) ☐ Die laterale Kondensation erfolgt mit einem Spreader.
C) ☐ Das Ziel der Wurzelkanalfüllung ist ein bakteriendichter Verschluss des Wurzelkanals.
D) ☐ Die vertikale Kondensation kann mit einem Plugger erfolgen.
E) ☐ Die Röntgenkontrollaufnahme erfolgt vor der Füllung der Wurzelkanäle.

17. Welche beiden Aussagen zu den Abszessformen sind falsch?

[×] [×]

A) ☐ Einen Abszess unter der Knochenhaut bezeichnet man als subperiostalen Abszess.
B) ☐ Ein Abszess unter der Zunge ist ein sublingualer Abszess.
C) ☐ Ein palatinaler Abszess liegt im Bereich des Gaumens.
D) ☐ Ein Abszess unter dem Unterkiefer wird als perimandibulärer Abszess bezeichnet.
E) ☐ Als submukösen Abszess bezeichnet man eine Eiteransammlung unter der Schleimhaut.
F) ☐ Ein submandibulärer Abszess liegt um den Unterkiefer herum.

18. Ordnen Sie den Anteilen des Kiefergelenks A bis F die Ziffern 1 bis 6 der Abbildung zu.

[1] [2] [3] [4] [5] [6]

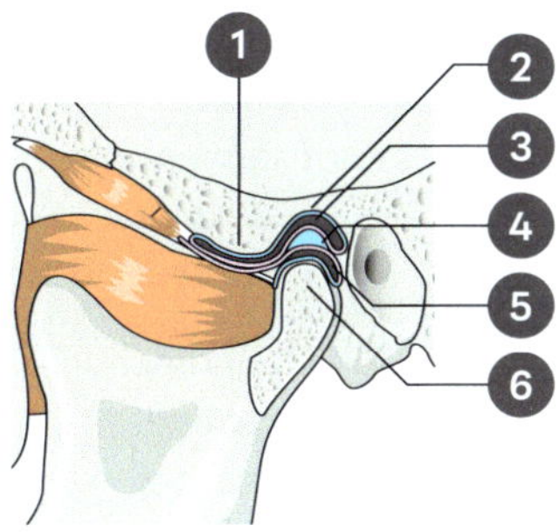

A) ☐ Gelenkgrube
B) ☐ Gelenkscheibe
C) ☐ untere Gelenkkammer
D) ☐ Gelenkhöckerchen
E) ☐ obere Gelenkkammer
F) ☐ Gelenkkopf

19. Welches Anästhesieverfahren zählt man nicht zur Lokalanästhesie?

[×]

A) ☐ intraligamentäre Anästhesie
B) ☐ Oberflächenanästhesie
C) ☐ Analgosedierung
D) ☐ Leitungsanästhesie
E) ☐ Infiltrationsanästhesie

13. A3, B2, C3, D2, E1, F3
14. E 15. C 16. E 17. D, F
18. A2, B4, C5, D1, E3, F6 19. C

20. Stellen Sie die richtige Reihenfolge der Arbeitsschritte einer Vitalexstirpation her.

1 2 3 4 5 6

A) ☐ Röntgenkontrolle der Wurzelfüllung
B) ☐ Aufbereitung des Wurzelkanals
C) ☐ Trepanation der Pulpahöhle
D) ☐ Füllung des Wurzelkanals
E) ☐ Bestimmung der Länge des Wurzelkanals
F) ☐ Exstirpation der vitalen Pulpa

21. Welche Aussagenkombination zum Nervensystem ist falsch?

☒

1 Sensible Nerven leiten Informationen von Sinneszellen zum Zentralnervensystem.
2 Das vegetative Nervensystem reguliert Körperfunktionen, wie z. B. die Herztätigkeit oder die Atmung.
3 Der N. trigeminus ist ein Bestandteil des Zentralnervensystems.
4 Das willkürliche Nervensystem besteht aus dem Sympathikus und dem Parasympathikus.
5 Motorische Nerven leiten Informationen vom Zentralnervensystem zur Skelettmuskulatur.

A) ☐ Alle Aussagen sind richtig.
B) ☐ Nur die Aussagen 1, 2, 4 und 5 sind richtig.
C) ☐ Nur die Aussagen 2 und 3 sind richtig.
D) ☐ Nur die Aussagen 3 und 4 sind richtig.
E) ☐ Nur die Aussagen 3, 4 und 5 sind richtig.

22. Welche Aussagenkombination zur Vitalerhaltung der Pulpa ist richtig?

☒

1 Eine indirekte Überkappung kann bei einer Caries profunda durchgeführt werden.
2 Bei einer Pulpotomie wird die vitale, entzündete Kronenpulpa entfernt.
3 Als Überkappungsmedikament wird ein Kalziumhydroxidpräparat verwendet.
4 Die direkte Überkappung wird bei einem devitalen Zahn durchgeführt.
5 Nach der Vitalamputation wird der Zahn für einige Tage offengelassen.

A) ☐ Alle Aussagen sind richtig.
B) ☐ Nur die Aussagen 1 und 2 sind richtig.
C) ☐ Nur die Aussagen 1, 2 und 3 sind richtig.
D) ☐ Nur die Aussagen 2 und 4 sind richtig.
E) ☐ Nur die Aussagen 3 und 5 sind richtig.

23. Stellen Sie die richtige Reihenfolge der fortschreitenden Erkrankung der Pulpa her.

1 2 3 4 5 6

A) ☐ Pulpagangrän
B) ☐ apikale Parodontitis
C) ☐ Pulpanekrose
D) ☐ Pulpitis purulenta
E) ☐ Caries profunda
F) ☐ Pulpitis serosa

24. Welche Aussage zur Kaumuskulatur ist falsch?

☒

A) ☐ Der M. masseter gehört zu den Mundschließern.
B) ☐ Die beidseitige Kontraktion der äußeren Flügelmuskeln führt zu einem Vorschub des Unterkiefers.
C) ☐ Die Kontraktion des Unterkiefer-Zugenbein-Muskels trägt zur Mundöffnung bei.
D) ☐ Der M. pterygoideus medialis wird auch als innerer Flügelmuskel bezeichnet.
E) ☐ Die Kontraktion des Schläfenmuskels bewirkt eine Vorschubbewegung des Oberkiefers.

25. Welche Aussagenkombination zu den Wurzelkanalinstrumenten ist richtig?

☒

1 Mit einem Gates-Bohrer kann der Wurzelkanaleingang erweitert werden.
2 Der Sealer wird mit einem Lentulo® in den Wurzelkanal befördert.
3 Mit einem Reamer erfolgt die Erweiterung des Wurzelkanals.
4 An einem Endomessblock kann die Aufbereitungslänge der Wurzelkanalinstrumente eingestellt werden.
5 Zur vertikalen Kondensation wird ein Plugger verwendet.

A) ☐ Alle Aussagen sind richtig.
B) ☐ Nur die Aussagen 1, 2, 4 und 5 sind richtig.
C) ☐ Nur die Aussagen 2 und 3 sind richtig.
D) ☐ Nur die Aussagen 3 und 4 sind richtig.
E) ☐ Nur die Aussagen 4 und 5 sind richtig

20. A6, B4, C1, D5, E3, F2 21. D 22. C
23. A5, B6, C4, D3, E1, F2 24. E 25. A

26. Ordnen Sie die Anteile des Nervus trigeminus A bis F den Ziffern 1 bis 6 der Abbildung zu.

1 2 3 4 5 6

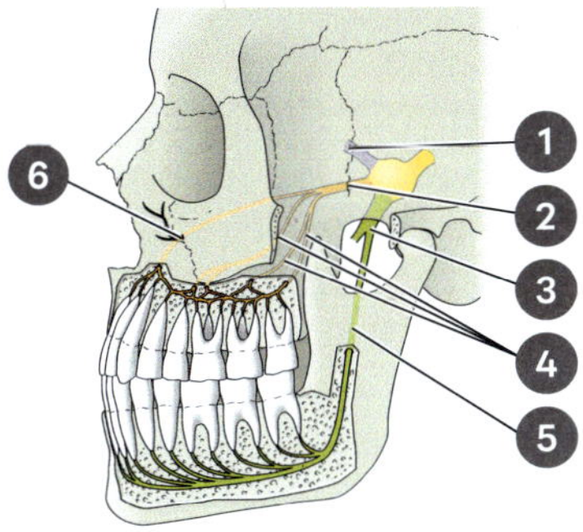

A) ☐ Nn. alveolares superiores
B) ☐ N. infraorbitalis
C) ☐ N. mandibularis
D) ☐ N. alveolaris inferior
E) ☐ N. maxillaris
F) ☐ N. ophthalmicus

27. Welche Aussagenkombination zu den Anästhesieverfahren ist richtig?

☒

1 Die örtliche Betäubung wird auch als Intubationsnarkose bezeichnet.
2 Die intraorale Leitungsanästhesie ist eine Form der Narkose.
3 Während einer Intubationsnarkose wird der Patient beatmet.
4 Bei einer Analgosedierung atmet der Patient selbstständig.
5 Bei der Lokalanästhesie werden die motorischen Nervenfasern ausgeschaltet.

A) ☐ Alle Aussagen sind richtig.
B) ☐ Nur die Aussagen 1, 2, 4 und 5 sind richtig.
C) ☐ Nur die Aussagen 2 und 3 sind richtig.
D) ☐ Nur die Aussagen 3 und 4 sind richtig.
E) ☐ Nur die Aussagen 4 und 5 sind richtig.

28. Welche beiden Behandlungen gehören nicht zu den Therapiemaßnahmen zur Erhaltung der vitalen Pulpa?

☒ ☒

A) ☐ direkte Überkappung
B) ☐ Pulpotomie
C) ☐ Gangränbehandlung
D) ☐ indirekte Überkappung
E) ☐ Vitalexstirpation

29. Welche Aussage zum Kiefergelenk ist richtig?

☒

A) ☐ Die Gelenkgrube ist ein Teil des Keilbeins.
B) ☐ Das Gelenkhöckerchen wird als Kondylus bezeichnet.
C) ☐ Der Discus articularis besteht aus Spongiosa.
D) ☐ Die obere Gelenkkammer befindet sich zwischen Gelenkgrube und Gelenkscheibe.
E) ☐ Die Synovia wird von der Gelenkgrube produziert.

30. Welche beiden Aussagen zur Entzündung sind richtig?

☒ ☒

A) ☐ Eingedrungene Krankheitserreger werden durch die roten Blutkörperchen unschädlich gemacht.
B) ☐ Zu Beginn einer Entzündung kommt es zu einer geringeren Durchblutung des geschädigten Gewebes.
C) ☐ Bei einer Entzündung dringen Abwehrzellen durch die Wand der Blutgefäße in das Gewebe.
D) ☐ Das Entzündungszeichen Rubor entsteht durch die Wärme des entzündeten Gebietes.
E) ☐ Eiter entsteht, wenn Antikörper die Krankheitserreger unschädlich machen.
F) ☐ Das entzündete Gebiet ist bei einer Entzündung vermehrt durchblutet.

31. Welche Aussagenkombination zu den Hirnnerven ist richtig?

☒

1 Hirnnerven entspringen direkt aus dem Gehirn.
2 Der fünfte Hirnnerv ist der N. trigeminus.
3 Die Hirnnerven werden mit römischen Ziffern nummeriert.
4 Der siebte Hirnnerv ist der N. facialis.
5 Der N. trigeminus enthält motorische und sensible Fasern.

A) ☐ Alle Aussagen sind richtig.
B) ☐ Nur die Aussagen 1, 2, 4 und 5 sind richtig.
C) ☐ Nur die Aussagen 2 und 3 sind richtig.
D) ☐ Nur die Aussagen 3 und 4 sind richtig.
E) ☐ Nur die Aussagen 4 und 5 sind richtig.

---

26. A4, B6, C3, D5, E2, F1
27. D 28. C, E 29. D
30. C, F 31. A

32. Welche Aussage zum Überkappungsmedikament Kalziumhydroxid ist falsch?

☒

A) ☐ Durch Kalziumhydroxid werden Bakterien in der Pulpa und in den Dentinkanälchen abgetötet.
B) ☐ Kalziumhydroxid neutralisiert Säuren.
C) ☐ Durch Kalziumhydroxid werden Odontoblasten zur Bildung von Reizdentin angeregt.
D) ☐ Kalziumhydroxid wirkt nur bei den bleibenden Zähnen des Gebisses.
E) ☐ Eine Überkappung mit Kalziumhydroxid schützt die Pulpa vor äußeren Einflüssen.

33. Ordnen Sie zu.

☒

A	Alveole	1	Gaumenbein
B	Os lacrimale	2	Zahnfach
C	Periost	3	Knochenloch
D	Os palatinum	4	Knochenhaut
E	Foramen	5	Tränenbein

A) ☐ A1, B3, C2, D5, E4
B) ☐ A2, B5, C4, D1, E3
C) ☐ A3, B4, C1, D5, E2
D) ☐ A4, B3, C2, D5, E1
E) ☐ A4, B5, C1, D2, E3

34. Welche beiden Aussagen zur Lokalanästhesie sind richtig?

☒☒

A) ☐ Bei der Oberflächenanästhesie wird immer nur ein Zahn betäubt.
B) ☐ Die intraligamentäre Anästhesie ist eine Form der Infiltrationsanästhesie.
C) ☐ Die Leitungsanästhesie erfolgt mit kurzer Kanüle im Vestibulum.
D) ☐ Bei einer Leitungsanästhesie erfolgt die Betäubung an einem Nervenstamm.
E) ☐ Bei einer Lokalanästhesie kann auf eine Aspiration verzichtet werden.
F) ☐ Eine Leitungsanästhesie ist nur im Unterkiefer möglich.

35. Welche Aussagenkombination zur Sicherung von Wurzelkanalinstrumenten ist richtig?

☒

1 Die Sicherung von Wurzelkanalinstrumenten dient dem Schutz vor Aspiration.
2 Wurzelkanalinstrumente für den Einmalgebrauch müssen nicht gesichert werden.
3 Bei Patienten mit geringem Würgereiz ist eine Sicherung der Wurzelkanalinstrumente nicht nötig.
4 Wurzelkanalinstrumente können mit Zahnseide gesichert werden.
5 Das Anlegen von Kofferdam schützt auch vor Aspiration oder dem Verschlucken von Wurzelkanalinstrumenten.

A) ☐ Alle Aussagen sind richtig.
B) ☐ Nur die Aussagen 1, 4 und 5 sind richtig.
C) ☐ Nur die Aussagen 2 und 3 sind richtig.
D) ☐ Nur die Aussagen 3 und 4 sind richtig.
E) ☐ Nur die Aussagen 4 und 5 sind richtig.

36. Welche Aussagenkombination zur Anatomie des Unterkiefers ist richtig?

☒

1 Der lateinische Fachbegriff für Muskelfortsatz ist Ramus mandibulae.
2 Der Kieferwinkel liegt zwischen dem Gelenkfortsatz und dem Muskelfortsatz.
3 Der Gelenkkopf wird auch als Kondylus bezeichnet.
4 Am Foramen mandibulae erfolgt die Leitungsanästhesie des Unterkiefers.
5 Der Processus alveolaris enthält die Zahnfächer der Unterkieferzähne.

A) ☐ Alle Aussagen sind richtig.
B) ☐ Nur die Aussagen 1, 2, 4 und 5 sind richtig.
C) ☐ Nur die Aussagen 2 und 3 sind richtig.
D) ☐ Nur die Aussagen 3 und 4 sind richtig.
E) ☐ Nur die Aussagen 3, 4 und 5 sind richtig.

32. D　33. B　34. B, D
35. B　36. E

37. Ordnen Sie zu.

[x]

A	Pulpitis serosa	1	eitrige Entzündung der Pulpa
B	Pulpagangrän	2	Absterben des Pulpagewebes
C	Pulpitis purulenta	3	wässrige Pulpaentzündung
D	Caries profunda	4	fauliger Zerfall der Pulpa
E	Pulpanekrose	5	tiefe, pulpanahe Dentinkaries

A) ☐ A1, B3, C2, D5, E4
B) ☐ A2, B5, C4, D1, E3
C) ☐ A3, B4, C1, D5, E2
D) ☐ A4, B3, C2, D5, E1
E) ☐ A4, B5, C1, D2, E3

38. Welche Aussage ist falsch?

[x]

A) ☐ Maxilla ist die lateinische Bezeichnung für den Oberkiefer.
B) ☐ Das Pflugscharbein bildet einen Teil der Nasenscheidewand.
C) ☐ Die Mandibula ist beweglich mit den Schädelknochen verbunden.
D) ☐ Das Foramen magnum befindet sich im Schläfenbein.
E) ☐ In einigen Schädelknochen befinden sich Löcher, durch die Nerven ein- bzw. austreten.

39. Welche beiden Aussagen zu den Entzündungen sind richtig?

[x] [x]

A) ☐ Eine Entzündung des Zahnhalteapparates an der Wurzelspitze nennt man apikale Parodontitis.
B) ☐ Ein Abszess ist eine Eiteransammlung in einer vorhandenen Körperhöhle.
C) ☐ Die eitrige Entzündung eines Haarbalgs nennt man Empyem.
D) ☐ Ein Abszess entsteht nach jeder Hyperämie.
E) ☐ Aufgrund einer Entzündung kann sich Granulationsgewebe bilden.
F) ☐ Als apikales Granulom wird eine Zyste an der Wurzelspitze bezeichnet.

40. Ordnen Sie die Namen der Schädelknochen A bis E den Ziffern 1 bis 5 der Abbildung zu.

[1] [2] [3] [4] [5] [6]

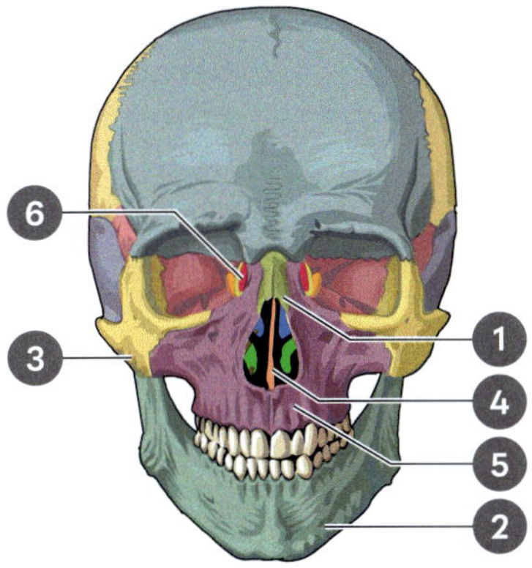

A) ☐ Jochbein
B) ☐ Pflugscharbein
C) ☐ Nasenbein
D) ☐ Oberkiefer
E) ☐ Tränenbein
F) ☐ Unterkiefer

41. Welche Spüllösung wird nicht zur Wurzelkanalaufbereitung verwendet?

[x]

A) ☐ NaCl-Lösung
B) ☐ CHX-Lösung
C) ☐ Natriumhypochlorit
D) ☐ EDTA
E) ☐ HCl-Lösung

42. Welche Aussage zur Entzündung ist falsch?

[x]

A) ☐ Eine Entzündung ist eine Abwehrreaktion des Körpers.
B) ☐ Bei einer Entzündung treten Fresszellen aus dem Blut ins Gewebe.
C) ☐ Die vermehrte Durchblutung bei einer Entzündung nennt man Hypoämie.
D) ☐ Die Monozyten gehören zu den großen Fresszellen.
E) ☐ Als Phagozytose bezeichnet man die Aufnahme und den Abbau von Krankheitserregern durch die Fresszellen.

37. C 38. D 39. A, E
40. A3, B4, C1, D5, E6, F2
41. E 42. C

43. Ordnen Sie zu.

☒

A	Processus alveolaris	1	aufsteigender Ast
B	Processus articularis	2	Unterkieferkörper
C	Corpus mandibulae	3	Gelenkfortsatz
D	Processus muscularis	4	Alveolarfortsatz
E	Ramus mandibulae	5	Muskelfortsatz

A) ☐ A1, B3, C2, D5, E4
B) ☐ A2, B5, C4, D1, E3
C) ☐ A3, B4, C1, D5, E2
D) ☐ A4, B3, C2, D5, E1
E) ☐ A4, B5, C1, D2, E3

44. Welche Zuordnung ist falsch?

☒

A) ☐ N. maxillaris → Oberkieferast
B) ☐ Ganglion trigeminale → Nervenknoten
C) ☐ N. alveolaris inferior → sensible Versorgung der Oberkieferzähne
D) ☐ N. mandibularis → Unterkieferast
E) ☐ N. ophthalmicus → Augenast

45. Welche beiden Aussagen zur Muskulatur sind falsch?

☒ ☒

A) ☐ Die mimische Muskulatur wird vom Nervus facialis gesteuert.
B) ☐ Der M. masseter liegt zwischen dem Jochbein und der Außenfläche des Kieferwinkels.
C) ☐ Durch die Kontraktion des inneren Flügelmuskels werden die Kiefer geöffnet.
D) ☐ Die einseitige Kontraktion des äußeren Flügelmuskels bewirkt eine Seitwärtsbewegung des Unterkiefers.
E) ☐ Die Mundschließer werden von motorischen Nervenfasern des Nervus trigeminus innerviert.
F) ☐ Die Kontraktion der Mundbodenmuskulatur führt zum Schließen der Kiefer.

46. Welches Instrument/Material wird nicht bei einer Wurzelkanalbehandlung verwendet?

☒

A) ☐ Reamer, Feilen
B) ☐ Knopfsonde
C) ☐ Papierspitzen
D) ☐ Lentulo®
E) ☐ Guttaperchastifte

47. Welche Aussagenkombination zum Schädel ist richtig?

☒

1 Die Außenfläche der Schädelknochen besteht aus Kompakta.
2 Als Suturen bezeichnet man die stark gezackten Knochennähte zwischen den Schädelknochen.
3 Das Kiefergelenk ist die bewegliche Verbindung zwischen Ober- und Unterkiefer.
4 Der schwammartig aufgebaute Knochen wird als Spongiosa bezeichnet.
5 Der Hirnschädel besteht aus fünf verschiedenen Knochen, die schützend das Gehirn umgeben.

A) ☐ Alle Aussagen sind richtig.
B) ☐ Nur die Aussagen 1, 2, 4 und 5 sind richtig.
C) ☐ Nur die Aussagen 2 und 3 sind richtig.
D) ☐ Nur die Aussagen 3 und 4 sind richtig.
E) ☐ Nur die Aussagen 4 und 5 sind richtig.

48. Welche Aussagenkombination zur Aufbereitung von Wurzelkanälen ist richtig?

☒

1 Bei der Aufbereitung werden die Wurzelkanäle erweitert und Bakterien aus dem Dentin entfernt.
2 Die Aufbereitung erfolgt mit Instrumenten und mit Spüllösungen.
3 Die maschinelle Aufbereitung der Wurzelkanäle erfolgt mit einem Lentulo®.
4 Bei der Aufbereitung werden desinfizierende Spüllösungen, wie z. B. Natriumhypochlorit, eingesetzt.
5 Durch die Aufbereitung sollen auch die Bakterien in den Seitenkanälchen der Pulpa abgetötet werden.

A) ☐ Alle Aussagen sind richtig.
B) ☐ Nur die Aussagen 1, 2, 4 und 5 sind richtig.
C) ☐ Nur die Aussagen 2 und 3 sind richtig.
D) ☐ Nur die Aussagen 3 und 4 sind richtig.
E) ☐ Nur die Aussagen 4 und 5 sind richtig.

---

43. D 44. C 45. C, F
46. B 47. B 48. B

49. Welche Aussage zu den Nervenzellen ist falsch?

[x]

A) ☐ Die Reizübertragung zwischen zwei Nervenzellen geschieht durch Ausschüttung von Botenstoffen.
B) ☐ Die Aufgabe der Nervenzellen ist die Weiterleitung von elektrischen Reizen.
C) ☐ Die Kontaktstelle zwischen zwei Nervenzellen nennt man Synapse.
D) ☐ Nervenzellen werden als Neurone bezeichnet.
E) ☐ Als Axon bezeichnet man den Zellkörper einer Nervenzelle.

50. Ordnen Sie zu.

[x]

A	Papierspitzen	1	Entfernung des Pulpagewebes
B	Hedström-Feile	2	laterale Kondensation bei der Wurzelkanalfüllung
C	Spreader	3	Erweiterung des Wurzelkanals
D	Lentulo®	4	Trocknung des Wurzelkanals
E	Exstirpationsnadel	5	Transport von medikamentösen Pasten oder Wurzelkanalzementen in den Wurzelkanal

A) ☐ A1, B3, C2, D5, E4
B) ☐ A2, B5, C4, D1, E3
C) ☐ A3, B4, C1, D5, E2
D) ☐ A4, B3, C2, D5, E1
E) ☐ A4, B5, C1, D2, E3

51. Welche Aussagenkombination zur Vitalexstirpation ist richtig?

[x]

1 Die vorher durchgeführte Vitalitätsprobe ist positiv.
2 Vor der Trepanation des Zahnes muss eine Lokalanästhesie erfolgen.
3 Die entzündete und noch vitale Pulpa wird meist mit einer Exstirpationsnadel entfernt.
4 Es ist immer eine medikamentöse Einlage erforderlich.
5 Nach der Aufbereitung kann häufig der Wurzelkanal in derselben Sitzung gefüllt werden.

A) ☐ Alle Aussagen sind richtig.
B) ☐ Nur die Aussagen 1, 2, 3 und 5 sind richtig.
C) ☐ Nur die Aussagen 2 und 3 sind richtig.
D) ☐ Nur die Aussagen 3 und 4 sind richtig.
E) ☐ Nur die Aussagen 4 und 5 sind richtig.

52. Welche Aussage zur Oberflächenanästhesie ist falsch?

[x]

A) ☐ Mit einer Oberflächenanästhesie kann die Einstichstelle vor der Injektion betäubt werden.
B) ☐ Die Oberflächenanästhesie erfolgt durch das Auflegen eines mit Anästhetikum getränkten Wattepellets.
C) ☐ Vor der Entfernung von Zahnstein kann die Gingiva durch eine Oberflächenanästhesie betäubt werden.
D) ☐ Bei Abformungen kann bei sensiblen Patienten durch eine Oberflächenanästhesie der Brechreiz reduziert werden.
E) ☐ Zähne des Milchgebisses können durch eine Oberflächenanästhesie betäubt werden.

53. Ordnen Sie zu.

[x]

A	Caput mandibulae	1	Gelenkhöckerchen
B	Tuberculum articulare	2	Gelenkscheibe
C	Discus articularis	3	Gelenkgrube
D	Fossa mandibularis	4	Gelenkkopf

A) ☐ A1, B3, C2, D5
B) ☐ A2, B5, C4, D1
C) ☐ A3, B4, C2, D4
D) ☐ A4, B2, C1, D4
E) ☐ A4, B1, C2, D3

54. Welche beiden Aussagen sind falsch?

[x] [x]

A) ☐ Das Foramen infraorbitale befindet sich in der Maxilla, hinter den mittleren Schneidezähnen.
B) ☐ An der Innenseite des aufsteigenden Astes liegt das Foramen mandibulae.
C) ☐ Der Nervus mentalis zieht durch das Foramen mentale.
D) ☐ Unterhalb der knöchernen Augenhöhle liegt das Foramen infraorbitale.
E) ☐ Das Foramen palatinum majus liegt im Gaumenbein.
F) ☐ Das Foramen incisivum liegt hinter den mittleren Schneidezähnen des Unterkiefers.

49. E	50. D	51. B
52. E	53. E	54. A, F

55. Welche beiden Nerven gehören zu den Hauptästen des N. trigeminus?

☒ ☒

A) ☐ N. lingualis
B) ☐ N. infraorbitalis
C) ☐ N. maxillaris
D) ☐ N. mentalis
E) ☐ N. alveolaris inferior
F) ☐ N. mandibularis

56. Welche Aussage zum N. trigeminus ist richtig?

☒

A) ☐ Die motorischen Anteile des N. maxillaris steuern die mimische Muskulatur.
B) ☐ Der N. ophthalmicus zieht durch das Foramen palatinum majus.
C) ☐ Der N. buccalis enthält sensible Fasern und ist ein Teil des N. maxillaris.
D) ☐ Die sensible Versorgung der Unterkieferzähne erfolgt durch den N. alveolaris inferior.
E) ☐ Der N. incisivus verlässt den Unterkiefer durch das Foramen mentale.

57. Ordnen Sie zu.

☒

A	Empyem	1	abgekapselte Eiteransammlung im Gewebe
B	Pus	2	flächenhafte Eiteransammlung im Gewebe
C	Abszess	3	eitrige Haarbalgentzündung
D	Phlegmone	4	Eiteransammlung in einer Körperhöhle
E	Furunkel	5	Eiter

A) ☐ A1, B3, C2, D5, E4
B) ☐ A2, B5, C4, D1, E3
C) ☐ A3, B4, C1, D5, E2
D) ☐ A4, B3, C2, D5, E1
E) ☐ A4, B5, C1, D2, E3

58. Welches Instrument/Material befindet sich nicht in der Endobox?

☒

A) ☐ Lentulo®
B) ☐ Reamer
C) ☐ Feilen
D) ☐ Spreader
E) ☐ Kofferdamklammer

59. Ordnen Sie zu.

☒

A	Os frontale	1	Hinterhauptbein
B	Os parietale	2	Keilbein
C	Os temporale	3	Scheitelbein
D	Os occipitale	4	Stirnbein
E	Os sphenoidale	5	Schläfenbein

A) ☐ A2, B3, C4, D5, E1
B) ☐ A5, B2, C3, D4, E1
C) ☐ A3, B4, C1, D3, E5
D) ☐ A4, B3, C5, D1, E2
E) ☐ A1, B5, C2, D4, E3

60. Ordnen Sie den Merkmalen A bis F die jeweils richtige Form der Entzündung 1 (akut) und 2 (chronisch) zu.

1 2

A) ☐ langsamer Verlauf
B) ☐ plötzliches Auftreten
C) ☐ verursacht Schmerzen
D) ☐ verursacht geringe Schmerzen
E) ☐ verursacht durch einen starken Reiz
F) ☐ schneller Verlauf

61. Welche beiden Aussagen zur Lokalanästhesie sind falsch?

☒ ☒

A) ☐ Bei einer intraligamentären Anästhesie erfolgt die Injektion in das Desmodont.
B) ☐ Durch eine Oberflächenanästhesie wird nur ein oberflächlicher Schleimhautbereich betäubt.
C) ☐ Die Betäubung von Endverzweigungen der Nerven bezeichnet man als Leitungsanästhesie.
D) ☐ Vasokonstringenzien verlängern die Wirkdauer eines Lokalanästhetikums.
E) ☐ Bei einer Infiltrationsanästhesie durchdringt das Lokalanästhetikum den Alveolarknochen.
F) ☐ Die Betäubung an einem Nervenstamm nennt man Infiltrationsanästhesie.

---

55. C, F — 56. D
57. E — 58. E — 59. D
60. A2, B1, C1, D2, E1, F1 — 61. C, F

62. Welche Aussage zu den Lokalanästhetika ist richtig?

☒

A) ☐ Entzündetes Gewebe verstärkt die Wirkung des Lokalanästhetikums.
B) ☐ Vasokonstringenzien, wie z. B. Adrenalin, erweitern die Blutgefäße.
C) ☐ Das Lokalanästhetikum in Zylinderampullen enthält keine Konservierungsstoffe.
D) ☐ Die Blockade der Erregungsfortleitung am Nerven ist nur für begrenzte Zeit wirksam.
E) ☐ Die zugesetzten Vasokonstringenzien bewirken eine kürzere Wirkdauer.

63. Ordnen Sie zu.

☒

A	M. mylohyoideus	1	Kaumuskel
B	M. temporalis	2	Unterkiefer-Zungenbein-Muskel
C	M. pterygoideus medialis	3	äußerer Flügelmuskel
D	M. masseter	4	innerer Flügelmuskel
E	M. pterygoideus lateralis	5	Schläfenmuskel

A) ☐ A1, B3, C2, D5, E4
B) ☐ A2, B5, C4, D1, E3
C) ☐ A3, B4, C1, D5, E2
D) ☐ A4, B3, C2, D5, E1
E) ☐ A4, B5, C1, D2, E3

64. Welche Aussage zur Pulpotomie ist falsch?

☒

A) ☐ Bei bleibenden Zähnen mit noch nicht abgeschlossenem Wurzelwachstum kann eine Pulpotomie durchgeführt werden.
B) ☐ Bei einer Pulpotomie wird die Wurzelpulpa mit einem Medikament abgedeckt.
C) ☐ Die Entfernung der Wurzelpulpa bezeichnet man als Pulpotomie.
D) ☐ Bei einer Pulpotomie wird nur die vitale Kronenpulpa entfernt.
E) ☐ Die Pulpotomie wird auch als Vitalamputation bezeichnet.

65. Welche Aussage zur medikamentösen Einlage ist falsch?

☒

A) ☐ Eine medikamentöse Einlage dient der zusätzlichen Desinfektion des Wurzelkanals.
B) ☐ Bei einer Pulpagangrän ist nach der Aufbereitung eine medikamentöse Einlage erforderlich.
C) ☐ Als Medikament kann ein nicht aushärtendes Kalziumhydroxidpräparat verwendet werden.
D) ☐ Durch die medikamentöse Einlage soll die Pulpa devitalisiert werden.
E) ☐ Das Medikament wird mithilfe eines Lentulo® in den Wurzelkanal eingebracht.

66. Ordnen Sie zu.

☒

A	Jochbein	1	Mandibula
B	Pflugscharbein	2	Os nasale
C	Unterkiefer	3	Maxilla
D	Nasenbein	4	Os zygomaticum
E	Oberkiefer	5	Vomer

A) ☐ A1, B3, C2, D5, E4
B) ☐ A2, B5, C4, D1, E3
C) ☐ A3, B4, C1, D5, E2
D) ☐ A4, B3, C2, D5, E1
E) ☐ A4, B5, C1, D2, E3

67. Welche Aussagenkombination zur Aufbereitung von Wurzelkanälen ist richtig?

☒

1 Gerade Wurzelkanäle können mit einem Gates-Bohrer bis zur Wurzelspitze aufbereitet werden.
2 Die Erweiterung der Wurzelkanäle erfolgt durch Bohrer und Feilen.
3 Mit Spüllösungen werden die Dentinspäne entfernt und die Wurzelkanäle desinfiziert.
4 Bei einer Gangränbehandlung sollte schonend mit einem Lentulo® aufbereitet werden.
5 Die vollständige Aufbereitung eines Wurzelkanals bezeichnet man als Via falsa.

A) ☐ Alle Aussagen sind richtig.
B) ☐ Nur die Aussagen 1, 2, 4 und 5 sind richtig.
C) ☐ Nur die Aussagen 2 und 3 sind richtig.
D) ☐ Nur die Aussagen 3 und 4 sind richtig.
E) ☐ Nur die Aussagen 4 und 5 sind richtig.

---

62. D 63. B 64. C
65. D 66. E 67. C

Anästhesien

	BEMA	GOZ
Nennen Sie die Bestimmungen bei der Abrechnung einer intraoralen Oberflächenanästhesie. → **LA S. 154 /** → **JB 2 S. 80**	**Intraorale Oberflächenanästhesie** • nur als Privatleistung abrechenbar	**Intraorale Oberflächenanästhesie** **0080** • je Kieferhälfte oder Frontzahnbereich • je Sitzung • neben 0090 und 0100 berechnungsfähig • Das Anästhetikum ist abgegolten.
Nach welchen Regeln wird die intraorale Infiltrationsanästhesie abgerechnet? → **LA S. 150, 154 /** → **JB 2 S. 76, 80**	**Intraorale Infiltrationsanästhesie** **40 I** • für zwei nebeneinanderstehende Zähne • Bei den Zähnen 11/21 und 31/41 gilt die 40 I je Zahn. • bei lang andauernden Eingriffen auch 2 x abrechenbar • Bei chirurgischen und parodontal-chirurgischen Leistungen können in begründeten Fällen I und L1 zusammen abgerechnet werden, um ausreichende Anästhesietiefe oder Ausschaltung von Anastomosen zu erreichen. • Die intraligamentäre Anästhesie wird je Zahn mit Pos. 40 I abgerechnet. • Die Abrechnung von Anästhesien bei PA- und Zahnersatzbehandlungen wird mit einer 4 für PA und einer 5 für ZE gekennzeichnet. • Materialkosten sind nicht abrechenbar.	**Intraorale Infiltrationsanästhesie** **0090** • je Zahn und Sitzung 1 x • mehrmals je Zahn nur mit Begründung (z. B. lange Behandlungsdauer) • zusammen mit 0100 abrechenbar, Begründung empfehlenswert • Die Materialkosten dürfen gesondert abgerechnet werden. • auch für die intraligamentäre Anästhesie, je Zahn
Wie wird die Leitungsanästhesie abgerechnet? → **LA S. 151, 154 /** → **JB 2 S. 77, 80**	**Leitungsanästhesie** **41a L1** • je Kieferhälfte, wenn die I nicht ausreicht: in der Regel im UK-Seitenzahnbereich • bei lang andauernden Eingriffen auch 2 x abrechenbar • im OK bei entzündlichen Prozessen, bei größeren chirurgischen Eingriffen • Bei chirurgischen und parodontal-chirurgischen Leistungen können in begründeten Fällen I und L1 zusammen abgerechnet werden, um ausreichende Anästhesietiefe oder Ausschaltung von Anastomosen zu erreichen.	**Leitungsanästhesie** **0100** • je Kieferhälfte und Sitzung 1 x • ein weiteres Mal mit Begründung • zusammen mit 0090 abrechenbar, Begründung empfehlenswert • Die Materialkosten dürfen gesondert abgerechnet werden.

Beispielfall

Datum	Zähne	Leistungen	BEMA-Position	GOZ-Position
04.10.	26	Oberflächenanästhesie zur Betäubung der Einstichstelle Infiltrationsanästhesie vor einer Präparation	 40 I	0080 0090 + Mat.
10.10.	37	intraorale Leitungsanästhesie vor einem chirurgischen Eingriff, zusätzl. Infiltrationsanästhesie, um Schmerzfreiheit zu erreichen nochmaliges Setzen einer Leitungsanästhesie wegen langer Behandlungsdauer	41a L1 40 I 41a L1	0100 0090 + Mat. 0100 + Mat.
20.10.	17, 16 11, 21, 22	intraligamentäre Anästhesien vor dem Legen einer Füllung Infiltrationsanästhesie vor dem Legen einer Füllung	2 x 40 I 2 x 40 I	2 x 0090 + Mat. 3 x 0090 + Mat.
5.11.	15	Infiltrationsanästhesie vor einer Implantation	private Abrechnung	0090 + Mat.

Wie fit bin ich für die Prüfung? ☺ ☐ 😐 ☐ ☹ ☐

Überkappungen und Amputationen

	BEMA	GOZ
Wie rechnet man eine indirekte Überkappung ab? → LA S. 157, 159 / → JB 2 S. 83, 85	**Indirekte Überkappung** **25 Cp** • bei Caries profunda zur Erhaltung der vitalen Pulpa • je Kavität, einschl. Exkavieren und eines provisorischen Verschlusses • Die prophylaktische Anwendung eines Calciumhydroxidpräparats unter einer Füllung darf nicht als Cp abgerechnet werden.	**Indirekte Überkappung** **2330** • bei Caries profunda zur Erhaltung der vitalen Pulpa • je Kavität, einschl. Exkavieren • zusätzlich Pos. 2020 für provisorischen Verschluss möglich, wenn nicht sofort definitiv versorgt wird
Nach welchen Regeln wird die direkte Überkappung abgerechnet? → LA S. 157, 159 / → JB 2 S. 83, 85	**Direkte Überkappung** **26 P** • zur Erhaltung der freiliegenden Pulpa • je Zahn, einschl. Exkavieren und pV	**Direkte Überkappung** **2340** • zur Erhaltung der freiliegenden vitalen Pulpa • je Kavität, einschl. Exkavieren • zusätzlich Pos. 2020 für provisorischen Verschluss möglich, wenn nicht sofort definitiv versorgt wird
Erläutern Sie die Abrechnung einer Pulpotomie. → LA S. 158 f. / → JB 2 S. 84 f.	**Pulpotomie** **27 Pulp** • Amputation und Versorgung der vitalen Pulpa am Milchzahn und am bleibenden Zahn mit nicht abgeschlossenem Wurzelwachstum • je Zahn • Bei Milchzähnen muss eine Füllung oder eine Kinderkrone in derselben Sitzung erfolgen.	**Pulpotomie** **2350** • Amputation und Versorgung der vitalen Pulpa einschl. Exkavieren • je Zahn, Milchzahn oder bleibender Zahn • zusätzlich Pos. 2020 für provisorischen Verschluss möglich
Wie rechnet man eine Mortalamputation ab? → LA S. 159 / → JB 2 S. 85	**Mortalamputation** • keine kassenzahnärztliche Leistung	**Mortalamputation 2380** • Amputation und Versorgung der avitalen Milchzahnpulpa

Beispielfall, Patientin ist 16 Jahre alt

Datum	Zähne	Leistungen	BEMA-Position	GOZ-Position
04.04.	17	zwei indirekte Überkappungen mit provisorischem speicheldichtem Verschluss	2 x 25 Cp	2 x 2330 2 x 2020
	26	zwei direkte Überkappungen mit provisorischem speicheldichtem Verschluss	26 P	2 x 2340 2 x 2020
10.04.	21	Amputation und Versorgung der vitalen Pulpa am Zahn mit nicht abgeschlossenem Wurzelwachstum, nach einem Fahrradunfall Füllung m-o-d	27 Pulp 13c F3	2350 2090

Wie fit bin ich für die Prüfung? ☺ ☐ 😐 ☐ ☹ ☐

Allgemeine Richtlinien bei der Abrechnung von Wurzelkanalbehandlungen

	BEMA	GOZ
Nennen Sie zwei allgemeine Richtlinien zur Abrechnung in der Endodontie. → LA S. 162 / → JB 2 S. 88	**Richtlinien zur Abrechnung der Endodontie** • Wurzelkanalbehandlung wird nur dann bezahlt, wenn sie wirtschaftlich sinnvoll ist und wenn Erfolgsaussichten bestehen.	**Richtlinien zur Abrechnung der Endodontie** • keine Richtlinien
Geben Sie Indikationen für die Wurzelkanalbehandlung von Molaren an. → LA S. 162 / → JB 2 S. 88	**Indikation für Wurzelkanalbehandlungen an Molaren** • Erhalt einer geschlossenen Zahnreihe • Vermeiden von einseitiger Freiendsituation • Erhalt von funktionstüchtigem Zahnersatz	**Richtlinien zur Abrechnung der Endodontie** • keine Richtlinien
Wie werden Leistungen zur Wurzelkanalbehandlung, die es im BEMA nicht gibt, abgerechnet? Nennen Sie zwei Beispiele. → LA S. 174 / → JB 2 S. 100	**Im BEMA fehlende Leistungen** • werden privat abgerechnet **Beispiele** • Anwendung elektrophysikalisch-chemischer Methoden • elektrometrische Längenmessung	

Wie fit bin ich für die Prüfung? ☺ ☐ 😐 ☐ ☹ ☐

Wurzelkanalbehandlungen

	BEMA	GOZ
Nennen Sie die Abrechnungspositionen für die Entfernung einer vitalen Pulpa. → LA S. 162, 168 / → JB 2 S. 88, 94	**Entfernung vitaler Pulpa** **28 VitE** • Exstirpation der vitalen Pulpa, einschl. Exkavieren und provisorischen Verschlusses • je tatsächlicher Anzahl der Kanäle	**Entfernung vitaler Pulpa** **2360** • Exstirpation der vitalen Pulpa, einschl. Exkavieren • je Kanal • zusätzlich Pos. 2020 für provisorischen Verschluss möglich

	BEMA	GOZ
Wie rechnet man die Aufbereitung des Wurzelkanalsystems ab? → **LA S. 162, 168 /** → **JB 2 S. 88, 94**	**Aufbereitung des Wurzelkanalsystems** **32 WK** • Aufbereiten und Erweitern der Wurzelkanäle, Entfernen von abgestorbenem Pulpagewebe, einschl. chemischer Aufbereitung • je tatsächlicher Anzahl der Kanäle	**Aufbereitung des Wurzelkanalsystems** **2410** • Aufbereiten eines Wurzelkanals, auch retrograd • ggf. in mehreren Sitzungen • je Kanal • mit Begründung max. 2 x je Kanal, bei anatomischen Besonderheiten • bei Revisionen • zusätzlich Pos. 2020 für provisorischen Verschluss möglich
Ist das Desinfizieren der Wurzelkanäle mit Spüllösungen zusätzlich abrechenbar? Begründen Sie. → **LA S. 162 /** → **JB 2 S. 88**	**Desinfizieren der Wurzelkanäle mit Spüllösung** • nicht zusätzlich abrechenbar • in der Pos. 32 enthalten	**Desinfizieren der Wurzelkanäle mit Spüllösung** • nicht zusätzlich abrechenbar • in der Pos. 2410 enthalten
Wie ist die Anwendung zusätzlicher elektrophysikalisch-chemischer Methoden berechenbar? → **LA S. 169 /** → **JB 2 S. 95**	**Elektrophysikalisch-chemische Methoden** • nur als Privatleistung nach GOZ abrechenbar	**Elektrophysikalisch-chemische Methoden** **2420** • z. B. Einsatz von ultraschallaktivierter Desinfektionslösung • je Kanal, je Sitzung
Ist die elektrometrische Längenbestimmung eines Wurzelkanals abrechenbar? → **LA S. 168, 174 /** → **JB 2 S. 94, 100**	**Elektrometrische Längenbestimmung** • nur als Privatleistung abrechenbar	**Elektrometrische Längenbestimmung** **2400** • max. 2 x je Wurzelkanal in einer Sitzung
Mit welchen Positionen rechnet man eine medikamentöse Einlage ab? → **LA S. 164, 169 /** → **JB 2 S. 90, 95**	**Medikamentöse Einlage** **34 Med** • medikamentöse Einlage bei einer Endo-Behandlung zur Desinfektion • 1 x je Zahn, je Sitzung • max. 3 x je Zahn in getrennten Sitzungen	**Medikamentöse Einlage** **2430** • 1 x je Zahn, je Sitzung, so oft wie nötig • ohne Beschränkung der Anzahl • zusätzlich Pos. 2020 für provisorischen Verschluss möglich
Erläutern Sie die Abrechnung einer Wurzelkanalfüllung mit provisorischem Verschluss. → **LA S. 162, 169 /** → **JB 2 S. 88, 95**	**Wurzelkanalfüllung mit provisorischem Verschluss** **35 WF** • je tatsächlicher Anzahl der Kanäle • einschl. pV	**Wurzelkanalfüllung mit provisorischem Verschluss** **2440** • je Kanal • auch neben einer Wurzelspitzenresektion von retrograd • zusätzlich Berechnung von Pos. 2020 für provisorischen Verschluss möglich

	BEMA	GOZ
Wie ist die Abrechnung einer Devitalisierung möglich? → **LA S. 165 /** → **JB 2 S. 91**	**Devitalisierung** **29 Dev** • Devitalisieren einer Pulpa, einschl. des Verschlusses der Kavität • je Zahn nur 1 x, auch wenn eine Wiederholung der Einlage notwendig ist • nicht mit Pos. 31 Trep1	**Devitalisierung** • keine privatzahnärztliche Leistung, Analogberechnung möglich
Nennen Sie die Bestimmungen beim Abrechnen einer Trepanation. → **LA S. 166, 168 /** → **JB 2 S. 92, 94**	**Trepanation** **31 Trep1** • Eröffnen eines gangränösen Zahnes • je pulpatoter Zahn nur 1 x	**Trepanation** **2390** • Trepanation eines Zahnes, als einzige Leistung i. S. einer Notfallbehandlung • als selbstständige Leistung • je Zahn

Wie fit bin ich für die Prüfung? ☺ ☐ 😐 ☐ ☹ ☐

Technische Zuschläge für die Behandlung von Privatpatienten

Welche beiden Zuschläge können in der Endodontie zusätzlich berechnet werden? → **LA S. 169 /** → **JB 2 S. 95**	**Zuschlag für die Anwendung eines OP-Mikroskops** **0110** • bei indirekter und direkter Überkappung • bei endodontischen Maßnahmen • 1 x je Behandlungstag • nur mit dem einfachen Gebührensatz berechenbar • 0110 und 0120 dürfen nebeneinander abgerechnet werden. **Zuschlag für die Anwendung eines Lasers** **0120** • bei Wurzelkanalaufbereitungen • z. B. zur Desinfektion der Kanäle • 1 x je Behandlungstag • Der Zuschlag beträgt den einfachen Satz der betreffenden Leistung, z. B. einer Wurzelkanalaufbereitung 2410, max. 68,– €. • 0110 und 0120 dürfen nebeneinander abgerechnet werden.

Wie fit bin ich für die Prüfung? ☺ ☐ 😐 ☐ ☹ ☐

Spezielle Wurzelkanalbehandlungen

	BEMA	GOZ
Welche möglichen Abrechnungspositionen fallen bei einer Vitalexstirpation an? → **LA S. 163, 168 /** → **JB 2 S. 89, 94**	**Vitalexstirpation** 8 ViPr Ä 925a Rö2 40 I oder 41a L1 28 VitE Ä 925a Rö2 32 WK 35 WF Ä 925a Rö2	**Vitalexstirpation** 0070, Ä 5000 0090 oder 0100 +Mat. evtl. 2390 2360 2400 oder Ä 5000 2410, 2420 2440, Ä 5000 2020 evtl. Zuschlag 0110

Wenn eine Vitalexstirpation aufgrund von Schmerzen nicht durchführbar ist, wird die Methode der Mortalexstirpation angewendet. Welche möglichen Abrechnungspositionen fallen dabei an? → LA S. 166, 170 / → JB 2 S. 92, 96	**Mortalexstirpation** 1. Sitzung: ggf. Anästhesie 29 Dev 2. Sitzung: Ä 925a Rö2 32 WK 34 Med 3. Sitzung: 35 WF Ä 925a Rö2	**Mortalexstirpation** 1. Sitzung: ggf. Anästhesie Devitalisieren als Analogabrechnung 2. Sitzung: Ä 5000 2390, 2400 2410, 2420 2430 2020 3. Sitzung: 2440 Ä 5000 2020 Falls ein Operationsmikroskop verwendet wurde, kommt der Zuschlag 0110 hinzu.
Ist ein Zahn längere Zeit pulpatot, entsteht eine Gangrän. Welche möglichen Abrechnungspositionen fallen bei einer Gangränbehandlung an? → LA S. 167, 171 / → JB 2 S. 93, 97	**Gangränbehandlung** 1. Sitzung: ggf. Anästhesie 31 Trep1 2. Sitzung Ä 925 Rö2 32 WK 34 Med 3. Sitzung und, falls nötig, noch weitere Sitzungen: 34 Med 4. Abschlusssitzung 35 WF Ä 925a Rö2	**Gangränbehandlung** 1. Sitzung: ggf. Anästhesie 0070 Ä 5000 2390 2. Sitzung: 2400 2410, 2420 2430, ggf. 2020 Falls die Wurzelkanalbehandlung mithilfe eines Lasers durchgeführt wurde, kann der Zuschlag 0120 berechnet werden. 3. Sitzung und, falls nötig, noch weitere Sitzungen: 2420 elektrophysikalisch-chemische Methoden 2430 ggf. 2020 4. Abschlusssitzung: 2440 Ä 5000 ggf. 2020 Falls ein Operationsmikroskop verwendet wurde, kommt der Zuschlag 0110 hinzu.

Wie fit bin ich für die Prüfung? ☺ ☐ 😐 ☐ ☹ ☐

Programmierte Aufgaben

1. Welche beiden Aussagen zur Abrechnung von Anästhesien sind richtig?

☒☒

A) ☐ Eine I (40) kann normalerweise pro Quadrant nur 1x pro Sitzung abgerechnet werden.
B) ☐ Eine L1 (41a) kann normalerweise pro Quadrant nur 1x pro Sitzung abgerechnet werden.
C) ☐ Eine intraligamentäre Anästhesie kann nur im OK abgerechnet werden.
D) ☐ Im OK kann keine L1 (41a) abgerechnet werden.
E) ☐ Werden zwei nebeneinanderstehende Zähne mit einer intraligamentären Anästhesie versorgt, so kann 2x die I (40) abgerechnet werden.
F) ☐ Im UK wird die intraligamentäre Anästhesie als L1 (41a) abgerechnet.

2. Eine Gangränbehandlung erfolgt normalerweise in vorgegebenen Schritten. Stellen Sie die richtige Reihenfolge her.

1 2 3 4 5 6

A) ☐ medikamentöse Einlagen Med
B) ☐ Röntgenmessaufnahme Rö2
C) ☐ Wurzelkanalfüllung WF
D) ☐ Röntgenkontrollaufnahme Rö2
E) ☐ Wurzelkanalaufbereitung WK
F) ☐ Aufbohren des Zahnes Trep1

3. Welche zwei Aussagen zur WF sind falsch?

☒☒

A) ☐ Die WF kann auch im Rahmen einer retrograden Aufbereitung abgerechnet werden.
B) ☐ Sie wird nur an bleibenden Zähnen abgerechnet.
C) ☐ Die WF wird je Wurzelkanal abgerechnet.
D) ☐ Sie kann nach der tatsächlichen Anzahl der Kanäle abgerechnet werden.
E) ☐ Ein provisorischer Verschluss darf gesondert als pV abgerechnet werden.
F) ☐ Die WF wird für die Füllung eines Wurzelkanals abgerechnet, einschließlich eines eventuellen provisorischen Verschlusses.

4. Welche Abrechnungsbestimmungen gelten für die GOZ-Nr. 2340? Zwei Aussagen sind richtig.

☒☒

A) ☐ Damit werden Maßnahmen zur Erhaltung der freiliegenden vitalen Pulpa abgerechnet.
B) ☐ Die GOZ-Nr. 2340 wird je Kavität abgerechnet.
C) ☐ Die GOZ-Nr. 2340 wird je Zahn abgerechnet.
D) ☐ Der provisorische Verschluss nach 2020 ist Bestandteil der GOZ-Nr. 2340.
E) ☐ Damit werden Maßnahmen zur Erhaltung der vitalen Pulpa bei Caries profunda abgerechnet.
F) ☐ Die GOZ-Nr. 2340 wird an Milchzähnen abgerechnet.

5. Eine Patientin benötigt eine Mortalexstirpation. Dazu muss die Pulpa zunächst einmal devitalisiert werden. Welche Aussagenkombination zur Dev (29) ist richtig?

☒

1 Die Dev wird nur selten erbracht, nur dann, wenn die VitE nicht durchgeführt werden kann.
2 Diese Leistung ist gar nicht abrechenbar, da das Medikament sehr aggressiv ist.
3 Die Dev wird für das Abtöten einer Pulpa abgerechnet.
4 Wenn die Einlage zur Devitalisierung wiederholt werden muss, da die Pulpa noch nicht ganz abgestorben ist, kann die Dev wiederholt abgerechnet werden.
5 Die Dev wird je Zahn 1x abgerechnet.

A) ☐ Alle Aussagen sind richtig.
B) ☐ Nur die Aussagen 2, 3 und 4 sind richtig.
C) ☐ Nur die Aussagen 4 und 5 sind richtig.
D) ☐ Nur die Aussagen 2 und 4 sind richtig.
E) ☐ Nur die Aussagen 1, 3 und 5 sind richtig.

1. B, E 2. F1, B2, E3, A4, C5, D6
3. B, E 4. A, B 5. E

6. Welche beiden Aussagen sind richtig? Eine Leitungsanästhesie L1 (41a) ...

☒☒

A) ☐ darf bei chirurgischen Eingriffen nicht neben der I (40) abgerechnet werden.
B) ☐ wird extraoral durchgeführt.
C) ☐ ist bei lang andauernden Eingriffen ein zweites Mal abrechenbar.
D) ☐ betäubt die Endverzweigungen der Nerven in einem Gebiet von einem Zahn.
E) ☐ ist je Kieferhälfte oder Frontzahnbereich abrechenbar.
F) ☐ wird intraoral durchgeführt.

7. Welche Abrechnungsbestimmungen gelten für die Pulpotomie Pulp? Zwei Aussagen sind richtig.

☒☒

A) ☐ Ein Milchzahn, dessen Kronenpulpa entfernt wurde, kann in der Sitzung provisorisch verschlossen werden.
B) ☐ Die Trep1 darf zusätzlich zur Pulp abgerechnet werden.
C) ☐ Die Pulp wird an bleibenden Zähnen abgerechnet.
D) ☐ Bei einer Pulpotomie wird ein Teil der abgestorbenen Pulpa entfernt.
E) ☐ Bei einer Pulpotomie wird ein Teil der vitalen Pulpa entfernt, um den Rest vital zu erhalten.
F) ☐ Die Pulp darf nur bei Milchzähnen oder bleibenden Zähnen mit noch nicht abgeschlossenem Wurzelwachstum abgerechnet werden.

8. Welche beiden Aussagen sind richtig? Die Trepanation eines Zahnes, GOZ-Nr. 2390, darf berechnet werden:

☒☒

A) ☐ nur an Milchzähnen
B) ☐ als alleinige Leistung im Notdienst
C) ☐ als selbstständige Leistung, allein oder neben anderen endodontischen Maßnahmen
D) ☐ nicht für das Eröffnen eines Zahnes
E) ☐ 1 x pro Zahn, vital oder devital
F) ☐ nur an bleibenden Zähnen

9. Welche Abrechnungsbestimmungen gelten für die Vitalexstirpation VitE (28)? Welche Aussagenkombination ist richtig?

☒

1 Diese Leistung ist gar nicht abrechenbar.
2 Sie wird für die Entfernung der vitalen Pulpa abgerechnet.
3 Sie wird pro Zahn abgerechnet.
4 Die VitE beinhaltet das Aufbohren des Zahnes, das Aufsuchen der Kanäle und die Entfernung der gesamten vitalen Pulpa.
5 Sie wird pro Kanal abgerechnet.

A) ☐ Alle Aussagen sind richtig.
B) ☐ Nur die Aussagen 2, 3 und 4 sind richtig.
C) ☐ Nur die Aussagen 4 und 5 sind richtig.
D) ☐ Nur die Aussagen 2, 4 und 5 sind richtig.
E) ☐ Nur die Aussagen 1 und 4 sind richtig.

10. Welche beiden Aussagen sind richtig? Eine Wurzelkanalbehandlung kann zulasten der gesetzlichen Krankenkasse abgerechnet werden, wenn ...

☒☒

A) ☐ nur noch wenige Zähne vorhanden sind.
B) ☐ der Wurzelkanal mind. zur Hälfte gefüllt werden kann.
C) ☐ dadurch der Erhalt von funktionstüchtigem Zahnersatz möglich ist.
D) ☐ der Zahnerhalt fraglich ist.
E) ☐ dadurch eine einseitige Freiendsituation vermieden werden kann.
F) ☐ die Wurzelkanalbehandlung mit einem Laser durchgeführt wird.

11. Welche beiden Aussagen sind richtig? Die Trep1 (31) kann berechnet werden:

☒☒

A) ☐ für das Eröffnen eines pulpatoten Zahnes
B) ☐ für das Aufbohren eines Zahnes, unabhängig davon, ob er vital oder avital ist
C) ☐ für das Eröffnen eines Zahnes vor einer Vitalexstirpation
D) ☐ 1 x pro Zahn
E) ☐ für das Eröffnen eines Zahnes vor einer Mortalexstirpation
F) ☐ nachdem eine Dev gemacht wurde

---

6. C, F 7. E, F 8. C, E
9. D 10. C, E 11. A, D

12. Welche Aussage zur GOZ-Nr. 2440 ist falsch?

☒

A) ☐ Die 2440 kann auch für eine retrograde Wurzelkanalfüllung abgerechnet werden.
B) ☐ Sie wird je Zahn und Sitzung 1 x abgerechnet.
C) ☐ In der gleichen Sitzung kann die Anwendung elektrophysikalisch-chemischer Methoden nach GOZ-Nr. 2420 abgerechnet werden.
D) ☐ Sie kann nach der tatsächlichen Anzahl der Kanäle abgerechnet werden.
E) ☐ Ein provisorischer speicheldichter Verschluss darf zusätzlich abgerechnet werden.

13. Ordnen Sie zu.

☒

A	Cp	1	medikamentöse Einlage, je Zahn
B	P	2	Amputation der vitalen Pulpa am Milchzahn
C	Pulp	3	direkte Überkappung, je Zahn
D	VitE	4	indirekte Überkappung, je Kavität
E	Med	5	Vitalexstirpation, je Kanal

A) ☐ A2, B1, C3, D4, E1
B) ☐ A1, B2, C3, D4, E5
C) ☐ A3, B4, C2, D5, E1
D) ☐ A4, B3, C2, D5, E1
E) ☐ A3, B2, C1, D5, E4

14. Welche Abrechnungsbestimmungen gelten für die GOZ-Nr. 2400, elektrometrische Längenbestimmung eines Wurzelkanals? Welche beiden Aussagen sind richtig?

☒ ☒

A) ☐ Die GOZ-Nr. 2400 kann nicht im Zusammenhang mit einer Trepanation, GOZ-Nr. 2390, abgerechnet werden.
B) ☐ Die GOZ-Nr. 2400 kann nur in Verbindung mit der GOZ-Nr. 2420, Anwendung elektrophysikalisch-chemischer Methoden, abgerechnet werden.
C) ☐ Die GOZ-Nr. 2400 kann an einem Molaren mit stark gekrümmten Wurzeln 3 x je Wurzelkanal in einer Sitzung berechnet werden.
D) ☐ Die GOZ-Nr. 2400 kann nur 1 x je Zahn in einer Sitzung berechnet werden.
E) ☐ Die GOZ-Nr. 2400 kann in einer Sitzung 2 x pro Wurzelkanal abgerechnet werden.
F) ☐ Die GOZ-Nr. 2400 ist neben einer Röntgenmessaufnahme (Ä 5000) berechnungsfähig.

15. Welche Abrechnungsbestimmungen gelten für eine Wurzelkanalfüllung WF (35)? Welche Aussagenkombination ist richtig?

☒

1 Sie wird pro Kanal abgerechnet.
2 Sie wird pro Zahn abgerechnet.
3 Die WF wird für eine Wurzelkanalfüllung abgerechnet.
4 Ein provisorischer Verschluss darf nicht zusammen mit der WF abgerechnet werden.
5 Diese Leistung ist gar nicht abrechenbar.

A) ☐ Alle Aussagen sind richtig.
B) ☐ Nur die Aussagen 2, 3 und 4 sind richtig.
C) ☐ Nur die Aussagen 1, 3 und 5 sind richtig.
D) ☐ Nur die Aussagen 1, 3 und 4 sind richtig.
E) ☐ Nur die Aussagen 1 und 4 sind richtig.

16. Die Zahnärztin verwendet ein Operationsmikroskop. Bei welchen Leistungen ist der Zuschlag nach 0110 abrechenbar? Welche beiden Angaben sind richtig?

☒ ☒

A) ☐ abrechenbar: neben der GOZ-Nr. 2330 und 2340
B) ☐ abrechenbar: neben der GOZ-Nr. 2360
C) ☐ abrechenbar: neben der GOZ-Nr. 2350
D) ☐ abrechenbar: neben der GOZ-Nr. 2430
E) ☐ abrechenbar: neben der GOZ-Nr. 2420
F) ☐ abrechenbar: neben der GOZ-Nr. 2380

17. Ein Fremdpatient kommt im Notdienst zu Ihnen in die Praxis. Es wird nur der provisorische Verschluss über einer medikamentösen Einlage erneuert. Was dürfen Sie über BEMA abrechnen?

☒

A) ☐ 03, Med, pV
B) ☐ 03, pV
C) ☐ 03, 01, pV
D) ☐ Ä 1, pV
E) ☐ 03, Ä 1, pV

12. B   13. D   14. E, F
15. D   16. A, B   17. E

18. Welche Abrechnungsbestimmungen gelten für die Wurzelkanalaufbereitung WK (32)? Welche Aussagenkombination ist richtig?

☒

1 Diese Leistung ist gar nicht abrechenbar.
2 Sie wird für die Aufbereitung des Wurzelkanalsystems abgerechnet.
3 Die WK beinhaltet das Aufbereiten und Erweitern der Wurzelkanäle, das Entfernen von abgestorbenem Pulpengewebe sowie eine chemische Aufbereitung.
4 Sie wird pro Zahn abgerechnet.
5 Sie wird pro Kanal abgerechnet.

A) ☐ Alle Aussagen sind richtig.
B) ☐ Nur die Aussagen 2, 3 und 4 sind richtig.
C) ☐ Nur die Aussagen 2, 3 und 5 sind richtig.
D) ☐ Nur die Aussagen 2, 4 und 5 sind richtig.
E) ☐ Nur die Aussagen 1 und 4 sind richtig.

19. Was gilt für die Abrechnung einer Pulpotomie? Welche beiden Aussagen sind falsch?

☒ ☒

A) ☐ abrechenbar an vitalen Milchzähnen
B) ☐ wenn der Milchzahn mit einer definitiven Füllung oder Kinderkrone in derselben Sitzung versorgt wird
C) ☐ abrechenbar an bleibenden Zähnen, wenn das Wurzelwachstum noch nicht abgeschlossen ist
D) ☐ abrechenbar an devitalen Zähnen
E) ☐ grundsätzlich abrechenbar an bleibenden Zähnen
F) ☐ abrechenbar als Pulp

20. Welche beiden Aussagen sind richtig? Die Med (34) kann abgerechnet werden:

☒ ☒

A) ☐ je Zahn
B) ☐ je Kanal
C) ☐ neben einer Wurzelkanalaufbereitung WK
D) ☐ bei einer Gangränbehandlung bis zu 5 x
E) ☐ im Zusammenhang mit einer Pulpotomie
F) ☐ für die medikamentöse Überkappung einer eröffneten Pulpa

21. Welche beiden Abrechnungsregeln sind richtig? Eine Infiltrationsanästhesie I (40) ...

☒ ☒

A) ☐ wird üblicherweise im UK abgerechnet.
B) ☐ wird nie im UK abgerechnet.
C) ☐ wird je Kieferhälfte abgerechnet.
D) ☐ wird in der Regel für zwei nebeneinanderstehende Zähne abgerechnet.
E) ☐ wird für die Anästhesie der Zähne 11 und 21 pro Zahn, also 2 x abgerechnet.
F) ☐ kann bei chirurgischen Eingriffen niemals 2 x abgerechnet werden.

22. Welche beiden Aussagen zur intraligamentären Anästhesie sind richtig?

☒ ☒

A) ☐ Die Materialkosten dürfen nicht zusätzlich abgerechnet werden.
B) ☐ Sie wird je Einstichstelle abgerechnet.
C) ☐ Sie wird mit der Position I (40) abgerechnet.
D) ☐ Sie wird für zwei nebeneinanderliegende Zähne 1 x abgerechnet.
E) ☐ Sie darf nur im Zusammenhang mit Füllungen abgerechnet werden.
F) ☐ Sie betäubt den ganzen Nervenstamm.

23. Welche beiden Aussagen sind richtig? Die Aufbereitung eines Wurzelkanals nach GOZ-Nr. 2410 kann berechnet werden:

☒ ☒

A) ☐ je Wurzelkanal
B) ☐ nicht an Milchzähnen
C) ☐ nur wenn die Pulpa bereits abgestorben ist
D) ☐ nicht zusammen mit einem provisorischen speicheldichten Verschluss nach 2020
E) ☐ bis zu 3 x je Kanal aufgrund von anatomischen Besonderheiten, wenn die Aufbereitung nicht in einer Sitzung erfolgen kann
F) ☐ für das Aufbereiten und Erweitern der Wurzelkanäle und eine chemische Desinfektion der Kanäle

18. C	19. D, E	20. A, C
21. D, E	22. A, C	23. A, F

24. Welche Aussage zur GOZ-Nr. 2420 ist falsch?

☒

A) ☐ Sie wird neben der mechanischen Aufbereitung abgerechnet.
B) ☐ Die 2420 wird für die Anwendung elektrophysikalisch-chemischer Methoden abgerechnet.
C) ☐ Sie wird je Wurzelkanal abgerechnet.
D) ☐ Sie wird je Sitzung abgerechnet.
E) ☐ Die Abrechnung eines Zuschlags nach GOZ-Nr. 0110 für ein Operationsmikroskop ist zusätzlich möglich.

25. Welche Abrechnungsbestimmungen gelten für die Infiltrationsanästhesie I (40)? Zwei Aussagen sind richtig.

☒☒

A) ☐ Die I ist max. 1 x pro Sitzung abrechenbar, egal wie lange der Eingriff dauert.
B) ☐ Die I wird je Einstichstelle abgerechnet.
C) ☐ Die I ist je Zahn berechnungsfähig, wenn die beiden mittleren Schneidezähne eine Infiltrationsanästhesie erhalten.
D) ☐ Die I kann bei größeren chirurgischen Eingriffen nicht zusammen mit der L1 (41a) für denselben Bereich abgerechnet werden.
E) ☐ Die I wird je Zahn abgerechnet.
F) ☐ Normalerweise ist die I im Bereich von zwei nebeneinanderliegenden Zähnen 1 x je Sitzung berechnungsfähig.

26. Welche beiden Aussagen zum technischen Zuschlag 0110, Anwendung eines Operationsmikroskops, sind richtig?

☒☒

A) ☐ Der Zuschlag 0110 kann nur neben endodontischen Leistungen abgerechnet werden.
B) ☐ Er kann nur 1 x pro Tag abgerechnet werden.
C) ☐ Für den Zuschlag 0110 kann kein Steigerungsfaktor angewendet werden.
D) ☐ Es kann max. der Steigerungsfaktor 2,3 angewendet werden.
E) ☐ Der Zuschlag 0110 kann an jedem Behandlungstag 1 x abgerechnet werden.
F) ☐ Der Zuschlag 0110 kann auch für die Verwendung einer Lupenbrille abgerechnet werden.

27. Welche Zuordnung ist richtig?

☒

A) ☐ Trep1 → Devitalisieren einer Pulpa
B) ☐ VitE → Aufbereitung des Wurzelkanalsystems
C) ☐ WF → Exstirpation der vitalen Pulpa
D) ☐ Dev → Trepanation eines pulpatoten Zahnes
E) ☐ Med → medikamentöse Einlage
F) ☐ WK → Wurzelkanalfüllung

28. Eine tiefe Karies wird behandelt. Welche Aussagenkombination ist richtig?

☒

1 Die Überkappung einer nicht eröffneten, aber durchscheinenden Pulpa ist eine Cp.
2 Das Überkappungsmedikament wird nicht gesondert als Materialkosten abgerechnet.
3 Der provisorische Verschluss wird nach einer direkten Überkappung als pV abgerechnet.
4 Wenn es nicht gelingt, mit der Überkappung die Pulpa vital zu erhalten, kann eine Wurzelkanalbehandlung an diesem Zahn abgerechnet werden.
5 Die Überkappung der Pulpa nach punktförmiger Eröffnung ist eine Cp.

A) ☐ Alle Aussagen sind richtig.
B) ☐ Nur die Aussagen 2, 3 und 4 sind richtig.
C) ☐ Nur die Aussagen 4 und 5 sind richtig
D) ☐ Nur die Aussagen 1, 2 und 4 sind richtig.
E) ☐ Nur die Aussagen 2 und 4 sind richtig.

29. Eventuell ist es notwendig, den Wurzelkanal zu desinfizieren, also ein Medikament einzulegen. Welche beiden Aussagen zur Med (34) sind richtig?

☒☒

A) ☐ Eine Med wird für eine medikamentöse Einlage im Zusammenhang mit einer VitE, Dev und WK abgerechnet.
B) ☐ Die Med kann für die Mundspülung mit CHX vor einer Behandlung erbracht werden.
C) ☐ Sie kann 1 x pro Zahn und Sitzung abgerechnet werden.
D) ☐ Sie kann unbegrenzt oft abgerechnet werden.
E) ☐ Der provisorische Verschluss kann zusätzlich abgerechnet werden.
F) ☐ Physikalisch-chemische Methoden, Wechselspülungen, können als Med abgerechnet werden.

24. E	25. C, F	26. C, E
27. E	28. D	29. A, C

30. Welche Abrechnungsbestimmungen gelten für die GOZ-Nr. 2330? Zwei Aussagen sind richtig.

☒ ☒

A) ☐ Damit werden Maßnahmen zur Erhaltung der freiliegenden vitalen Pulpa abgerechnet.
B) ☐ Der provisorische Verschluss nach 2020 darf nicht zusätzlich abgerechnet werden.
C) ☐ Die GOZ-Nr. 2330 darf nicht bei Milchzähnen abgerechnet werden.
D) ☐ Die GOZ-Nr. 2330 wird je Kavität abgerechnet.
E) ☐ Damit werden Maßnahmen zur Erhaltung der vitalen Pulpa bei Caries profunda abgerechnet.
F) ☐ Die GOZ-Nr. 2330 wird je Zahn abgerechnet.

31. Welche Aussage zur GOZ-Nr. 2360 ist falsch?

☒

A) ☐ Das Exkavieren ist Bestandteil der Leistung.
B) ☐ Sie kann an Milchzähnen und an bleibenden Zähnen abgerechnet werden.
C) ☐ Die 2360 kann je Wurzelkanal abgerechnet werden.
D) ☐ Sie kann nach der tatsächlichen Anzahl der Kanäle abgerechnet werden.
E) ☐ Sie wird für die Exstirpation der avitalen Pulpa abgerechnet.

32. Welche Abrechnungsbestimmungen gelten für das Füllen eines Wurzelkanals nach GOZ-Nr. 2440? Welche Aussagenkombination ist richtig?

☒

1 Die GOZ-Nr. 2440 wird für das Füllen eines Wurzelkanals abgerechnet, unabhängig von der angewandten Technik.
2 Sie wird pro Zahn abgerechnet.
3 Die GOZ-Nr. 2440 kann auch für die retrograde Wurzelkanalfüllung, z. B. neben einer Wurzelspitzenresektion, abgerechnet werden.
4 Sie wird pro Kanal abgerechnet.
5 Ein provisorischer Verschluss darf nicht zusätzlich abgerechnet werden.

A) ☐ Alle Aussagen sind richtig.
B) ☐ Nur die Aussagen 1, 2 und 3 sind richtig.
C) ☐ Nur die Aussagen 1 und 5 sind richtig.
D) ☐ Nur die Aussagen 1, 2 und 5 sind richtig.
E) ☐ Nur die Aussagen 1, 3 und 4 sind richtig.

33. Welche beiden Aussagen sind richtig? Die GOZ-Nr. 2350 berechnet man ...

☒ ☒

A) ☐ nur für die Behandlung an Milchzähnen.
B) ☐ für die Behandlung an Milchzähnen und an bleibenden Zähnen.
C) ☐ für die Amputation und Versorgung der vitalen Pulpa.
D) ☐ für die Amputation und Versorgung der abgestorbenen Pulpa.
E) ☐ nicht zusammen mit einem provisorischen Verschluss nach 2020.
F) ☐ ohne eine Anästhesie, da nicht notwendig.

34. Welche beiden Aussagen zur Wurzelkanalaufbereitung nach GOZ-Nr. 2410 sind richtig?

☒ ☒

A) ☐ Die 2410 kann in einer Sitzung 2 x je Kanal abgerechnet werden, wenn dazwischen geröntgt werden muss.
B) ☐ Sie kann an den 8ern gar nicht abgerechnet werden.
C) ☐ Sie kann 1 x je Zahn abgerechnet werden.
D) ☐ Sie kann 1 x je Kanal abgerechnet werden.
E) ☐ Die 2410 kann 2 x je Kanal in getrennten Sitzungen abgerechnet werden, wenn eine anatomische Besonderheit vorliegt.
F) ☐ An Milchzähnen kann sie so oft wie notwendig abgerechnet werden.

35. Welche beiden Aussagen sind richtig? Die Exstirpation der vitalen Pulpa kann mit der GOZ-Pos. 2360 berechnet werden:

☒ ☒

A) ☐ bei wurzelbehandelten Zähnen als Revision
B) ☐ nicht neben einer Wurzelkanalaufbereitung
C) ☐ wenn die Pulpa bereits abgestorben ist
D) ☐ zusammen mit einem provisorischen speicheldichten Verschluss nach 2020
E) ☐ nicht mit einer medikamentösen Einlage nach 2430 zusammen
F) ☐ je Wurzelkanal

30. D, E	31. E	32. E
33. B, C	34. D, E	35. D, F

36. Welche Aussage zur GOZ-Nr. 2380 ist falsch?

☒

A) ☐ Sie wird für die Amputation und Versorgung der avitalen Pulpa abgerechnet.

B) ☐ Sie kann nur an einem bereits abgestorbenen Milchzahn abgerechnet werden.

C) ☐ Amputation bedeutet, dass ein Teil der Pulpa, die Kronenpulpa, entfernt wird und die nekrotische Wurzelpulpa belassen wird.

D) ☐ Sie kann bei Milchzähnen und bleibenden Zähnen abgerechnet werden.

E) ☐ Eine Maßnahme nach der GOZ-Nr. 2380 ist nur sinnvoll, wenn der Milchzahn als Platzhalter erhalten werden soll.

37. Welche beiden Aussagen zum technischen Zuschlag 0120 sind richtig?

☒☒

A) ☐ Der Zuschlag 0120 kann nur neben der endodontischen Leistung 2410 abgerechnet werden.

B) ☐ Er kann nicht zusätzlich zur Aufbereitung eines Wurzelkanals nach GOZ-Nr. 2410 abgerechnet werden.

C) ☐ Für den Zuschlag 0120 kann ein Steigerungsfaktor angewendet werden.

D) ☐ Der Zuschlag 0120 kann mit dem einfachen Gebührensatz der Leistung, bei der er angewendet wurde, abgerechnet werden.

E) ☐ Der Zuschlag 0120 kann je Kanal 1 x abgerechnet werden.

F) ☐ Der Zuschlag 0120 kann für die Anwendung eines Lasers abgerechnet werden.

38. Welche zwei Aussagen zur WK sind falsch?

☒☒

A) ☐ Die WK kann je Wurzelkanal abgerechnet werden.

B) ☐ Sie kann an Milchzähnen und an bleibenden Zähnen abgerechnet werden.

C) ☐ Sie darf nicht im Zusammenhang mit einer Med abgerechnet werden.

D) ☐ Sie kann nach der tatsächlichen Anzahl der Kanäle abgerechnet werden.

E) ☐ Ein provisorischer Verschluss darf nicht gesondert abgerechnet werden.

F) ☐ Sie kann 2 x abgerechnet werden, wenn sie in mehr als einer Sitzung erbracht wurde.

39. Welche Abrechnungsbestimmungen gelten für die indirekte Überkappung Cp? Zwei Aussagen sind richtig.

☒☒

A) ☐ Damit werden Maßnahmen zur Erhaltung der freiliegenden vitalen Pulpa abgerechnet.

B) ☐ Der provisorische Verschluss pV darf zusätzlich abgerechnet werden.

C) ☐ Die Cp wird je Kavität abgerechnet.

D) ☐ Die Cp wird je Zahn abgerechnet.

E) ☐ Damit werden Maßnahmen zur Erhaltung der gefährdeten Pulpa bei Caries profunda abgerechnet.

F) ☐ Die Cp darf nicht 2 x pro Zahn abgerechnet werden.

40. Welche beiden Aussagen sind richtig? Eine Leitungsanästhesie nach GOZ-Nr. 0100 ...

☒☒

A) ☐ darf bei chirurgischen Eingriffen nicht neben der 0090 abgerechnet werden.

B) ☐ wird extraoral durchgeführt.

C) ☐ ist bei lang andauernden Eingriffen ein zweites Mal abrechenbar.

D) ☐ betäubt die Endverzweigungen der Nerven in einem Gebiet von einem Zahn.

E) ☐ ist je Kieferhälfte oder Frontzahnbereich abrechenbar.

F) ☐ wird je Kieferhälfte abgerechnet.

41. Neben der direkten Überkappung P darf berechnet werden:

☒☒

A) ☐ die Devitalisierung der Pulpa Dev (29)

B) ☐ eine Anästhesie I oder L1

C) ☐ eine Beratung Ä 1, wenn es die erste Leistung im neuen Quartal ist

D) ☐ der provisorische Verschluss pV

E) ☐ die Materialkosten des Überkappungsmedikamentes

F) ☐ die indirekte Überkappung Cp in derselben Kavität

---

36. D	37. D, F	38. C, F
39. C, E	40. C, F	41. B, C

42. Welche Abrechnungsbestimmungen gelten für die Aufbereitung eines Wurzelkanals GOZ-Nr. 2410? Welche Aussagenkombination ist richtig?

☒

1 Sie wird 1 x pro Kanal abgerechnet.
2 Die GOZ-Nr. 2410 kann auch für die retrograde Aufbereitung abgerechnet werden.
3 Sie wird pro Zahn abgerechnet.
4 Ein provisorischer Verschluss darf nicht zusätzlich abgerechnet werden.
5 In Ausnahmefällen kann die 2410 max. 2 x pro Kanal abgerechnet werden, wenn die Aufbereitung in einer Sitzung nicht möglich ist.

A) ☐ Alle Aussagen sind richtig.
B) ☐ Nur die Aussagen 1, 2 und 3 sind richtig.
C) ☐ Nur die Aussagen 1 und 5 sind richtig.
D) ☐ Nur die Aussagen 1, 2 und 5 sind richtig.
E) ☐ Nur die Aussagen 1 und 4 sind richtig.

43. Welche Abrechnungsbestimmungen gelten für die GOZ-Nr. 2400, elektrometrische Längenbestimmung eines Wurzelkanals? Welche Aussagenkombination ist richtig?

☒

1 Die GOZ-Nr. 2400 wird 2 x je Sitzung und Zahn abgerechnet.
2 Sie wird je Wurzelkanal max. 2 x je Sitzung abgerechnet.
3 Eine Röntgenmessaufnahme nach Ä 5000 darf nicht zusätzlich abgerechnet werden.
4 Die GOZ-Nr. 2400 darf nicht statt einer Ä 5000 abgerechnet werden.
5 Sie kann zusammen mit der GOZ-Nr. 2360 in derselben Sitzung abgerechnet werden.

A) ☐ Alle Aussagen sind richtig.
B) ☐ Nur die Aussagen 1, 2 und 3 sind richtig.
C) ☐ Nur die Aussagen 1 und 5 sind richtig.
D) ☐ Nur die Aussagen 1, 2 und 5 sind richtig.
E) ☐ Nur die Aussagen 2, 4 und 5 sind richtig.

44. Es wird eine Wurzelkanalfüllung nach GOZ-Nr. 2440 gemacht. Welche beiden Aussagen sind richtig?

☒☒

A) ☐ Die 2440 ist für das Füllen eines Wurzelkanals abrechenbar, unabhängig von der angewandten Technik.
B) ☐ Sie wird je Zahn und Sitzung abgerechnet.
C) ☐ Sie wird nicht für die Füllung der Kanäle von retrograd abgerechnet.
D) ☐ Füllungen nach der GOZ-Nr. 2050 bis 2120 dürfen nicht in der gleichen Sitzung abgerechnet werden.
E) ☐ Sie ist nicht berechnungsfähig zusammen mit einer medikamentösen Einlage nach GOZ-Nr. 2430.
F) ☐ Ein provisorischer speicheldichter Verschluss nach 2020 ist nicht zusätzlich in der gleichen Sitzung abrechenbar.

45. Welche Aussage zur GOZ-Nr. 2430 ist falsch?

☒

A) ☐ Sie wird je Zahn und Sitzung 1 x abgerechnet.
B) ☐ Die 2430 wird für eine medikamentöse Einlage bei einer Vitalexstirpation oder einer Amputation der avitalen Milchzahnpulpa und einer Wurzelkanalaufbereitung abgerechnet.
C) ☐ Sie kann neben der Vitalamputation nach GOZ-Nr. 2350 abgerechnet werden.
D) ☐ Ein provisorischer speicheldichter Verschluss kann zusätzlich abgerechnet werden.
E) ☐ Die 2420 kann zusätzlich abgerechnet werden.

46. Welche Aussage zum Zuschlag 0120 ist falsch?

☒

A) ☐ Der Zuschlag 0120 wird 1 x je Behandlungstag je Patientin abgerechnet.
B) ☐ Er wird mit dem einfachen Gebührensatz der Leistung, bei der er angewendet wurde, abgerechnet.
C) ☐ Der Zuschlag 0120 darf nicht mehr als 68 Euro betragen.
D) ☐ Der Zuschlag 0120 kann je Kanal abgerechnet werden.
E) ☐ Er kann neben dem Zuschlag 0110 berechnet werden.

---

42. D 43. E 44. A, E
45. C 46. D

47. Welche Abrechnungsbestimmungen gelten für die Vitalexstirpation GOZ-Nr. 2360? Welche Aussagenkombination ist richtig?

☒

1 Sie wird pro Kanal abgerechnet.
2 Die GOZ-Nr. 2360 beinhaltet das Aufbohren des Zahnes, das Aufsuchen der Kanäle und die Entfernung der gesamten vitalen Pulpa.
3 Sie wird für die Entfernung der vitalen Pulpa abgerechnet.
4 Diese Leistung ist gar nicht abrechenbar.
5 Sie wird pro Zahn abgerechnet.

A) ☐ Alle Aussagen sind richtig.
B) ☐ Nur die Aussagen 1, 2 und 3 sind richtig.
C) ☐ Nur die Aussagen 1 und 5 sind richtig.
D) ☐ Nur die Aussagen 2, 3 und 5 sind richtig.
E) ☐ Nur die Aussagen 1 und 4 sind richtig.

48. Welche beiden Aussagen zur Abrechnung von Anästhesien sind richtig?

☒☒

A) ☐ Die Position 0080 wird pro Zahn abgerechnet.
B) ☐ Die Position 0090 wird pro Zahn abgerechnet.
C) ☐ Die Position 0100 wird pro Zahn abgerechnet.
D) ☐ Die Position 0090 wird pro Einstichstelle abgerechnet.
E) ☐ Die Position 0100 wird pro Einstichstelle abgerechnet.
F) ☐ Die Position 0100 kann mit Begründung auch mehrmals je Kiefer berechnet werden.

49. Welche Aussage zur VitE ist falsch?

☒

A) ☐ Die VitE kann je Wurzelkanal abgerechnet werden.
B) ☐ Sie kann an Milchzähnen und an bleibenden Zähnen abgerechnet werden.
C) ☐ Sie darf nicht nach einer Cp oder P abgerechnet werden.
D) ☐ Sie kann nach der tatsächlichen Anzahl der Kanäle abgerechnet werden.
E) ☐ Sie wird für die Exstirpation der vitalen Pulpa abgerechnet.

50. Welche beiden Aussagen zur Oberflächenanästhesie sind richtig?

☒☒

A) ☐ Sie wird als GOZ-Nr. 0080 je Kieferhälfte abgerechnet.
B) ☐ Die Materialkosten dürfen nicht zusätzlich abgerechnet werden.
C) ☐ Bei langer Behandlungsdauer wird die 0080 noch ein zweites Mal abgerechnet.
D) ☐ Sie wird als 0080 je Kieferhälfte oder Frontzahnbereich abgerechnet.
E) ☐ Sie darf nicht neben anderen Anästhesien in der gleichen Sitzung abgerechnet werden.
F) ☐ Sie betäubt den ganzen Nervenstamm.

51. Welche beiden Aussagen zur GOZ-Nr. 2420 sind richig?

☒☒

A) ☐ Sie wird 1 x pro Zahn und Sitzung abgerechnet.
B) ☐ Sie wird für die zusätzliche Anwendung elektrophysikalisch-chemischer Methoden abgerechnet.
C) ☐ Sie gilt nicht für den Einsatz von ultraschallaktivierter Desinfektionslösung.
D) ☐ Sie wird je tatsächlich vorhandenem Kanal je Sitzung abgerechnet.
E) ☐ Eine medikamentöse Einlage nach GOZ-Nr. 2430 ist nicht zusätzlich abrechenbar.
F) ☐ Sie ist für eine rein chemische Spülung abrechenbar.

52. Welche beiden Aussagen sind richtig? Die WF kann berechnet werden:

☒☒

A) ☐ zusammen mit einem provisorischen Verschluss
B) ☐ für einen retrograden Wurzelkanalverschluss bei Wurzelspitzenresektion
C) ☐ bei bereits wurzelbehandelten Zähnen, wenn die Kanäle erneut aufbereitet werden müssen
D) ☐ je der tatsächlichen Anzahl der Wurzelkanäle
E) ☐ nur für die orthograde Aufbereitung der Kanäle
F) ☐ je Zahn und Sitzung

47. B	48. B, F	49. C
50. B, D	51. B, D	52. C, D

53. Eine Vitalexstirpation erfolgt normalerweise in vorgegebenen Schritten. Stellen Sie die richtige Reihenfolge her.

[1] [2] [3] [4] [5] [6]

A) ☐ Wurzelkanalfüllung WF
B) ☐ Wurzelkanalaufbereitung WK
C) ☐ Anästhesie I oder L1
D) ☐ Röntgenkontrollaufnahme Rö2
E) ☐ Entfernen der vitalen Pulpa VitE
F) ☐ Röntgenmessaufnahme Rö2

54. Welche Abrechnungsbestimmungen gelten für das Einbringen einer medikamentösen Einlage nach GOZ-Nr. 2430? Welche Aussagenkombination ist richtig?

[×]

1 Die GOZ-Nr. 2430 wird pro Zahn und Sitzung abgerechnet.
2 Sie wird max. 3 x pro Zahn abgerechnet.
3 Die GOZ-Nr. 2430 kann je Sitzung und Zahn so oft abgerechnet werden, wie es notwendig ist.
4 Sie wird pro Kanal abgerechnet.
5 Sie kann neben der GOZ-Nr. 2360, Vitalexstirpation, abgerechnet werden.

A) ☐ Nur die Aussagen 1, 3 und 5 sind richtig.
B) ☐ Nur die Aussagen 1, 2 und 3 sind richtig.
C) ☐ Nur die Aussagen 1 und 5 sind richtig.
D) ☐ Nur die Aussagen 1, 2 und 5 sind richtig.
E) ☐ Alle Aussagen sind richtig.

55. Bei einem gesetzlich versicherten Patienten wird eine Vitalexstirpation am Zahn 15 durchgeführt. Dieser Zahn hat zwei Wurzelkanäle. Welche beiden Aussagen sind richtig?

[×] [×]

A) ☐ Prämolaren dürfen nicht zulasten der gesetzlichen Krankenkasse wurzelbehandelt werden.
B) ☐ Nur ein Kanal kann über die gesetzliche Krankenkasse abgerechnet werden, der zweite wird privat berechnet.
C) ☐ Die Trepanation des Zahnes kann zusätzlich zur VitE abgerechnet werden.
D) ☐ Die VitE kann 2 x abgerechnet werden.
E) ☐ Die tatsächlich vorhandene Anzahl an Wurzelkanälen kann abgerechnet werden.
F) ☐ Der Zahn 15 wird als einwurzelig angesehen, also wird die VitE nur 1 x abgerechnet.

56. Welche beiden Aussagen zur GOZ-Nr. 2430 sind richtig?

[×] [×]

A) ☐ Sie wird 1 x pro Zahn und Sitzung abgerechnet.
B) ☐ Sie kann pro Zahn und Sitzung so oft wie notwendig abgerechnet werden.
C) ☐ Die zusätzliche Anwendung einer elektrophysikalisch-chemischen Methode darf nicht abgerechnet werden.
D) ☐ Sie wird je tatsächlich vorhandenem Kanal je Sitzung abgerechnet.
E) ☐ Sie wird für die direkte Überkappung abgerechnet.
F) ☐ Sie wird für die Behandlung einer Gingivitis abgerechnet.

57. Welche Abrechnungsbestimmungen gelten für die Infiltrationsanästhesie 0090 in der GOZ? Zwei Aussagen sind richtig.

[×] [×]

A) ☐ Die GOZ-Nr. 0090 wird in der Regel 1 x für den Bereich eines Zahnes abgerechnet.
B) ☐ Das Anästhetikum ist in der GOZ-Nr. 0090 enthalten und kann nicht zusätzlich abgerechnet werden.
C) ☐ Die GOZ-Nr. 0090 kann nicht für zahnlose Kieferabschnitte berechnet werden.
D) ☐ Die GOZ-Nr. 0090 kann nicht neben der GOZ-Nr. 0100 (Leitungsanästhesie) für denselben Bereich berechnet werden.
E) ☐ Sie ist je Kieferhälfte abrechenbar.
F) ☐ Die GOZ-Nr. 0090 kann mehrmals pro Zahn in einer Sitzung abgerechnet werden, wenn eine Begründung angegeben ist.

58. Welche beiden Aussagen sind richtig? Die WK kann berechnet werden:

[×] [×]

A) ☐ zusammen mit einem provisorischen Verschluss
B) ☐ nicht neben einer medikamentösen Einlage Med
C) ☐ bei bereits wurzelbehandelten Zähnen, wenn die Kanäle erneut aufbereitet werden müssen
D) ☐ je der tatsächlichen Anzahl der Wurzelkanäle
E) ☐ nur für die orthograde Aufbereitung der Kanäle
F) ☐ je Zahn und Sitzung

53. C1, E2, F3, B4, A5, D6 54. A
55. D, E 56. A, B 57. A, F 58. C, D

Lernfeld 6: Patienten bei chirurgischen Behandlungen begleiten

Allgemeine chirurgische Behandlung

Nennen Sie die Aufgabengebiete der zahnärztlichen Chirurgie.
→ BA S. 216 /
→ JB 2 S. 104

Aufgabengebiete der zahnärztlichen Chirurgie
- Extraktion
- operative Zahnentfernung
- MAV-Verschluss
- Wurzelspitzenresektion
- Zysten-OP
- Abszessbehandlung
- Exzision
- Hemisektion, Prämolarisierung
- Implantation
- präprothetische Chirurgie
- Traumatologie
- Tumorentfernung
- Diastema-OP
- Freilegen von Zähnen
- Sinuslift
- PA-Chirurgie
- Sequestrotomie

Welche Maßnahmen müssen vor einem chirurgischen Eingriff durchgeführt werden?
→ BA S. 217 /
→ JB 2 S. 105

Vorbereitung eines chirurgischen Eingriffs
- Erhebung der Anamnese
- Untersuchung und Befundung (ggf. mit Röntgenbefund)
- Aufklärung über mögliche Komplikationen
- sterile Abdeckung und Vorbereitung des OP-Gebietes
- Richten steriler Instrumente

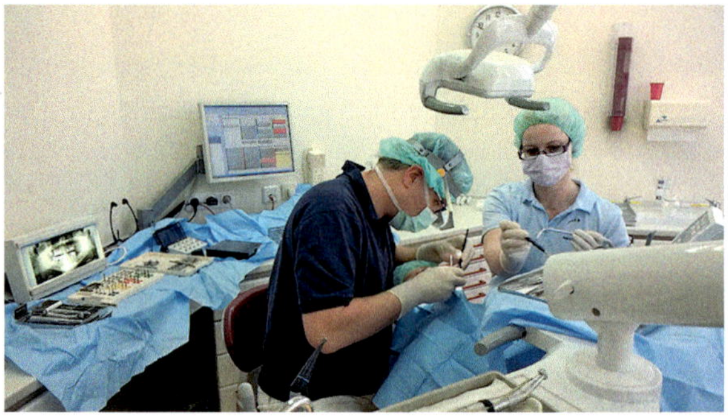

Worüber müssen Patienten vor einem operativen Eingriff aufgeklärt werden?
→ BA S. 217 /
→ JB 2 S. 105

Inhalte präoperativer Aufklärung
- Ablauf des Eingriffs
- mögliche Komplikationen
- notwendige Nachsorge
- mögliche Folgeeingriffe
- Verhaltensmaßnahmen (postoperativ)
- Behandlungsalternativen

Hinweis: Eine schriftliche Einverständniserklärung des Patienten spätestens 24 Stunden vor der Operation ist schon aus forensischen Gründen sinnvoll. Es ist außerdem ggf. eine Aufklärung über eventuelle Kosten notwendig.

Erklären Sie die Begriffe Indikation und Kontraindikation.
→ BA S. 216 /
→ JB 2 S. 104

Indikation
- Heilanzeige: Maßnahme sollte durchgeführt werden

Kontraindikation
- Gegenanzeige: Maßnahme sollte nicht durchgeführt werden

Stellen Sie dar, wie sich ein Patient nach operativen Eingriffen verhalten sollte. Begründen Sie Ihre Antwort.
→ BA S. 224 /
→ JB 2 S. 212

Verhaltenshinweise nach operativen Eingriffen
- ca. 1 Stunde auf Tupfer beißen: zur geringeren Nachblutung durch Kompression
- keine koffeinhaltigen Getränke zu sich nehmen: zur Vermeidung von Blutdruckanstieg und einer Nachblutung
- keine körperliche Anstrengung: zur Vermeidung von Blutdruckanstieg, Blutungsgefahr
- nicht rauchen: zur Vermeidung von Infektionsgefahr
- erst essen und trinken nach Abklingen der Anästhesie: zur Vermeidung von Verletzungsgefahr
- keine Mundspülungen nach OP: um zu verhindern, dass Koagel gelöst werden und bereits gebildete Koagel herausgespült werden
- feuchtkalte Umschläge nach OP: zur Reduzierung von Schwellungen
- bei Nachblutungen auf einen Tupfer beißen: zur Blutstillung durch Kompression

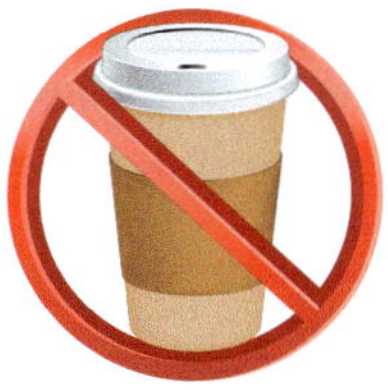

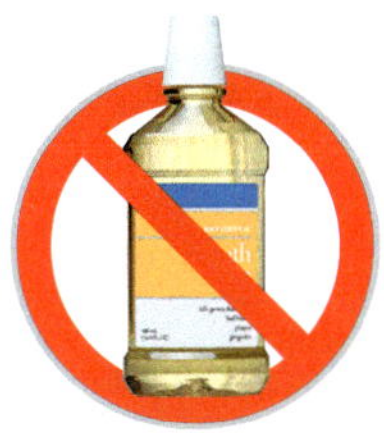

Wie fit bin ich für die Prüfung? ☺ ☐ 😐 ☐ ☹ ☐

Chirurgische Instrumente und Materialien

Worin unterscheiden sich resorbierbare von nicht resorbierbaren Fäden?
→ BA S. 224 /
→ JB 2 S. 112

Resorbierbare Fäden
- lösen sich nach ca. drei Monaten auf
- müssen nicht entfernt werden

Nicht resorbierbare Fäden
- lösen sich nicht auf
- müssen nach ca. sieben Tagen entfernt werden

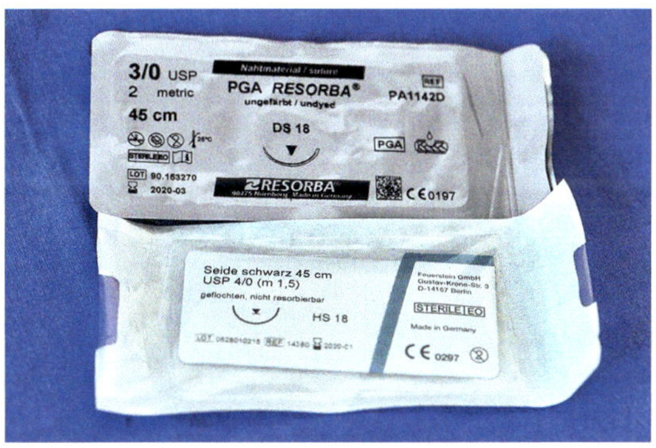

Verpackung eines resorbierbaren Fadens (oben) und eines nicht resorbierbaren Fadens (unten)

Was versteht man unter einer atraumatischen Naht?
→ BA S. 223 /
→ JB 2 S. 111

Atraumatische Naht
- nicht gewebeverletzend
- Faden ist mit Nadel verschweißt

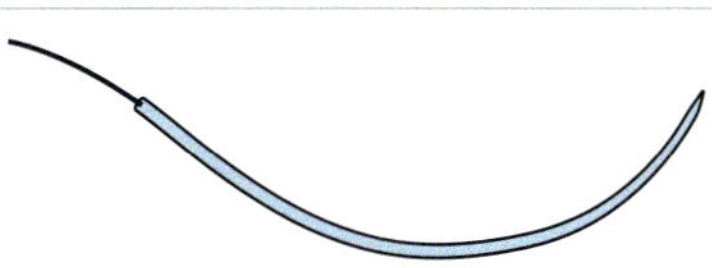
Atraumatische Nadel

Nennen Sie unterschiedliche Formen von Skalpellen.
→ BA S. 219 /
→ JB 2 S. 107

Formen von Skalpellen
- mit Griff und auswechselbarer Klinge
- Einmalskalpelle

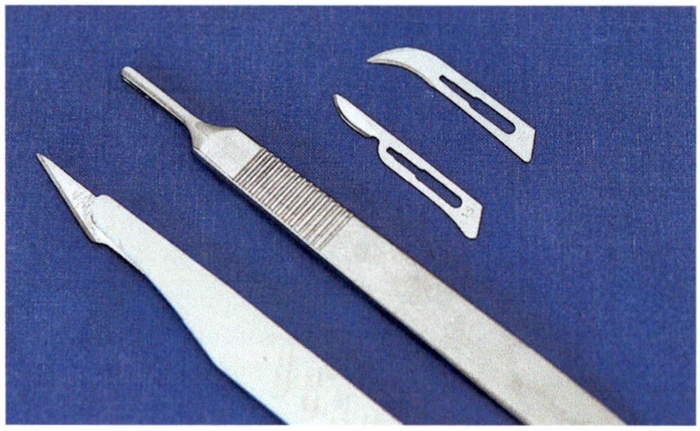

Einmalskalpell, Skalpellgriff mit auswechselbaren Klingen

Welche Pinzetten werden in der Zahnarztpraxis verwendet? Nennen Sie ihr Einsatzgebiet.
→ BA S. 220 /
→ JB 2 S. 108

Arten und Einsatzgebiete von Pinzetten
- zahnärztliche Pinzette: z. B. zum Platzieren von Watterollen
- anatomische Pinzette: z. B. zum Anreichen von Tupfern
- chirurgische Pinzette: zum Fassen von Gewebe

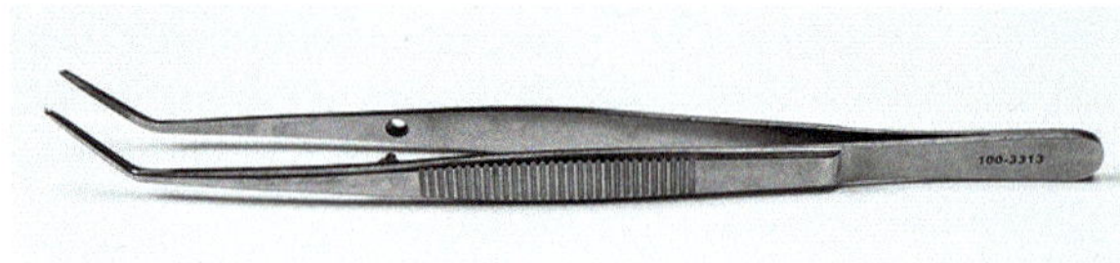

Zahnärztliche Pinzette

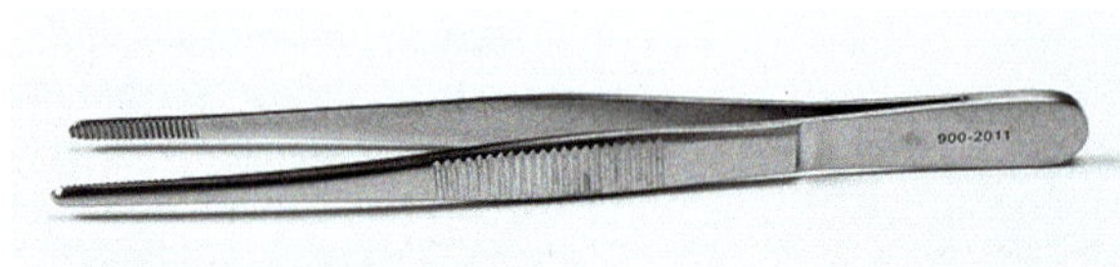

Anatomische Pinzette

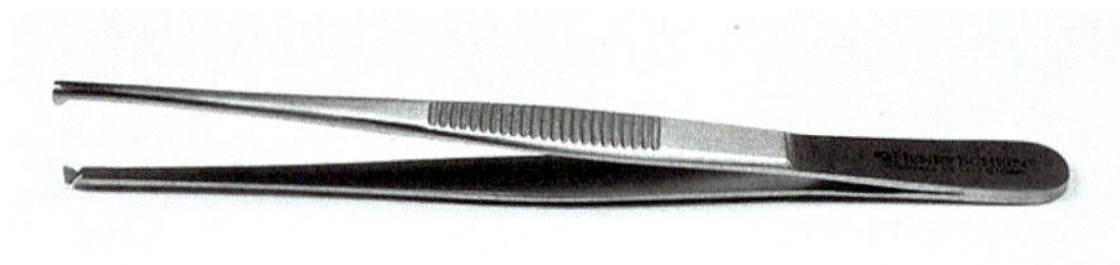

Chirurgische Pinzette

Welche Instrumente werden zum Bearbeiten von Knochen verwendet?
→ BA S. 222 /
→ JB 2 S. 110

Instrumente zur Bearbeitung von Knochen
- Knochenfräse
- Rosenbohrer
- Lindemann-Fräse
- Luer-Zange
- Piezochirurgiegerät

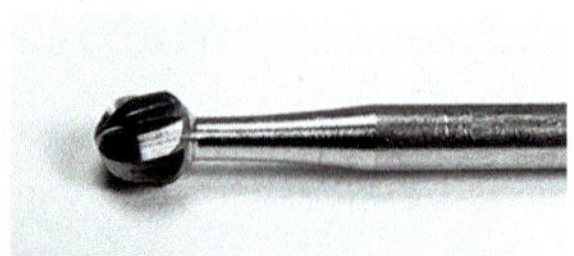

Kugelförmige Knochenfräse

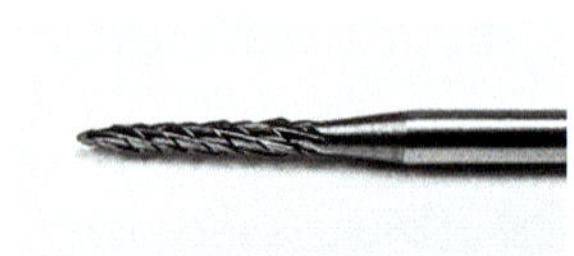

Lindemann-Fräse

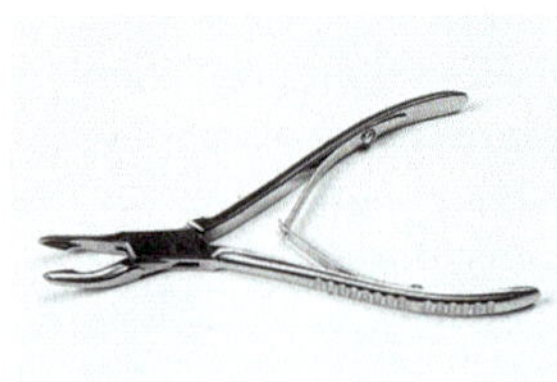

Luer-Zange

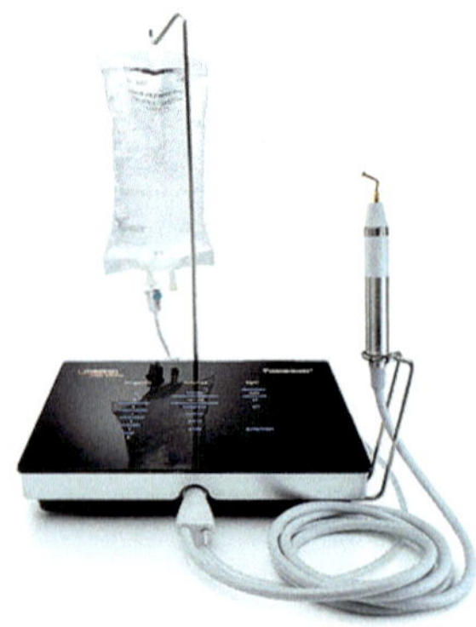

Piezochirurgiegerät

Geben Sie die für eine Osteotomie benötigten chirurgischen Instrumente an.
→ BA S. 221 /
→ JB 2 S. 109

Chirurgische Instrumente für eine Osteotomie

- Skalpell
- Tamponadenstopfer nach Luniatschek
- Wundhaken nach Middeldorpf
- Wundhaken nach Langenbeck
- Arterienklemme nach Kocher
- Kornzange
- Raspatorium
- scharfer Löffel

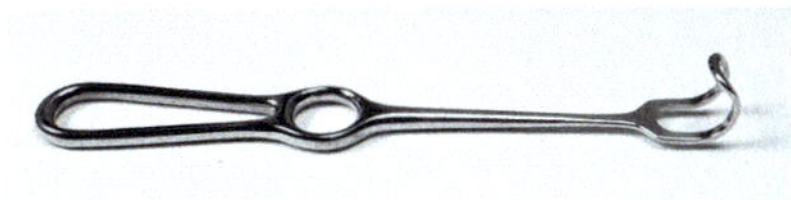
Middeldorpf-Haken

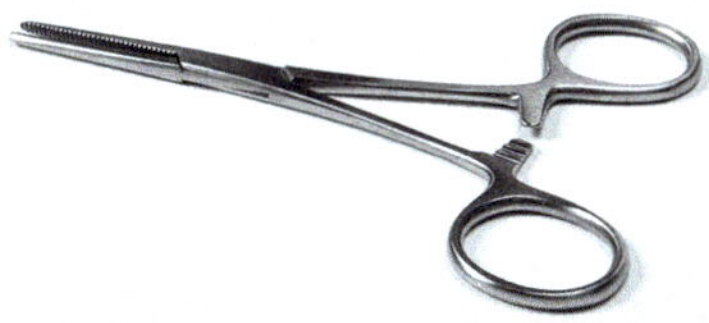
Arterienklemme nach Kocher (Kocher-Klemme)

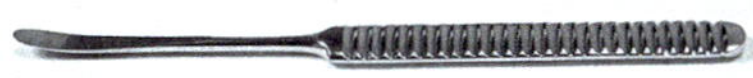
Raspatorium

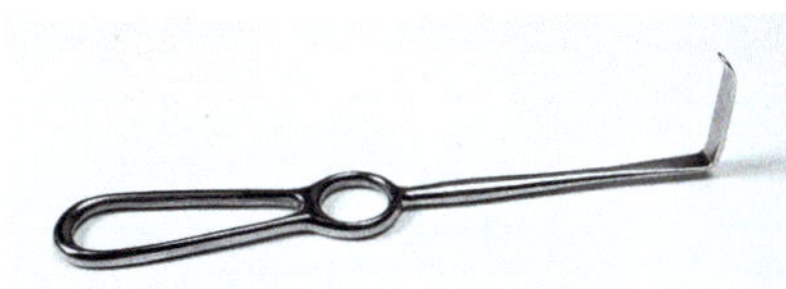
Langenbeck-Haken

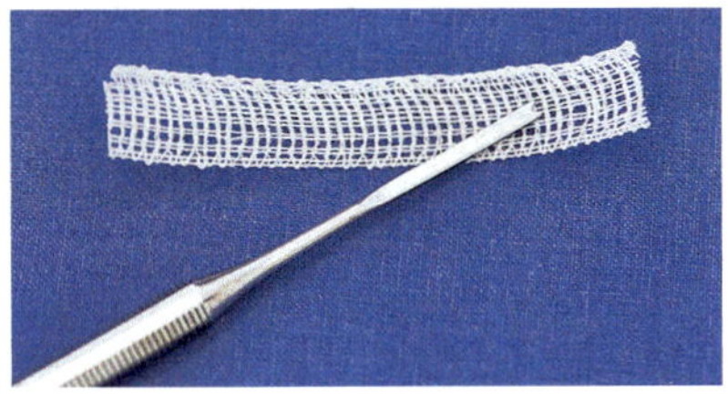
Tamponadenstopfer nach Luniatschek (Teilausschnitt) und Tamponade

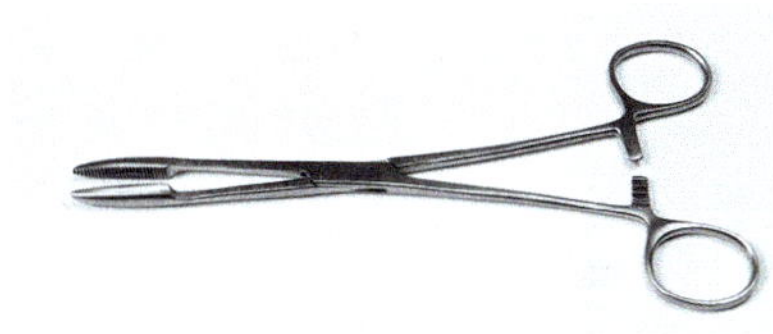
Kornzange

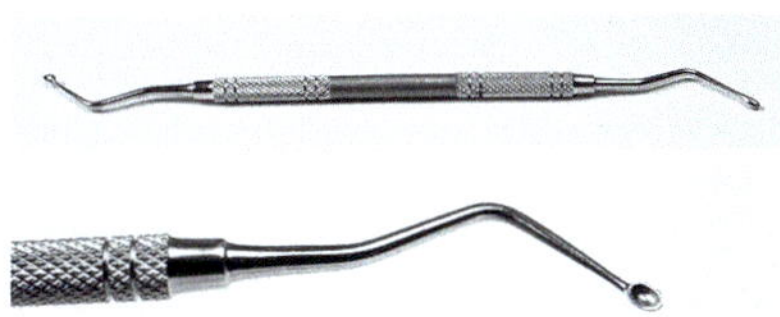
Scharfer Löffel

Wie fit bin ich für die Prüfung? ☺ ☐ 😐 ☐ ☹ ☐

Chirurgische Behandlungsabläufe

Beschreiben Sie den Behandlungsablauf einer Extraktion.
→ BA S. 228 f. /
→ JB 2 S. 116 f.

Behandlungsablauf einer Extraktion

- Lokalanästhesie
- Lösen der Gingiva und der Sharpey-Fasern mit dem Periotom
- Lockern des Zahnes mit dem Hebel oder der Zange
- Entfernen des Zahnes mit der Zange
- Kürettage der Alveole mit scharfem Löffel
- ggf. MAV-Kontrolle
- evtl. Naht

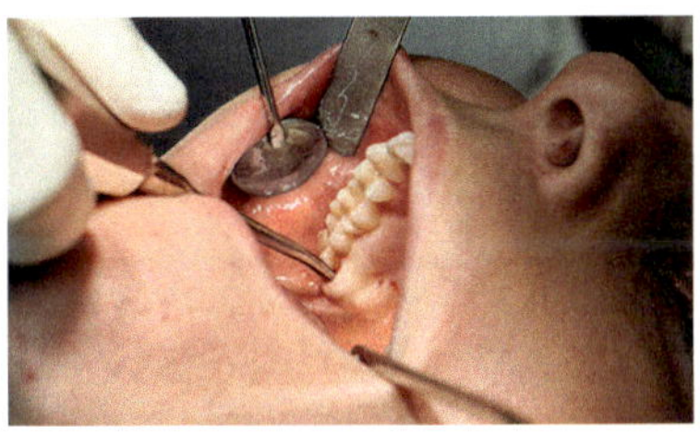
Durchtrennen der Sharpey-Fasern und damit Lockerung des Zahnes mit einem Hebel nach Bein

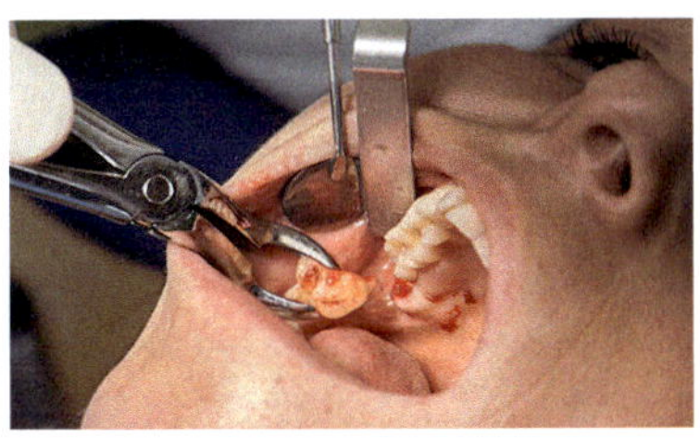
Zahn ist aus seiner Alveole entfernt

Mit welchen Komplikationen ist während und nach einer Extraktion des Zahnes 16 zu rechnen?
→ BA S. 230 /
→ JB 2 S. 118

Komplikationen während und nach einer Extraktion
- Blutung
- Wundheilungsstörung
- Schmerzen
- Schwellung
- Eröffnung der Kieferhöhle
- Lockerung der Nachbarzähne
- Fraktur des zu extrahierenden Zahnes

In welchen Schritten läuft eine operative Weisheitszahnentfernung an einem unteren 8er ab und welche Instrumente werden hierfür benötigt?
→ BA S. 232 f. /
→ JB 2 S. 120 f.

Operative Weisheitszahnentfernung

Behandlungsschritt	Instrumente
1. Anästhesie	Spritze, Kanüle, Anästhetikum
2. Inzision	Skalpell
3. Bildung eines Mukoperiostlappens	Raspatorium
4. Abtragen von Knochen	Fräse, steriler Rosenbohrer
5. Teilung des Zahnes	Lindemann-Fräse
6. Lockern und Entfernen des Zahnes	Hebel nach Bein, andere Hebel
7. Entfernen des Zahnsäckchens	Klemme, scharfer Löffel
8. Glätten des Knochens	Knochenfräse, Luer-Zange
9. Naht	Nadel, Nadelhalter, Faden, Schere

Mit welchen Komplikationen ist während und nach operativer Weisheitszahnentfernung im UK zu rechnen?
→ BA S. 233 /
→ JB 2 S. 121

Mögliche Komplikationen während und nach Entfernung eines unteren Weisheitszahnes
- Blutung
- Wundheilungsstörung
- Schwellung
- Infektion
- Schmerzen
- Verletzung von Nachbarzähnen
- UK-Fraktur
- Verletzung des Nervus alveolaris inferior: Sensibilitätsstörungen im Bereich der Unterlippe, der Zähne und des Kinns
- Verletzung des Nervus lingualis: Geschmacksstörungen auf der betroffenen Seite, Gefühlsstörungen auf der betroffenen Seite

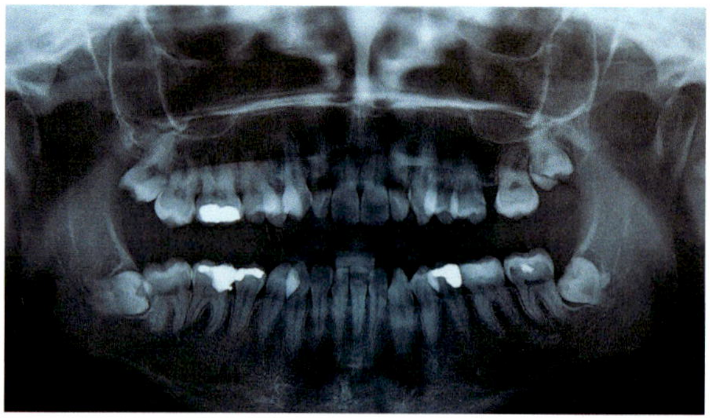

OPG: retinierte und verlagerte Weisheitszähne im Unterkiefer, retinierte Weisheitszähne im Oberkiefer

Erklären Sie den Begriff Dentitio difficilis und nennen Sie typische Merkmale.
→ BA S. 234 /
→ JB 2 S. 122

Dentitio difficilis
- erschwerter Zahndurchbruch
- betrifft v. a. die unteren teilretinierten Weisheitszähne
- Bakterienansammlung führt zu einer Schlupfwinkelinfektion

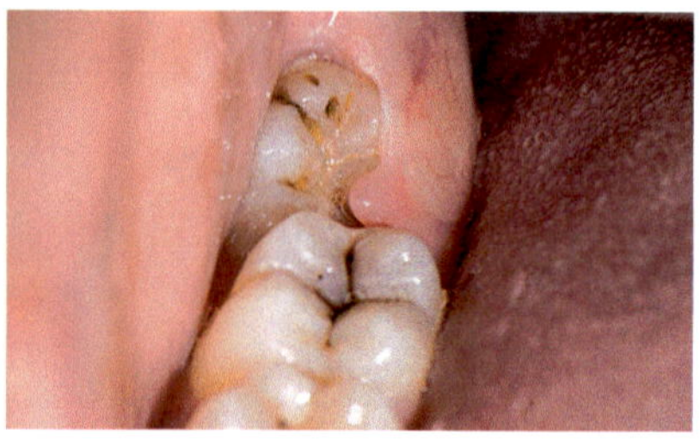

Teilretinierter unterer Weisheitszahn

Wie wird eine Dentitio difficilis behandelt?
→ BA S. 234 f. /
→ JB 2 S. 122 f.

Behandlung einer Dentitio difficilis
- Anästhesie
- Entfernen der Schleimhautkapuze
- Spülen
- Streifeneinlage
- Antibiotikum
- operative Weisheitszahnentfernung im Intervall

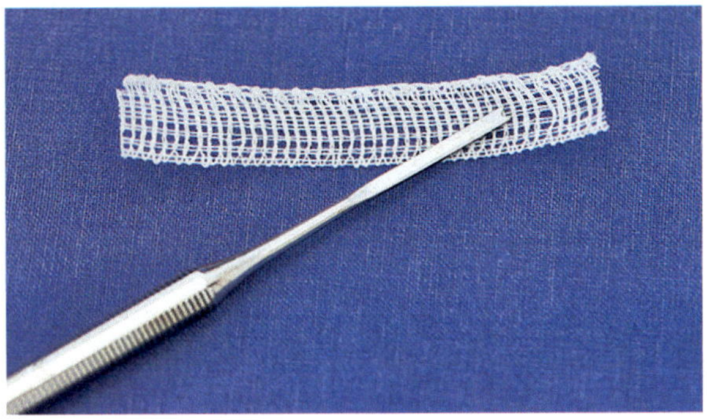
Tamponadenstopfer nach Luniatschek

Wie fit bin ich für die Prüfung? ☺ ☐ 😐 ☐ ☹ ☐

Mund-Antrum-Verbindung (MAV)

Was ist eine MAV und wie kommt sie zustande?
→ BA S. 234 f. /
→ JB 2 S. 122 f.

Mund-Antrum-Verbindung (MAV)
- Verbindung zwischen Mundhöhle und Kieferhöhle
- entstanden durch Einriss von Knochen bzw. Schleimhaut des Kieferhöhlenbodens während der Extraktion von Seitenzähnen im OK

Wie wird eine MAV therapiert? Nennen Sie die Bezeichnung und geben Sie das operative Vorgehen an.
→ BA S. 235 /
→ JB 2 S. 123

Therapie einer MAV: plastische Deckung
- trapezförmige Inzision
- Bildung eines Mukoperiostlappens
- Schlitzen des Periostes
- Mobilisieren des Lappens
- dichter Wundverschluss

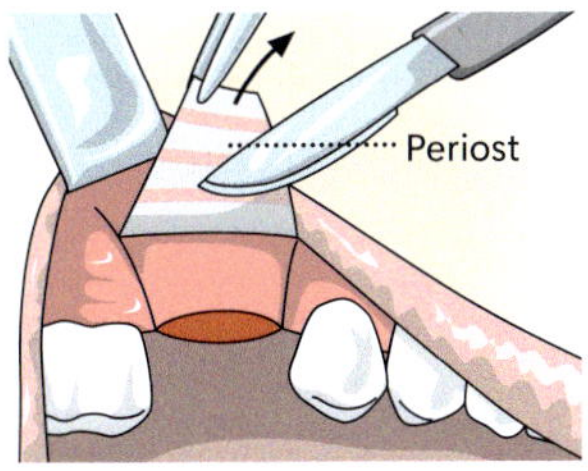

Plastische Deckung einer MAV: gebildeter Mukoperiostlappen

Wie wird eine MAV diagnostiziert?
→ BA S. 235 /
→ JB 2 S. 123

Diagnostik einer MAV
- Nasen-Blas-Versuch
- Palpation mit einer Knopfsonde

Wie sollte man sich (neben allgemeinen Verhaltensmaßregeln nach operativen Eingriffen) nach plastischer Deckung einer MAV verhalten?
→ BA S. 235 /
→ JB 2 S. 123

Verhalten nach MAV-Verschluss bis zur Abheilung der Wunde (ca. bis 10 Tage)
- nicht schnäuzen
- mit offenem Mund niesen
- abschwellende Nasentropfen

Wie fit bin ich für die Prüfung? ☺ ☐ 😐 ☐ ☹ ☐

Wurzelspitzenresektion (WSR)

Wann ist eine WSR indiziert?
→ BA S. 236 /
→ JB 2 S. 124

Indikation einer WSR
- apikale Ostitis
- Wurzelfraktur im apikalen Drittel
- überstopftes Wurzelfüllmaterial
- in Zusammenhang mit einer Zystenentfernung

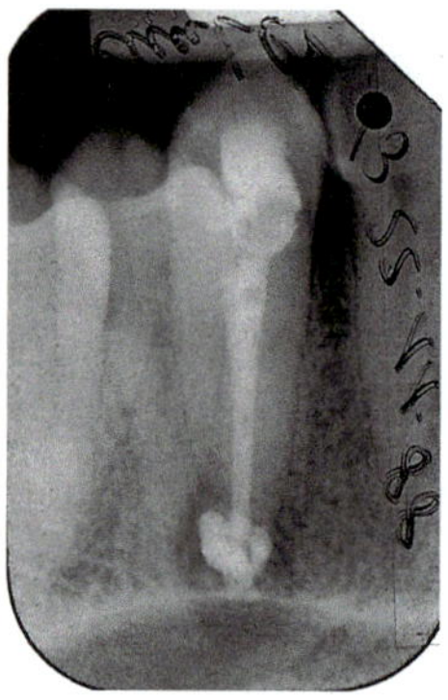
Überstopfte Wurzelkanalfüllung

Was ist das Ziel einer WSR?
→ BA S. 236 /
→ JB 2 S. 124

Ziel einer WSR
- Beseitigen von entzündlich verändertem Gewebe
- Entfernen der apikalen Verästelungen des Wurzelkanals
- Gewährleistung eines bakteriendichten Verschlusses apikal

Nennen Sie die Arbeitsschritte bei einer WSR und die jeweils benötigten Instrumente.
→ BA S. 236 f. /
→ JB 2 S. 124 f.

Ablauf einer WSR

Behandlungsschritt	Instrumente
1. Anästhesie	Spritze, Kanüle, Anästhetikum
2. Inzision	Skalpell
3. Bildung eines Mukoperiostlappens	Raspatorium
4. Abtragen von Knochen	Knochenfräse 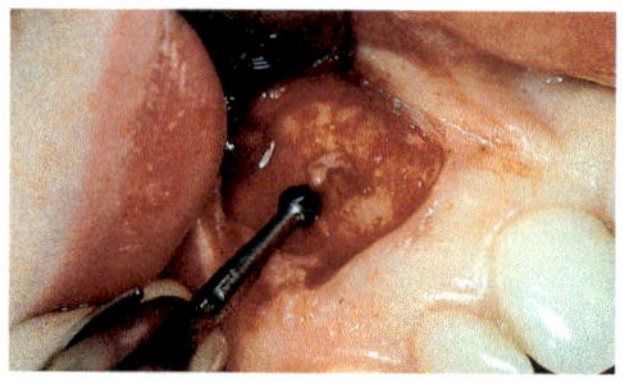 Der deckende Knochen wird mit einer Kugelfräse abgetragen.
5. Darstellen und Abtrennen der Wurzelspitze	Rosenbohrer, Lindemann-Fräse 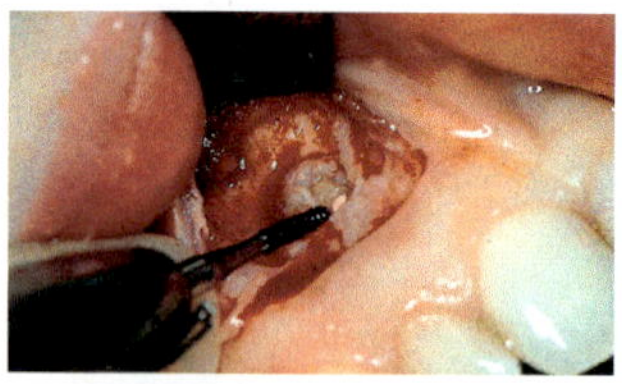 Durchtrennung der Wurzel mit einer Fräse
6. Entfernen des Granulationsgewebes	Scharfer Löffel 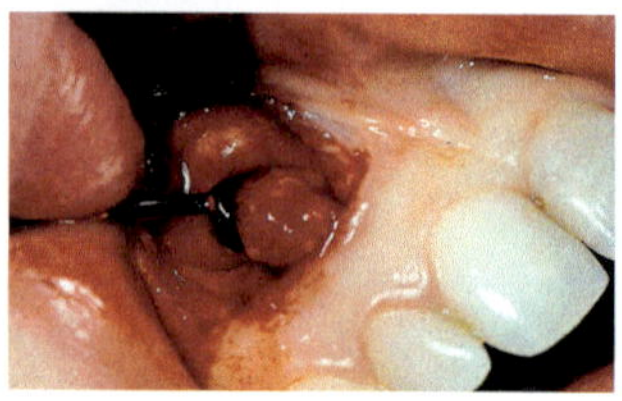 Entfernung von Granulationsgewebe mit einem scharfen Löffel
7. Wurzelfüllung retrograd oder orthograd	Mikrowinkelstück
8. Naht	Nahtmaterial, Nadelhalter, Schere

Wie fit bin ich für die Prüfung? ☺ ☐ 😐 ☐ ☹ ☐

Operation von Zysten und Abszessbehandlung

Was versteht man unter einer Zyste?
→ BA S. 238 /
→ JB 2 S. 126

Definition einer Zyste
- ein mit Flüssigkeit gefüllter Hohlraum
- von einem Zystenbalg umgeben

Welche Arten von Zysten kennen Sie?
→ BA S. 238 /
→ JB 2 S. 126

Radikuläre Zyste
- von der Zahnwurzel ausgehend

Follikuläre Zyste
- vom Epithel der Zahnanlage ausgehend
- im Bereich der Zahnkrone eines retinierten Zahnes gelegen

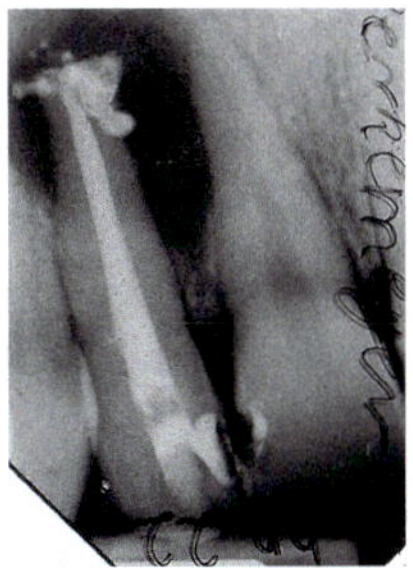
Große radikuläre Zyste

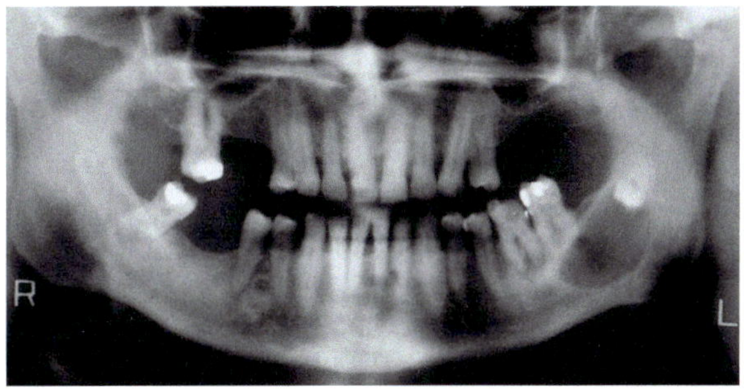

Follikuläre Zyste

Was ist der Unterschied zwischen einer Zystektomie und einer Zystostomie?
→ BA S. 239 /
→ JB 2 S. 127

Zystektomie
- Entfernen der kompletten Zyste mitsamt Zystenbalg

Zystostomie
- Eröffnen der Zyste
- Teilentfernung des Zystenbalgs
- Offenhaltung der Zyste mittels Tamponade oder Obturator
- Zyste wird zur Nebenbucht der Mundhöhle

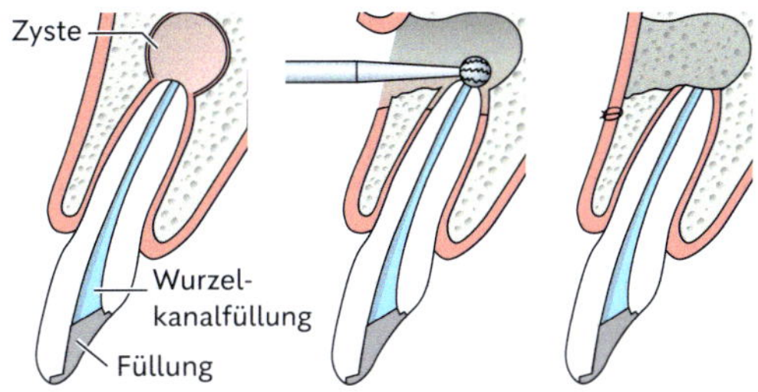

Ablauf einer Zystektomie

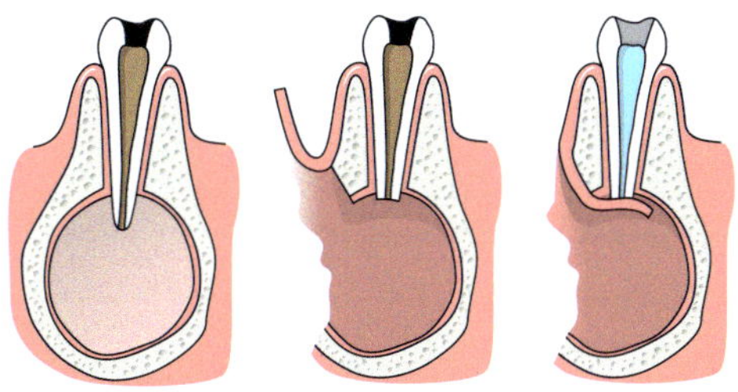
Zystostomie

Geben Sie den Ablauf einer Zystektomie an und nennen Sie die jeweils benötigten Instrumente.
→ BA S. 239 /
→ JB 2 S. 127

Ablauf Zystektomie

Arbeitsschritt	Instrumente
1. Anästhesie	Spritze, Kanüle, Anästhetikum
2. Inzision	Skalpell
3. Bildung eines Mukoperiostlappens	Raspatorium
4. Knochenabtragung	Knochenfräse
5. Entfernen der Zyste	scharfer Löffel
6. Wundverschluss	Nahtmaterial, Nadelhalter, Schere

Was ist ein Abszess?
→ BA S. 240 /
→ JB 2 S. 128

Abszess
- ein mit Eiter gefüllter, abgekapselter Hohlraum

Geben Sie an, wie ein Abszess behandelt wird.
→ BA S. 240 /
→ JB 2 S. 128

Therapie eines Abszesses
- Inzision
- Abfließenlassen des Eiters
- Spülen der Abszesshöhle
- Einlegen eines Gazestreifens oder Befestigung eines Drainageröhrchens
- über mehrere Tage Spülen der Abszesshöhle
- Wundheilung ohne Naht (per secundam)

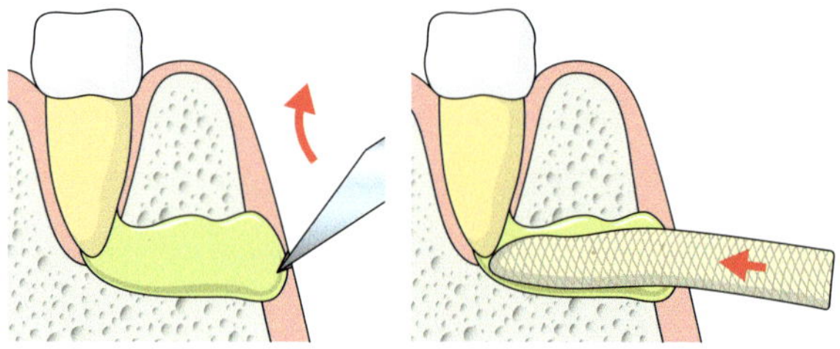

Wie fit bin ich für die Prüfung? ☺ ☐ 😐 ☐ ☹ ☐

Hemisektion und Prämolarisierung

Beschreiben Sie die operativen Arbeitsschritte einer Hemisektion.
→ BA S. 241 /
→ JB 2 S. 129

Arbeitsschritte einer Hemisektion
- Durchtrennen eines mehrwurzeligen endodontisch versorgten Zahnes
- Entfernung nur der krankhaft veränderten Wurzel
- Belassen der gesunden Wurzel
- Nutzung des verbleibenden Zahnes zur weiteren prothetischen Versorgung

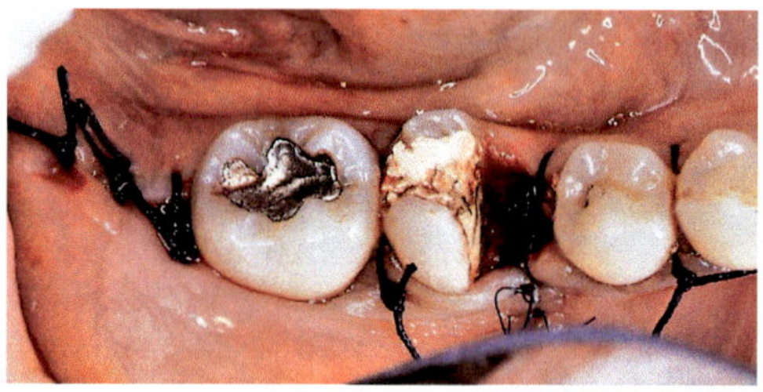

Situationsnaht nach Hemisektion

Beschreiben Sie die Arbeitsschritte einer Prämolarisierung.
→ BA S. 241 /
→ JB 2 S. 129

Arbeitsschritte einer Prämolarisierung
- Durchtrennung eines mehrwurzeligen endodontisch versorgten Zahnes
- Belassen beider Zahnhälften
- Überkronung beider Zahnhälften

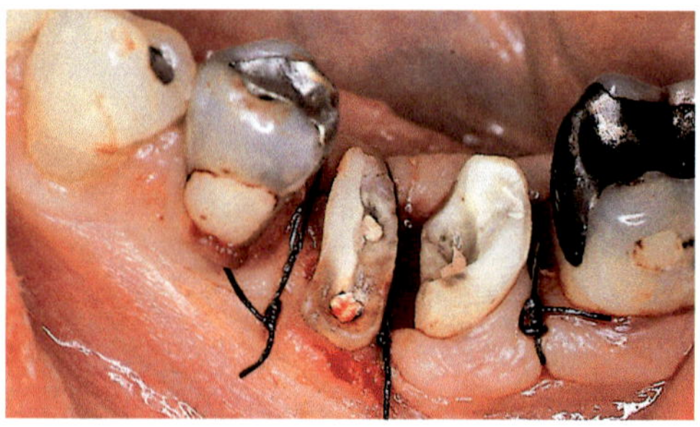

Zustand nach Prämolarisierung

Nennen Sie die Indikationen für Hemisektion und Prämolarisierung.
→ BA S. 240 /
→ JB 2 S. 128

Indikation Hemisektion
- mehrwurzeliger Zahn mit apikaler Ostitis an einer Wurzel

Indikation Prämolarisierung
- mehrwurzeliger Zahn mit freiliegender Bi- oder Trifurkation, um die Reinigungsmöglichkeit zu verbessern

Wie fit bin ich für die Prüfung? ☺ ☐ 😐 ☐ ☹ ☐

Implantation

Was versteht man in der zahnärztlichen Chirurgie unter Implantaten?
→ BA S. 242 /
→ JB 2 S. 130

Implantate
- künstliche Zahnwurzeln
- werden in den Knochen eingeschraubt oder eingeklopft
- Ziel: Verbund Implantat – Knochen (Osseointegration)

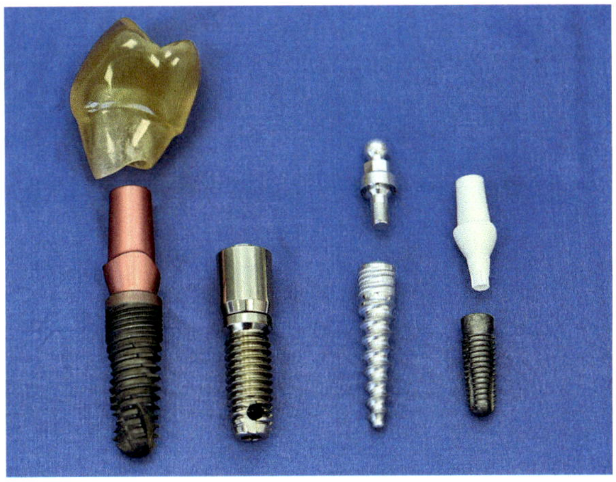

Stufenzylinder, Stufenschraube, Schraubenimplantat, Zylinderimplantat, Zylinderschraube, Apikalschraube, einteiliges Konusimplantat (von links nach rechts)

Welche Einheilungsmöglichkeiten gibt es bei Implantaten?
→ BA S. 243 /
→ JB 2 S. 131

Transgingivale Einheilung von Implantaten
- heilen durch das Zahnfleisch hindurch ein
- müssen nicht freigelegt werden (einzeitige Implantate)

Subgingivale Einheilung von Implantaten
- heilen unter der Gingiva, d. h. gedeckt, ein
- Zweitoperation zur Freilegung erforderlich (zweizeitige Implantate)

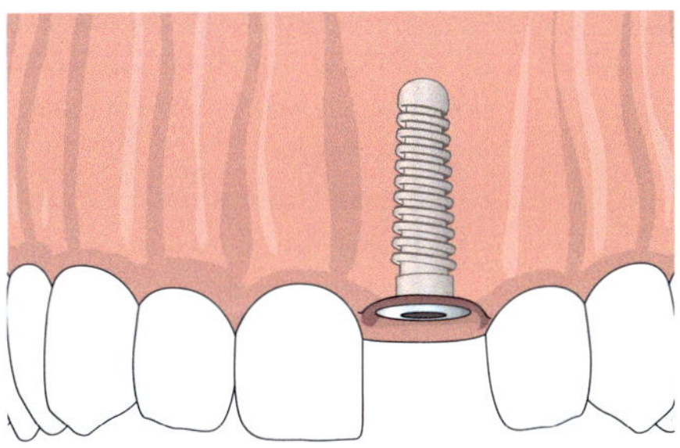

Einzeitiges Implantat

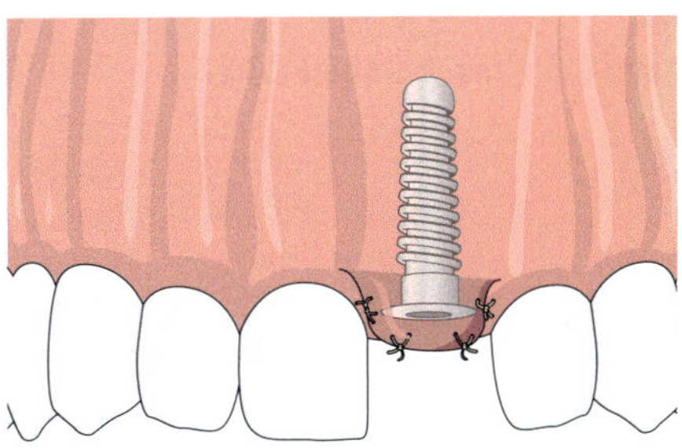

Zweizeitiges Implantat

Beschreiben Sie die Arbeitsschritte einer Implantation von subgingivalen Implantaten.

→ BA S. 244 f. /
→ JB 2 S. 132 f.

Arbeitsschritte bei der Implantation von subgingivalen Implantaten

- Anästhesie
- Inzision
- Bildung eines Mukoperiostlappens
- Lokalisationshilfe mittels Bohrschablone
- Ankörnen des Knochens am Implantationsort
- Aufbereiten des Implantatbettes in aufsteigender Bohrergröße
- ggf. Schneiden eines Gewindes, v. a. im UK
- Einbringen (Insertion) des Implantates
- Verschluss des Implantates mit einer Deckschraube
- Wundverschluss

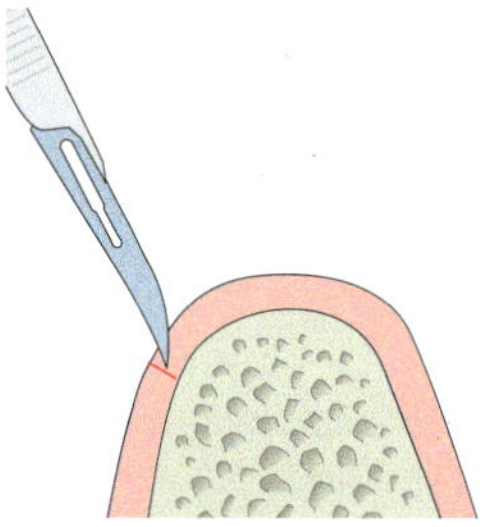
Schnitt und Mukoperiostlappenbildung

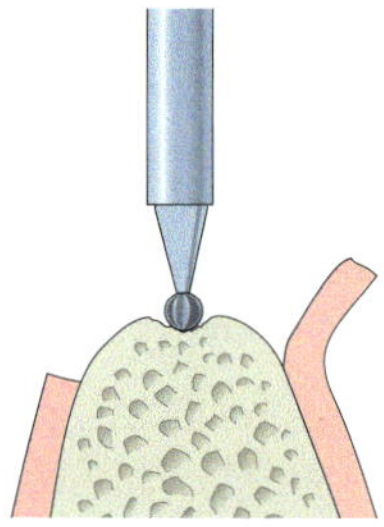
Ankörnen des Knochens

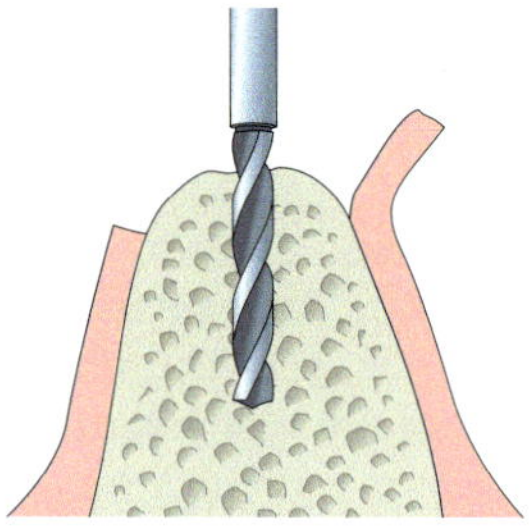
Aufbereiten des Implantatbettes mit Spiralbohrern

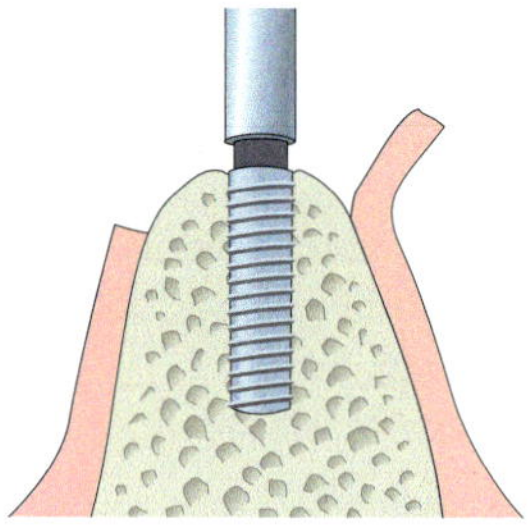
Gewindeschneiden im UK

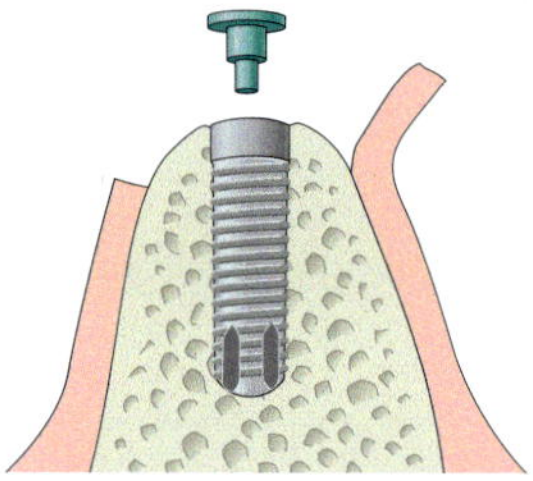
Einbringen des Implantates und der Abdeckschraube

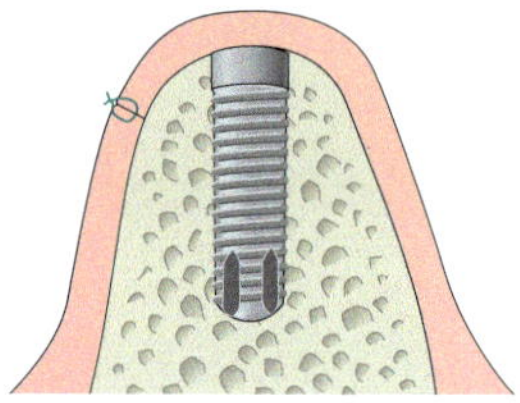
Naht

Geben Sie den weiteren Ablauf bei subgingival eingeheilten Implantaten an.

→ BA S. 246 /
→ JB 2 S. 134

Weiterer Ablauf bei subgingival eingeheilten Implantaten (Freilegung nach 3–6 Monaten)

- Anästhesie
- Inzision
- Bildung eines Mukoperiostlappens
- Entfernen der Abdeckschrauben
- Aufbringen von Gingivaformern

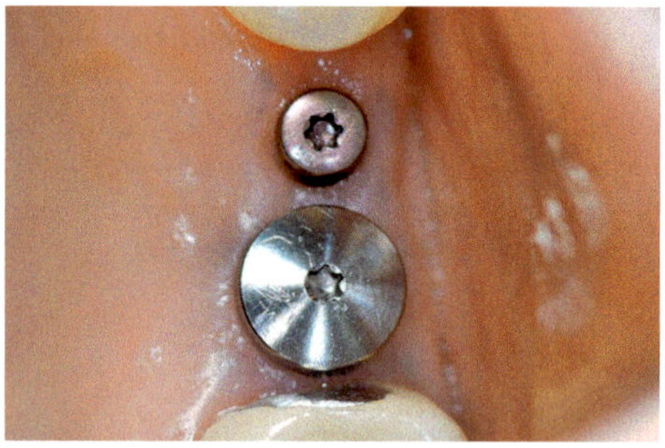

Wie erfolgt nach der Einheilung der Implantate die prothetische Versorgung?

→ BA S. 246 /
→ JB 2 S. 134

Prothetische Versorgung nach Implantation

- Aufbringen von Abdruckpfosten auf die Implantate
- Abformung mit offenem Abformlöffel
- Herstellung der Abutments durch das ZT-Labor
- Aufschrauben oder Einzementieren der Abutments

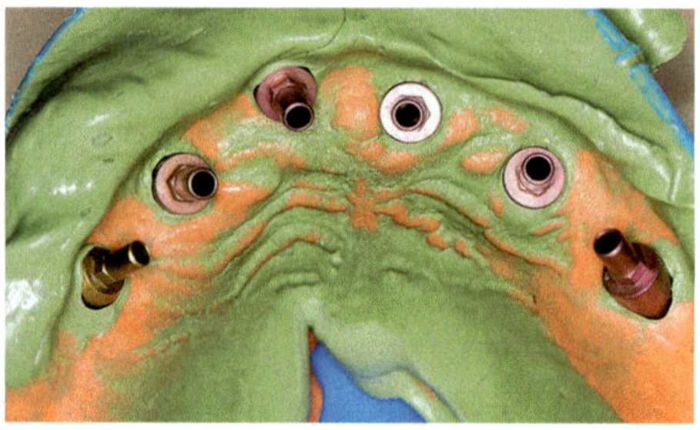
Abformpfosten und Abformmaterial

Was versteht man unter einer Sofortimplantation?
→ BA S. 247 /
→ JB 2 S. 135

Sofortimplantation
- Implantation sofort nach Extraktion bzw. Verlust des natürlichen Zahnes

Erklären Sie den Begriff Sinuslift.
→ BA S. 248 /
→ JB 2 S. 136

Sinuslift
- Anheben des Kieferhöhlenbodens

Beschreiben Sie die Unterschiede zwischen einem externen und einem internen Sinuslift.
→ BA S. 248 /
→ JB 2 S. 136

Externer Sinuslift
- Zugang von der Seite
- Schaffen eines Knochenfensters
- Einschlagen des Knochendeckels
- Füllen des Hohlraumes mit Knochen

Interner Sinuslift
- Kieferhöhlenschleimhaut wird mit dem Knochen nach oben gehämmert
- Einbringen von Knochen in den Hohlraum

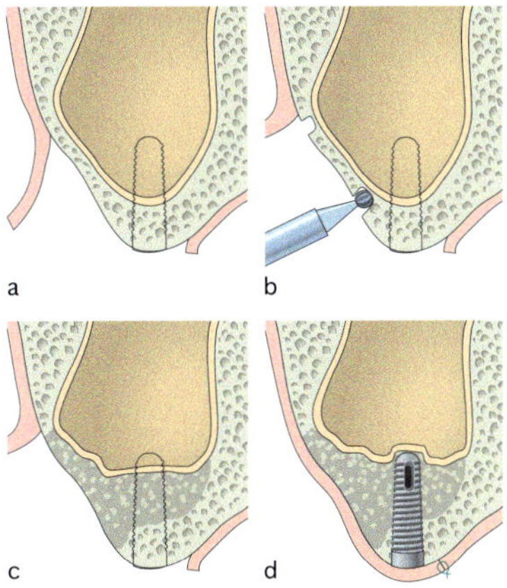

Externer Sinuslift

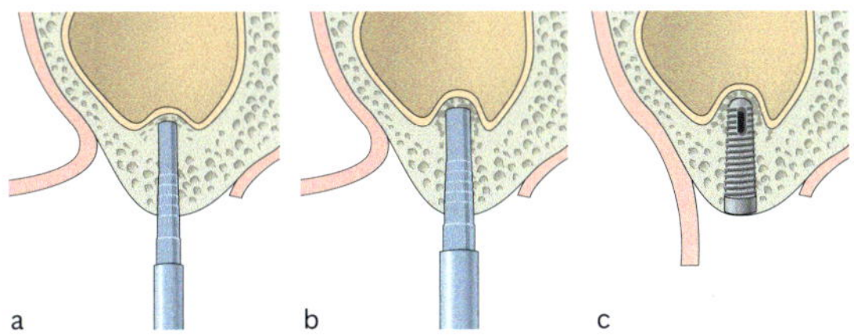

Interner Sinuslift

Welche Komplikationen können sich bei bzw. nach einer Implantation ergeben?
→ BA S. 247 /
→ JB 2 S. 135

Komplikationen bei bzw. nach einer Implantation
- Wundheilungsstörungen
- Infekte
- Implantatverlust
- Verletzung benachbarter Strukturen wie Nervenverletzungen
- schwierige prothetische Versorgung

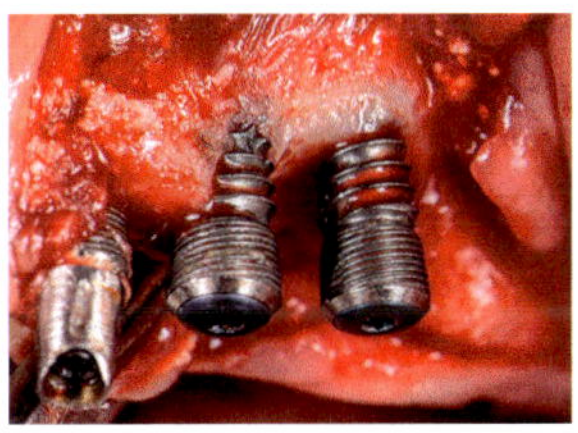
Periimplantitis

Was ist ein Sequester?
→ BA S. 249 /
→ JB 2 S. 137

Sequester
- totes, vom Restknochen abgegrenztes Knochenareal

Was ist eine Sequestrotomie?
→ BA S. 249 /
→ JB 2 S. 137

Sequestrotomie
- operative Entfernung des Sequesters

Wie fit bin ich für die Prüfung? ☺ ☐ 😐 ☐ ☹ ☐

Präprothetische Chirurgie

Was versteht man unter präprothetischer Chirurgie?
→ BA S. 249 /
→ JB 2 S. 137

Präprothetische Chirurgie
- alle chirurgischen Maßnahmen, die vor einer prothetischen Versorgung durchgeführt werden müssen

Welche Operationsformen zählen zu den präprothetischen Eingriffen?
→ BA S. 249 /
→ JB 2 S. 137

Operationsformen der präprothetischen Chirurgie
- Schlotterkammentfernung
- Entfernung störender Bänder
- Augmentation
- Mundbodenplastik
- Vestibulumplastik

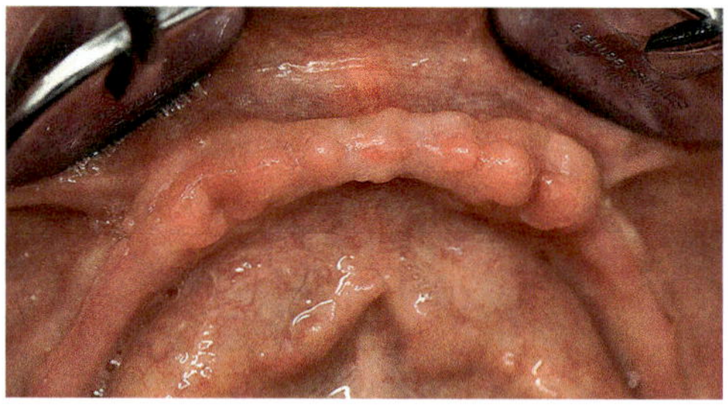
Starker Schlotterkamm im gesamten Unterkiefer

Was versteht man allgemein unter einer Augmentation?
→ BA S. 250 /
→ JB 2 S. 138

Augmentation
- Aufbau (Erhöhung) des atrophierten Kieferkammes

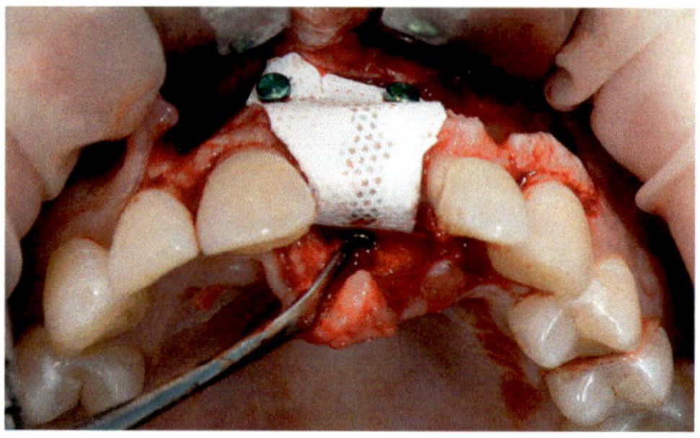
Membranabdeckung im Rahmen einer Augmentation

Beschreiben Sie die Knochenaugmentation.
→ BA S. 250 /
→ JB 2 S. 138

Knochenaugmentation
- als Eingriff vor Implantation bei zu geringem Knochenangebot
- Eigenknochenentnahme aus dem Kinnbereich, von retromolar (hinter den UK-8ern), aus dem Beckenkamm
- alternativ: Augmentation mittels Knochenersatzmaterial

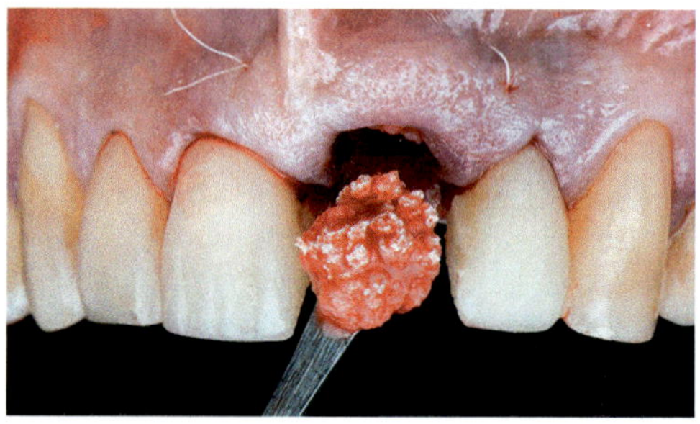
Einsatz von künstlichem Knochenersatzmaterial bei der Augmentation

Erklären Sie die Fachbegriffe Vestibulumplastik und Mundbodenplastik.
→ BA S. 250 f. /
→ JB 2 S. 138 f.

Vestibulum- und Mundbodenplastik
- relative Erhöhung des Alveolarkammes durch Tieferlegen des Vestibulums oder/und des Mundbodens

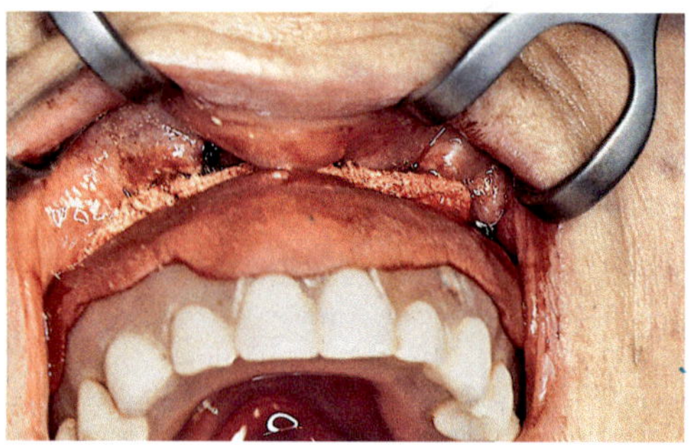

Wie fit bin ich für die Prüfung? ☺ ☐ 😐 ☐ ☹ ☐

Verletzungen

Was ist eine Fraktur? → BA S. 252 / → JB 2 S. 140	**Fraktur** • Bruch (eines Zahnes oder eines Knochens)	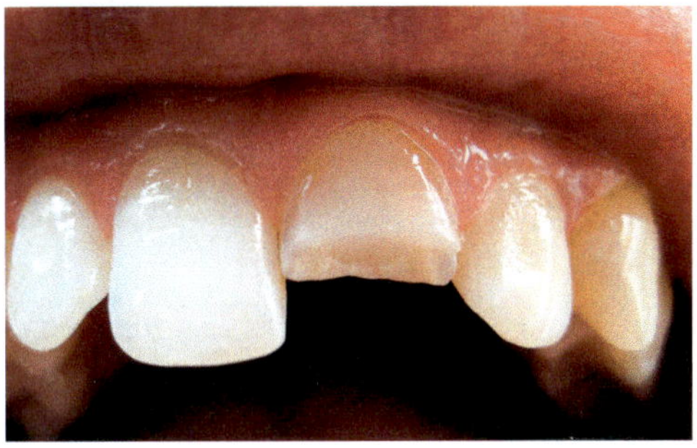
Welche Zahnfrakturen unterscheidet man? → BA S. 252 / → JB 2 S. 140	**Zahnfrakturen** • Kronenfrakturen • Wurzelfrakturen	
Wie werden Kronenfrakturen eingeteilt und behandelt? → BA S. 252 / → JB 2 S. 140	**Kronenfraktur I. Grad** • im Schmelz • Therapie: Füllung bzw. Wiederbefestigung des Zahnfragments **Kronenfraktur II. Grad** • im Schmelz-Dentin, Pulpa nicht eröffnet • Therapie: Füllung bzw. Wiederbefestigung des Zahnfragments; oder Veneer/Krone **Kronenfraktur III. Grad** • im Schmelz-Dentin, Pulpa eröffnet • Therapie: direkte Überkappung oder Wurzelbehandlung mit anschließender Füllung; oder Verneer/Krone	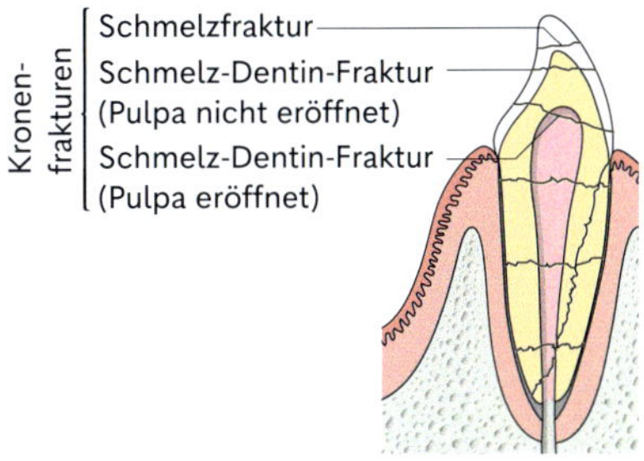
Wie werden Wurzelfrakturen eingeteilt und behandelt? → BA S. 252 / → JB 2 S. 140	**Wurzelfraktur im koronalen Drittel** • Versuch der Wurzelkanalbehandlung mit klinischer Kronenverlängerung **Wurzelfraktur im mittleren Drittel** • Extraktion **Wurzelfraktur im apikalen Drittel** • Wurzelkanalbehandlung und WSR **Längsfraktur** • Extraktion; in seltenen Fällen, bei mehrwurzeligen Zähnen, auch Wurzelkanalbehandlung	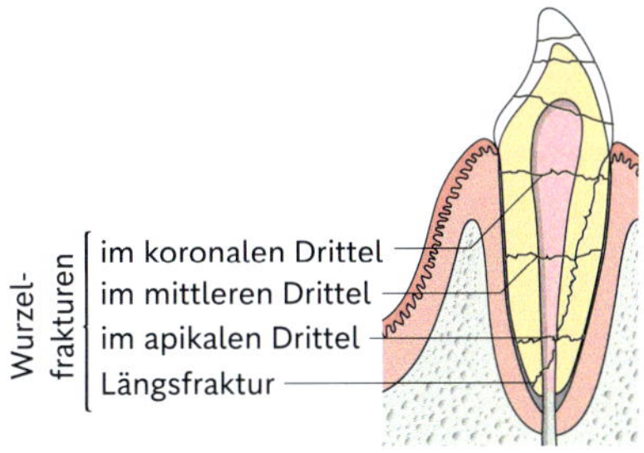

Was versteht man unter der Avulsion eines Zahnes?
→ BA S. 253 /
→ JB 2 S. 141

Zahnavulsion
- Zahn ist komplett aus seiner Alveole herausgerissen

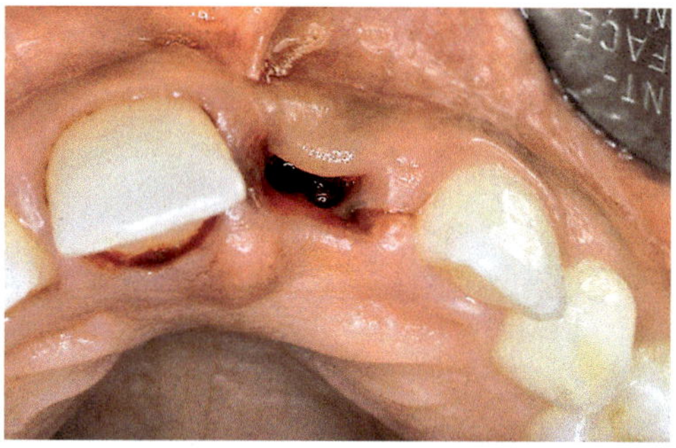

Avulsion

Beschreiben Sie das Vorgehen nach Avulsion eines bleibenden Zahnes.
→ BA S. 253 /
→ JB 2 S. 141

Vorgehen nach Zahnavulsion
- Zahn suchen
- Zahn nicht säubern
- parodontales Gewebe belassen
- Transport in Flüssigkeit, am besten in Safety-Box
- schnellstmöglich zum Zahnarzt
- Reimplantation des Zahnes
- Fixation des Zahnes mittels einer Schiene in Säure-Ätz-Technik

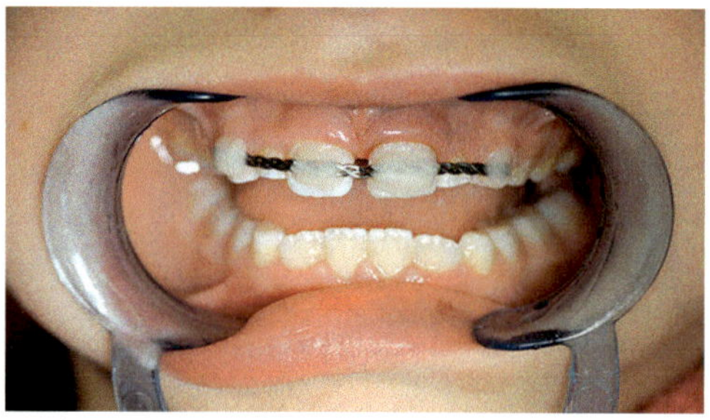

Eingliedern und Befestigen eines Zahnes mithilfe einer Schiene

Welche Lockerungsgrade werden bei den Zähnen unterschieden?
→ BA S. 325 /
→ JB 2 S. 265

Lockerungsgrade
- Grad 0: normale Zahnbeweglichkeit, keine Lockerung
- Grad I: gerade tast- und spürbare, kaum sichtbare horizontale Beweglichkeit bis 1 mm
- Grad II: sicht- und spürbare horizontale Lockerung über 1 mm
- Grad III: deutlich sicht- und spürbare, horizontale und vertikale Beweglichkeit, schon bei Wangen- und Zungendruck

Hinweis: Eine erhöhte Zahnbeweglichkeit bzw. Zahnlockerung kann durch ein Trauma (Verletzung), durch Knirschen und Pressen oder durch eine Parodontitis bedingt sein.

Welche Brüche können im Gesichtsbereich auftreten?
→ BA S. 254 /
→ JB 2 S. 142

Brüche (Frakturen) im Gesichtsbereich
- Alveolarfortsatzfrakturen
- UK-Frakturen
- Mittelgesichtsfrakturen
- Schädelfrakturen

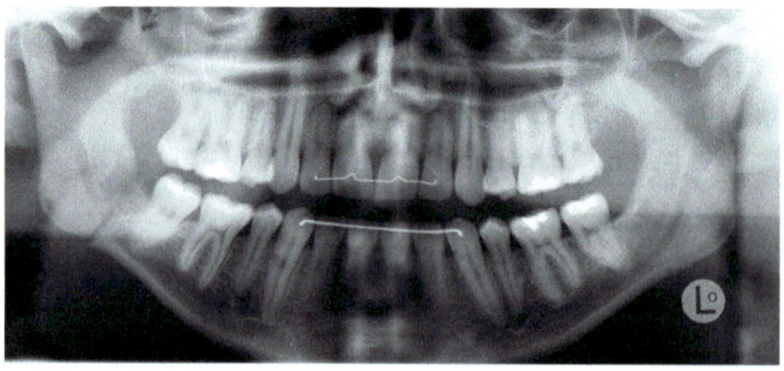

Unterkieferfraktur im Kieferwinkel rechts

Nennen Sie zwei grundsätzlich verschiedene Möglichkeiten der Frakturbehandlung.
→ BA S. 254 /
→ JB 2 S. 142

Konservative Frakturbehandlung
- korrekte Positionierung der Bruchstücke (Reposition)
- anschließende Ruhigstellung (Fixation) über eine Kieferbruchschiene

Operative Frakturbehandlung
- Reposition und Fixation über einen operativen Zugang: Knochenbruchstücke werden unter Sicht an korrekte Position gebracht
- Fixierung der Bruchstücke durch Platten und Schrauben

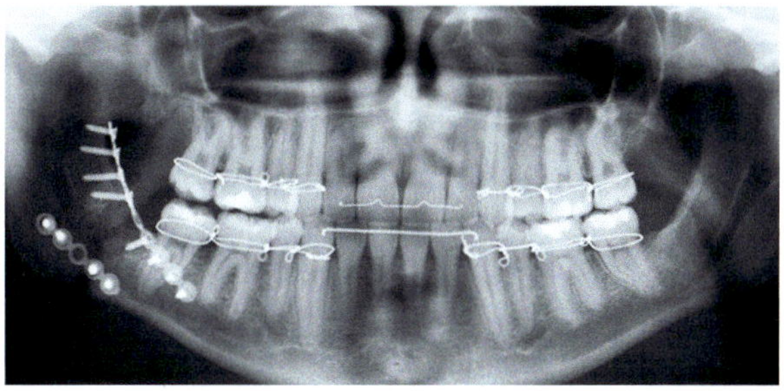

Zustand nach Versorgung der Unterkieferfraktur mittels Platten und Schienen

Wie fit bin ich für die Prüfung? ☺ ☐ 😐 ☐ ☹ ☐

Tumorchirurgie

Welche Arten von Tumoren werden grundsätzlich unterschieden?
→ BA S. 255 /
→ JB 2 S. 143

Tumorarten
- gutartig (benigne)
- bösartig (maligne)

Worin unterscheiden sich gutartige von bösartigen Tumoren?
→ BA S. 255 /
→ JB 2 S. 143

Eigenschaften gutartiger Tumoren
- meist langsames Wachstum
- Zellen wenig verändert
- setzen keine Metastasen
- sind durch Kapsel vom umliegenden Gewebe abgegrenzt, verdrängen Nachbargewebe

Eigenschaften bösartiger Tumoren
- schnelles Wachstum
- veränderte, atypische Zellen
- setzen Metastasen
- infiltrieren Nachbargewebe, Lymph- und Blutgefäße

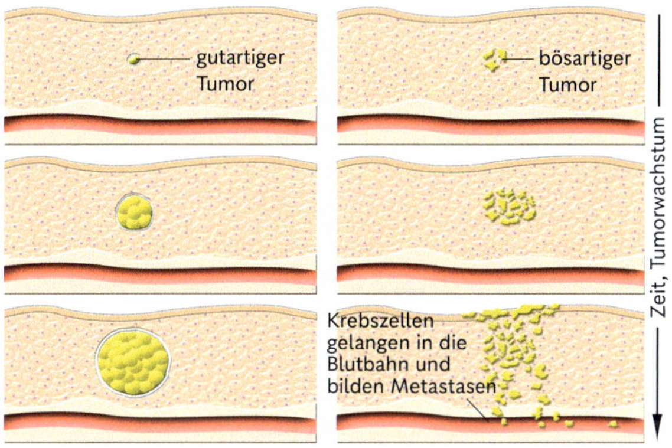

Welche Möglichkeiten der Behandlung bösartiger Tumoren gibt es?
→ BA S. 256 /
→ JB 2 S. 144

Therapie maligner Tumoren
- chirurgische Entfernung
- medikamentöse Behandlung (Chemotherapie)
- Bestrahlung

Wie fit bin ich für die Prüfung? ☺ ☐ 😐 ☐ ☹ ☐

Arzneimittellehre

Auf welche Weise können Arzneimittel zum Verbraucher gelangen?
→ **BA S. 261 /**
→ **JB 2 S. 149**

Abgabe von Arzneimitteln
- frei verkäuflich: werden in Drogerien, Supermärkten verkauft
- apothekenpflichtig: dürfen nur in Apotheken verkauft werden
- verschreibungspflichtig: dürfen nur nach Vorlage eines Rezeptes vom Apotheker abgegeben werden
- Betäubungsmittel: dürfen nur auf bestimmtem BTM-Rezept verordnet werden

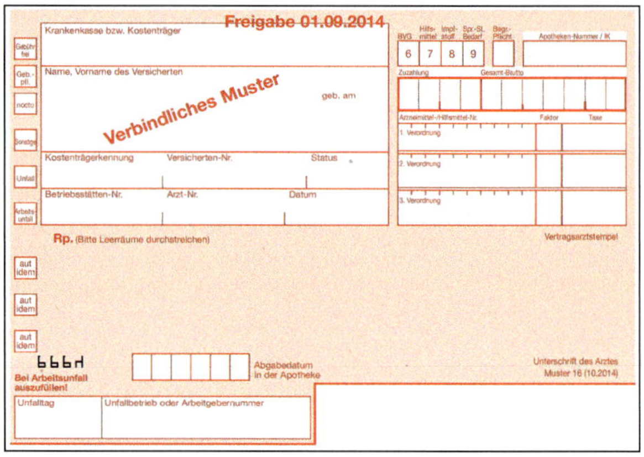

Nennen Sie die unterschiedlichen Arzneimittelformen und geben Sie jeweils Beispiele an.
→ **BA S. 262 f. /**
→ **JB 2 S. 150 f.**

Feste Arzneimittelform
- Tabletten
- Dragees
- Kapseln
- Pulver
- Kügelchen
- Zäpfchen

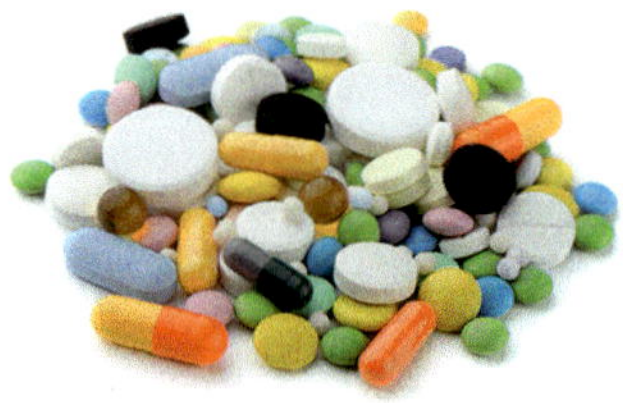

Flüssige Arzneimittelform
- Lösung
- Tinktur
- Saft

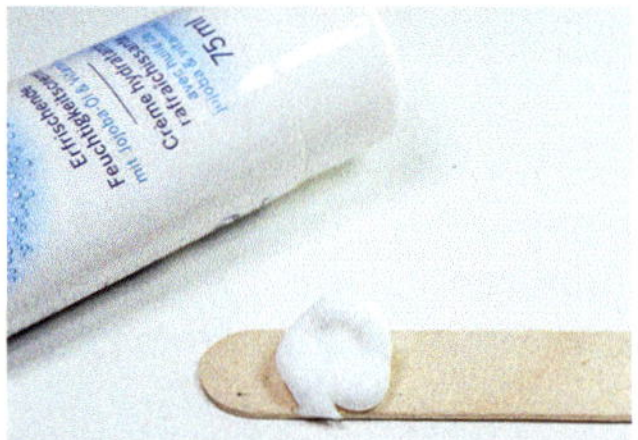

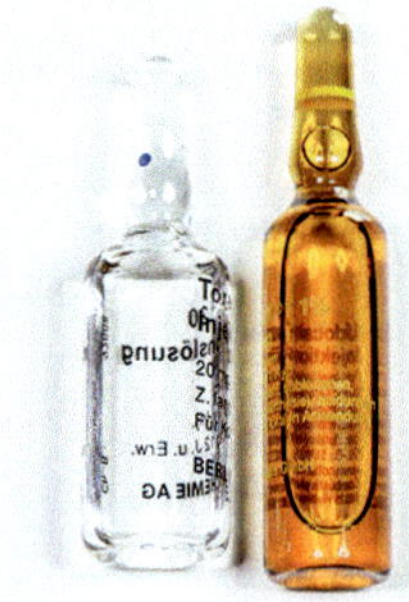

Streichfähige Arzneimittelform
- Creme
- Salbe
- Paste
- Gel

Welche Informationen sind auf dem Beipackzettel enthalten?
→ **BA S. 262 /**
→ **JB 2 S. 150**

Beipackzettel
- Zusammensetzung
- Handelsname
- Substanzname
- Darreichungsform
- Packungsgröße
- Pharmahersteller
- Verfallsdatum
- Lagerung
- Indikation
- Kontraindikation
- Wirkung, Nebenwirkung, Wechselwirkung
- Dosierung

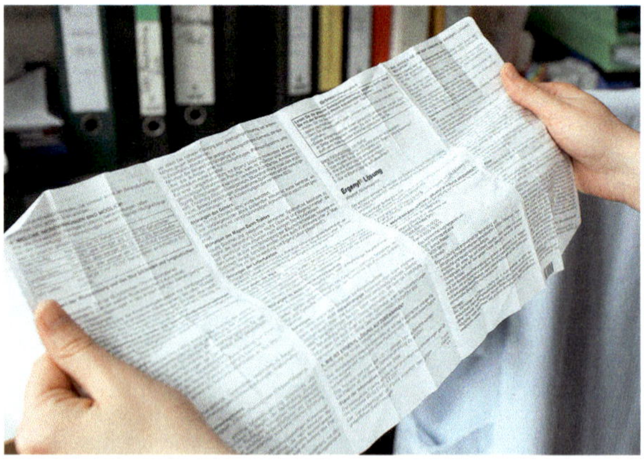

Geben Sie Verabreichungsmöglichkeiten von Arzneimitteln an.
→ **BA S. 263 /**
→ **JB 2 S. 151**

Verabreichung von Medikamenten (Applikation)

- lokal: Medikamente wirken am Ort.
- systemisch: Medikamente werden dem gesamten Körper über die Blutbahn zugeführt.

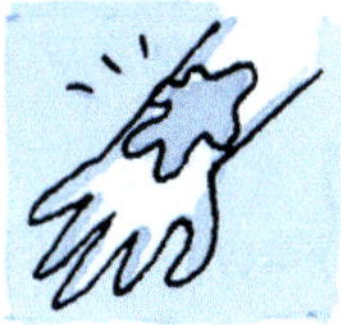

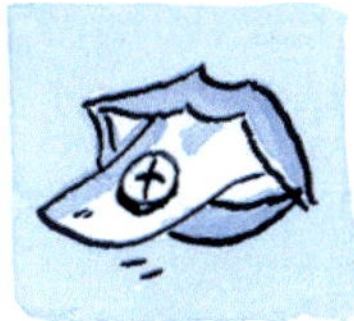

Welche Formen unterscheidet man bei der systemischen Applikation?
→ **BA S. 264 /**
→ **JB 2 S. 152**

Systemische Applikation

- enteral: Wirkstoffe gelangen über den Magen-Darm-Trakt ins Blut.
- parenteral: Medikamente gelangen unter Umgehung des Magen-Darm-Traktes in den Körper.

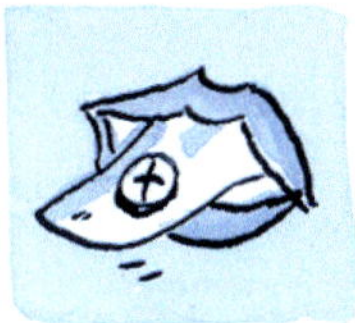

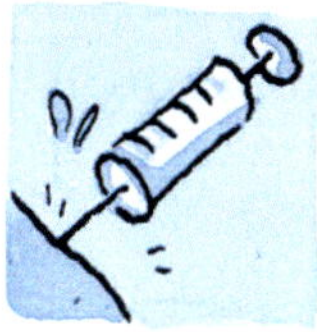

Welche Möglichkeiten der enteralen Applikation gibt es?
→ **BA S. 264 /**
→ **JB 2 S. 152**

Enterale Applikation

- oral: über den Mund, z. B. Einnahme von Tabletten
- sublingual: unter der Zunge, Aufnahme des Wirkstoffes über die Mundschleimhaut ins Blut
- rektal: über den Mastdarm (Rektum) als Zäpfchen

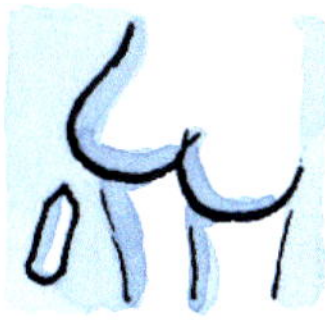

Welche Möglichkeiten der parenteralen Applikation gibt es?
→ **BA S. 264 /**
→ **JB 2 S. 152**

Parenterale Applikation

- als Injektion
- als Infusion
- perkutan: über die Haut

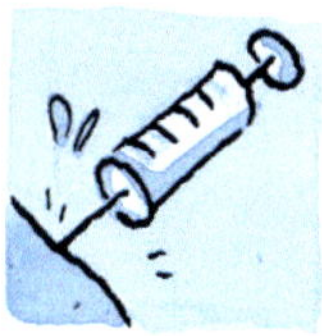

Nennen Sie Anforderungen an die Aufbewahrung von Medikamenten.
→ **BA S. 267 /**
→ **JB 2 S. 155**

Aufbewahrung von Medikamenten

- trocken
- staubgeschützt
- evtl. lichtgeschützt
- evtl. gekühlt

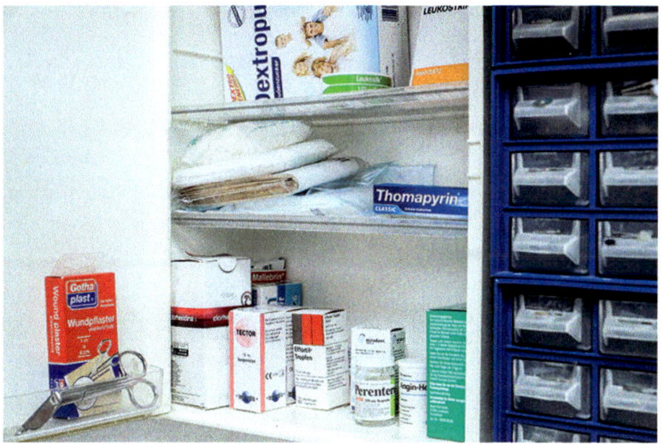

Arzneimittelschrank einer Zahnarztpraxis

Wie fit bin ich für die Prüfung? ☺ ☐ 😐 ☐ ☹ ☐

Programmierte Aufgaben

1. Welche Aussage ist richtig bez. der Vorbereitung chirurgischer Eingriffe?

☒

A) ☐ Untersuchung und Befunderhebung
B) ☐ postoperatives Röntgen
C) ☐ Aufbereiten der Instrumente
D) ☐ Wundverschluss
E) ☐ Rezeptabgabe

2. Welche Aussagen zur Zahnextraktion sind richtig?

☒☒☒

A) ☐ Indikation für eine Zahnextraktion ist ein tief kariös zerstörter Zahn.
B) ☐ Die OK-Molarenzangen lassen sich nach „Zacke zur Backe“ unterscheiden.
C) ☐ Die Zahnextraktion ist ein relativ seltener Eingriff.
D) ☐ Für den OK existieren 5 verschiedene Zangen.
E) ☐ Die Weisheitszahnzange ist einfach gebogen und für OK und UK gleich.

3. Welche beiden Therapiemöglichkeiten gibt es bei Zysten im Kieferknochen?

☒☒

A) ☐ belassen
B) ☐ Zystektomie
C) ☐ Osteotomie
D) ☐ Zystostomie
E) ☐ Inzision

4. Welche Aussage zur WSR ist falsch?

☒

A) ☐ Indikation für eine WSR ist ein wurzelgefüllter Zahn mit einer apikalen Ostitis.
B) ☐ Die WSR ist ein Versuch, den Zahn zu erhalten.
C) ☐ Auf dem Röntgenbild zeigt sich eine apikale Aufhellung.
D) ☐ Die WSR ist nur für einwurzelige Zähne geeignet.
E) ☐ Im UK-Prämolarenbereich kann der Nervus mentalis verletzt werden.

5. Welche Aussagenkombination zu Diagnostik und Folgen einer MAV ist richtig?

☒

1 Eine MAV kann mit dem Nasen-Blas-Versuch festgestellt werden.
2 Eine MAV kann durch Tasten mit der Knopfsonde festgestellt werden.
3 Durch eine MAV kann es zum Eindringen von Keimen in die Kieferhöhle kommen.
4 Das Eindringen von Keimen kann eine Sinusitis maxillaris zur Folge haben.
5 Eine MAV kommt nur bei OK-Zähnen mit Bezug zur Kieferhöhle vor.

A) ☐ Alle Aussagen sind richtig.
B) ☐ Nur die Aussagen 1, 3 und 5 sind richtig.
C) ☐ Nur die Aussagen 1, 2 und 4 sind richtig.
D) ☐ Nur die Aussagen 1, 4 und 5 sind richtig.
E) ☐ Nur die Aussagen 4 und 5 sind richtig.

6. Welche Aussage zu den Arzneimitteln ist falsch?

☒

A) ☐ Antibiotika sind Medikamente gegen Bakterien.
B) ☐ Der MRSA-Keim ist ein Virus.
C) ☐ MRSA kommt häufig in Kliniken vor.
D) ☐ MRSA ist ein Bakterium.
E) ☐ Immungeschwächte Patienten sind gefährdet.

7. Stellen Sie die richtige Reihenfolge bei den einzelnen Schritten der Implantation her.

[1][2][3][4][5][6][7]

A) ☐ Inzision
B) ☐ Aufbereiten des Implantatbettes
C) ☐ Bildung eines Mukoperiostlappens
D) ☐ Gewinde schneiden
E) ☐ Ankörnen des Knochens
F) ☐ Einbringen der Abdeckschraube
G) ☐ Einsetzen des Implantates
H) ☐ Naht

1. A 2. A, B, D 3. B, D
4. D 5. A 6. B
7. A1, B4, C2, D5, E3, F7, G6, H8

8. Welche Aussagenkombination zur Arzneimittellehre ist richtig?

☒

1 Frei verkäufliche Medikamente kann man in Drogerien kaufen.
2 Apothekenpflichtige Medikamente dürfen nur in Apotheken verkauft werden.
3 Betäubungsmittel müssen auf speziellen Rezepten verordnet werden.
4 Verschreibungspflichtige Medikamente gibt es auch ohne Rezept.

A) ☐ Alle Aussagen sind richtig.
B) ☐ Nur die Aussagen 1, 3 und 4 sind richtig.
C) ☐ Nur die Aussagen 1, 2 und 3 sind richtig.
D) ☐ Nur die Aussagen 1 und 2 sind richtig.

9. Ordnen Sie folgende Aussagen zu Implantaten den Begriffen subgingivale (1) und transgingivale (2) Einheilung zu.

[1] [2]

A) ☐ Die Implantate sind nach der Operation in der Mundhöhle sichtbar.
B) ☐ Der Eingriff benötigt zwei Schritte.
C) ☐ Die Implantate müssen zu einem späteren Zeitpunkt freigelegt werden.
D) ☐ Es handelt sich um ein einzeitiges Vorgehen.
E) ☐ Die Implantate heilen gedeckt unter dem Zahnfleisch ein.
F) ☐ zweizeitiges Vorgehen

10. Welche Zuordnung in Bezug auf das Einsatzgebiet der folgenden Instrumente ist falsch?

☒

A) ☐ scharfer Löffel → Auskratzen von Granulationsgewebe
B) ☐ Langenbeck-Haken → Abhalten des Mukoperiostlappens
C) ☐ Tamponadenstopfer nach Luniatschek → Stopfen einer Tamponade
D) ☐ Lindemann-Fräse → Abtrennen der Wurzelspitze
E) ☐ Luer-Zange → Extraktion von oberen Molaren

11. Welche beiden Aussagen zu Verhaltensmaßnahmen nach operativen Eingriffen und deren Begründung sind richtig?

☒ ☒

A) ☐ Nicht rauchen, weil dies zu einer Schwellung führen kann.
B) ☐ Mit feuchtkalten Umschlägen kühlen, da dies die postoperative Schwellung reduziert.
C) ☐ Keinen Kaffee trinken, da dieser zu einem Blutdruckanstieg und damit zu einer Nachblutung führen kann.
D) ☐ Sofort nach der Operation keine Mundspüllösungen verwenden, da dies die Keimzahl nicht erniedrigt.

12. Welche Aussagen zur operativen Weisheitszahnentfernung sind richtig?

☒ ☒ ☒

A) ☐ Der Nervus lingualis kann verletzt werden.
B) ☐ Der Nervus mentalis kann verletzt werden.
C) ☐ Es kann zu Wundheilungsstörungen kommen.
D) ☐ Der Weisheitszahn muss evtl. geteilt werden.
E) ☐ Ein präoperatives Röntgenbild bzw. DVT ist nicht notwendig.

13. Welche Aussagenkombination zu einer MAV ist richtig?

☒

1 Eine MAV kann mit dem Nasen-Blas-Versuch festgestellt werden.
2 Eine MAV muss nur bei einem bestehenden Infekt gedeckt werden.
3 Eine MAV stellt die Verbindung zwischen Mund- und Nasenhöhle dar.
4 Durch eine plastische Deckung muss die MAV verschlossen werden.
5 Nach einer MAV kann es zu einer Sinusitis maxillaris kommen.

A) ☐ Alle Aussagen sind richtig.
B) ☐ Nur die Aussagen 1, 3 und 5 sind richtig.
C) ☐ Nur die Aussagen 1, 2 und 4 sind richtig.
D) ☐ Nur die Aussagen 1, 4 und 5 sind richtig.
E) ☐ Nur die Aussagen 4 und 5 sind richtig.

---

8. C   9. A2, B1, C1, D2, E1, F1
10. E   11. B, C
12. A, C, D   13. D

14. Welche Aussagen zu den abgebildeten Instrumenten sind zutreffend?

[x] [x]

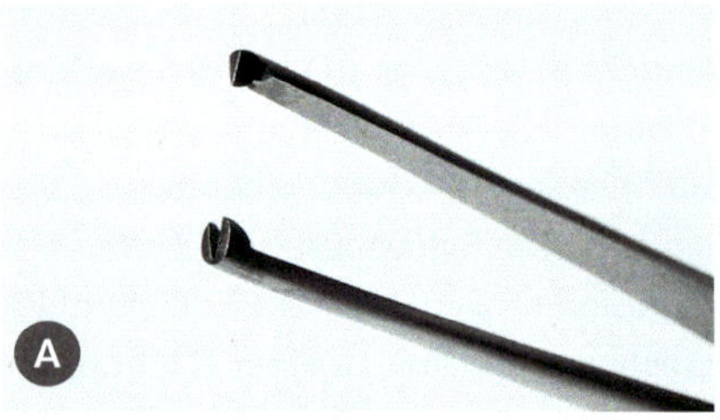

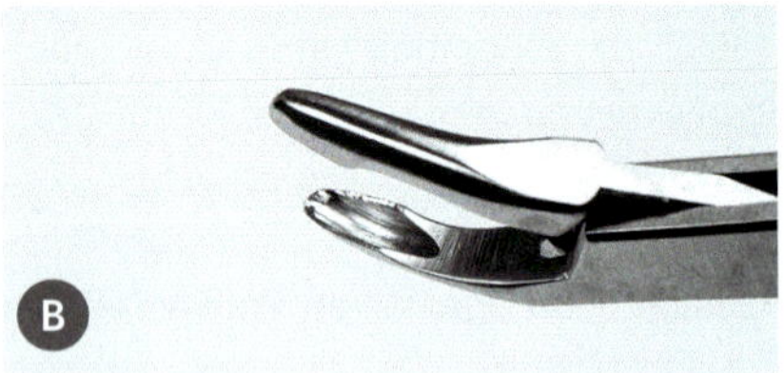

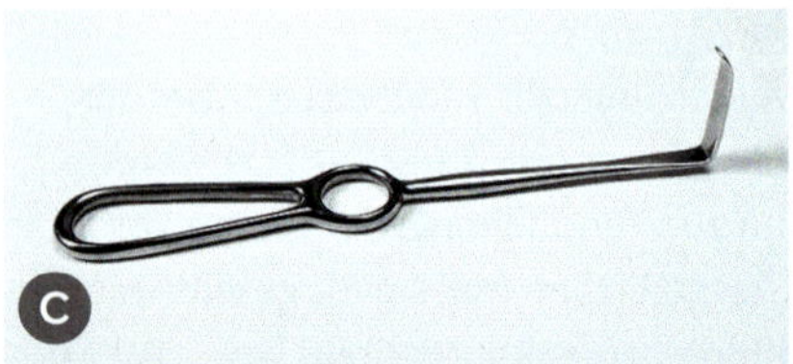

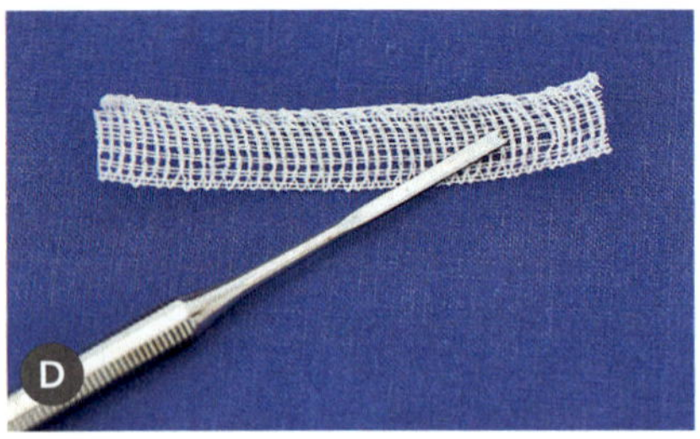

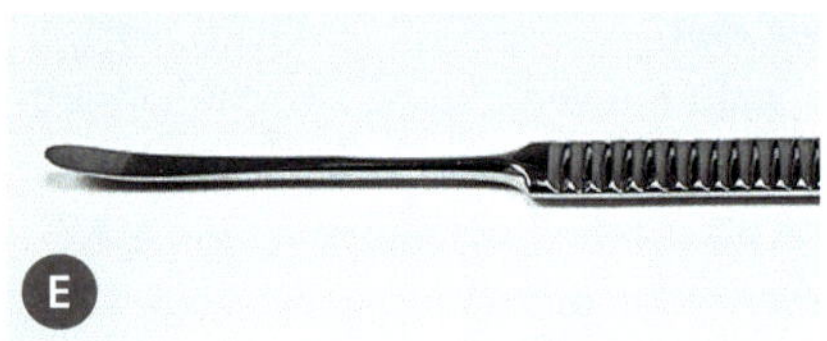

A) ☐ Buchstabe A kennzeichnet eine chirurgische Pinzette.
B) ☐ Buchstabe B kennzeichnet eine Weisheitszahnzange.
C) ☐ Buchstabe C kennzeichnet einen Haken nach Middeldorpf.
D) ☐ Buchstabe D kennzeichnet eine Knopfsonde.
E) ☐ Buchstabe E kennzeichnet ein Raspatorium.

15. Ordnen Sie der Dentitio difficilis deren Ursache (1), Symptome (2) und Therapie (3) zu.

[1] [2] [3]

A) ☐ Schlupfwinkelinfektion
B) ☐ Schwellung
C) ☐ Functio laesa
D) ☐ Entfernen der Schleimhaut
E) ☐ Bakterien
F) ☐ Streifeneinlage und Antibiotikum

16. Welche Aussagen zu folgenden Medikamenten sind richtig?

[x] [x] [x]

A) ☐ Aspirin® ist ein Thrombozytenaggregationshemmer.
B) ☐ Antitussiva sind Medikamente gegen Schmerzen.
C) ☐ Marcumar® gehört zu den Antikoagulanzien.
D) ☐ Antihypertonika sind Betäubungsmittel.
E) ☐ Ultracain® ist ein Lokalanästhetikum.

17. Ordnen Sie zu.

[x]

A	Osteomyelitis	1	Knochenglättung nach Zahnextraktion
B	Sequester	2	Erhöhung des Knochenangebotes durch Knochenaufbau
C	Alveolotomie	3	Wiedereinpflanzung eines herausgerissenen Zahnes
D	Reimplantation	4	abgestorbenes Knochenareal
E	Knochenaugmentation	5	Knochenmarksentzündung

A) ☐ A2, B1, C3, D4, E2
B) ☐ A1, B2, C3, D4, E3
C) ☐ A2, B3, C1, D4, E2
D) ☐ A5, B4, C2, D1, E3
E) ☐ A5, B4, C1, D3, E2

14. A, E
15. A1, B2, C2, D3, E1, F3
16. A, C, E
17. E

18. Welche Aussagen zum Sinuslift sind richtig?

☒☒☒

A) ☐ Man unterscheidet einen externen Sinuslift von einem internen Sinuslift.
B) ☐ Beim externen Sinuslift wird der Zugang über den Bohrkanal des Implantates geschaffen.
C) ☐ Beim internen Sinuslift wird der Knochen mit Hammerschlägen nach oben gedrückt.
D) ☐ Beim einzeitigen Verfahren kann gleichzeitig die Implantation erfolgen.
E) ☐ Beim zweizeitigen Verfahren werden verschiedene Knochenmaterialien eingebracht.

19. Welche Aussage zur Indikation von Implantaten ist falsch?

☒

A) ☐ Versorgung von Einzelzahnlücken
B) ☐ Verankerung einer Brücke
C) ☐ Befestigung von Teil- oder Vollprothesen
D) ☐ Verankerung kieferorthopädischer Apparaturen
E) ☐ Verankerung von Epithesen
F) ☐ Befestigung von Schmucksteinen

20. Ordnen Sie den folgenden Schritten der operativen Weisheitszahnentfernung die entsprechenden Instrumente zu.

☒

A	Bildung eines Mukoperiostlappens	1	Handstück, Knochenfräse
B	Freilegen des Weisheitszahnes	2	Knochenfräse, Luer-Zange
C	Entfernen des Zahnsäckchens	3	Raspatorium
D	Glätten von Knochenkanten	4	Arterienklemme, scharfer Löffel

A) ☐ A2, B1, C3, D4
B) ☐ A1, B2, C3, D4
C) ☐ A2, B3, C1, D4
D) ☐ A3, B1, C4, D2
E) ☐ A4, B2, C1, D3

21. Welche Aussage ist falsch in Bezug auf die Assistenz bei einem chirurgischen Eingriff?

☒

A) ☐ Die Assistenz sorgt für eine gute Sicht des Operateurs.
B) ☐ Sie stellt das Licht nach.
C) ☐ Die Assistenz am Stuhl trägt sterile Handschuhe.
D) ☐ Der Springer holt Material herbei und ist mit sterilen Handschuhen und OP-Kleidung ausgestattet.
E) ☐ Eine Kornzange dient zum Entnehmen von Tupfern aus einer sterilen Box.

22. Welche Aussagen zur Verabreichung von Medikamenten sind richtig?

☒☒☒☒

A) ☐ Die lokale Applikation ist die Verabreichung für den ganzen Körper.
B) ☐ Zur systemischen Applikation gehören die enterale und parenterale Verabreichung.
C) ☐ Bei der enteralen Applikation gelangen die Wirkstoffe über den Magen-Darm-Trakt ins Blut.
D) ☐ Bei der parenteralen Applikation gelangen die Wirkstoffe nur über den Magen ins Blut.
E) ☐ Parenteral bedeutet unter Umgehung des Magen-Darm-Traktes.
F) ☐ Ein Beispiel für die parenterale Applikation ist die Infusion.

23. Welche Aussagen sind richtig in Bezug auf die Instrumente zum Offenhalten des Wundgebietes?

☒☒

A) ☐ Scharfe Wundhaken haben spitze Zinken.
B) ☐ Der Wundhaken nach Middeldorpf hält den Mukoperiostlappen ab.
C) ☐ Der Wundhaken nach Langenbeck wird nach dem Raspatorium eingesetzt und sitzt direkt auf dem Knochen auf.
D) ☐ Der Zungenspatel ist immer perforiert.
E) ☐ Ein Mundsperrer kann in Narkose nicht eingesetzt werden.

---

18. A, C, D	19. F	20. D
21. D	22. B, C, E, F	23. A, C

24. Welche Aussagen sind richtig?

☒☒☒

A) ☐ Resorbierbares Nahtmaterial wird aufgelöst und muss nicht entfernt werden.
B) ☐ Nicht resorbierbares Nahtmaterial wird nach ca. 2 Wochen entfernt.
C) ☐ Eine atraumatische Naht ist gewebeverletzend.
D) ☐ Bei einer atraumatischen Naht ist der Faden mit der Nadel verschweißt.
E) ☐ Atraumatische Nähte werden extraoral verwendet.

25. Welche beiden Aussagen zur operativen Weisheitszahnentfernung sind falsch?

☒☒

A) ☐ Der Nervus alveolaris inferior kann verletzt werden.
B) ☐ Bei Verletzung des Nervus lingualis ist mit einer kompletten Geschmacksstörung zu rechnen.
C) ☐ Eine Indikation stellt ein verlagerter Weisheitszahn dar.
D) ☐ Bei allen Weisheitszähnen muss eine MAV-Kontrolle erfolgen.
E) ☐ Bei entsprechender Osteotomie kann es zu einer Fraktur des UK kommen.

26. Welche Aussagen zu den Aufgaben einer ZFA bei einer OP treffen zu?

☒☒☒

A) ☐ Die ZFA saugt ab.
B) ☐ Die ZFA stellt das Licht ein.
C) ☐ Die ZFA schaut sich die Röntgenbilder an.
D) ☐ Die ZFA bereitet die benutzten Instrumente auf.
E) ☐ Die ZFA bespricht sich mit ihrer Kollegin.

27. Welche Aussagen zur Prämolarisierung sind richtig?

☒☒

A) ☐ Bei der Prämolarisierung werden aus einem Molaren zwei Prämolaren gemacht.
B) ☐ Der Zahn wird längs durchtrennt und nur ein Teil in der Mundhöhle belassen.
C) ☐ Es wird eine bessere Reinigung im Furkationsbereich erreicht.
D) ☐ Der Zahn muss nicht wurzelbehandelt werden.

28. Welche Zuordnung in Bezug auf die WSR ist falsch?

☒

A) ☐ Ziel der WSR → entzündlich verändertes Gewebe an der Wurzelspitze entfernen
B) ☐ Ziel der WSR → Zahn erhalten
C) ☐ Indikation → Fraktur im apikalen Drittel der Wurzel
D) ☐ Indikation → überstopftes Wurzelfüllmaterial entfernen
E) ☐ retrograde Wurzelfüllung → Wurzelfüllung von der Krone aus

29. Ordnen Sie zu.

1 2 3 4 5 6 7

A ☐	Zahnluxation	1	befestigen
B ☐	Avulsion	2	zurückbringen
C ☐	Reimplantation	3	verletzungsbedingte Lockerung eines Zahnes
D ☐	Reponieren	4	vollständig herausgerissener Zahn
E ☐	Fixieren	5	Wiedereinpflanzung
F ☐	konservative Frakturbehandlung	6	Reposition der Knochenbruchstücke unter Sicht und Fixation mittels Metallplatten
G ☐	operative Frakturbehandlung	7	Reposition und Fixation der Bruchstücke durch Schienen

30. Ordnen Sie der (1) enteralen und der (2) parenteralen Applikationsform Beispiele zu.

1 2

A) ☐ Wirkstoff gelangt über den Magen-Darm-Trakt ins Blut
B) ☐ Injektion
C) ☐ Infusion
D) ☐ oral
E) ☐ rektal
F) ☐ sublingual

---

24. A, D, E 25. B, D 26. A, B, D
27. A, C 28. E
29. A3, B4, C5, D2, E1, F7, G6
30. A1, B2, C2, D1, E1, F1

31. Bringen Sie den Ablauf einer WSR anhand der Abbildungen in die richtige Reihenfolge.

[1] [2] [3] [4] [5] [6] [7]

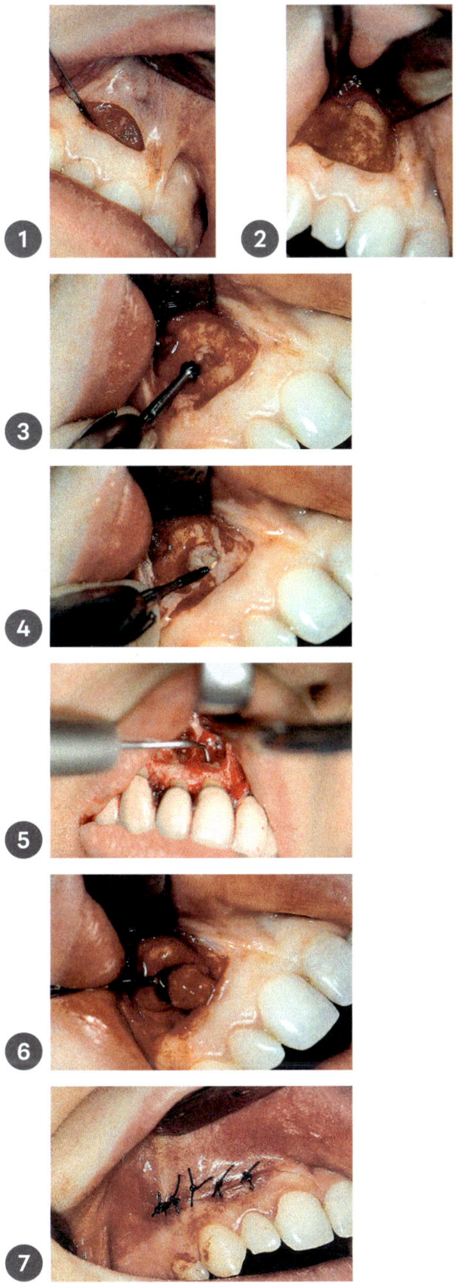

A) ☐ Bildung eines Mukoperiostlappens
B) ☐ Inzision der Schleimhaut
C) ☐ Abtrennen der Wurzelspitze
D) ☐ Abtragen von Knochen
E) ☐ evtl. Wurzelkanalfüllung
F) ☐ Naht
G) ☐ Entfernen von Granulationsgewebe

32. Welche Aussagen sind richtig in Bezug auf das Diastema mediale?

[×] [×] [×]

A) ☐ Ein Diastema mediale ist eine Lücke zwischen den unteren mittleren Schneidezähnen.
B) ☐ Ein Diastema mediale ist eine Lücke zwischen den oberen mittleren Schneidezähnen.
C) ☐ Das Lippenbändchen muss bei der Korrektur des Diastema mediale durchtrennt werden.
D) ☐ Der Knochen muss nicht entfernt werden.
E) ☐ Nach der operativen Korrektur ist ein kieferorthopädischer Lückenschluss notwendig.

33. Welche Aussage ist falsch in Bezug auf die präoperative Aufklärung?

[×]

A) ☐ Information über mögliche Komplikation
B) ☐ Erklärung zum Ablauf des Eingriffs
C) ☐ Ablauf der Instrumentenaufbereitung
D) ☐ Information zu Behandlungsalternativen
E) ☐ Notwendigkeit einer Nachsorge

34. Welche beiden Aussagen zu Verhaltensmaßnahmen nach MAV-Verschluss sind falsch?

[×] [×]

A) ☐ nicht schnäuzen
B) ☐ mit offenem Mund niesen
C) ☐ 5 x täglich Mundspüllösungen verwenden
D) ☐ abschwellende Nasentropfen verwenden
E) ☐ inhalieren

35. Ordnen Sie folgende Aussagen der Zystostomie (1) bzw. der Zystektomie (2) zu.

[1] [2]

A) ☐ komplette Entfernung der Zyste inkl. Zystenbalg
B) ☐ Zyste wird zur Nebenbucht der Mundhöhle gemacht
C) ☐ v. a. bei großen Zysten
D) ☐ Eröffnen der Zyste
E) ☐ v. a. bei kleinen Zysten
F) ☐ sofortiger Wundverschluss

---

31. A2, B1, C4, D3, E5, F7, G6
32. B, C, E   33. C   34. C, E
35. A2, B1, C1, D1, E2, F2

36. Bringen Sie den Ablauf der operativen Entfernung des Zahnes 18 in die richtige Reihenfolge.

1 2 3 4 5 6 7 8 9 10

A) ☐ Lockern des Zahnes mit dem Hebel
B) ☐ MAV-Kontrolle
C) ☐ Kürettage der Alveole
D) ☐ Anästhesie
E) ☐ Inzision der Gingiva
F) ☐ Naht
G) ☐ Bildung eines Mukoperiostlappens
H) ☐ evtl. durchtrennen und entfernen des Zahnes
I) ☐ Osteotomie
J) ☐ Glätten des Knochens

37. Ordnen Sie dem Ablauf aus Aufgabe 36 die korrekten Instrumente zu.

1 2 3 4 5 6 7 8 9 10

A	☐ Lockern des Zahnes	1 Nadel
B	☐ MAV-Kontrolle	2 Hebel
C	☐ Kürettage der Alveole	3 Skalpell
D	☐ Anästhesie	4 Spritze, Kanüle
E	☐ Inzision der Gingiva	5 Raspatorium
F	☐ Naht	6 Lindemann-Fräse
G	☐ Bildung eines Mukoperiostlappens	7 scharfer Löffel
H	☐ Durchtrennen und Entfernen des Zahnes	8 Knochenfräse
I	☐ Osteotomie	9 Knopfsonde
J	☐ Glätten des Knochens	10 Luer-Zange

38. Welche beiden Materialien werden für die Naht verwendet?

☒ ☒

A) ☐ Faden
B) ☐ Nadelhalter
C) ☐ Tamponadenstopfer nach Luniatschek
D) ☐ Knopfsonde
E) ☐ Luer-Zange

39. Welche zwei Aussagen zu den Komplikationen nach einer Zahnextraktion sind falsch?

☒ ☒

A) ☐ Nachblutung
B) ☐ Schmerzen
C) ☐ Wundheilungsstörung
D) ☐ Verletzung des Nervus alveolaris inferior
E) ☐ Verletzung von Nachbarzähnen
F) ☐ Schwellung

40. Ordnen Sie zu.

☒

A	Osteotomie	1	operative Entfernung eines Zahnes durch Abtragen von Knochen
B	Extraktion	2	Eröffnen des OP-Gebietes durch Inzision und Bildung eines Mukoperiostlappens
C	retiniert	3	gekippt
D	Aufklappung	4	Ziehen eines Zahnes mit der Zange
E	verlagert	5	im Knochen zurückgehalten

A) ☐ A2, B1, C3, D4, E5
B) ☐ A1, B2, C3, D4, E5
C) ☐ A1, B4, C5, D3, E2
D) ☐ A1, B4, C5, D2, E3
E) ☐ A5, B4, C1, D3, E2

41. Welche Aussagen sind richtig in Bezug auf die Entsorgung scharfer Einmalinstrumente?

☒ ☒ ☒

A) ☐ Scharfe Einmalinstrumente dürfen nicht mit dem normalen Müll entsorgt werden.
B) ☐ Die Entsorgung erfolgt über feste Verpackungen im Hausmüll.
C) ☐ Durchstichsichere, bruchfeste und verschließbare Behälter werden hierzu verwendet.
D) ☐ Nadeln können in Tupfer verpackt und dann über den Restmüll entsorgt werden.
E) ☐ Zum zusätzlichen Schutz vor Verletzungen können die durchstichsicheren Behälter noch mit Gips aufgefüllt werden.

42. Welche der folgenden Informationen muss nicht auf der Verpackung eines Medikamentes stehen?

☒

A) ☐ Verfallsdatum
B) ☐ Substanzname
C) ☐ Darreichungsform
D) ☐ Name und Anschrift des Pharmaherstellers
E) ☐ Nebenwirkungen

---

36. A5, B7, C8, D1, E2, F10, G3, H6, I4, J9
37. A2, B9, C7, D4, E3, F1, G5, H6, I8, J10
38. A, B 39. D, E 40. D
41. A, C, E 42. E

43. Ordnen Sie den folgenden Begriffen die korrekte Bedeutung zu.

[×]

A	Sofort-implantation	1	prothetische Konstruktion über dem Implantat
B	navigierte Implantation	2	Implantation direkt nach Zahnverlust
C	Suprakons-truktion	3	Einsetzen des Implantates
D	Insertion	4	PC-gesteuertes Verfahren zur Planung der Implantat-position
E	Periimplantitis	5	Schwund
F	Atrophie	6	fester Verbund zwischen Implantat und Knochen im Rahmen der Einheilung
G	Osseo-integration	7	Entzündung um das Implantat

A) ☐ A2, B1, C3, D4, E5, F6, G7
B) ☐ A1, B2, C3, D4, E6, F5, G7
C) ☐ A3, B4, C1, D4, E7, F5, G6
D) ☐ A2, B4, C1, D3, E7, F5, G6
E) ☐ A2, B4, C1, D3, E5, F7, G6

44. Ordnen Sie der (1) systemischen und der (2) lokalen Verabreichung von Medikamenten Beispiele zu.

[1][2]

A) ☐ Spritze
B) ☐ Creme
C) ☐ Zäpfchen
D) ☐ Fluoridlack
E) ☐ Tabletten
F) ☐ Augensalbe

45. Welche Aussagen zur Hemisektion sind falsch?

[×][×]

A) ☐ Der Zahn wird längs durchtrennt und beide Hälften werden in der Alveole belassen.
B) ☐ Der Zahn wird längs durchtrennt und die krankhaft veränderte Wurzel wird zusammen mit dem Kronenanteil entfernt.
C) ☐ Eine Hemisektion ist bei allen Seitenzähnen möglich.
D) ☐ Durch die Hemisektion kann der verbleibende Zahn erhalten und zur prothetischen Versorgung herangezogen werden.

46. Welche Aussagenkombination zu den Verhaltensmaßnahmen nach operativen Eingriffen ist richtig?

[×]

1 keine koffeinhaltigen Getränke zu sich nehmen
2 nicht rauchen
3 sofort Mundspüllösungen verwenden
4 feuchtkalte Umschläge machen
5 erst essen, wenn die Anästhesie abgeklungen ist

A) ☐ Alle Aussagen sind richtig.
B) ☐ Nur die Aussagen 1, 2, 4 und 5 sind richtig.
C) ☐ Nur die Aussagen 2 und 3 sind richtig.
D) ☐ Nur die Aussagen 3 und 4 sind richtig.
E) ☐ Nur die Aussagen 4 und 5 sind richtig.

47. Welche Aussagen sind richtig in Bezug auf die unterschiedlichen Pinzetten?

[×][×][×]

A) ☐ Die zahnärztliche Pinzette ist gerade und hat am Arbeitsende Widerhaken.
B) ☐ Die zahnärztliche Pinzette dient zum Platzieren von Watterollen.
C) ☐ Die anatomische Pinzette ist abgebogen und spitz zulaufend.
D) ☐ Die anatomische Pinzette wird benutzt, um Tupfer anzureichen.
E) ☐ Die chirurgische Pinzette wird benutzt, um Gewebe zu fassen.

48. Ordnen Sie den blutstillenden Maßnahmen die richtigen Begriffe zu.

[1][2][3][4][5]

A	☐ Arterienklemme	1	Zusammendrücken von Gefäßen
B	☐ Elektrotom	2	Abklemmen von Arterien
C	☐ Kompression	3	Abdecken von blutenden Wunden
D	☐ Verbandplatte	4	Blutstillung durch Strom
E	☐ Elektrokoagulation	5	Kauterisation

43. D 44. A1, B2, C1, D2, E1, F2
45. A, C 46. B 47. B, D, E
48. A2, B5, C1, D3, E4

49. Ordnen Sie die Begriffe den (1) festen, (2) flüssigen und (3) streichfähigen Arzneimittelformen zu.

[1] [2] [3]

A) ☐ Dragees
B) ☐ Salbe
C) ☐ Zäpfchen
D) ☐ Gel
E) ☐ Kapseln
F) ☐ Saft
G) ☐ Tinktur
H) ☐ Kügelchen

50. Welche beiden Aussagen zu Zysten sind falsch?

[×] [×]

A) ☐ Follikuläre Zysten entstehen im Bereich der Zahnkrone eines retinierten Zahnes.
B) ☐ Eine Zyste ist ein flüssigkeitsgefüllter Hohlraum.
C) ☐ Radikuläre Zysten entstehen an der Wurzel lebender Zähne.
D) ☐ Eine Zystektomie wird bei großen Zysten durchgeführt.
E) ☐ Bei der Zystostomie wird die Zyste komplett entfernt.

51. Ordnen Sie den Instrumenten die richtigen Aussagen zu.

[1] [2] [3] [4] [5]

A	☐ Holhmeißelhebel nach Bein	1	Bildung eines Mukoperiostlappens
B	☐ Raspatorium	2	Halten der Nadel
C	☐ Nadelhalter	3	Luxation des Zahnes
D	☐ Skalpell	4	Entfernen von Granulationsgewebe
E	☐ scharfer Löffel	5	Inzision

52. Ordnen Sie zu.

[×]

A	Extraktion	1	Herausschneiden
B	Traumatologie	2	Ziehen eines Zahnes
C	Exzision	3	Verletzungen
D	Inzision	4	Hineinschneiden

A) ☐ A2, B1, C3, D4
B) ☐ A1, B2, C3, D4
C) ☐ A2, B3, C1, D4
D) ☐ A4, B3, C2, D1
E) ☐ A4, B2, C1, D3

53. Ordnen Sie zu.

[1] [2] [3] [4] [5] [6] [7] [8]

A	☐ intraoperativ	1	Zusammendrücken
B	☐ Exzision	2	Bruch
C	☐ präoperativ	3	während der OP
D	☐ Komprimieren	4	Herausschneiden
E	☐ orthograd	5	von der Krone aus
F	☐ Fraktur	6	gutartig
G	☐ Pus	7	Eiter
H	☐ benigne	8	vor der OP

54. Welche Aussagen zu Arzneimittelformen treffen nicht zu?

[×] [×]

A) ☐ Eine Creme ist eine Öl-in-Wasser-Emulsion.
B) ☐ Bei Kapseln befindet sich der Wirkstoff in einer Hülle, die erst im Magen zersetzt wird.
C) ☐ Dragees sind große Tabletten.
D) ☐ Bei einer Lösung ist der Wirkstoff in Wasser oder Alkohol gelöst.
E) ☐ Zäpfchen werden auch Suppositorien genannt.

55. Welche Aussagenkombination zur präprothetischen Chirurgie ist richtig?

[×]

1 Die Beseitigung eines Schlotterkammes zählt zur präprothetischen Chirurgie.
2 Bei der Mundbodenplastik wird der Mundboden vertieft.
3 Der Kieferkamm kann mit körpereigenem Knochen oder Knochenersatzmaterial augmentiert werden.
4 Die Vestibulumplastik hat heute wegen der Implantate an Bedeutung verloren.
5 Knochen aufbauende Verfahren gehören nicht zur präprothetischen Chirurgie.

A) ☐ Alle Aussagen sind richtig.
B) ☐ Nur die Aussagen 1, 3, 4 und 5 sind richtig.
C) ☐ Nur die Aussagen 1, 2, 4 und 5 sind richtig.
D) ☐ Nur die Aussagen 1, 2, 3 und 4 sind richtig.
E) ☐ Nur die Aussagen 3, 4 und 5 sind richtig.

---

49. A1, B3, C1, D3, E1, F2, G2, H1
50. D, E
51. A3, B1, C2, D5, E4
52. C
53. A3, B4, C8, D1, E5, F2, G7, H6
54. A, C
55. D

56. Welche Aussage zur Zahnavulsion ist falsch?

☒

A) ☐ ausgeschlagenen Zahn suchen
B) ☐ Zahn in feuchtem Milieu transportieren
C) ☐ sofort den Zahnarzt aufsuchen
D) ☐ Zahn säubern und parodontales Gewebe entfernen
E) ☐ Zahn baldmöglichst reponieren

57. Welche Aussage zur Lagerung von Arzneimitteln ist falsch?

☒

A) ☐ feuchtigkeitsempfindliche Medikamente dicht verschließen
B) ☐ Verfallsdatum beachten
C) ☐ korrekte Lagertemperatur beachten
D) ☐ first in first out
E) ☐ neue Medikamente ganz vorne einsortieren

58. Welche Maßnahme ist vor einer Implantation nicht notwendig?

☒

A) ☐ Diagnostik inklusive Röntgen
B) ☐ Aufklärung des Patienten über mögliche Komplikationen
C) ☐ prothetische Planung des Falles
D) ☐ Kooperation mit dem Kieferorthopäden
E) ☐ Kostenabsprache
F) ☐ Anleitung zur Mundhygiene

59. Welche beiden Aussagen zur Dentitio difficilis sind falsch?

☒ ☒

A) ☐ Die Dentitio difficilis tritt v. a. bei Zähnen im OK auf.
B) ☐ Die Dentitio difficilis tritt v. a. bei Zähnen im UK auf.
C) ☐ Der Dentitio difficilis liegt ein erschwerter Zahndurchbruch zugrunde.
D) ☐ Es zeigen sich die klassischen Entzündungszeichen.
E) ☐ Der schuldige Zahn muss nicht entfernt werden.

60. Welche Aussage zu den Injektionen ist falsch?

☒

A) ☐ Subkutane Injektionen werden unter die Schleimhaut gespritzt.
B) ☐ Intramuskuläre Injektionen werden in den Muskel gespritzt.
C) ☐ Intravenöse Injektionen spritzt man in die Vene.
D) ☐ Submuköse Injektionen werden unter die Schleimhaut gespritzt.

61. Welche Zuordnung ist richtig?

☒

A) ☐ Indikation → Gegenanzeige
B) ☐ Kontraindikation → Heilanzeige
C) ☐ MAV → Mund-Antrum-Verbindung
D) ☐ postoperativ → vor der Operation
E) ☐ Sequester → Knochen in der Kieferhöhe

62. Ordnen Sie dem (1) gutartigen und dem (2) bösartigen Tumor die jeweiligen korrekten Kennzeichen zu.

1 2

A) ☐ langsames Wachstum
B) ☐ radikalchirurgische Operation notwendig
C) ☐ wenig veränderte Zellen
D) ☐ abgegrenztes Wachstum
E) ☐ Metastasen
F) ☐ Tumor dringt in Nachbargewebe ein

63. Welche Aussagen zum Sinuslift sind falsch?

☒ ☒

A) ☐ Es handelt sich um ein Verfahren, bei dem der Boden der Kieferhöhle angehoben wird.
B) ☐ Beim Sinuslift muss das Implantat zu einem späteren Zeitpunkt inseriert werden.
C) ☐ Der Begriff Sinuslift stammt aus dem Lateinischen.
D) ☐ Knochen kann zur Verbesserung des Implantatbettes am Boden der Kieferhöhle eingebracht werden.
E) ☐ Der Zugang kann über ein Knochenfenster von der Seite geschaffen werden.

---

56. D	57. E	58. D
59. A, E	60. A	61. C
62. A1, B2, C1, D1, E2, F2		63. B, C

64. Welche Aussage zu Zahnverletzungen ist falsch?

[×]

A) ☐ Eine Fraktur im Bereich des Zahnes entsteht meist durch ein Trauma.
B) ☐ Man unterscheidet Kronen- und Wurzelfrakturen.
C) ☐ Bei der Längsfraktur eines einwurzeligen Zahnes muss dieser entfernt werden.
D) ☐ Bei Kronenfrakturen kann der Zahn meistens nicht erhalten werden.
E) ☐ Eine Kronenfraktur II. Grades kann durch eine Füllung behandelt werden.

65. Ordnen Sie zu.

[1] [2] [3] [4] [5] [6] [7]

A	☐ Hämostyptika	1	Mittel zur Blutstillung
B	☐ Antikoagulanzien	2	Mittel gegen bakterielle Infektionen
C	☐ Antibiotika	3	Schmerzmittel
D	☐ Antimykotika	4	entzündungshemmende Medikamente
E	☐ Analgetika	5	gefäßverengende Arzneimittel
F	☐ Vasokonstringenzien	6	Mittel, die die Blutgerinnung herabsetzen
G	☐ Antiphlogistika	7	Mittel gegen Pilzinfektionen

66. Stellen Sie die richtige Reihenfolge bei der Zahnextraktion her.

[1] [2] [3] [4] [5]

A) ☐ Lockern des Zahnes mit dem Hebel
B) ☐ evtl. MAV-Kontrolle und Naht
C) ☐ Kürettage der Alveole
D) ☐ Lösen der Gingiva und der Sharpey-Fasern
E) ☐ Entfernen des Zahnes mit der Zange

67. Welche Aussagen sind richtig?

[×] [×] [×]

A) ☐ Bricht ein Zahn bei der Extraktion ab, muss eine Osteotomie durchgeführt werden.
B) ☐ Vollständig retinierte Zähne führen häufig zu einer Dentitio difficilis.
C) ☐ Bei teilretinierten Zähnen im UK kommt es oft zu Infektionen.
D) ☐ Die Anästhesie wirkt im entzündeten Gebiet oft nicht.
E) ☐ Nach einer Abszessinzision wird die Wunde vernäht.

68. Welche Aussagen zu Komplikationen bei Implantaten treffen zu?

[×] [×] [×]

A) ☐ Bei vielen Implantaten kommt es zu Lockerung und Verlust.
B) ☐ Der komplikationslose Verlauf bei einer Implantation hängt auch von der Mundhygiene ab.
C) ☐ Bei der Implantation im UK kann es zu Nervenverletzungen kommen.
D) ☐ Wundheilungsstörungen sind bei Rauchern nicht höher als bei Nichtrauchern.
E) ☐ Der intraoperative Zustand stellt sich anders dar als in der präoperativen Diagnostik.

69. Welche Aussagen sind richtig in Bezug auf die Nachsorge nach chirurgischen Eingriffen?

[×] [×]

A) ☐ Scharfe Instrumente werden in durchstichsicheren Behältern entsorgt.
B) ☐ Instrumente und Flächen werden desinfiziert.
C) ☐ Eine AU wird abhängig von der Größe des Eingriffs ausgestellt.
D) ☐ Postoperative Röntgenbilder sind nicht notwendig.
E) ☐ Mehrmalige postoperative Kontrollen sind nie notwendig.

70. Welche Aussage zu einer erfolgreichen Implantation ist falsch?

[×]

A) ☐ Es muss ausreichend Knochen vorhanden sein.
B) ☐ Sanierung des Gebisses vor der Implantation durchführen
C) ☐ Patient sollte optimale Mundhygiene betreiben.
D) ☐ Bei Rauchern ist eine gute Prognose fraglich.
E) ☐ Stoffwechselerkrankungen stellen keine Kontraindikation dar.
F) ☐ Bei deutlich reduziertem Allgemeinzustand ist Risiko-Nutzen-Abwägung wichtig.

---

64. D 65. A1, B6, C2, D7, E3, F5, G4
66. A2, B5, C4, D1, E3 67. A, C, D
68. B, C, E 69. A, C 70. E

Allgemeine Bestimmungen in der Chirurgie

	BEMA	GOZ
In der Chirurgie gilt für Anästhesien eine erweiterte Bestimmung. Nennen Sie mindestens zwei Regeln. → **LA S. 150, 154 /** → **JB 2 S. 76, 80**	**Anästhesie in der Chirurgie** • Wenn bei größeren Eingriffen oder Entzündungen eine Infiltrationsanästhesie allein nicht ausreicht, darf mit Begründung zusätzlich eine Leitungsanästhesie gelegt und abgerechnet werden. • Mit Begründung darf neben einer Leitungsanästhesie auch eine Infiltrationsanästhesie abgerechnet werden. • Bei lang andauernden Eingriffen darf eine Anästhesie nachgelegt und abgerechnet werden.	**Anästhesie in der Chirurgie** • Wenn bei größeren Eingriffen oder Entzündungen eine Infiltrationsanästhesie allein nicht ausreicht, darf zusätzlich eine Leitungsanästhesie gelegt und abgerechnet werden. Es empfiehlt sich eine Begründung. • Neben einer Leitungsanästhesie darf auch eine Infiltrationsanästhesie abgerechnet werden. Es empfiehlt sich eine Begründung. • Bei lang andauernden Eingriffen darf eine Anästhesie mit Begründung nachgelegt und abgerechnet werden.
In der Chirurgie können Röntgenleistungen umfangreicher abgerechnet werden. Nennen Sie die besondere Bestimmung. → **LA S. 139 /** → **JB 1 S. 461, 466**	**Röntgen in der Chirurgie** • Im Verlauf einer chirurgischen Behandlung kann die Ä 925a Rö2 auch mehrmals abgerechnet werden, wenn unterschiedliche klinische Situationen auftreten, die eine neue Röntgenaufnahme erfordern.	**Röntgen in der Chirurgie** • Im Verlauf einer chirurgischen Behandlung kann die Ä 5000 auch mehrmals abgerechnet werden, wenn unterschiedliche klinische Situationen auftreten, die eine neue Röntgenaufnahme erfordern.
Wie wird die Wundversorgung direkt nach dem Eingriff abgerechnet? → **LA S. 192, 194, 197 /** → **JB 2 S. 172, 174, 177**	**Wundversorgung** • Die primäre Wundversorgung, z. B. Legen einer Naht, ist Bestandteil des operativen Eingriffs, sie wird nicht gesondert berechnet. • Ausnahme: Stillen einer übermäßigen Blutung	**Wundversorgung** • Die primäre Wundversorgung, z. B. Legen einer Naht, ist Bestandteil des operativen Eingriffs, sie wird nicht gesondert berechnet. • Das Stillen einer untypisch heftigen Blutung, die den Operationsverlauf erheblich unterbricht, wird gesondert berechnet. • Folgende Materialien sind gesondert berechnungsfähig: Materialien zur Förderung der Blutgerinnung sowie zum Verschluss von oberflächlichen Blutungen bei vermehrter Blutungsneigung, atraumatisches Nahtmaterial, eingebrachtes Knochenersatzmaterial, eingebrachtes regeneratives Material, z. B. Membranen, Material zum Schutz wichtiger anatomischer Strukturen, wie z. B. Nerven

Wie fit bin ich für die Prüfung? ☺ ☐ 😐 ☐ ☹ ☐

Einfache Zahnextraktionen

	BEMA	GOZ
Mit welchen Positionen rechnet man eine Zahnextraktion ab? → LA S. 179, 186 / → JB 2 S. 159, 166	**Zahnextraktionen** **43 X1** · Entfernen eines einwurzeligen Zahnes, einschl. Wundversorgung **44 X2** · Entfernen eines mehrwurzeligen Zahnes, einschl. Wundversorgung **45 X3** · Entfernen eines tief frakturierten Zahnes, d. h., dieser ist bis ins untere Drittel gebrochen, wodurch ein erhöhter Aufwand erforderlich ist, einschl. Wundversorgung	**Zahnextraktionen** **3000** · Entfernen eines einwurzeligen Zahnes oder eines enossalen Implantats **3010** · Entfernen eines mehrwurzeligen Zahnes **3020** · Entfernen eines tief frakturierten oder tief zerstörten Zahnes
Wann gilt in der Abrechnung von Extraktionen ein Zahn als ein- oder als mehrwurzelig? → LA S. 179, 186 / → JB 2 S. 159, 166	**Wurzelanzahl nach Schema** **Einwurzelige Zähne:** · alle Frontzähne, 15 und 25 im OK, 34, 35 und 44, 45 im UK · Milchzähne: alle Frontzähne **Mehrwurzelige Zähne:** · alle Molaren in OK und UK, 14 und 24 im OK · Milchzähne: alle Milchmolaren	**Wurzelanzahl** · kein Zahn- oder Wurzelschema, die tatsächliche Anzahl der Wurzeln entscheidet über die Gebührennummer
Wie wird die Entfernung von Wurzelresten abgerechnet? → LA S. 179, 186 / → JB 2 S. 159, 166	**Entfernung von Wurzelresten** · wird wie die Entfernung des entsprechenden Zahnes abgerechnet · Wurde an diesem Zahn bereits eine Extraktion abgerechnet, dann kann eine spätere Wurzelrestentfernung am selben Zahn in derselben Praxis nicht noch einmal mit einer X1–X3 abgerechnet werden.	**Entfernung von Wurzelresten** · wird wie die Entfernung des entsprechenden Zahnes abgerechnet, z. B. im Notdienst
Eine Extraktion nach X1/3000 oder X2/3010 wird geplant. Was könnte dazu führen, dass dennoch eine X3/3020 abgerechnet wird? → LA S. 179, 186 / → JB 2 S. 159, 166	**Zahnextraktion** **Aus einer geplanten X1 oder X2 wird eine X3:** · wenn vorgeschädigter Zahn während des Extraktionsversuchs frakturiert und erhöhter Schwierigkeitsgrad bei der Extraktion vorliegt · wenn der Zahn zwar ohne Bildung eines Mukoperiostlappens und ohne Knochenfräsen entfernt wird, jedoch mit mehr Aufwand; z. B. den Zahn halbieren	**Zahnextraktion** **Aus einer geplanten 3000 oder 3010 wird eine 3020:** · In der GOZ gelten die gleichen Bestimmungen wie in der BEMA. · Zusätzlich kommt bei der 3020 ein Zuschlag für ambulantes Operieren hinzu.
Welche Leistungen sind mit der Extraktion abgegolten? → LA S. 179, 186 / → JB 2 S. 159, 166	**Leistungen** · komplette Entfernung des Zahnes · Entfernung von Knochensplittern, Granulationsgewebe, kleine Zysten durch die Alveole · Glätten von Knochen im Bereich von ein bis drei Zähnen pro Kiefer · Wundversorgung einschl. Naht	**Leistungen** · siehe BEMA

Wie fit bin ich für die Prüfung? ☺ ☐ 😐 ☐ ☹ ☐

Zuschläge für ambulantes Operieren in der GOZ

Chirurgische Behandlungen erfordern mehr Aufwand an Material, Instrumenten und Geräten. Wie wird dieser Mehraufwand honoriert?
→ LA S. 184 f. /
→ JB 2 S. 164 f.

Zuschläge zur Abgeltung der erhöhten Kosten für die Aufbereitung von OP-Material und OP-Geräten

0500
- Zuschlag für chirurgische Leistungen, die mit einer Punktzahl von 250 bis 499 bewertet sind, z. B. 3020, 3030, 3090, 3110, 3130

0510
- Zuschlag für chirurgische Leistungen, die mit einer Punktzahl von 500 bis 799 bewertet sind, z. B. 3040, 3045, 3120, 3200, 3270

0520
- Zuschlag für chirurgische Leistungen, die mit einer Punktzahl von 800 bis 1199 bewertet sind
- Dies ist nur der Fall bei 4133 Gewinnung und Transplantation von Bindegewebe.

0530
- Zuschlag für chirurgische Leistungen, die mit einer Punktzahl von 1200 und mehr bewertet sind, z. B. Implantate setzen

Bei den Zuschlägen gilt:
- Sie dürfen nur mit dem einfachen Gebührensatz berechnet werden.
- Jeder Zuschlag ist je Behandlungstag nur einmal berechnungsfähig.
- Die Zuschläge dürfen nicht nebeneinander abgerechnet werden, es darf nur der Zuschlag mit der höchsten Punktzahl abgerechnet werden.

Nennen Sie die beiden Zuschläge, die auch bei chirurgischen Maßnahmen berechnet werden dürfen.
→ LA S. 169 /
→ JB 2 S. 95

Zuschlag für die Anwendung eines OP-Mikroskops
0110
- bei Osteotomien, Wurzelspitzenresektionen, Zysten-OPs, offener Kürettage

Zuschlag für die Anwendung eines Lasers
0120
- bei Exzisionen, offener Kürettage

Bei den beiden Zuschlägen gilt:
- Sie dürfen nur mit dem einfachen Gebührensatz berechnet werden.
- Sie dürfen nur einmal je Behandlungstag abgerechnet werden.
- Sie dürfen nebeneinander abgerechnet werden.

Beispielfall eines Patienten

Datum	Zähne	Leistungen	BEMA-Position	GOZ-Position
02.10.		eingehende Untersuchung mit Beratung	01	0010, Ä 1
	OK, UK	Orthopantomogramm; Befund: 15 tief zerstört, 14 tiefe Karies, eine Wurzel, 38 zerstört 46 tief frakturiert	Ä 935d OPG	Ä 5004
	15, 14	Infiltrationsanästhesie	40 I	2 x 0090 + Mat.
	15	Extraktion	43 X1	3020, 0500
	14	Extraktion	44 X2	3000
	15, 14	Wundversorgung		
10.10.	46	Leitungsanästhesie	41a L1	0100 + Mat.
		Extraktion	45 X3	3020, 0500
		Wundversorgung		

Datum	Zähne	Leistungen	BEMA-Position	GOZ-Position
20.10.	38	Leitungsanästhesie Extraktion, dabei kleine Zyste durch die Alveole entfernt Wundversorgung	41a L1 44 X2	0100 + Mat. 3010
07.11.	regio 27	Schmerzen, Röntgenaufnahme, Befund: drei Wurzelreste vorhanden Infiltrationsanästhesie Wurzelreste durch Extraktion entfernt	Ä 925a Rö2 40 I 44 X2	Ä 5000 0090 + Mat. 3010

Wie fit bin ich für die Prüfung? ☺ ☐ 😐 ☐ ☹ ☐

Operative Zahnentfernung durch Osteotomie

	BEMA	GOZ
Wie werden Zahnentfernungen abgerechnet, die eine Aufklappung und Knochenentfernung erfordern? → LA S. 181, 187 / → JB 2 S. 161, 167	**Zahnentfernung durch Osteotomie** **47a Ost1** • Entfernung eines Zahnes oder Wurzelrestes, die die Bildung eines Mukoperiostlappens und das Fräsen von Knochen erfordert • je Zahn oder Wurzelrest • einschl. Wundversorgung	**Zahnentfernung durch Osteotomie** **3030** • Entfernung eines Zahnes oder Implantates, die die Bildung eines Mukoperiostlappens und das Fräsen von Knochen erfordert • je Zahn oder Implantat • Der Zuschlag nach 0500 kann berechnet werden.
Wie wird die Entfernung von einem verlagerten und/oder retinierten Zahn abgerechnet? → LA S. 181, 187 / → JB 2 S. 161, 167	**Entfernung eines Zahnes durch Osteotomie** **48 Ost2** • Entfernung eines verlagerten Zahnes durch Osteotomie • Entfernung eines retinierten Zahnes • Entfernung eines Zahnkeims • Entfernung eines impaktierten Wurzelrestes • einschl. Auskratzen von Granulationsgewebe und kleinen Zysten **Hinweis:** Die Ost2 wird durch die Lage des Zahnes erforderlich.	**Entfernung eines Zahnes durch Osteotomie** **3040** • Entfernung eines retinierten Zahnes durch Osteotomie • Entfernung eines impaktierten Zahnes durch Osteotomie • Entfernung eines verlagerten Zahnes durch Osteotomie • einschl. Auskratzen von Granulationsgewebe und kleinen Zysten **3045** • Entfernen eines extrem verlagerten und/oder extrem retinierten Zahnes durch umfangreiche Osteotomie bei gefährdeten anatomischen Nachbarstrukturen Bei beiden Positionen kann der Zuschlag 0510 berechnet werden.
Wie wird die Entfernung eines Zahnkeims abgerechnet? → LA S. 181, 187 / → JB 2 S. 161, 167	**Zahnkeimentfernung (Germektomie)** • keine eigene Position: wird mit der Ziffer 48 Ost2 abgerechnet	**Zahnkeimentfernung (Germektomie)** **3270** • je Zahnkeim • Der Zuschlag 0510 kann berechnet werden.

Nennen Sie die Abrechnungsposition zur Teilentfernung eines Zahnes. → LA S. 182, 188 / → JB 2 S. 162, 168	**Hemisektion und Teilentfernung eines mehrwurzeligen Zahnes** **47b Hem** • nur in begründeten Ausnahmefällen abrechenbar: zum Erhalt einer geschlossenen Zahnreihe und/oder zum Erhalt einer bestehenden prothetischen Versorgung • nicht als Hemisektion abrechenbar, wenn der gesamte Zahn entfernt wird	**Hemisektion und Teilentfernung eines mehrwurzeligen Zahnes** **3130** • bei mehrwurzeligen Zähnen ggf. 2 x je Zahn • Der Zuschlag 0500 kann berechnet werden.
Ist die Prämolarisierung, also die Teilung eines mehrwurzeligen Zahnes und die Versorgung der beiden Hälften mit Kronen, eine abrechenbare Leistung? → LA S. 182, 188 / → JB 2 S. 162, 168	**Prämolarisierung** • Die Prämolarisierung ist keine Leistung der gesetzlichen Krankenkassen.	**Prämolarisierung** **3130a** • Die Prämolarisierung kann nicht mit der gleichen Ziffer abgerechnet werden wie die Hemisektion. Sie muss analog abgerechnet werden, z. B. nach 3130a. • meist bei parodontal geschädigten Zähnen mit freiliegender Furkation
Wie rechnen Sie eine plastische Deckung der Kieferhöhle ab? → LA S. 183, 188 / → JB 2 S. 163, 168	**Plastische Deckung einer eröffneten Kieferhöhle** **51a Pla1** • als selbstständige Leistung oder in Verbindung mit einer Extraktion • ohne eine vorangegangene Aufklappung **51b Pla0** • in Verbindung mit Osteotomie, Wurzelspitzenresektion, Zystenoperation • mit vorangegangener Aufklappung	**Plastische Deckung einer eröffneten Kieferhöhle** **3090** • ohne Zusammenhang mit Extraktionen, Osteotomien • im Zusammenhang mit Extraktionen, Osteotomien • Es ist unerheblich, wodurch die Eröffnung verursacht wurde. • Der Zuschlag nach 0500 kann berechnet werden.
Nennen Sie die Abrechnungsposition für das Entfernen einer Krone bzw. eines Brückenankers. → LA S. 190 f. / → JB 2 S. 170 f.	**Entfernen einer Krone usw.** **23 EKr** • Entfernen einer Krone, unabhängig von der Anzahl der Trennstellen, 1 x je Krone • Entfernen einer Brücke 1 x je Brückenanker, unabhängig von der Anzahl der Trennstellen • Entfernen eines abgebrochenen Wurzelstiftes, 1 x • Abtrennen eines Brückengliedes oder Steges, je Trennstelle • das Abnehmen fest zementierter provisorischer Kronen und Brücken, die nicht nur provisorisch befestigt sind • Wird der Zahn extrahiert, so kann die EKr nicht abgerechnet werden. Wird eine Brücke nur teilweise entfernt, so kann die EKr je erforderliche Trennstelle berechnet werden.	**Entfernen einer Krone usw.** **2290** • Entfernen einer Einlagefüllung, eines Veneers, einer Krone, eines Brückenankers • 1 x je Krone, Einlagefüllung, Veneer • Abtrennen eines Brückengliedes oder Steg, je Brückenanker und je Trennstelle • für das Abnehmen fest zementierter provisorischer Kronen und Brücken • auch abrechenbar neben einer Extraktion am gleichen Zahn **Entfernen eines Wurzelstiftes oder einer Schraube** **2300** • kann neben 2290 am gleichen Zahn berechnet werden

Beispielfälle

Patient	Zähne	Leistungen	BEMA-Position	GOZ-Position
Pat. 1		**Zahn 18 und 28 sind verlagert und retiniert. Vom Zahn 48 ist nur ein Zahnkeim angelegt.**		
	18, 28	Infiltrationsanästhesie	2 x 40 I	2 x 0090 + Mat.
	18	Entfernung durch Osteotomie, Naht	47a Ost1	3030
	28	Entfernung durch Osteotomie, Naht	48 Ost2	3040
	48	Leitungsanästhesie	41a L1	0100 + Mat.
		zusätzl. Infiltrationsanästhesien, um Schmerzfreiheit zu erreichen	40 I	0090
	48	Zahnkeim entfernt (Germektomie), Naht	48 Ost2	3270
Pat. 2		**Zahn 46 hat eine freiliegende Furkation. Zahn 47 hat eine apikale Entzündung an der mesialen Wurzel.**		
	46	Leitungsanästhesie	41a L1	0100 + Mat.
	46	Hemisektion und Prämolarisierung	–	3130, 0500
	47	Hemisektion und Teilextraktion	47b Hem	3130
Pat. 3		**Restzahn 25 ist nur im Röntgenbild sichtbar.**		
	25	Infiltrationsanästhesie	40 I	0090 + Mat.
		Entfernung des impaktierten Wurzelrestes	48 Ost2	3040, 0510
		dabei Kieferhöhle eröffnet, plastische Deckung	51b Pla0	3090
		unter Verwendung eines OP-Mikroskops		0110
Pat. 4		**Zahn 13 ist extrem verlagert.**		
	13	Infiltrationsanästhesie	40 I	0090 + Mat.
		schwierige Entfernung des extrem verlagerten und retinierten Zahnes	48 Ost2	3045, 0510
		Nochmaliges Nachspritzen ist notwendig.	40 I	0090 + Mat. m. Begründg.
Pat. 5		**Zahn 14 ist tief kariös.**		
	14	Infiltrationsanästhesie	40 I	0090 + Mat.
		Entfernung des tief kariösen Zahnes durch Extraktion	44 X2	3010
		Eröffnung der Kieferhöhle, plastische Deckung	51a Pla1	0500, 3090

Wie fit bin ich für die Prüfung? ☺ ☐ 😐 ☐ ☹ ☐

Wundversorgung, die über die primäre Wundversorgung hinausgeht

	BEMA	GOZ
Erläutern Sie, wie die Wundkontrolle nach einem Eingriff in einer nachfolgenden Sitzung abgerechnet wird. → LA S. 192, 197 / → JB 2 S. 172, 177	**Wundkontrolle** • keine gesonderte Position • Wenn bei der Wundkontrolle auch eine Beratung des Patienten erfolgt, kann eine Ä 1 abgerechnet werden.	**Wundkontrolle** **3290** • Kontrolle nach chirurgischem Eingriff, als selbstständige Leistung • je Kieferhälfte oder Frontzahnbereich

Was versteht man unter einer Nachbehandlung und wie rechnet man diese ab? → LA S. 192, 197 / → JB 2 S. 172, 177	**Nachbehandlung/Versorgung einer OP-Wunde im Mundbereich** **38 N** • als selbstständige Leistung in gesonderter Sitzung • 1 x je Kieferhälfte oder Frontzahnbereich • nicht neben Leistungen nach 46 XN, 36 Nbl1, 37 Nbl2 an derselben Stelle in derselben Sitzung • Legen, Wechseln, Entfernen einer Tamponade/Drainage • Nahtentfernung • Säuberung, Spülen der Wunde • Aufbringen von Lösungen, Salben • Stillen einer kleinen Blutung • Legen eines Streifens unter die Schleimhautkapuze bei einer Dentitio difficilis	**Nachbehandlung/Versorgung einer OP-Wunde im Mundbereich** **3300** • Nachbehandlung nach chirurgischem Eingriff, als selbstständige Leistung in gesonderter Sitzung • je Operationsgebiet/Raum einer zusammenhängenden Schnittführung • höchstens 2 x je Kieferhälfte oder Frontzahnbereich • nicht neben Leistungen nach 3060 oder 3310 in demselben Wundgebiet • Legen, Wechseln, Entfernen einer Tamponade/Drainage • Nahtentfernung • Säuberung, Spülen der Wunde • Aufbringen von Lösungen, Salben • Stillen einer kleinen Blutung **Entfernen von Fäden oder Klammern** **Ä 2007** • anstelle einer 3300 abrechenbar • Es gelten die gleichen Bestimmungen wie bei 3300.
Wie werden umfangreichere Maßnahmen zur Abheilung einer Wunde abgerechnet? → LA S. 193, 197 / → JB 2 S. 173, 177	**Chirurgische Wundrevision** **46 XN** • in einer besonderen Sitzung, als selbstständige Leistung • je Kieferhälfte oder Frontzahnbereich • Auskratzen und Anfrischen einer Wunde/Alveole • Nachlegen einer Naht • kleine Knochenglättung am Rand der Wunde • Entfernung eines Knochensequesters durch die Wunde • nicht neben Leistungen nach 36 Nbl1, 38 N, 37 Nbl2 in demselben Operationsgebiet in derselben Sitzung	**Chirurgische Wundrevision** **3310** • chirurgische Wundrevision in einer besonderen Sitzung • je Operationsgebiet/Raum einer zusammenhängenden Schnittführung • höchstens 2 x je Kieferhälfte oder Frontzahnbereich • Auskratzen und Anfrischen einer Wunde/Alveole • Nachlegen einer Naht • kleine Knochenglättung • Entfernung eines Knochensequesters durch die Wunde • nicht neben Leistungen nach 3060 oder 3300 in demselben Wundgebiet
Nach welchen Regeln werden Nachblutungen abgerechnet? → LA S. 194, 197 / → JB 2 S. 174, 177	**Nachblutungen** **36 Nbl1** • Stillen einer übermäßigen Blutung, als selbstständige Leistung in gesonderter Sitzung • z. B. Drucktamponade, Elektrokoagulation, gerinnungsförderndes Medikament • auch während eines chirurgischen Eingriffs, wenn ein erheblicher Zeitaufwand für die Blutstillung erforderlich war (10 Min. und mehr) • je Blutungsstelle, je Sitzung • nicht neben Leistungen nach 38 N, 46 XN, 37 Nbl2 in demselben Operationsgebiet in derselben Sitzung	**Nachblutungen** **3050** • Stillung einer übermäßigen Blutung im Mund-/Kieferbereich als selbstständige Leistung • je Blutungsstelle, je Sitzung • neben Nachbehandlungen nach 3300, 3310 im gleichen Wundbereich abrechenbar, wenn neben der Blutstillung eigenständige Nachbehandlungen erforderlich sind

(Fortsetzung)	**37 Nbl2** • Stillung einer übermäßigen Blutung, auch während eines Eingriffs, wenn besonderer Zeitaufwand notwendig ist • durch Abbinden • durch Umstechen des Gefäßes • durch Knochenbolzung • je Blutungsstelle • je Sitzung • nicht neben Leistungen nach 38 N, 46 XN, 36 Nbl1 in demselben Operationsgebiet in derselben Sitzung Werden verschiedene Leistungen nach den Positionen N, XN, Nbl1, Nbl2 in demselben Wundbereich erbracht, so darf die höherwertige Leistung abgerechnet werden. Wenn es sich aber um verschiedene Wundbereiche handelt, dann gilt die Regel „je Kieferhälfte oder Frontzahnbereich" nicht, wenn es verschiedene Maßnahmen nach N, XN, Nbl1, Nbl2 sind.	**3060** • Stillung einer Blutung, auch während eines Eingriffs, wenn besonderer Zeitaufwand notwendig ist • durch Abbinden • durch Umstechen des Gefäßes • durch Knochenbolzung • je Gefäß oder Knochenbolzung • nicht neben Leistungen nach 3050, 3300, 3310 an derselben Stelle • Die Anwendung eines OP-Mikroskops ist mit 0110 berechenbar.

Beispielfälle unterschiedlicher Patienten nach vorangegangenen chirurgischen Eingriffen

Patient	Zähne	Leistungen	BEMA-Position	GOZ-Position
A	11, 23	im Wundbereich von Zahn 11 Naht entfernt, im Wundbereich von Zahn 23 eine Wundspülung durchgeführt	38 N	2 x 3300
B	14–21	Nahtentfernung, ein zusammenhängendes Wundgebiet	2 x 38 N	3300
C	38, 35	Wundbereich 38: Tamponade gewechselt Wundbereich 35: Knochenkante abgetragen	38 N 46 XN	3300 3310
D	18	Extraktion (tief frakturiert) Knochenkante abgetragen, Blutstillung durch Knochenbolzung	45 X3 37 Nbl2	3020, 0500 3060
E		Wundkontrolle nach einem chirurgischen Eingriff, Beratung über Hygieneverhalten nach OP	Ä 1	3290, Ä 1
F	46	Stillung einer übermäßigen Blutung in der Folgesitzung durch Druckverband	36 Nbl1	3050
G	34 36, 38	34: Wunde gespült Wundgebiet 36: Naht erneuert, 38: Wundkontrolle	38 N 46 XN	3300 3310, 3290
H	22	durch eine Aufklappung entfernt, Blutstillung durch ein gerinnungsförderndes Medikament, sehr zeitaufwendig, ca. 10 Min.	47a Ost1 36 Nbl1	3030, 0500 3050
I	45 41	Wundgebiet 45: Blutung durch Knochenbolzung gestillt, Anwendung eines OP-Mikroskops Wundgebiet 41: Streifenwechsel	37 Nbl2 38 N	3060, 0110 3300

Wie fit bin ich für die Prüfung? ☺ ☐ 😐 ☐ ☹ ☐

Wurzelspitzenresektion

	BEMA	GOZ
Mit welchen Positionen rechnen Sie Wurzelspitzenresektionen ab? → LA S. 199, 205 / → JB 2 S. 179, 185	**Wurzelspitzenresektion** Für alle drei nachfolgenden Positionen gilt: • retrograde Wurzelkanalbehandlung zusätzlich zur WR nach 32 WK und 35 WF abrechenbar • orthograde Wurzelkanalbehandlung zusätzlich zur WR nach 31 Trep1, 32 WK, 35 WF abrechenbar • retrograder Verschluss nicht abrechenbar • Zystenentfernung zusätzlich berechenbar, jedoch nicht für das Auskratzen von Granulationsgewebe oder kleinen Zysten durch die Alveole • Reimplantation nicht neben einer WR berechenbar **54a WR1** • an einem Frontzahn **54b WR2** • an einem Seitenzahn, einschl. der ersten resezierten Wurzelspitze • Wurzelspitzenresektion an einer Wurzelspitze in derselben Sitzung an demselben mehrwurzeligen Zahn, die über einen anderen operativen Zugang erfolgt **54c WR3** • am selben Seitenzahn, sofern durch denselben Zugang erreichbar, je weitere Wurzelspitze	**Wurzelspitzenresektion** Für die beiden nachfolgenden Positionen gilt: • orthograde oder retrograde Wurzelkanalbehandlung zusätzlich abrechenbar • retrograder Verschluss nach 2050 abrechenbar • Zystenentfernung zusätzlich berechenbar, jedoch nicht für das Auskratzen von Granulationsgewebe oder kleinen Zysten durch die Alveole **3110** • Resektion einer Wurzelspitze an einem Frontzahn **3120** • Resektion einer Wurzelspitze an einem Seitenzahn Die oben genannten Positionen werden bei zwei oder drei Resektionen an einem mehrwurzeligen Zahn mehrfach je Zahn berechnet. Bei Anwendung eines OP-Mikroskops sind der Zuschlag 0110 berechenbar sowie die Zuschläge 0500 bzw. 0510.
Welche Richtlinien gelten für die Wurzelspitzenresektion an Molaren? → LA S. 199, 205 / → JB 2 S. 179, 185	**Indikationen für WR an Molaren** • geschlossene Zahnreihe erhalten • einseitige Freiendsituation vermeiden • Erhalt von intaktem Zahnersatz	**Indikation für WR an Molaren** • Es gibt in der GOZ keine Abrechnungsausschlüsse.

Beispielfall

Datum	Zähne	Leistungen	BEMA-Position	GOZ-Position
A	11, 13	Resektion der Wurzelspitzen an beiden Zähnen	2 x 54a WR1	2 x 3110, 0500
B	24, 25	Resektion der Wurzelspitzen an beiden Zähnen, beide Wurzeln an 24 über denselben Zugang erreichbar, Anwendung eines OP-Mikroskops	2 x 54b WR2 54c WR3	3 x 3120, 0510, 0110
C	14	Resektion der Wurzelspitzen, nur über getrennte Zugänge erreichbar	2 x 54b WR2	2 x 3120, 0510
D	26	Resektion der Wurzelspitzen an den drei Wurzeln, zwei Zugänge sind erforderlich	2 x 54b WR2 54c WR3	3 x 3120, 0510

Wie fit bin ich für die Prüfung? ☺ ☐ 😐 ☐ ☹ ☐

Zystenentfernungen

	BEMA	GOZ
Wie werden Zystenentfernungen abgerechnet? → LA S. 203, 207 / → JB 2 S. 183, 187	**Operative Entfernung einer Zyste** **56a Zy1** • durch Zystektomie, als selbstständige Leistung oder nach Extraktion **56b Zy2** • durch orale Zystostomie, als selbstständige Leistung oder nach Extraktion **56c Zy3** • durch Zystektomie in Verbindung mit einer Osteotomie oder Wurzelspitzenresektion **56d Zy4** • durch Zystostomie in Verbindung mit einer Osteotomie oder Wurzelspitzenresektion Das Entfernen von Granulationsgewebe und kleinen Zysten durch die Alveole (ohne zusätzlichen Aufwand) ist nicht nach Nr. 56 abrechnungsfähig.	**Operative Entfernung einer Zyste** **3200** • durch Zystektomie, als selbstständige Leistung **3190** • durch Zystektomie in Verbindung mit einer Osteotomie oder Wurzelspitzenresektion Bei diesen beiden Positionen sind unter Anwendung eines OP-Mikroskops der Zuschlag 0110 berechenbar und die Zuschläge 0510 bzw. 0500. Das Entfernen von Granulationsgewebe und kleinen Zysten ist nicht nach den Nrn. 3190 und 3200 abrechenbar.

Beispielfälle verschiedener Patienten

Patient	Zähne	Leistungen	BEMA-Position	GOZ-Position
A	23	Extraktion und Zystektomie	43 X1 56a Zy1	3000 3200, 0510
B	21, 32	Wurzelspitzenresektion und Zystostomie an beiden Zähnen	2 x 54a WR1 2 x 56d Zy4	2 x 3110, 0500 analog
C	12, 24	Wurzelspitzenresektion und Zystektomie an beiden Zähnen, an 24 nur ein Zugang erforderlich	54a WR1, 54b WR2, 54c WR3 2 x 56 Zy3	3110 2 x 3120, 0510 2 x 3190
D	13, 14	Wurzelspitzenresektion an beiden Zähnen, 14 zwei Zugänge erforderlich, und Entfernung einer Zyste durch Zystektomie an Zahn 13	54a WR1, 2 x 54b WR2 56c Zy3	3110 2 x 3120, 0510, 3190
E	38, 48	Osteotomie und Zystektomie an beiden retinierten Zähnen, Anwendung eines OP-Mikroskops	2 x 48 Ost2 2 x 56c Zy3	2 x 3040, 0510, 0110 2 x 3190
F	41	Extraktion und Entfernung einer kleinen Zyste durch die Alveole	43 X1	3000
G	UK	Entfernung einer Zyste durch Zystostomie im zahnlosen UK	56b Zy2	analog

Wie fit bin ich für die Prüfung? ☺ ☐ 😐 ☐ ☹ ☐

Eröffnung von Abszessen, Entfernung von Knochensplittern oder Sequestern

	BEMA	GOZ
Rechnen Sie die Eröffnung eines oberflächlichen Abszesses durch Inzision ab. → LA S. 209, 211 / → JB 2 S. 189, 191	**Eröffnung eines oberflächlichen Abszesses** **Ä 161 Inz1** • je Inzision, einschl. Wundversorgung • nur oberflächlich, unmittelbar unter der Haut/Schleimhaut gelegene Abszesse: subkutan, submukös, subperiostal	**Eröffnung eines oberflächlichen Abszesses** **Ä 2428** • je Eröffnung, einschl. Erstversorgung der Wunde • nur oberflächlich unter der Haut/Schleimhaut gelegene Abszesse: subkutan, submukös, subperiostal
Welche Möglichkeiten gibt es in der Abrechnung, wenn man Knochensplitter und Knochensequester entfernen muss? → LA S. 210 f. / → JB 2 S. 190 f.	**Entfernung von Knochenstücken** **38 N** • Entfernung eines Knochensplitters vom Wundrand, ohne Anästhesie **46 XN** • Entfernung eines Knochensplitters aus einer OP-Wunde, mit Anästhesie **53 Ost3** • für die operative Entfernung eines Sequesters bei Osteomyelitis aus dem Kieferknochen • je Osteotomie, nicht je Sequester	**Entfernung von Knochenstücken** **3300** • Entfernung eines Knochensplitters vom Wundrand, ohne Anästhesie **3310** • Entfernung eines Knochensplitters aus einer OP-Wunde, mit Anästhesie **Ä 2651** • für die operative Entfernung eines Sequesters oder Fremdkörpers, nicht bei Osteomyelitis • Zusätzlich ist der Zuschlag für ambulantes Operieren nach GOÄ 443 berechenbar.

Beispielfälle verschiedener Patienten

Patient	Zähne	Leistungen	BEMA-Position	GOZ-Position
A	regio 36	Eröffnung eines submukösen Abszesses und Einlage eines Drainagestreifens	Ä 161 Inz1	Ä 2428
B	regio 24, 26	Eröffnung von zwei submukösen Abszessen	2 x Ä 161 Inz1	2 x Ä 2428
C	regio 24–26	Eröffnung eines großen submukösen Abszesses	Ä 161 Inz1	Ä 2428
D	Alveole 46	Entfernung eines Knochensplitters vom Wundrand, die Extraktion fand am Tag zuvor statt	38 N	3300
E	Alveole 48	Entfernung eines Knochensplitters aus der Alveole von 48, die Osteotomie fand vor drei Tagen statt	46 XN	3310
F	regio 16	vorangegangene Osteomyelitis, Entfernung eines Sequesters	53 Ost3	Ä 2651, Ä 443

Wie fit bin ich für die Prüfung? ☺ ☐ 😐 ☐ ☹ ☐

Weitere chirurgische Maßnahmen

	BEMA	GOZ
Nennen Sie die Abrechnungsposition für das Entfernen von Weichgewebe im Bereich eines Zahnes. → LA S. 212, 218 / → JB 2 S. 192, 198	**Exzisionen** **49 Exz1** • Exzision von Mundschleimhaut oder Granulationsgewebe für das Gebiet eines Zahnes • in einer Präparationssitzung für die Entfernung von störender Schleimhaut • auch für das Durchtrennen von Zahnfleischfasern mittels elektrochirurgischer Maßnahmen • nicht für dasselbe Gebiet neben einer anderen chirurgischen Leistung abrechenbar • auch neben der Pos. 12 bMF für das Verdrängen von Zahnfleisch zur Darstellung der Präparationsgrenze	**Exzisionen** **3070** • Exzision von Schleimhaut oder Granulationsgewebe, als selbstständige Leistung • in einer Präparationssitzung für die Entfernung von störender Schleimhaut • auch für das Durchtrennen von Zahnfleischfasern mittels elektrochirurgischer Maßnahmen • nicht für dasselbe Gebiet neben einer anderen chirurgischen Leistung abrechenbar • auch neben der Pos. 2030 für das Verdrängen von Zahnfleisch • Zuschlag nach GOZ 0120 für die Anwendung eines Lasers möglich
Wie werden größere Schleimhautentfernungen abgerechnet? → LA S. 212, 218 / → JB 2 S. 192, 198	**Größere Schleimhautentfernungen** **50 Exz2** • Exzision von Schleimhautwucherungen, z. B. Fibrom, Epulis • je Operationsgebiet • nicht in derselben Sitzung, nicht für dasselbe Operationsgebiet neben einer anderen chirurgischen Leistung abrechenbar • auch mehrmals je Kiefer abrechnungsfähig, wenn es getrennte Gebiete sind	**Größere Schleimhautentfernungen** **3080** • Exzision einer Schleimhautwucherung größeren Umfanges (Fibrom, Epulis) • nicht für dasselbe Gebiet neben einer anderen chirurgischen Leistung abrechenbar • Zuschlag nach GOZ 0120 für die Anwendung eines Lasers möglich
Vor der Anfertigung einer prothetischen Arbeit sind oft weitere Maßnahmen erforderlich, wie das Entfernen von störenden Schleimhautbändern, Muskelansätzen oder eines Schlotterkamms. Wie rechnen Sie diese ab? → LA S. 212, 218 f. / → JB 2 S. 192, 198 f.	**Beseitigen störender Schleimhautbänder, Muskelansätze oder eines Schlotterkamms** **57 SMS** • auch für das Durchtrennen eines Lippenbändchens (Frenektomie) • nicht für das Lösen, Verlegen und Fixieren des Lippenbändchens und Durchtrennen des knöchernen Septums bei echtem Diastema (Position Dia) • auch für die operative Entfernung des Zungenbändchens • für das Entfernen eines Schlotterkamms, störender Bänder oder Muskelansätze vor einer prothetischen Versorgung • je Sitzung • je Kieferhälfte oder Frontzahnbereich	**Beseitigen störender Schleimhautbänder, Muskelansätze oder eines Schlotterkamms** **3210** • Beseitigen störender Schleimhautbänder • je Kieferhälfte oder Frontzahnbereich • nicht für die Beseitigung eines Schlotterkamms, nicht für die Beseitigung störender Muskelansätze • Zuschlag nach GOZ 0120 für die Anwendung eines Lasers möglich **Ä 2670** • operative Entfernung eines Schlotterkamms • je Kieferhälfte oder Frontzahnbereich • als selbstständige Leistung • Zuschlag Ä 443 berechnungsfähig **Ä 2671** • operative Entfernung eines Schlotterkamms • je Kieferhälfte oder Frontzahnbereich • in Verbindung mit einer Vestibulum-, Mundboden- oder Tuberplastik • Zuschlag Ä 442 berechnungsfähig

Durch Knochenabbau bedingt sind manchmal Schleimhautplastiken notwendig. Wie kann man diese Arbeiten abrechnen? → LA S. 216, 219 / → JB 2 S. 196, 199	**Schleimhautplastiken** **59 Pla2** • Mundboden- oder Vestibulumplastik • je Kieferhälfte oder Frontzahnbereich	**Schleimhautplastiken** **3240** • Vestibulumplastik oder Mundbodenplastik kleineren Umfangs, auch Gingivaextensionsplastik • je Kieferhälfte oder Frontzahnbereich • für einen Bereich bis zu zwei nebeneinanderliegender Zähne • auch am zahnlosen Kieferabschnitt • Zuschlag 0510 berechnungsfähig

Beispielfälle verschiedener Patienten

Patient	Zähne	Leistungen	BEMA-Position	GOZ-Position
A	25, 26	bei der Kronenpräparation an beiden Zähnen: Durchtrennung von Zahnfleischfasern mittels eines Elektrotoms; der Präparationsrand liegt unterhalb des Gingivasaumes zur Darstellung der Präparationsgrenze Verdrängung von Zahnfleisch mittels eines Retraktionsfadens	2 x 49 Exz1 12 bMF	2 x 3070 2030
B	regio 33–36 regio 31–41	Entfernung zweier Fibrome am Prothesenrand, getrennte OP-Gebiete Entfernung eines störenden Lippenbändchens, mit Laseranwendung	2 x 50 Exz2 57 SMS	2 x 3080 3210, 0120
C	48	Entfernung einer Schleimhautkapuze an 48 bei einer Dentitio difficilis mithilfe eines Lasers	49 Exz1	3070, 0120

Wie fit bin ich für die Prüfung? ☺ ☐ 😐 ☐ ☹ ☐

Entfernung von störendem Knochen – Knochenresektionen

	BEMA	GOZ
Eine Knochenglättung ohne Aufklappung wird nach einer Extraktion in der Folgesitzung notwendig. Rechnen Sie diese ab. → LA S. 193, 197 / → JB 2 S. 173, 177	**Chirurgische Wundrevision, speziell: Entfernung von störenden Knochen** **46 XN** • kleine Knochenglättung • je Kieferhälfte oder Frontzahnbereich • in gesonderter Sitzung • ohne Aufklappung	**Chirurgische Wundrevision, speziell: Entfernung von störenden Knochen** **3310** • kleine Knochenglättung • je Operationsgebiet • max. 2 x je Kieferhälfte oder Frontzahnbereich • in gesonderter Sitzung
Wie würden Sie eine Knochenglättung mit besonderem operativem Aufwand, z. B. Aufklappung am nicht ausgeheilten Kieferkamm, abrechnen? → LA S. 214, 219 / → JB 2 S. 194, 199	**Knochenglättung am nicht ausgeheilten Kieferkamm** **62 Alv** • Alveolotomie – Resektion der Alveolarfortsätze mit Aufklappung • in der gleichen Sitzung wie die Entfernung der Zähne: 1 x in einem Gebiet von vier und mehr Zähnen je Kiefer • in der gleichen Sitzung wie die Entfernung der Zähne: 2 x in einem Gebiet von mehr als acht Zähnen je Kiefer	**Knochenresektion am Alveolarfortsatz zur Formung des Prothesenlagers** **3230** • als selbstständige Leistung • je Kiefer • unabhängig von der Größe des Bereiches • keine Unterscheidung zwischen ausgeheiltem und nicht ausgeheiltem Kieferkamm • auch in der gleichen Sitzung wie die Entfernung der Zähne • Zuschlag 0500 berechnungsfähig

(Fortsetzung)	• in gesonderter Sitzung: auch in einem Gebiet von bis zu drei Zähnen je Kiefer abrechnungsfähig • Das Gebiet muss nicht zusammenhängend sein, es kann auch zahnlos sein.	
Wie viele Wochen nach einer Zahnentfernung gilt der Kieferkamm als ausgeheilt? → **LA S. 214 /** → **JB 2 S. 194**	**Ausheildauer am Kieferkamm** • Der Kieferkamm gilt ca. sechs Wochen nach einer Extraktion oder Osteotomie als ausgeheilt.	**Hinweis:** Die Ausheilung des Kieferkamms ist für die Abrechnung nach GOZ nicht relevant.
Wie rechnen Sie eine Knochenglättung am ausgeheilten Kieferkamm ab? → **LA S. 214, 219 /** → **JB 2 S. 194, 199**	**Knochenglättung am ausgeheilten Kieferkamm** **58 KnR** • Knochenresektion am Alveolarfortsatz zur Formung des Prothesenlagers • am ausgeheilten Kiefer • als selbstständige Leistung • je Kieferhälfte oder Frontzahnbereich • je Sitzung • nicht im zeitlichen Zusammenhang mit dem Entfernen von Zähnen • nicht abrechenbar, wenn eine Osteotomie in derselben Sitzung in derselben Kieferhälfte oder im Frontzahnbereich erbracht wird • nicht neben einer Wundrevision nach Pos. 46 XN	**Knochenglättung am ausgeheilten Kieferkamm** **3230** • Knochenresektion am Alveolarfortsatz zur Formung des Prothesenlagers • als selbstständige Leistung • je Kiefer • unabhängig von der Größe des Bereiches • keine Unterscheidung zwischen ausgeheiltem und nicht ausgeheiltem Kieferkamm • auch in der gleichen Sitzung wie die Entfernung der Zähne • Zuschlag 0500 berechnungsfähig

Beispielfälle verschiedener Patienten

Patient	Zähne	Leistungen	BEMA-Position	GOZ-Position
A	35, 34, 33, 32	Leitungsanästhesie und Infiltrationsanästhesie, um Anastomosen auszuschalten und eine ausreichende Anästhesietiefe zu erreichen Entfernung der Zähne, Resektion mit Aufklappung in derselben Sitzung für den Bereich der entfernten Zähne	2 x 40 I, 41a L1 4 x 43 X1 62 Alv	4 x 0090, 0100 + Mat. 4 x 3000 3230, 0500
B	42, 32, 36	vorhergehende Sitzung: Extraktion heute: Leitungsanästhesie Glättung des Kieferkamms durch die Operationswunde	 2 x 41a L1 2 x 46 XN	 2 x 0100 + Mat. 3 x 3310
C	33, 32, 31, 41, 42, 43	Infiltrationsanästhesie, Aufklappung Knochenresektion am ausgeheilten Kiefer	4 x 40 I 58 KnR	6 x 0090 + Mat. 3230, 0500
D	34, 33, 32, 31, 41	Leitungs- und Infiltrationsanästhesie, um eine ausreichende Anästhesietiefe zu erreichen, Aufklappung Knochenresektion am ausgeheilten Kiefer	3 x 40 I, 2 x 41a L1 2 x 58 KnR	5 x 0090, 2 x 0100 + Mat. 3230, 0500

Wie fit bin ich für die Prüfung? ☺ ☐ 😐 ☐ ☹ ☐

Maßnahmen im Zusammenhang mit kieferorthopädischen Behandlungen

	BEMA	GOZ
Ein echtes Diastema mediale wird behandelt: Wie rechnen Sie diesen chirurgischen Eingriff ab? → LA S. 224 f. / → JB 2 S. 204 f.	**Korrektur des Lippenbändchens** **61 Dia** • bei echtem Diastema mediale • Lösen, Verlegen und Fixieren • Durchtrennen des knöchernen Septums	**Korrektur des Lippenbändchens** **3280** • Lösen, Verlegen und Fixieren des Lippenbändchens und Durchtrennen des Septums bei echtem Diastema • Durchtrennen des bindegewebig-knöchernen Septums • Zuschlag 0500 berechnungsfähig
Das Freilegen eines retinierten oder verlagerten Zahnes wird zur kieferorthopädischen Einstellung benötigt. Wie rechnen Sie den Eingriff ab? → LA S. 224 f. / → JB 2 S. 204 f.	**Freilegen eines retinierten oder verlagerten Zahnes zur kieferorthopädischen Einstellung** **63 Fl** • Freilegen eines retinierten und/oder verlagerten Zahnes zur kieferorthopädischen Einstellung	**Freilegen eines retinierten oder verlagerten Zahnes zur kieferorthopädischen Einstellung** **3260** • Freilegen eines retinierten oder verlagerten Zahnes zur kieferorthopädischen Einstellung • Zuschlag 0510 berechnungsfähig
Ein ausgeschlagener Zahn wird wieder eingesetzt: Wie rechnen Sie dies ab? → LA S. 224, 226 / → JB 2 S. 204, 206	**Reimplantation eines Zahnes** **55 RI** • einschl. einfacher Fixation an den benachbarten Zähnen • ggf. einfache Schienung mittels Kunststoff • aufwendigere Fixierungen zusätzlich abrechenbar • Wurzelkanalbehandlung zusätzlich abrechenbar • nicht für die Transplantation eines Zahnes – außervertragliche Leistung	**Reimplantation eines Zahnes** **3140** • einschl. einfacher Fixation • aufwendigere Fixierungen zusätzlich abrechenbar • Wurzelkanalbehandlung zusätzlich abrechenbar • Zuschlag 0510 berechnungsfähig **Transplantation eines Zahnes** **3160** • Transplantation eines Zahnes einschl. operativer Schaffung des Knochenbettes • Zuschlag 0510 berechnungsfähig

Beispielfälle verschiedener Patienten

Patient	Zähne	Leistungen	BEMA-Position	GOZ-Position
A	regio 11, 21	Infiltrationsanästhesie Bei einem 7-jährigen Kind werden das Lippenbändchen durchschnitten und verlegt sowie das knöcherne Septum durchtrennt, da ein Diastema mediale vorliegt.	2 x 40 I 61 Dia	2 x 0090 + Mat. 3280, 0500
B	21	Aufgrund eines Fahrradunfalls ist der Zahn 21 totalluxiert. Er wird wieder in die Alveole reimplantiert, an den beiden Nachbarzähnen fixiert und es erfolgt eine einfache Kunststoffschienung.	55 RI	3140, 0510

Wie fit bin ich für die Prüfung? ☺ ☐ 😐 ☐ ☹ ☐

Programmierte Aufgaben

1. Am Zahn 16 wird die BEMA-Pos. X3 abgerechnet. Was ist in der gleichen Sitzung noch abrechenbar? Welche beiden Aussagen sind richtig?

☒ ☒

A) ☐ die BEMA-Pos. N (38) für die Wundversorgung
B) ☐ die BEMA-Pos. Nbl1 (36) für das Stillen der üblichen Blutung
C) ☐ 2 x die I (40), wenn die Behandlung lange dauert
D) ☐ die XN (46) für das Legen einer notwendigen Naht
E) ☐ die X2 (44) für das Entfernen des Zahnes
F) ☐ die Nbl2 (37) für das Stillen einer übermäßigen Blutung durch Umstechen des Gefäßes

2. Welche beiden BEMA-Positionen können für die Entfernung eines Wurzelrestets angesetzt werden?

☒ ☒

A) ☐ X1 (43)
B) ☐ X3 (45)
C) ☐ Ost1 (47a)
D) ☐ XN (46)
E) ☐ Hem (47b)
F) ☐ X2 (44)

3. Für welche Leistungen kann die GOZ-Nr. 3310, chirurgische Wundrevision, abgerechnet werden? Welche beiden Aussagen sind richtig?

☒ ☒

A) ☐ für die Nahtentfernung
B) ☐ für das Legen einer Tamponade
C) ☐ für das Spülen der Wunde
D) ☐ für das Stillen einer übermäßigen Blutung
E) ☐ für das Legen einer neuen Naht
F) ☐ für das Auskratzen und Anfrischen der Wunde

4. Am verlagerten Zahn 36 hat sich die Schleimhautkapuze entzündet. Diese wird unter Anästhesie entfernt. Welche beiden Abrechnungskombinationen nach BEMA sind richtig?

☒ ☒

A) ☐ I (40), Exz1 (49)
B) ☐ L1 (41a), XN
C) ☐ I (40), Mu (105)
D) ☐ L1 (41a), Exz1 (49)
E) ☐ L1 (41a), Exz1 (49), N (38)
F) ☐ I (40), N (38)

5. Für das Entfernen von Zähnen gibt es die beiden BEMA-Positionen X1 und X2. Welche Aussage ist falsch?

☒

A) ☐ Die BEMA-Position X1 (43) wird für das Entfernen eines einwurzeligen Zahnes abgerechnet.
B) ☐ Die Entscheidung, ob ein Zahn einwurzelig oder mehrwurzelig ist, erfolgt nach einem vorgegebenen Schema.
C) ☐ Eine anatomische Abweichung vom Schema wird nicht berücksichtigt: X in BEMA nach Schema.
D) ☐ Die BEMA-Position X2 (44) wird für das Entfernen eines zweiwurzeligen Zahnes abgerechnet.
E) ☐ Für Milchzähne gibt es kein vorgegebenes Schema.

6. Ordnen Sie zu. Es ist eine Behandlung bei einem Kassenpatienten.

☒

A	Wurzelspitzenresektion an einem Frontzahn	1	WR1
B	Wurzelspitzenresektion an einem Seitenzahn, einschließlich der ersten resezierten Wurzelspitze	2	WR3
C	Wurzelspitzenresektion am selben Seitenzahn, durch denselben Zugang, je weitere Wurzelspitze	3	WR2

A) ☐ A2, B3, C1
B) ☐ A3, B2, C1
C) ☐ A2, B1, C3
D) ☐ A1, B3, C2

7. Welche Zuordnung der BEMA-Positionen ist richtig?

☒

A) ☐ X1 → Hemisektion und Teilextraktion eines mehrwurzeligen Zahnes
B) ☐ X2 → Entfernen eines einwurzeligen Zahnes
C) ☐ X3 → Entfernen eines Zahnes durch Osteotomie
D) ☐ Ost1 → Entfernen eines mehrwurzeligen Zahnes
E) ☐ Ost2 → Entfernen eines verlagerten und/oder retinierten Zahnes
F) ☐ Hem → Entfernen eines tief frakturierten Zahnes

1. C, F 2. A, F 3. E, F
4. A, D 5. E 6. D 7. E

8. Welche Kombination ist richtig? Es ist eine Behandlung bei einem Kassenpatienten.

☒

A	Stillen einer übermäßigen Blutung	1	XN
B	Nachbehandlung nach einem chirurgischen Eingriff	2	Nbl1
C	Stillen einer übermäßigen Blutung durch Abbinden	3	Nbl2
D	chirurgische Wundrevision	4	N

A) ☐ A4, B3, C1, D2
B) ☐ A1, B2, C3, D4
C) ☐ A2, B4, C3, D1
D) ☐ A3, B1, C4, D2

9. Welche Zuordnung in der BEMA ist richtig?

☒

A) ☐ Zy1 → Operation einer Zyste durch Zystektomie
B) ☐ Zy3 → Operation einer Zyste durch Zystostomie
C) ☐ Zy4 → Operation einer Zyste durch Zystektomie in Verbindung mit einer Ost oder Wurzelspitzenresektion
D) ☐ Zy2 → Operation einer Zyste durch Zystostomie in Verbindung mit einer Ost oder Wurzelspitzenresektion

10. Ordnen Sie den aufgeführten Zähnen die richtige BEMA-Position zu: 1 (X1), 2 (X2)

[1][2]

A) ☐ 15
B) ☐ 37
C) ☐ 85
D) ☐ 53
E) ☐ 45
F) ☐ 24

11. Welche beiden Zuordnungen sind richtig?

☒☒

A) ☐ Exz1 (49) → Entfernen einer Schleimhautkapuze
B) ☐ Exz2 (50) → Entfernung einer gewucherten Papille
C) ☐ Inz1 (Ä 161) → Eröffnung eines Abszesses
D) ☐ Inz1 (Ä 161) → Entfernung eines Fibroms
E) ☐ Inz1 (Ä 161) → Entfernen eines Schlotterkammes
F) ☐ Exz1 (49) → Verdrängen von Zahnfleisch zur Darstellung der Präparationsgrenze

12. Welche beiden Aussagen zum plastischen Verschluss nach Entfernung von Zahn 15 und Eröffnung der Kieferhöhle sind richtig?

☒☒

A) ☐ Die Pla1 kann nach einer Osteotomie abgerechnet werden.
B) ☐ Die Pla0 kann nach einer Osteotomie abgerechnet werden.
C) ☐ Die Pla1 kann nach einer Extraktion abgerechnet werden.
D) ☐ Die Pla1 kann nach einer WR1 bis WR3 abgerechnet werden.
E) ☐ Bei der Pla0 wird eine Aufklappung gemacht.

13. Der verlagerte und retinierte Zahn 48 wird unter Anästhesie mittels einer Osteotomie entfernt. Welche BEMA-Positionen sind richtig?

☒☒

A) ☐ X3
B) ☐ Ost1
C) ☐ I
D) ☐ L1
E) ☐ X2
F) ☐ Ost2

14. Ein Zahnkeim regio 38 wird bei einer Privatpatientin unter Anästhesie entfernt. Dabei wird ein OP-Mikroskop eingesetzt. Welche Aussagenkombination ist richtig?

☒

1 Es wird eine 0090 + Material, 3270, 0510 und 0110 abgerechnet.
2 Es wird eine 0100 + Material, 3270 abgerechnet.
3 Es wird eine 0100 + Material, 3270, 0510 und 0110 abgerechnet.
4 Es wird eine 0090, 0100 + Material, 3270, 0510 und 0110 abgerechnet.
5 Es wird 0100 + Material, 3270 und 0510 abgerechnet.

A) ☐ Nur die Aussagen 1, 2 und 5 sind richtig.
B) ☐ Nur die Aussagen 2 und 5 sind richtig.
C) ☐ Nur die Aussagen 4 und 5 sind richtig.
D) ☐ Nur die Aussagen 3 und 4 sind richtig.
E) ☐ Nur die Aussagen 1 und 3 sind richtig.

---

8. C 9. A
10. A1, B2, C2, D1, E1, F2 11. A, C
12. B, C 13. D, F 14. D

15. Bei einer gesetzlich versicherten Patientin wird am Zahn 26 eine Wurzelspitzenresektion durchgeführt. Beide bukkalen Wurzelspitzen werden durch einen Zugang entfernt. Für die palatinale Wurzelspitze wird ein neuer operativer Zugang benötigt. Welche Aussagen sind richtig?

☒ ☒

A) ☐ 1 x WR3
B) ☐ 2 x WR2, 1 x WR3
C) ☐ 2 x WR2, 1 x WR1
D) ☐ 2 x WR2
E) ☐ Ein retrograder Verschluss wird als WF (Wurzelfüllung) abgerechnet.
F) ☐ Eine orthograde Wurzelkanalbehandlung kann zusätzlich abgerechnet werden.

16. Welche Nachbehandlung nach einem chirurgischen Eingriff ist nach BEMA berechenbar? Zwei Aussagen sind richtig.

☒ ☒

A) ☐ die Position N für eine Kürettage der Wunde in gesonderter Sitzung
B) ☐ die Position N für das Entfernen eines Streifens in gesonderter Sitzung
C) ☐ die Position XN für das Stillen einer kleinen Blutung in gesonderter Sitzung
D) ☐ die Position Nbl2 für das Abbinden eines stark blutenden Gefäßes
E) ☐ die Position N für eine Wundkontrolle in gesonderter Sitzung
F) ☐ die Position Nbl1 für eine Knochenbolzung

17. Welche beiden Aussagen sind richtig? Die BEMA-Pos. X3 (45) kann abgerechnet werden, wenn ...

☒ ☒

A) ☐ der Zahn drei Wurzeln besitzt.
B) ☐ der Zahn retiniert ist.
C) ☐ der zerstörte Zahn während der Extraktion abbricht und in einzelnen Teilen entfernt werden muss.
D) ☐ zusätzlich zur Zange noch andere Hilfsmittel wie Hebel eingesetzt werden.
E) ☐ der tief frakturierte Zahn nur durch eine Aufklappung entfernt werden kann.
F) ☐ der Zahn tief frakturiert ist.

18. Ordnen Sie den BEMA-Positionen den richtigen Leistungstext zu: N = 1; XN = 2; Nbl1 = 3; Nbl2 = 4; Pla1 = 5; Pla0 = 6

[1] [2] [3] [4] [5] [6]

A) ☐ plastische Deckung einer eröffneten Kieferhöhle nach einer Extraktion
B) ☐ chirurgische Wundrevision
C) ☐ Stillen einer übermäßigen Blutung durch Knochenbolzung
D) ☐ Nachbehandlung
E) ☐ plastische Deckung einer eröffneten Kieferhöhle nach einer Osteotomie
F) ☐ Stillen einer übermäßigen Blutung

19. Welche Aussage zur Hemisektion und Teilextraktion GOZ-Nr. 3130 ist falsch?

☒

A) ☐ Bei einer ambulanten Durchführung der Leistung 3130 kann der Zuschlag 0500 berechnet werden.
B) ☐ Die 3130 kann auch für eine Hemisektion und Prämolarisierung abgerechnet werden.
C) ☐ Die primäre Wundversorgung ist in der Position 3130 enthalten.
D) ☐ Sie kann nur bei mehrwurzeligen Zähnen abgerechnet werden.
E) ☐ Sie kann nicht abgerechnet werden, wenn der gesamte Zahn entfernt wird.

20. Ordnen Sie die richtigen BEMA-Positionen dem Leistungstext zu.

☒

A	chirurgische Wundrevision	1	Mu
B	lokale medikamentöse Behandlung von Schleimhauterkrankungen	2	Inz1
C	Nachbehandlung nach einem chirurgischen Eingriff	3	XN
D	Stillen einer übermäßigen Blutung	4	Nbl1
E	Eröffnung eines oberflächlich liegenden Abszesses	5	N

A) ☐ A5, B4, C3, D2
B) ☐ A1, B2, C5, D4
C) ☐ A3, B1, C5, D4
D) ☐ A4, B3, C2, D1
E) ☐ A5, B2, C1, D3

15. B, F 16. B, D 17. C, F
18. A5, B2, C4, D1, E6, F3
19. B 20. C

21. Welche Aussage ist falsch? Folgende Leistungen können bei einem Kassenpatienten abgerechnet werden:

☒

A) ☐ Extraktion eines vierwurzeligen 8ers
B) ☐ Versorgung von Zahn 36 mit einem Keramikinlay
C) ☐ Trepanation des Zahnes 11
D) ☐ Stiftverankerung einer Füllung an Zahn 17
E) ☐ Infiltrationsanästhesie an Zahn 31

22. Die Schleimhautkapuze am Zahn 48 ist entfernt worden. Am Folgetag wird zur Desinfektion der Wunde eine chlorhexidinhaltige Salbe appliziert. Welche beiden Aussagen zur BEMA-Abrechnung sind richtig?

☒ ☒

A) ☐ Es kann nur eine Beratung Ä 1 abgerechnet werden.
B) ☐ Es kann die chirurgische Wundrevision XN abgerechnet werden.
C) ☐ Die Kosten für die Salbe werden als Materialkosten abgerechnet.
D) ☐ Die Kosten für die Salbe sind in der Gebührenposition N enthalten.
E) ☐ Es wird eine Nachbehandlung N abgerechnet.
F) ☐ Die Nachkontrolle am Folgetag ist bereits in der Gebührenposition Exz1 enthalten.

23. Die BEMA-Gebührenposition XN (46) wird abgerechnet. Welche beiden Aussagen dazu sind falsch?

☒ ☒

A) ☐ Sie kann als selbstständige Leistung in einer besonderen Sitzung abgerechnet werden.
B) ☐ Sie kann für das Legen einer Naht neben der Ost2 berechnet werden.
C) ☐ Sie kann für das Auskratzen der Wunde in einer Folgesitzung berechnet werden.
D) ☐ Sie kann 1 x je Kieferhälfte oder Frontzahnbereich abgerechnet werden.
E) ☐ Sie kann je Wundbereich berechnet werden.
F) ☐ Sie kann für die Knochenglättung am Rand einer Wunde abgerechnet werden.

24. Welche Zuordnung der GOZ-Positionen ist richtig?

☒

A) ☐ 3070 → Entfernen störender Schleimhautbänder
B) ☐ 3080 → Eröffnung eines oberflächlichen Abszesses
C) ☐ 3210 → operative Entfernung eines Schlotterkamms
D) ☐ 3240 → Herstellen einer Mundboden- oder Vestibulumplastik kleineren Umfangs
E) ☐ Ä 2428 → Entfernen von Schleimhautwucherungen wie z. B. einem Fibrom
F) ☐ Ä 2670 → Entfernen von störender Schleimhaut oder Granulationsgewebe

25. Der tief frakturierte Zahn 24 wird bei einer gesetzlich versicherten Patientin unter Anästhesie entfernt. Es kommt zu einer Mund-Antrum-Verbindung, die plastisch verschlossen wird. Welche Aussagenkombination ist richtig?

☒

1 Es wird eine I, eine X3 und eine Pla0 abgerechnet.
2 Es wird eine I, eine X3 und eine Pla abgerechnet.
3 Es wird eine I, eine Ost1 und eine Pla0 abgerechnet.
4 Es wird eine L1, eine X3 und eine Pla0 abgerechnet.
5 Es wird 2 x I (wegen langer Dauer), eine X3 und eine Pla1 abgerechnet.

A) ☐ Nur die Aussagen 1, 2 und 5 sind richtig.
B) ☐ Nur die Aussagen 2 und 5 sind richtig.
C) ☐ Nur die Aussagen 4 und 5 sind richtig.
D) ☐ Nur die Aussagen 2 und 4 sind richtig.
E) ☐ Nur die Aussagen 1 und 5 sind richtig.

26. Der ganz aus der Alveole gerissene Zahn 21 wird in die Alveole reimplantiert und durch eine einfache Kunststoffschienung fixiert. Was rechnen Sie ab?

☒

A) ☐ BEMA-Position XN (46)
B) ☐ BEMA-Position 20b
C) ☐ BEMA-Position RI (55)
D) ☐ BEMA-Position Fl (63)
E) ☐ GOZ-Position 3160

21. B	22. D, E	23. B, E
24. D	25. B	26. C

27. Die Zähne 17, 15, 23, 24, 27 werden unter Anästhesie extrahiert. Abschließend wird eine Knochenresektion durchgeführt. Welche beiden Angaben zur Abrechnung nach der GOZ sind richtig?

☒☒

A) ☐ 5 x 0090 + Mat., 3 x 3010, 2 x 3000, 1 x 3230
B) ☐ 5 x 0090 + Mat., 3 x 3010, 2 x 3000, 1 x 3230, 0500
C) ☐ 4 x 0090 + Mat., 3 x 3010, 2 x 3000, 1 x 3230, 0500
D) ☐ 5 x 0090 + Mat., 4 x 3010 (Zahn 15 hat 2 Wurzeln), 1 x 3000, 1 x 3230, 0500
E) ☐ 5 x 0090 + Mat., 3 x 3010, 2 x 3000
F) ☐ 5 x 0090 + Mat., 2 x 3010, 2 x 3000, 1 x 3020, 1 x 3230, 0500

28. Beim Zahn 48 liegt ein erschwerter Zahndurchbruch vor. Die Schleimhautkapuze muss unter Anästhesie entfernt werden. Welche BEMA-Abrechnungsvorschläge sind richtig?

☒☒

A) ☐ abrechenbar: L1 (41a), XN (46)
B) ☐ abrechenbar: L1 (41a), Exz1 (49)
C) ☐ abrechenbar: I (40), Mu (105)
D) ☐ abrechenbar: L1 (41a), N (38)
E) ☐ abrechenbar: I (40), Exz2 (50)
F) ☐ abrechenbar: I (40), Exz1 (49)

29. Welche Bestimmungen gelten bei einem Kassenpatienten für die Abrechnung einer Knochenresektion KnR? Welche beiden Aussagen sind richtig?

☒☒

A) ☐ Die KnR kann 1 x pro Kiefer abgerechnet werden.
B) ☐ Die KnR kann je OP-Gebiet abgerechnet werden.
C) ☐ Die KnR kann im zeitlichen Zusammenhang mit dem Entfernen von Zähnen abgerechnet werden.
D) ☐ Eine KnR kann nicht abgerechnet werden, wenn eine Osteotomie in derselben Sitzung in derselben Kieferhälfte oder in demselben Frontzahnbereich erbracht wird.
E) ☐ KnR ist nur am ausgeheilten Kiefer abrechenbar.
F) ☐ Sie kann neben einer Wundrevision nach XN abgerechnet werden.

30. Für welche Leistungen ist die BEMA-Position EKr (23) nicht berechnungsfähig? Welche beiden Aussagen sind falsch?

☒☒

A) ☐ für die Entfernung einer Teilkrone
B) ☐ für die Entfernung eines Brückenankers
C) ☐ für die Entfernung eines provisorisch befestigten Provisoriums
D) ☐ für die Entfernung eines Brückengliedes, je Trennstelle
E) ☐ für die Entfernung einer Implantatkrone
F) ☐ für die Entfernung eines Wurzelstiftes

31. Zahnentfernungen in der BEMA: Welche Zuordnung ist richtig?

☒

A) ☐ Extraktion eines tief frakturierten Zahnes → Ost2
B) ☐ Entfernung eines retinierten, verlagerten Zahnes durch Aufklappung → Ost1
C) ☐ Extraktion eines mehrwurzeligen Zahnes → X2
D) ☐ Entfernung eines Zahnes, ggf. zerstört/frakturiert durch Aufklappung → X3
E) ☐ Hemisektion und Teilextraktion eines Zahnes → X1
F) ☐ Extraktion eines einwurzeligen Zahnes → Hem

32. Welche der aufgeführten BEMA-Nachbehandlungen nach einem chirurgischen Eingriff können in einer Folgesitzung abgerechnet werden?

☒☒

A) ☐ 1 x Nbl2 für die Erneuerung einer Naht regio 38
B) ☐ 1 x N für eine Wundkontrolle regio 18
C) ☐ 2 x XN für das Auskratzen der Extraktionswunden regio 27 und 37 wegen Wundheilungsstörungen
D) ☐ 2 x Nbl1 für das Wechseln der Tamponade regio 17 und 47
E) ☐ 1 x N für die Nahtentfernung regio 46
F) ☐ 2 x XN für das Spülen der Wunden nach der Entfernung der Zähne 18 und 28

27. B, D 28. B, F 29. D, E
30. C, E 31. C 32. C, E

33. Welche Zuordnung der BEMA-Positionen ist richtig?

☒

A) ☐ Exz1 → Entfernen störender Schleimhautbänder, Muskelansätze, eines Schlotterkamms
B) ☐ Exz2 → Eröffnung eines oberflächlichen Abszesses
C) ☐ SMS → Entfernen von Weichgewebe, störender Schleimhaut, für das Gebiet eines Zahnes
D) ☐ Pla2 → Herstellen einer Mundboden- oder Vestibulumplastik
E) ☐ Inz1 → Entfernen von Schleimhautwucherungen wie z. B. einem Fibrom

34. Wie wird die EKr (23) abgerechnet? Welche Angabe ist falsch?

☒

A) ☐ für das Entfernen eines abgebrochenen Wurzelstiftes, 1 x
B) ☐ für das Entfernen einer Brücke, je Brückenanker und je Trennstelle
C) ☐ 1 x je entfernter Krone, unabhängig von der Anzahl der Trennstellen
D) ☐ keine Abrechnung der EKr, wenn der Zahn anschließend extrahiert wird
E) ☐ für das Abnehmen fest zementierter provisorischer Kronen

35. Wann ist bei einem privat versicherten Patienten die GOZ-Position 3300 nicht abrechnungsfähig?

☒☒

A) ☐ wenn für dasselbe Wundgebiet eine chirurgische Wundrevision nach 3310 abgerechnet wird
B) ☐ für das Stillen einer kleinen Blutung
C) ☐ für das Legen, Wechseln und Entfernen einer Tamponade
D) ☐ für eine Nahtentfernung
E) ☐ für die Kontrolle nach einem chirurgischen Eingriff
F) ☐ wenn für dasselbe Wundgebiet das Stillen einer übermäßige Blutung nach 3050 abgerechnet wird

36. Es gibt verschiedene Arten von Knochenentfernungen. Ordnen Sie die richtigen BEMA-Positionen dem Leistungstext zu.

☒

A	Entfernung eines Knochensplitters vom Wundrand	1	Ost3 (53)
B	Entfernung eines Knochensplitters aus einer OP-Wunde, mit Anästhesie	2	N (38)
C	operative Entfernung eines Sequesters aus dem Kieferknochen	3	KnR (58)
D	Knochenglättung am nicht ausgeheilten Kieferkamm	4	Alv (62)
E	Knochenglättung am ausgeheilten Kieferkamm	5	XN (46)

A) ☐ A1, B4, C3, D2, E5
B) ☐ A2, B5, C1, D4, E3
C) ☐ A3, B1, C4, D5, E2
D) ☐ A5, B3, C2, D1, E4
E) ☐ A4, B2, C5, D3, E1

37. Wann ist bei einem gesetzlich Versicherten die BEMA-Position N (38) nicht abrechnungsfähig?

☒☒

A) ☐ für die Kontrolle nach einem chirurgischen Eingriff
B) ☐ für eine Nahtentfernung
C) ☐ für das Legen, Wechseln und Entfernen einer Tamponade
D) ☐ für das Nachlegen einer Naht
E) ☐ für das Aufbringen von Lösungen, Salben auf die Wunde
F) ☐ für das Stillen einer kleinen Blutung

---

33. D 34. B 35. A, E
36. B 37. A, D

38. Wie rechnen Sie die Knochenglättung mit Aufklappung in der BEMA ab? Welche Aussagenkombination ist richtig?

☒

1 Die Knochenglättung am ausgeheilten Kieferkamm wird als Alv (62) abgerechnet.
2 Die Knochenglättung am nicht ausgeheilten Kieferkamm wird als KnR (58) abgerechnet.
3 Die Alv ist in gesonderter Sitzung auch in einem kleinen Gebiet von bis zu drei Zähnen je Kiefer abrechenbar.
4 Der Kieferkamm gilt ca. 2 Wochen nach der Zahnentfernung als ausgeheilt.
5 Die KnR wird je Kieferhälfte oder Frontzahnbereich 1x abgerechnet.

A) ☐ Nur die Aussagen 2 und 5 sind richtig.
B) ☐ Nur die Aussagen 3 und 4 sind richtig.
C) ☐ Nur die Aussagen 4 und 5 sind richtig.
D) ☐ Nur die Aussagen 3 und 5 sind richtig.
E) ☐ Nur die Aussagen 1, 2 und 4 sind richtig.

39. Welche beiden Aussagen zur Abrechnung in der GOZ sind falsch?

☒☒

A) ☐ Materialkosten dürfen gesondert berechnet werden, z. B. Material zur Förderung der Blutgerinnung, atraumatisches Nahtmaterial.
B) ☐ Bei lang andauernden Eingriffen darf die Anästhesie ein zweites Mal gelegt und abgerechnet werden.
C) ☐ Bei einem chirurgischen Eingriff darf neben einer Leitungsanästhesie keine Infiltrationsanästhesie abgerechnet werden.
D) ☐ Die primäre Wundversorgung ist Bestandteil des chirurgischen Eingriffs, sie darf nicht gesondert berechnet werden.
E) ☐ Wenn bei größeren chirurgischen Eingriffen eine Infiltrationsanästhesie nicht ausreicht, so darf zusätzlich eine Leitungsanästhesie gelegt und abgerechnet werden.
F) ☐ Das Legen einer Naht nach einer Osteotomie darf mit einer XN abgerechnet werden.

40. Ordnen Sie der Leistungsbeschreibung die richtige BEMA-Position zu.

☒

A	Entfernen einer Zyste durch Zystostomie, neben einer Extraktion	1	Zy3
B	Entfernen einer Zyste durch Zystektomie, neben einer Wurzelspitzenresektion	2	Zy2
C	Entfernen einer Zyste durch Zystostomie, neben einer Osteotomie	3	Zy1
D	Entfernen einer Zyste durch Zystektomie, neben einer Osteotomie	4	Zy3
E	Entfernen einer Zyste durch Zystektomie, neben einer Extraktion	5	Zy4

A) ☐ A2, B1, C3, D4, E5
B) ☐ A1, B2, C3, D5, E4
C) ☐ A3, B5, C1, D4, E2
D) ☐ A2, B1, C5, D4, E3
E) ☐ A5, B4, C2, D3, E1

41. Wie rechnen Sie die Knochenresektion in der GOZ ab? Welche Aussagenkombination ist richtig?

☒

1 Bei der Knochenresektion wird unterschieden nach ausgeheiltem und nicht ausgeheiltem Kieferkamm.
2 Die Knochenresektion wird je Kiefer, unabhängig von der Größe des Bereichs, abgerechnet.
3 Sie darf nicht in der gleichen Sitzung wie die Entfernung der Zähne abgerechnet werden.
4 Die Knochenresektion am Alveolarfortsatz wird als Position 3230 abgerechnet.
5 Einen chirurgischen Zuschlag zur 3230 darf man nicht hinzufügen.

A) ☐ Nur die Aussagen 2 und 4 sind richtig.
B) ☐ Nur die Aussagen 3 und 4 sind richtig.
C) ☐ Nur die Aussagen 4 und 5 sind richtig.
D) ☐ Nur die Aussagen 3 und 5 sind richtig.
E) ☐ Nur die Aussagen 1, 2 und 4 sind richtig.

38. D 39. C, F
40. D 41. A

42. Der Zahn 65 wird unter Oberflächenanästhesie und intraligamentärer Anästhesie extrahiert. Welche BEMA-Positionen können für diese Behandlung abgerechnet werden? Welche beiden Aussagen sind richtig?

☒☒

A) ☐ 1 x X1 (43) für die Extraktion
B) ☐ 1 x I (40) für die intraligamentäre Anästhesie
C) ☐ I (40), je Einstichstelle
D) ☐ 1 x X2 (44) für die Extraktion
E) ☐ Die Oberflächenanästhesie kann bei Kindern abgerechnet werden.
F) ☐ Die Oberflächenanästhesie wird privat in Rechnung gestellt.

43. Der tief frakturierte Zahn 55 wird mittels Hebel und Zange entfernt. In einer zweiten Sitzung wird zur Stillung einer übermäßigen Blutung ein Blutgefäß umstochen. Welche BEMA-Positionen können für diese Behandlung abgerechnet werden? Welche beiden Aussagen sind richtig?

☒☒

A) ☐ 1 x Ost1 (47a)
B) ☐ 1 x Nbl1 (36)
C) ☐ 1 x X1 (43)
D) ☐ 1 x Ost2 (48)
E) ☐ 1 x Nbl2 (37)
F) ☐ 1 x X3 (45)

44. Welche beiden Zuordnungen in der BEMA sind richtig?

☒☒

A) ☐ Entfernen eines Fibroms Exz2 → je Kiefer
B) ☐ Nachbehandlung nach einem chirurgischen Eingriff N → je Kieferhälfte oder Frontzahnbereich
C) ☐ Entfernen eines zweiwurzeligen Zahnes X2 → je Wurzelspitze
D) ☐ Wurzelspitzenresektion an einem mehrwurzeligen Zahn WR3 → je Zahn
E) ☐ Stillen einer übermäßigen Blutung Nbl1 → je Blutungsstelle
F) ☐ Knochenglättung am nicht ausgeheilten Kieferkamm Alv → je Operationsgebiet

45. Bei einem Kassenpatienten werden an den Zähnen 23 und 24 die Wurzelspitzen reseziert. Welche beiden Abrechnungen sind richtig?

☒☒

A) ☐ 1 x WR1 (54a), 1 x WR2 (54b)
B) ☐ 1 x WR1 (54a), 1 x WR2 (54b), 1 x WR3 (54c)
C) ☐ 1 x WR1 (54a), 2 x WR3 (54c)
D) ☐ 1 x WR1 (54a), 2 x WR2 (54b)
E) ☐ 1 x WR1 (54a), 1 x WR3 (54c)
F) ☐ 2 x WR2 (54b), 1 x WR3 (54c)

46. Welche Leistungen in der BEMA sind mit dem Abrechnen einer Extraktion abgegolten?

☒☒

A) ☐ das Entfernen einer größeren Zyste
B) ☐ das Glätten von Knochen im Bereich von vier und mehr Zähnen pro Kiefer
C) ☐ das Stillen einer übermäßigen Blutung, bei dem ein Zeitaufwand von ca. 12 Min. entstanden ist
D) ☐ die Wundversorgung einschließlich einer notwendigen Naht
E) ☐ die Anästhesie
F) ☐ Entfernen von Knochensplittern und Granulationsgewebe

47. Bei einem gesetzlich versicherten Patienten ist aufgrund von Knochenabbau eine Vestibulumplastik in der regio 24–27 notwendig. Das Gebiet wird durch Infiltrationsanästhesien betäubt. Anschließend wird eine Naht gelegt. Welche Positionen dürfen abgerechnet werden?

☒☒

A) ☐ 1 x I (40), 1 x Pla2 (59)
B) ☐ 2 x I (40), 1 x Pla1 (51a)
C) ☐ 2 x I (40), 1 x Pla2 (59), 1 x XN
D) ☐ 4 x I (40) aufgrund von langer Dauer, 1 x Pla2 (59)
E) ☐ 2 x I (40), 1 x Pla2 (59)
F) ☐ 1 x L1 (41a), 1 x Pla2 (59)

42. B, D   43. E, F   44. B, E
45. B, D   46. D, F   47. D, E

48. Die GOZ-Nr. 3300, Nachbehandlung nach einem chirurgischen Eingriff, beinhaltet nicht ...

☒☒

A) ☐ das Stillen einer kleinen Blutung.
B) ☐ das Wechseln einer Drainage.
C) ☐ die Nahtentfernung.
D) ☐ das Spülen der Wunde mit einer Fluorid-Lösung.
E) ☐ das Einbringen einer Tamponade.
F) ☐ das Glätten des Knochens.

49. In welchen Fällen ist die Entfernung eines Zahnes mit der GOZ-Nr. 3030 abrechenbar?

☒☒

A) ☐ wenn an der Wurzelspitze eine kleine Zyste vorhanden ist
B) ☐ wenn der Zahn mittels Hebel entfernt wird
C) ☐ wenn der Zahn nur durch eine Aufklappung entfernt werden kann
D) ☐ wenn die Entfernung des Zahnes nur mit einem erheblichen Zeitaufwand möglich ist
E) ☐ wenn die Wurzelspitze bei der Extraktion abbricht und diese nur durch Aufklappung entfernt werden kann
F) ☐ wenn der Zahn retiniert und verlagert ist

50. Welche beiden Aussagen sind richtig? Die GOZ-Nr. 3300 berechnet man für die Nachbehandlung nach chirurgischen Eingriffen ...

☒☒

A) ☐ max. 2 x je Kieferhälfte oder Frontzahnbereich.
B) ☐ in der Folgesitzung nur nach Extraktionen.
C) ☐ als selbstständige Leistung in gesonderter Sitzung.
D) ☐ nicht für das Entfernen von Nähten.
E) ☐ für eine kleine Knochenglättung.
F) ☐ neben der chirurgischen Wundrevision 3310.

51. An Zahn 38 wird die Schleimhautkapuze entfernt. Welche BEMA-Positionen können Sie abrechnen?

☒☒

A) ☐ Mu
B) ☐ KnR
C) ☐ Inz1
D) ☐ L1
E) ☐ Exz2
F) ☐ Exz1

52. Welche beiden Aussagen sind richtig? Die GOZ-Gebührenposition 2290 kann bei einem Privatpatienten berechnet werden für ...

☒☒

A) ☐ die Entfernung einer Füllung.
B) ☐ die Entfernung eines Implantates.
C) ☐ die Entfernung eines provisorisch befestigten Provisoriums.
D) ☐ die Entfernung einer Teilkrone.
E) ☐ die Entfernung einer Einlagefüllung.
F) ☐ die Entfernung eines Wurzelstiftes.

53. Für ambulantes Operieren dürfen in der GOZ Zuschläge abgerechnet werden. Welche Zuordnung ist richtig?

☒

A) ☐ 0500 → Zuschlag für chirurgische Leistungen, die mit Punktzahlen von 1200 und mehr bewertet sind
B) ☐ 0510 → Zuschlag für chirurgische Leistungen, die mit Punktzahlen von 500 bis 799 bewertet sind
C) ☐ 0520 → Zuschlag für chirurgische Leistungen, die mit Punktzahlen von 250 bis 499 bewertet sind
D) ☐ 0530 → Zuschlag für chirurgische Leistungen, die mit Punktzahlen von 800 bis 1199 bewertet sind
E) ☐ 0110 → Zuschlag für die Anwendung eines Lasers
F) ☐ 0120 → Zuschlag für die Anwendung eines OP-Mikroskops

54. Welche Abrechnung ist richtig? Der retinierte Zahn 13 wird freigelegt, damit er anschließend kieferorthopädisch eingegliedert werden kann.

☒

A) ☐ BEMA-Position X3 (45)
B) ☐ GOZ-Position 3045 + 0510
C) ☐ BEMA-Position Ost2 (48)
D) ☐ BEMA-Position Fl (63)
E) ☐ GOZ-Position 3260 + 0500

48. D, F 49. C, E 50. A, C
51. D, F 52. D, E 53. B 54. D

55. Privat versicherter Patient: Am Zahn 16 wird das insuffiziente Inlay entfernt. Stattdessen wird eine vierflächige Füllung in Adhäsivtechnik unter Anästhesie und Kofferdam gelegt. Eine übermäßige Papillenblutung muss gestillt werden. Welcher Abrechnungsvorschlag ist richtig?

☒

A) ☐ abrechenbar: 0090 + Material, 2290, 2120, 2197, 2040, 2030
B) ☐ abrechenbar: 0090 + Material, 2290, 2120, 2040, 2030
C) ☐ abrechenbar: 0090 + Material, 2120, 2040, 2030
D) ☐ abrechenbar: 0090 + Material, 2290, 2120, 2197, 2040
E) ☐ abrechenbar: 0090 + Material, 2120, 2040, 2030

56. Bei einem Kassenpatienten wird an Zahn 14 eine Wurzelspitzenresektion an beiden Wurzelspitzen durchgeführt. Welche Aussagenkombination ist richtig?

☒

1 1 x WR2 und 1 x WR3
2 2 x WR3
3 1 x WR1 und 1 x WR3
4 2 x WR2
5 1 x WR1 und 1 x WR2

A) ☐ Nur die Aussagen 4 und 5 sind richtig.
B) ☐ Nur die Aussagen 2, 3 und 4 sind richtig.
C) ☐ Nur die Aussagen 1 und 4 sind richtig.
D) ☐ Nur die Aussagen 2 und 5 sind richtig.
E) ☐ Nur die Aussagen 1, 2 und 4 sind richtig.

57. Der verlagerte und retinierte Zahn 38 wird unter Anästhesie mittels einer Osteotomie entfernt. Welche GOZ-Positionen sind richtig?

☒ ☒

A) ☐ 0100
B) ☐ 3045
C) ☐ 3030
D) ☐ 0100 + Material
E) ☐ 3040
F) ☐ 3270

58. Zahnentfernungen in der GOZ: Welche Zuordnung ist richtig?

☒

A) ☐ Extraktion eines tief zerstörten oder tief frakturierten Zahnes → 3040
B) ☐ Entfernung eines retinierten, verlagerten Zahnes durch Aufklappung → 3010
C) ☐ Extraktion eines mehrwurzeligen Zahnes → 3030
D) ☐ Entfernung eines Zahnes, ggf. zerstört/frakturiert durch Aufklappung → 3000
E) ☐ Entfernung eines extrem verlagerten oder retinierten Zahnes durch eine umfangreiche Aufklappung → 3045
F) ☐ Extraktion eines einwurzeligen Zahnes → 3020

59. Ordnen Sie zu. Es ist eine Behandlung bei einem Kassenpatienten.

☒

A	Verschluss einer eröffneten Kieferhöhle nach einer Extraktion	1	Ost2
B	Eröffnung eines Abszesses	2	Zy1
C	Entfernung einer Zyste durch Zystektomie	3	Hem
D	operative Entfernung eines verlagerten Zahnes durch Aufklappung	4	Pla1
E	Teilung und Teilentfernung des Zahnes 16	5	Inz1

A) ☐ A2, B3, C5, D4, E1
B) ☐ A1, B2, C3, D4, E5
C) ☐ A4, B5, C2, D1, E3
D) ☐ A3, B5, C2, D1, E4
E) ☐ A4, B2, C1, D5, E3

60. Wie wird das Verlegen eines Lippenbändchens mitsamt Durchtrennen des knöchernen Septums abgerechnet?

☒

A) ☐ BEMA-Position SMS (57)
B) ☐ BEMA-Position Dia (61)
C) ☐ BEMA-Position Exz1 (49)
D) ☐ BEMA-Position Exz2 (50)
E) ☐ GOZ-Position 3210

55. B 56. C 57. D, E
58. E 59. C 60. B

61. Ein Patient kommt zur Kontrolluntersuchung nach einer Osteotomie des Zahnes 38. Es wird anästhesiert, eine neue Naht gelegt und der Streifen gewechselt. Welche BEMA-Positionen können abgerechnet werden?

☒

A) ☐ abrechenbar: I (40), N (38), XN (46)
B) ☐ abrechenbar: L1 (41a), N (38), XN (46)
C) ☐ abrechenbar: I (40), XN (46)
D) ☐ abrechenbar: L1 (41a), XN (46)
E) ☐ abrechenbar: L1 (41a), N (38)

62. Nach der Entfernung des Zahnes 15 bei einem Privatpatienten ist die Kieferhöhle eröffnet. Ein plastischer Verschluss nach 3090 wird durchgeführt. Welche Aussage dazu ist richtig?

☒

A) ☐ Die 3090 kann nach einer Extraktion und nach einer Osteotomie abgerechnet werden.
B) ☐ Bei der ambulanten Durchführung der Leistung 3090 kann der Zuschlag 0510 berechnet werden.
C) ☐ Die 3090 kann für die Wundversorgung abgerechnet werden, wenn diese eine plastische Deckung notwendig macht.
D) ☐ Die Wundversorgung nach der plastischen Deckung kann gesondert berechnet werden.
E) ☐ Die 3090 kann neben der 3100 im selben Operationsgebiet berechnet werden.

63. Ordnen Sie zu. Es ist eine Behandlung bei einem Privatpatienten.

☒

A	Extraktion eines einwurzeligen Zahnes, Implantats oder Wurzelrestes	1	3020
B	Extraktion eines mehrwurzeligen Zahnes oder Wurzelrestes	2	3000
C	Extraktion eines tief zerstörten oder tief frakturierten Zahnes oder Wurzelrestes	3	3010

A) ☐ A2, B3, C1
B) ☐ A1, B2, C3
C) ☐ A2, B1, C3
D) ☐ A3, B1, C2

64. Ordnen Sie zu. Es ist eine Behandlung bei einem Privatpatienten.

☒

A	3030	1	Entfernung eines Zahnkeims durch eine Germektomie
B	3040	2	Entfernung eines Zahnes, Implantats durch Osteotomie
C	3045	3	Entfernung eines retinierten oder tief verlagerten Zahnes durch Osteotomie
D	3270	4	Entfernung eines extrem verlagerten und/oder extrem retinierten Zahnes durch Osteotomie

A) ☐ A2, B3, C1, D4
B) ☐ A1, B2, C4, D3
C) ☐ A4, B1, C3, D2
D) ☐ A3, B4, C2, D1
E) ☐ A2, B3, C4, D1

65. Ein Patient kommt zur Wundkontrolle nach einer Osteotomie des Zahnes 38. Es wird anästhesiert, eine neue Naht gelegt und der Streifen gewechselt. Welche GOZ-Positionen können abgerechnet werden? Welche Angabe ist richtig?

☒

A) ☐ abrechenbar: 0090 + Material, 3310 + Material
B) ☐ abrechenbar: 0100 + Material, 3310 + Material
C) ☐ abrechenbar: 0100 + Material, 3310 + Material, 3300
D) ☐ abrechenbar: 0100 + Material, 3300
E) ☐ abrechenbar: 0100 + Material, 3310

66. Am Zahn 16 wird unter Anästhesie störende Schleimhaut entfernt. Welche GOZ-Positionen können für diese Behandlung abgerechnet werden? Welche beiden Aussagen sind richtig?

☒ ☒

A) ☐ 0100 + Mat.
B) ☐ 2030
C) ☐ 3070
D) ☐ 3080
E) ☐ 0090 + Mat.
F) ☐ 3210

61. D 62. A 63. A
64. E 65. B 66. C, E

67. Welche Aussage zur GOZ-Position 3280 ist falsch?

☒

A) ☐ Sie wird für das Lösen, Verlegen und Fixieren des Lippenbändchens abgerechnet, mit Durchtrennung des knöchernen Septums.
B) ☐ Sie wird für die Korrektur des Lippenbändchens bei einem echten Diastema mediale abgerechnet.
C) ☐ Das knöcherne Septum zwischen den betroffenen Zähnen wird dabei durchtrennt.
D) ☐ Sie wird für das einfache Durchtrennen eines Lippenbändchens und seine erneute Fixation abgerechnet.
E) ☐ Bei ambulanter Behandlung kann der chirurgische Zuschlag 0500 zusätzlich berechnet werden.

68. Wie wird das Entfernen einer Krone, eines Brückenankers usw. nach GOZ 2290 abgerechnet? Welche Angabe ist falsch?

☒

A) ☐ Entfernen eines Brückenankers, 1 x je Anker
B) ☐ Entfernen einer Krone, 1 x je Krone
C) ☐ Entfernen einer Einlagefüllung, 1 x je Einlagefüllung
D) ☐ auch abrechenbar neben einer Extraktion am gleichen Zahn
E) ☐ Entfernen eines Wurzelstiftes, 1 x je Stift

69. Welche beiden Aussagen zur Wurzelspitzenresektion in der GOZ sind richtig?

☒ ☒

A) ☐ Der retrograde Verschluss nach einer Wurzelspitzenresektion kann nach der Position 2100 abgerechnet werden.
B) ☐ Das Auskratzen von Granulationsgewebe oder einer kleinen Zyste kann mit der GOZ-Nr. 3110 abgerechnet werden.
C) ☐ Bei der Abrechnung der GOZ-Position 3120 ist die Anzahl der Zugänge wichtig.
D) ☐ Die Resektion einer Wurzelspitze an einem Frontzahn wird mit der GOZ-Nr. 3110 abgerechnet.
E) ☐ Für die Resektion nach 3120 kann der Zuschlag 0510 zusätzlich abgerechnet werden.
F) ☐ Die Resektion einer Wurzelspitze an einem Seitenzahn wird genauso wie an einem Frontzahn abgerechnet.

70. Die Zähne 17, 15, 23, 24, 27 werden unter Anästhesie extrahiert. Abschließend wir eine Knochenresektion durchgeführt. Welche beiden Angaben zur Abrechnung nach BEMA sind richtig?

☒ ☒

A) ☐ 5 x I (40), 3 x X1 (43), 2 x X2 (44), 1 x Alv (62)
B) ☐ 4 x I (40), 2 x X1 (43), 3 x X2 (44), 5 x Alv (62)
C) ☐ 4 x I (40), 2 x X1 (43), 3 x X2 (44), 1 x Alv (62)
D) ☐ 2 x L1 (41a), 2 x X1 (43), 3 x X2 (44), 1 x Alv (62)
E) ☐ Auch wenn das Resektionsgebiet nicht zusammenhängend ist, kann die Alveolotomie je Kiefer berechnet werden.
F) ☐ 4 x I (40), 2 x X1 (43), 3 x X2 (44)

71. Welche Nachbehandlung nach einem chirurgischen Eingriff ist in der GOZ abrechenbar?

☒ ☒

A) ☐ die Position 3300 für eine Wundanfrischung in gesonderter Sitzung
B) ☐ die Position 3310 für das Entfernen eines Streifens in gesonderter Sitzung
C) ☐ die Position 3310 für das Stillen einer kleinen Blutung in gesonderter Sitzung
D) ☐ die Position 3060 für das Abbinden eines stark blutenden Gefäßes
E) ☐ Eine Wundkontrolle in gesonderter Sitzung ist nicht abrechenbar.
F) ☐ die Position 3050 für das Stillen einer übermäßigen Blutung

72. Welche beiden Zuordnungen in der GOZ sind richtig?

☒ ☒

A) ☐ 3200 → Operation einer Zyste durch Zystektomie
B) ☐ 0500 → Zuschlag bei der 3200
C) ☐ 3190 → Operation einer Zyste durch Zystektomie in Verbindung mit einer Ost oder Wurzelspitzenresektion
D) ☐ 0510 → Zuschlag bei der 3190
E) ☐ 0120 → Zuschlag für die Anwendung eines OP-Mikroskops
F) ☐ 3200 → Auskratzen von Granulationsgewebe und kleinen Zysten in Verbindung mit Extraktionen

67. D	68. E	69. D, E
70. C, E	71. D, F	72. A, C

73. Ordnen Sie zu. Es ist eine Behandlung bei einem Privatpatienten.

☒

A	Verschluss einer eröffneten Kieferhöhle nach einer Extraktion	1	3040, 0510
B	Eröffnung eines Abszesses	2	3200, 0510
C	Entfernung einer Zyste durch Zystektomie	3	3130, 0500
D	operative Entfernung eines verlagerten Zahnes durch Aufklappung	4	3090, 0500
E	Teilung und Teilentfernung des Zahnes 16	5	Ä 2428

A) ☐ A2, B3, C5, D4, E1
B) ☐ A1, B2, C3, D4, E5
C) ☐ A4, B5, C2, D1, E3
D) ☐ A3, B5, C2, D1, E4
E) ☐ A4, B2, C1, D5, E3

74. Für welche der aufgeführten Leistungen darf eine XN (46) abgerechnet werden?

☒ ☒

A) ☐ für das Legen eines Streifens unter die Schleimhautkapuze bei einer Dentitio difficilis
B) ☐ für eine kleine Knochenglättung am Rand einer Wunde
C) ☐ für die Entfernung eines Knochensequesters durch die Wunde
D) ☐ für das Einbringen eines gerinnungsfördernden Medikamentes bei einer übermäßigen Blutung
E) ☐ für eine Knochenbolzung
F) ☐ für das Stillen einer kleinen Blutung

75. Welche Aussage ist falsch? Die GOZ-Nr. 3290 berechnet man ...

☒

A) ☐ nicht neben der 3300 und 3310 im selben Wundgebiet.
B) ☐ für die Entfernung eines Streifens.
C) ☐ als selbstständige Leistung.
D) ☐ für die Kontrolle nach einem chirurgischen Eingriff.
E) ☐ je Kieferhälfte oder Frontzahnbereich.

76. Der Zahn 65 wird unter Oberflächenanästhesie und intraligamentärer Anästhesie extrahiert. Welche GOZ-Positionen können für diese Behandlung abgerechnet werden?

☒ ☒

A) ☐ 3010, 0500
B) ☐ 2 x 0090 + Mat.
C) ☐ 0100 + Mat.
D) ☐ 3000
E) ☐ 3010
F) ☐ 0080, 0090 + Mat.

77. Der tief frakturierte Zahn 55 wird mittels Hebel und Zange entfernt. In einer zweiten Sitzung wird zur Stillung einer übermäßigen Blutung ein Blutgefäß umstochen. Welche GOZ-Positionen können für diese Behandlung abgerechnet werden?

☒ ☒

A) ☐ 3030, 0500
B) ☐ 3020, 0500
C) ☐ 3050
D) ☐ 3060
E) ☐ 3010
F) ☐ 3020

78. Welche Aussage zur Hemisektion und Teilextraktion und Leistungen nach der BEMA-Position Hem ist falsch?

☒

A) ☐ Der Teil vom Zahn, der noch übrigbleibt, muss noch eine wichtige Funktion haben, z. B. in der prothetischen Versorgung.
B) ☐ Die Hem kann für eine Hemisektion und Prämolarisierung abgerechnet werden.
C) ☐ Die primäre Wundversorgung ist in der Position Hem enthalten.
D) ☐ Die Hem kann nur bei mehrwurzeligen Zähnen abgerechnet werden.
E) ☐ Sie kann nicht abgerechnet werden, wenn der gesamte Zahn, in Teilen, entfernt wird.

---

73. C	74. B, C	75. B
76. E, F	77. B, D	78. B

79. Welche beiden Zuordnungen in der GOZ sind richtig?

☒ ☒

A) ☐ Entfernen eines Fibroms 3080 → je Operationsgebiet
B) ☐ Nachbehandlung nach einem chirurgischen Eingriff 3300 → je Kiefer
C) ☐ Entfernen eines zweiwurzeligen Zahnes 3010 → je Wurzelspitze
D) ☐ Wurzelspitzenresektion an einem mehrwurzeligen Zahn 3120 → je Zahn
E) ☐ Stillen einer übermäßigen Blutung 3050 → je Blutungsstelle
F) ☐ Knochenglättung 3230 → max. 2 x je Kieferhälfte oder Frontzahnbereich

80. Bei einem Privatpatienten werden an den Zähnen 23 und 24 die Wurzelspitzen mit Anwendung eines OP-Mikroskops reseziert. Welche beiden Abrechnungskombinationen sind richtig?

☒ ☒

A) ☐ 1 x 3110, 2 x 3120, 0110
B) ☐ 1 x 3110, 2 x 3120, 0510, 0110
C) ☐ 1 x 3110, 2 x 3120
D) ☐ 3 x 3120, 0510, 0110
E) ☐ 1 x 3110, 1 x 3120, 0110
F) ☐ 1 x 3110, 1 x 3120 (Zahn 24 hat nur eine Wurzel), 0510, 0110

81. Welche Leistungen in der GOZ sind mit dem Abrechnen einer Extraktion abgegolten?

☒ ☒

A) ☐ das Entfernen einer größeren Zyste
B) ☐ die Knochenresektion je Kiefer
C) ☐ das Stillen einer übermäßigen Blutung, bei dem ein besonderer Zeitaufwand notwendig war
D) ☐ die Wundversorgung einschließlich einer notwendigen Naht
E) ☐ die Anästhesie
F) ☐ Entfernen von Knochensplittern und Granulationsgewebe

82. An Zahn 12 wird eine Infiltrationsanästhesie gelegt, eine Wurzelspitzenresektion durchgeführt und eine Zyste durch Zystektomie entfernt. Die Wurzelspitze wird mit einer einflächigen Füllung verschlossen. Welche GOZ-Positionen können für diese Behandlung abgerechnet werden?

☒

A) ☐ 0090 + Mat., 3120, 3190, 0500, 2050
B) ☐ 0090 + Mat., 3110, 3200, 0500, 2050
C) ☐ 0090 + Mat., 3110, 3190, 2 x 0500, 2050
D) ☐ 0090 + Mat., 3110, 3190, 0500, 2050
E) ☐ 0090 + Mat., 3110, 3190, 0500

83. Welche Aussage zur BEMA-Position Dia (61) ist falsch?

☒

A) ☐ Sie wird für die Korrektur des Lippenbändchens bei einem echten Diastema mediale abgerechnet.
B) ☐ Das knöcherne Septum zwischen den betroffenen Zähnen wird dabei durchtrennt.
C) ☐ Sie wird für das Lösen, Verlegen und Fixieren des Lippenbändchens abgerechnet, mit Durchtrennung des knöchernen Septums.
D) ☐ Das kieferorthopädische Schließen des Diastemas ist in der Dia nicht mit enthalten.
E) ☐ Sie wird für das einfache Durchtrennen eines Lippenbändchens und seine erneute Fixation abgerechnet.

84. Welche Aussage zu den Zuschlägen nach 0110 und 0120 in der GOZ ist falsch?

☒

A) ☐ Der Zuschlag 0110 darf für die Anwendung eines OP-Mikroskops berechnet werden.
B) ☐ Sie dürfen bis zum 3,5-fachen Satz abgerechnet werden.
C) ☐ Der Zuschlag 0120 darf für die Anwendung eines Lasers berechnet werden.
D) ☐ Sie dürfen nur 1 x je Behandlungstag abgerechnet werden.
E) ☐ Sie dürfen nebeneinander berechnet werden.

79. A, E 80. B, F 81. D, F
82. D 83. E 84. B

85. Für welche der aufgeführten Leistungen darf eine 3310, chirurgische Wundrevision, abgerechnet werden?

☒☒

A) ☐ für das Legen, Wechseln, Entfernen einer Tamponade
B) ☐ für das Stillen einer kleinen Blutung
C) ☐ für das Aufbringen von Lösungen, Salben auf den Wundbereich
D) ☐ für eine kleine Knochenglättung
E) ☐ für die Entfernung eines Knochensequesters durch die Wunde
F) ☐ für eine Knochenbolzung

86. Am Zahn 16 wird störende Schleimhaut entfernt. Welche BEMA-Positionen können für diese Behandlung abgerechnet werden?

☒☒

A) ☐ Exz2 (50)
B) ☐ KnR (58)
C) ☐ I (40)
D) ☐ L1 (41a)
E) ☐ eine Oberflächenanästhesie
F) ☐ Exz1 (49)

87. Welche Abrechnungsbestimmungen gelten für Zahnextraktionen in der GOZ? Welche Aussagenkombination ist richtig?

☒

1 Die GOZ-Nr. 3000 wird für die Extraktion eines einwurzeligen Zahnes abgerechnet.
2 Die tatsächliche Anzahl der Wurzeln eines extrahierten Zahnes entscheidet über die Gebührennummer.
3 Die GOZ-Nr. 3020 wird für die Extraktion eines mehrwurzeligen Zahnes abgerechnet.
4 Die Entfernung von Wurzelresten wird wie die Entfernung des entsprechenden Zahnes abgerechnet.
5 Die GOZ-Nr. 3010 wird für die Extraktion eines tief frakturierten oder tief zerstörten Zahnes abgerechnet.

A) ☐ Nur die Aussagen 1, 2 und 4 sind richtig.
B) ☐ Nur die Aussagen 1, 2 und 3 sind richtig.
C) ☐ Nur die Aussagen 1 und 4 sind richtig.
D) ☐ Nur die Aussagen 1, 2 und 5 sind richtig.
E) ☐ Nur die Aussagen 2, 3 und 4 sind richtig.

88. Welche beiden Aussagen zur Abrechnung in der BEMA sind falsch?

☒☒

A) ☐ Wenn bei größeren chirurgischen Eingriffen eine Infiltrationsanästhesie nicht ausreicht, so darf zusätzlich eine Leitungsanästhesie gelegt und abgerechnet werden.
B) ☐ Bei lang andauernden Eingriffen darf die Anästhesie ein zweites Mal gelegt und abgerechnet werden.
C) ☐ Bei einem chirurgischen Eingriff darf neben einer Leitungsanästhesie keine Infiltrationsanästhesie abgerechnet werden.
D) ☐ Die primäre Wundversorgung ist Bestandteil des chirurgischen Eingriffs, sie darf nicht gesondert berechnet werden.
E) ☐ Das Legen einer Naht nach einer Osteotomie darf mit einer XN abgerechnet werden.
F) ☐ Wenn eine übermäßige Blutung während eines chirurgischen Eingriffs auftritt, so darf ausnahmsweise die Nbl1 abgerechnet werden, wenn ein erheblicher Zeitaufwand entsteht.

89. Welche Zuordnung der GOZ-Positionen zur Entfernung von Knochen ist richtig?

☒

A) ☐ 3230 → kleine Knochenglättung
B) ☐ Zuschlag 0500 → zur Pos. 3230 berechnungsfähig
C) ☐ Zuschlag 0500 → zur Pos. 3310 berechnungsfähig
D) ☐ 3310 → Knochenresektion zur Formung des Prothesenlagers

90. Welche Zuordnung der folgenden GOZ-Positionen ist richtig?

☒

A) ☐ 3280 → Transplantation eines Zahnes
B) ☐ 3260 → Freilegen eines retinierten oder verlagerten Zahnes
C) ☐ 3140 → Korrektur des Lippenbändchens
D) ☐ 3160 → Reimplantation eines Zahnes

85. D, E 86. C, F 87. A
88. C, E 89. B 90. B

Lernfeld 7: Medizinische Notfälle begleiten

Das Blut

Erklären Sie die Zusammensetzung des Blutes.
→ BA S. 271 /
→ JB 2 S. 211

Feste Bestandteile des Blutes (Zellen)
- Erythrozyten
- Leukozyten
- Thrombozyten

Bestandteile des flüssigen Blutes (Plasma)
- Wasser
- Proteine
- Zucker
- Hormone
- Ionen
- Harnstoff
- Fibrinogen
- u. a.

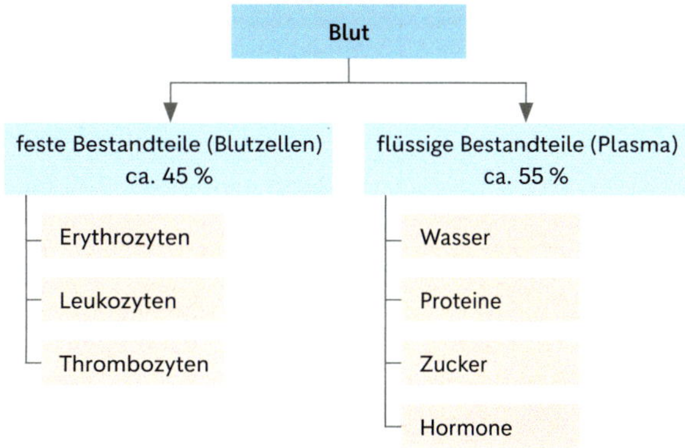

Was ist der Unterschied zwischen Blutplasma und Blutserum?
→ BA S. 271 /
→ JB 2 S. 211

Plasma
- flüssiger Anteil des Blutes mit dem Blutgerinnungsstoff Fibrinogen

Serum
- Plasma ohne Fibrinogen

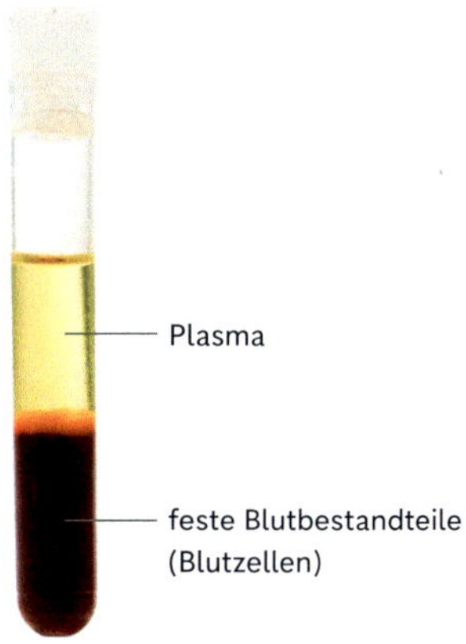

Was versteht man unter Anämie? Nennen Sie typische Kennzeichen der Anämie.
→ BA S. 272 /
→ JB 2 S. 212

Anämie (Blutarmut)
- Erythrozytenzahl erniedrigt
- Hämoglobin (roter Blutfarbstoff) erniedrigt
- Patienten sind müde und blass (zu wenig Sauerstoffträger)
- Ursache: häufig Eisenmangel

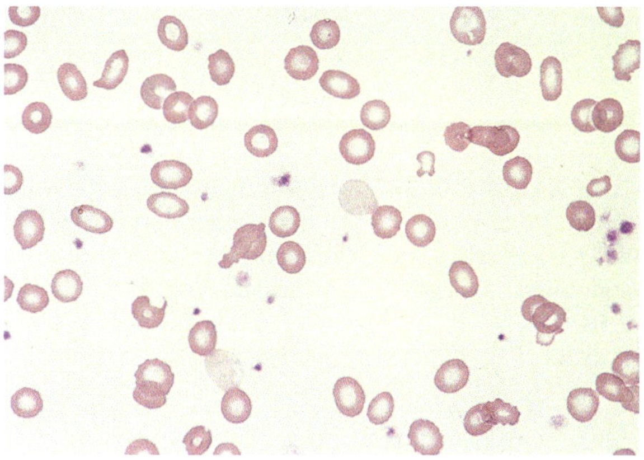

Blutausstrich bei Eisenmangelanämie

Geben Sie Anzahl, Größe, Aussehen, Bildungsort, Lebensdauer und Funktion der einzelnen Blutzellen an.
→ BA S. 271 f. /
→ JB 2 S. 211 f.

Blutzellen

	Erythrozyten	Leukozyten	Thrombozyten
Anzahl	4,5–5 Mio./µl	4 000–10 000/µl	150 000–300 000/µl
Größe	ca. 7 µm	doppelt so groß wie Erythrozyten	$\frac{1}{4}$ der Erythrozyten
Aussehen	rund, kernlos zentral eingedellt	rund, kernhaltig	unregelmäßig geformte Zellbruchstücke
Ort der Bildung	Knochenmark	Knochenmark	Knochenmark
Lebensdauer	ca. 120 Tage	10 Tage bis 1 Jahr	5–11 Tage
Funktion	Sauerstofftransport	Abwehr	Gerinnung

Nennen Sie die Aufgaben des Blutes.
→ BA S. 272 /
→ JB 2 S. 212

Aufgaben des Blutes
- Transport von Sauerstoff und CO_2
- Transport von Nährstoffen
- Transport von Hormonen
- Transport von Abfallstoffen
- Transport von Medikamenten
- Wärmeausgleich
- Abwehr
- Gerinnung

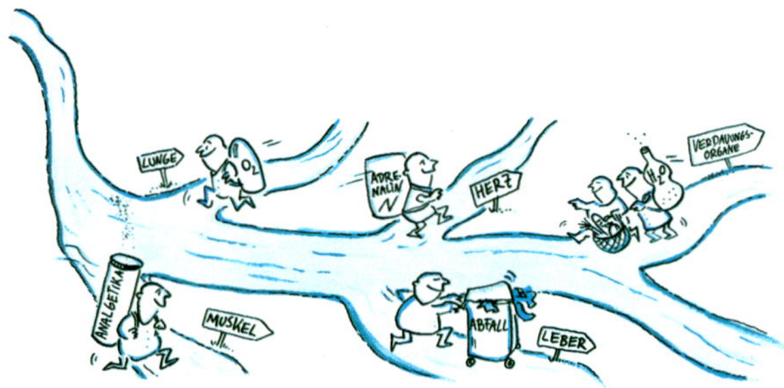

In welchen Schritten läuft die Blutgerinnung ab?
→ BA S. 274 /
→ JB 2 S. 214

Ablauf der Blutgerinnung
- Gefäßverletzung
- Thrombozytenaktivierung
- Gefäßkontraktion
- Thrombozytenaggregation
- Aktivierung von Gerinnungsfaktoren
- Fibrinnetzbildung

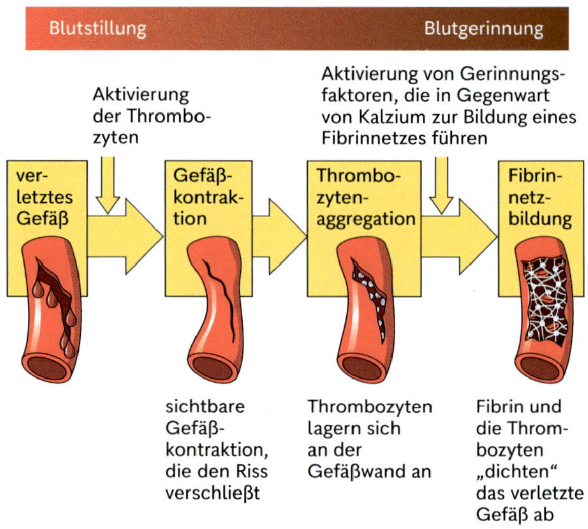

Welche Blutbestandteile sind an der Gerinnung beteiligt?
→ BA S. 274 /
→ JB 2 S. 214

An der Blutgerinnung beteiligte Blutbestandteile
- Thrombozyten
- Gerinnungsfaktoren I–XIII im Plasma

Nennen Sie die unterschiedlichen Arten von Gerinnungsstörungen und geben Sie jeweils Beispiele an.
→ BA S. 275 /
→ JB 2 S. 215

Angeboren
- Mangel an Gerinnungsfaktoren, z. B. Faktor-VIII-Mangel (Hämophilie)
- Thrombozytenzahl ist reduziert

Medikamentös bedingt
- ASS (Acetylsalicylsäure) bewirkt Hemmung der Thrombozytenaggregation
- Marcumar® bewirkt Reduktion der Gerinnungsfähigkeit des Blutes, indem es die Bildung von Gerinnungsfaktoren behindert

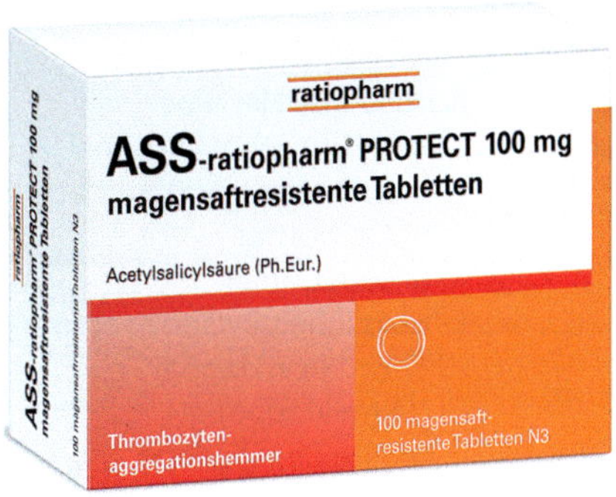

Worauf muss bei Patienten unter Marcumar®-Therapie geachtet werden?
→ BA S. 275 /
→ JB 2 S. 215

Vorgehen bei Patienten mit Marcumar®-Therapie
- Rücksprache mit dem Hausarzt
- Absetzen bzw. Umsetzen der Antikoagulation bei chirurgischen Eingriffen
- Einsatz lokal blutstillender Medikamente
- Herstellung von Verbandplatten

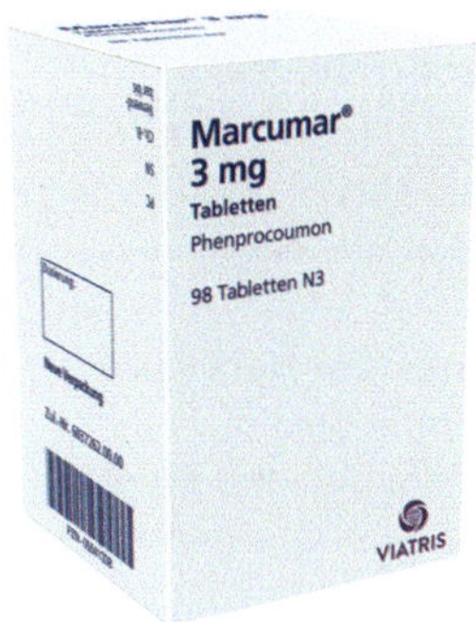

Wie fit bin ich für die Prüfung? ☺ ☐ 😐 ☐ ☹ ☐

Das Immunsystem

Wie ist unser Immunsystem aufgebaut?
→ BA S. 272 f. /
→ JB 2 S. 212 f.

Aufbau des Immunsystems
- spezifische Abwehr
- unspezifische Abwehr

Was versteht man unter spezifischer und unspezifischer Abwehr?
→ BA S. 273 /
→ JB 2 S. 213

Spezifische Abwehr
- richtet sich gegen ein spezielles Antigen

Unspezifische Abwehr
- richtet sich gegen unspezifische Erreger

Hinweis: Antigene sind Stoffe, die vom Immunsystem als fremd erkannt werden und eine Immunreaktion hervorrufen.

Woraus setzen sich die spezifische und die unspezifische Abwehr zusammen?
→ BA S. 273 f. /
→ JB 2 S. 213 f.

Anteile der spezifischen Abwehr
- zellulär: T-Zellen
- humoral: Antikörper

Anteile der unspezifischen Abwehr
- zellulär: Makrophagen, neutrophile Granulozyten
- humoral: Komplementsystem, Lysozym, Zytokine

Das Abwehrsystem

	zellulär	humoral (im Plasma)
unspezifische Abwehr	Makrophagen	Komplement
	neutrophile Granulozyten	Zytokine, Lysozym
spezifische Abwehr	T-Zellen	Antikörper

Wie fit bin ich für die Prüfung? ☺ ☐ 😐 ☐ ☹ ☐

Das Herz

Beschreiben Sie den Aufbau des Herzens.
→ BA S. 277 /
→ JB 2 S. 217

Aufbau des Herzens
- rechter Vorhof (Atrium)
- rechte Kammer (Ventrikel)
- linker Vorhof
- linke Kammer
- Herzscheidewand (Septum)
- linke Segelklappe (Mitralklappe)
- rechte Segelklappe (Trikuspidalklappe)
- Aortenklappe
- Pulmonalklappe
- Herzkranzarterien (Koronararterien)

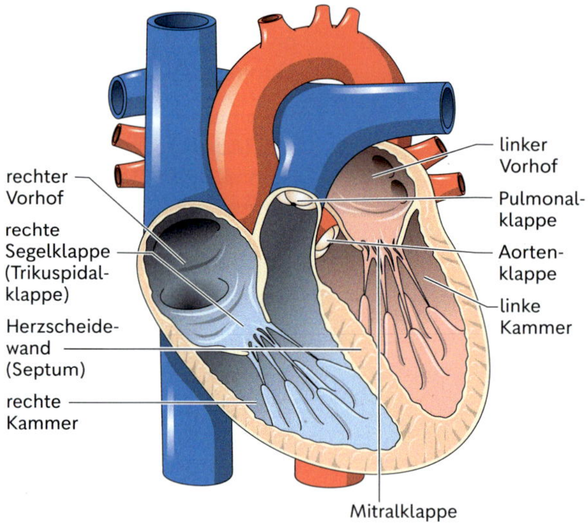

Wie ist die Herzwand aufgebaut?
→ BA S. 277 /
→ JB 2 S. 217

Schichten der Herzwand
- innen: Endokard
- mittlere Schicht: Myokard
- außen: Epikard (innerer Teil des Herzbeutels)

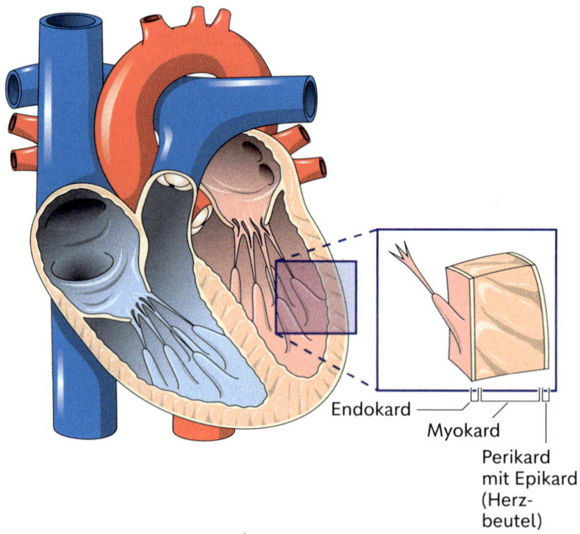

Nennen Sie die Aktionsphasen des Herzens.
→ BA S. 278 /
→ JB 2 S. 218

Aktionsphasen des Herzens
- Systole (Kontraktionsphase, Austreibungsphase)
- Diastole (Entspannungsphase, Füllungsphase)

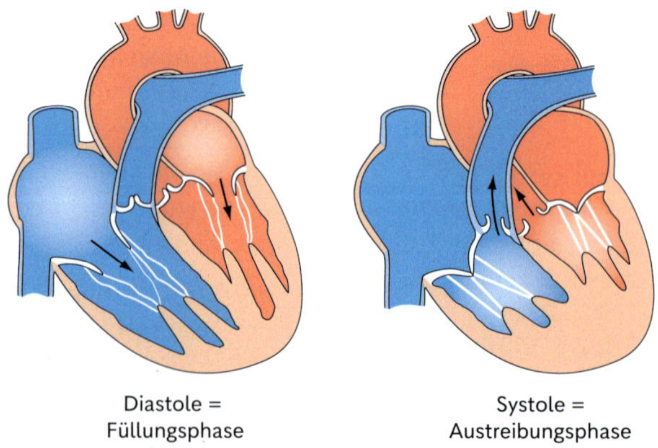

Beschreiben Sie die Vorgänge im Herzen während der Systole und der Diastole.
→ BA S. 278 /
→ JB 2 S. 218

Systole
- Linke Kammer pumpt Blut in die Aorta.
- Rechte Kammer pumpt Blut in die Lungenarterie.
- Aortenklappe und Pulmonalklappe sind offen.
- Segelklappen sind geschlossen.

Diastole
- Blut fließt von den Vorhöfen in die Kammern.
- Segelklappen sind offen.
- Taschenklappen geschlossen

Herzaktionen

	Systole	Diastole
Kammern	kontrahiert	erschlafft
Vorhof	erschlafft	kontrahiert
Taschenklappen	offen	geschlossen
Segelklappen	geschlossen	offen

Wie fit bin ich für die Prüfung? ☺ ☐ 😐 ☐ ☹ ☐

Blutgefäße

Nennen Sie die unterschiedlichen Arten von Blutgefäßen.
→ BA S. 280 /
→ JB 2 S. 220

Arten von Blutgefäßen
- Arterien
- Venen
- Kapillaren

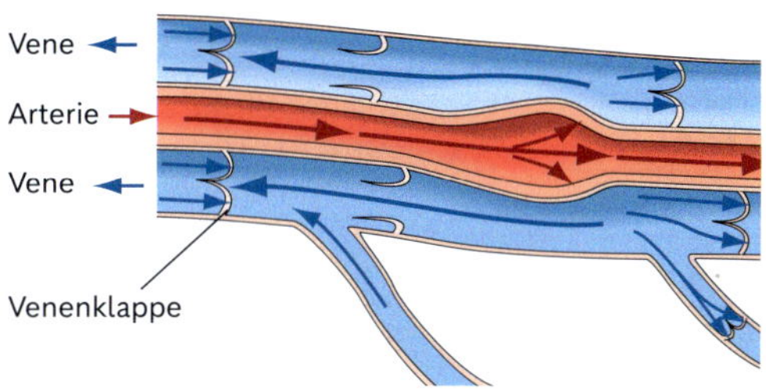

Worin unterscheiden sich Arterien von Venen?
→ BA S. 280 f. /
→ JB 2 S. 220 f.

Unterschiede zwischen Arterien und Venen
- Fließrichtung des Blutes
- Wandstärke
- Sauerstoffgehalt (Ausnahme: Sauerstoffgehalt von Lungenarterie und Lungenvene)

	Arterien	Venen
Fließrichtung des Blutes	vom Herzen weg	zum Herzen hin
Wandstärke	dick	dünn
Sauerstoffgehalt im Körperkreislauf	sauerstoffreich	sauerstoffarm
Sauerstoffgehalt im Lungenkreislauf	sauerstoffarm	sauerstoffreich

Was sind Kapillaren? Geben Sie auch deren Funktion an.
→ BA S. 280 /
→ JB 2 S. 220

Kapillaren
- Haargefäße mit sehr dünner Gefäßwand
- bilden Netzwerke in allen Geweben

Aufgabe der Kapillaren
- Gas- und Stoffaustausch

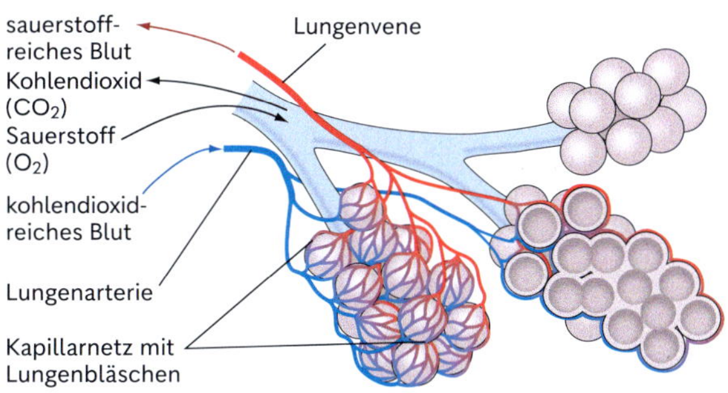

Was wird als Puls bezeichnet?
→ BA S. 281 /
→ JB 2 S. 221

Puls
- Schläge des Herzens pro Minute (bzw. Druckwelle des Blutes, die nach jeder Systole durch die Arterien tastbar ist)

Lebensalter	normaler Ruhepuls in Schlägen/Minute
Säugling	120
Kleinkind	100
Schulkind	90
Erwachsener	60–80

Wie kann der Puls gemessen werden?
→ BA S. 282 /
→ JB 2 S. 222

Pulsmessung
- mit Zeige- und Mittelfinger
- an der Arteria radialis oder Arteria carotis
- Zählen der Pulsschläge in einer Minute

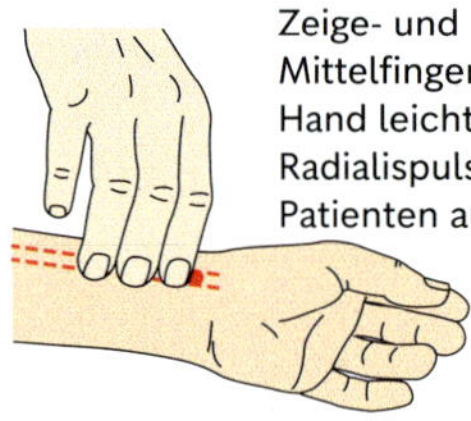
Zeige- und Mittelfinger einer Hand leicht auf den Radialispuls des Patienten auflegen

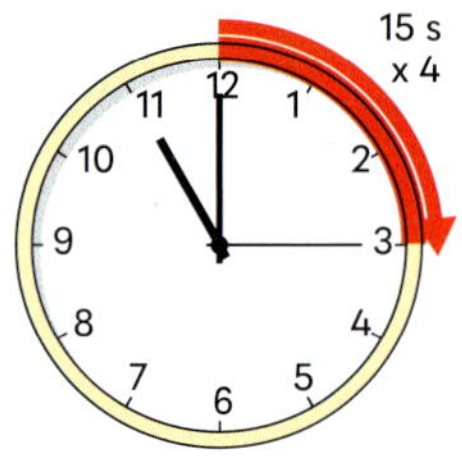

Erklären Sie den systolischen und den diastolischen Blutdruck.
→ BA S. 282 /
→ JB 2 S. 222

Systolischer Blutdruck
- höchster Blutdruckwert während der Herzaktion

Diastolischer Blutdruck
- niedrigster Blutdruckwert während der Herzaktion

Blutdruck

	systolisch in mm Hg	diastolisch in mm Hg
Hypotonie	< 100	< 60
optimal	100–120	60–80
normal	120–129	80–84
hochnormal, grenzwertig	130–139	85–89
milde Hypertonie	140–159	90–99
mittlere Hypertonie	160–179	100–109
schwere Hypertonie	> 180	> 110

Beschreiben Sie den Ablauf der Blutdruckmessung und nennen Sie die Maßeinheit, in der der Blutdruck gemessen wird.
→ BA S. 282 f. /
→ JB 2 S. 222 f.

Blutdruckmessung
- Manschette um den Oberarm anlegen
- Manschette aufpumpen
- Armschlagader stauen
- langsam Luft ablassen
- erster mit dem Stethoskop in der Armbeuge hörbarer Ton: systolischer Blutdruckwert
- letzter hörbarer Ton: diastolischer Blutdruckwert

Maßeinheit des Blutdrucks
- mmHg

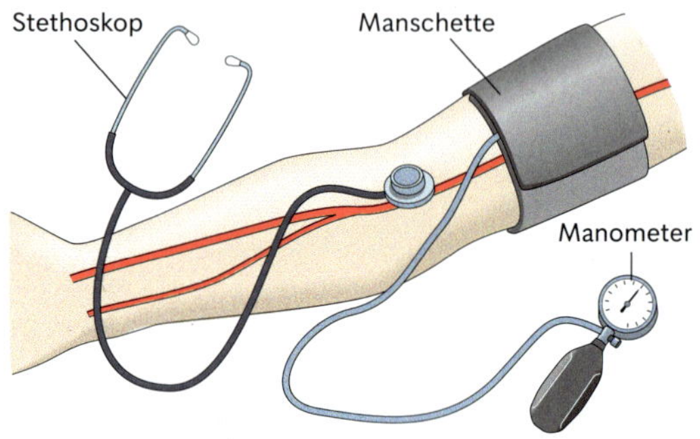

Beginn der Korotkow-Töne

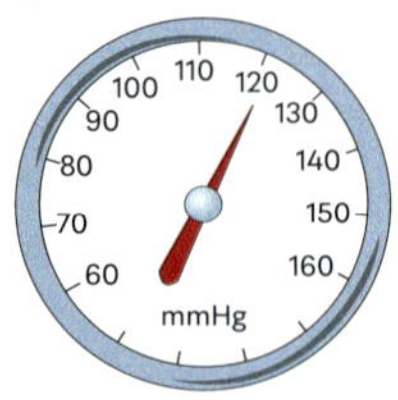

systolischer Blutdruck

Ende der Korotkow-Töne

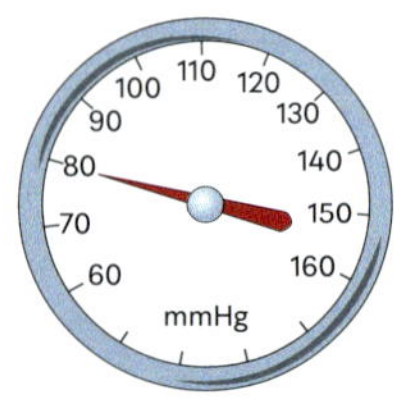

diastolischer Blutdruck

Hinweis: Hg ist das chemische Symbol für Quecksilber.

Wie fit bin ich für die Prüfung? ☺ ☐ 😐 ☐ ☹ ☐

Blutkreislauf und Lymphsystem

Was versteht man unter dem Lymphsystem?
→ BA S. 284 /
→ JB 2 S. 224

Lymphsystem
- Gesamtheit aller Lymphbahnen, Lymphknoten und lymphatischen Organe

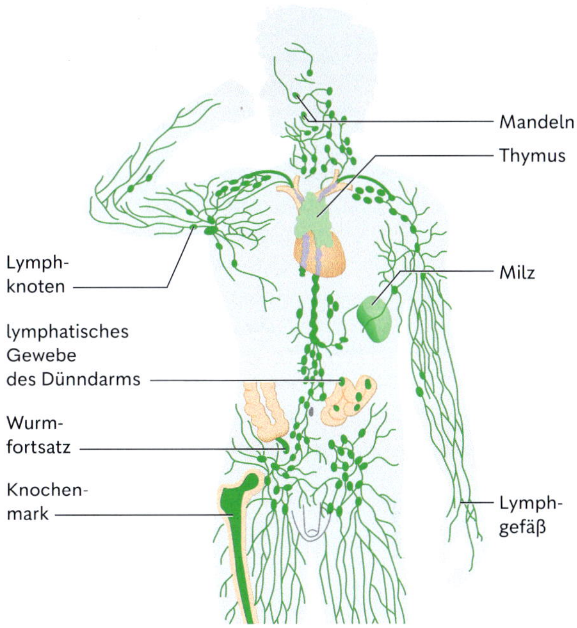

Welche Funktionen hat das Lymphsystem?
→ BA S. 284 /
→ JB 2 S. 224

Funktionen des Lymphsystems
- Immunabwehr
- Transport von Fetten aus dem Darm
- Sammlung von Gewebsflüssigkeit (Lymphe)

Nennen Sie die Funktion des großen Kreislaufs (Körperkreislauf) und des kleinen Kreislaufs (Lungenkreislauf).
→ BA S. 286 /
→ JB 2 S. 226

Funktion des großen Kreislaufs
- Versorgung des Körpers mit Sauerstoff und Nährstoffen

Funktion des kleinen Kreislaufs
- Anreicherung des sauerstoffarmen Blutes mit Sauerstoff

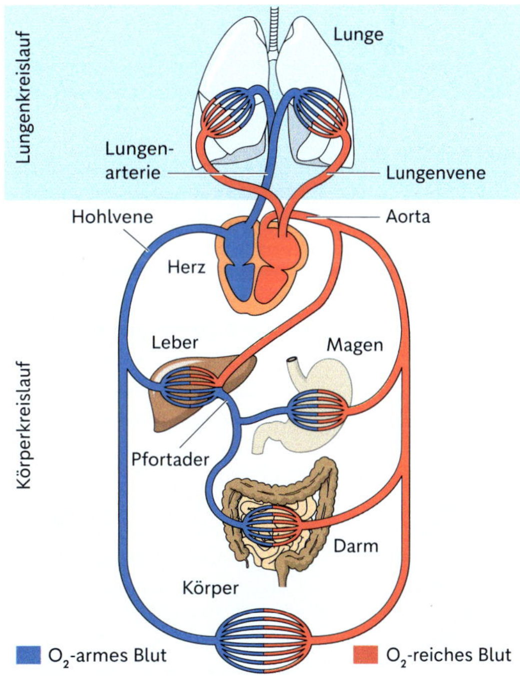

Beschreiben Sie den Weg des Blutes durch den Körper.
→ BA S. 286 /
→ JB 2 S. 226

Weg des Blutes durch den Körper
- linke Kammer (1)
- Aortenklappe
- Aorta
- Körperarterien (2)
- Körperkapillaren (→ Sauerstoffabgabe an das Gewebe) (3)
- Venolen
- obere bzw. untere Hohlvene (4)
- rechter Vorhof
- Trikuspidalklappe
- rechte Kammer (5)
- Pulmonalklappe
- Lungenarterien (6)
- Lungenkapillaren (→ Sauerstoffaufnahme) (7)
- Lungenvenen (8)
- linker Vorhof
- Mitralklappe

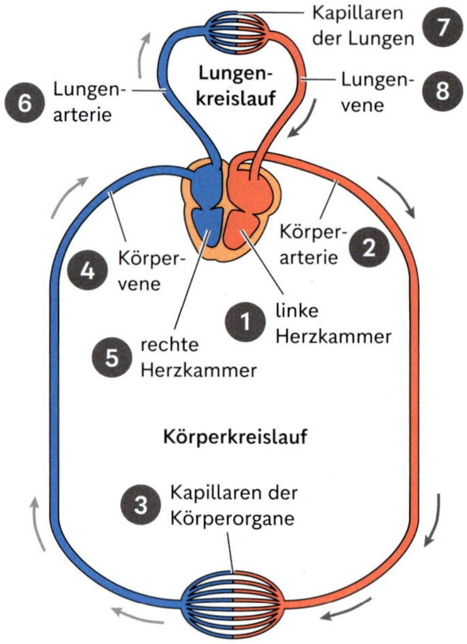

Wie fit bin ich für die Prüfung? ☺ ☐ 😐 ☐ ☹ ☐

Atmung

Nennen Sie die Bestandteile der Luft.
→ BA S. 287 /
→ JB 2 S. 227

Bestandteile der Luft
- Stickstoff
- Sauerstoff
- Kohlendioxid
- Edelgase

	Einatemluft	Ausatemluft
Stickstoff	79 %	79 %
Sauerstoff (O_2)	20 %	16 %
Kohlendioxid (CO_2)	0,03 %	4 %
Edelgase	1 %	1 %

Worin unterscheidet sich die äußere von der inneren Atmung?
→ BA S. 289 f. /
→ JB 2 S. 229 f.

Unterscheidung innere/äußere Atmung

Äußere Atmung (Lungenatmung)
- O_2-Aufnahme durch die Lungen
- Gasaustausch an den Alveolen
- CO_2-Abgabe durch Ausatmen

Innere Atmung (Zellatmung)
- O_2-Aufnahme der Körperzellen
- Verbrennung von Glukose mithilfe von Sauerstoff unter Bildung von Energie und CO_2
- CO_2-Abgabe von den Zellen ans Blut

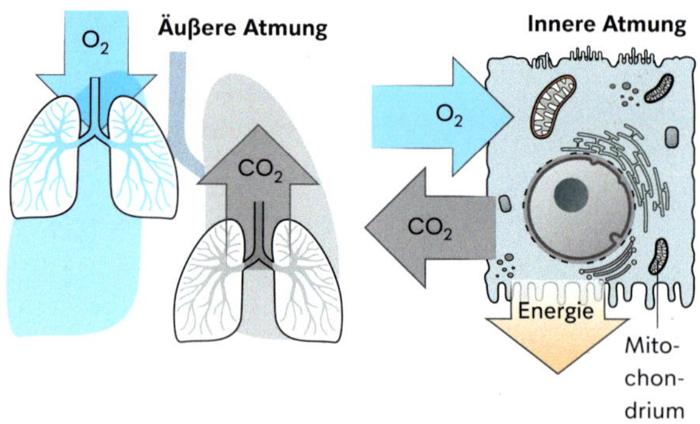

In welche Teile untergliedert sich die äußere Atmung?
→ BA S. 287 /
→ JB 2 S. 227

Atmung
- Einatmung (Inspiration)
- Ausatmung (Exspiration)

Lebensalter	Atemfrequenz in Atemzügen/Minute
Säugling	35–40
Kleinkind	25–35
Kind	16–30
Erwachsener	12–18

Erklären Sie die Atemmechanik zur Inspiration bei der Brust- und der Bauchatmung.
→ BA S. 289 /
→ JB 2 S. 229

Inspiration bei Bauchatmung
- Kontraktion des Zwerchfells
- Abflachung des Zwerchfells
- Vergrößerung des Brustraumvolumens
- Füllung der Lungenflügel mit Luft (Inspiration)

Inspiration bei Brustatmung
- Hebung der Rippen
- Vergrößerung des Brustraumes
- Füllung der Lungenflügel mit Luft (Inspiration)

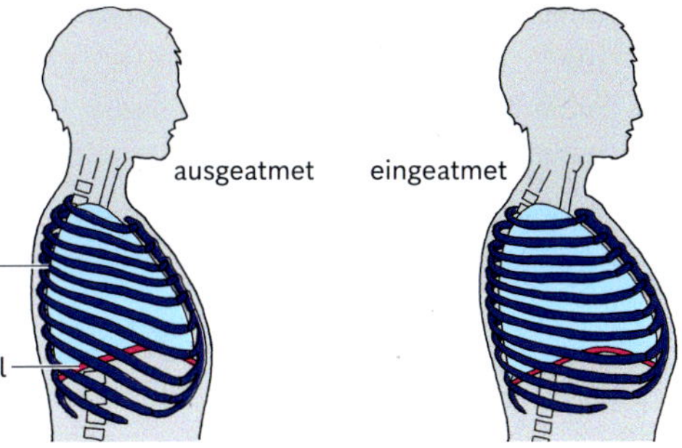

Bewegungen des Brustkorbs bei Brustatmung

Erklären Sie die Atemmechanik zur Exspiration.
→ BA S. 289 /
→ JB 2 S. 229

Exspiration
- Erschlaffung der Muskulatur
- Brustraum verkleinert sich
- Ausatmung

Welche Teile gehören zu den Atemwegen?
→ BA S. 287 f. /
→ JB 2 S. 227 f.

Obere Atemwege
- Nasenhöhle
- Mundhöhle
- Nasennebenhöhlen
- Rachen (Pharynx)

Untere Atemwege
- Kehlkopf (Larynx)
- Luftröhre (Trachea)
- Bronchien
- Lunge (Pulmo)

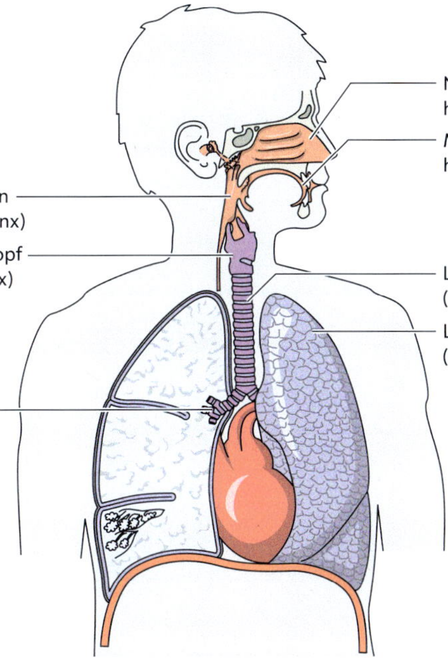

Wo findet der Gasaustausch statt?
→ BA S. 289 /
→ JB 2 S. 229

Ort des Gasaustausches
- Lungenbläschen (Alveolen)

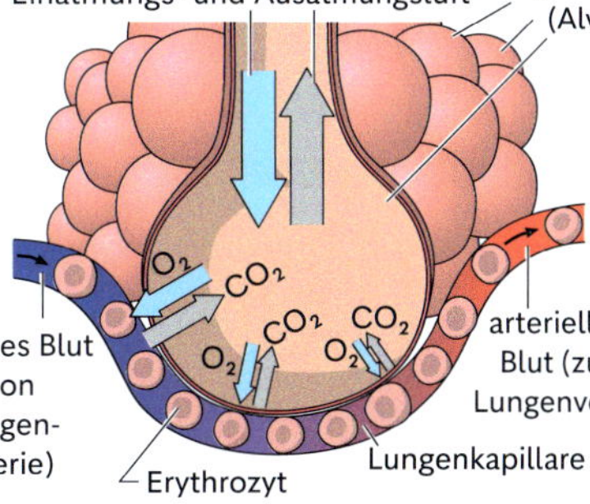

Wie fit bin ich für die Prüfung? ☺ ☐ 😐 ☐ ☹ ☐

Notfälle – Allgemeine Notfallmaßnahmen

Nennen Sie die verschiedenen Vitalfunktionen.
→ BA S. 291 / → JB 2 S. 231

Vitalfunktionen
- Bewusstseinslage
- Atmung
- Puls, Kreislauf

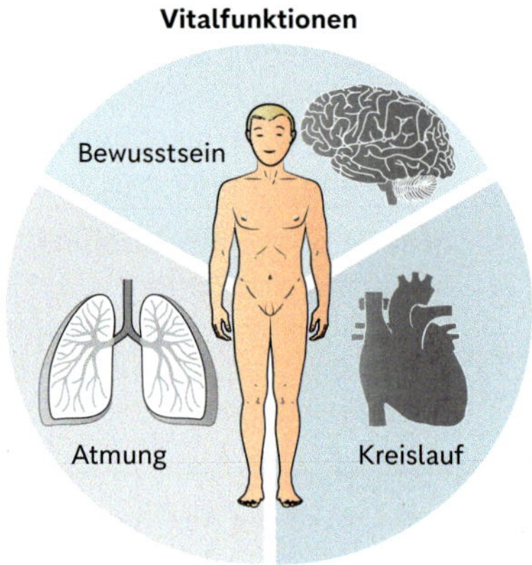

Wie wird die Bewusstseinslage eines Patienten überprüft?
→ BA S. 291 / → JB 2 S. 231

Bewusstseinskontrolle
- laut ansprechen
- schütteln
- Schmerzreize hervorrufen

Wie wird die Atmung überprüft?
→ BA S. 291 / → JB 2 S. 231

Kontrolle der Atmung
- Betrachten der Brustkorbbewegung
- Atemgeräusche hören
- Atemluft fühlen

Wie wird das Kreislaufsystem überprüft?
→ BA S. 292 / → JB 2 S. 232

Kontrolle des Kreislaufsystems
- Pulskontrolle
- Blutdruckkontrolle

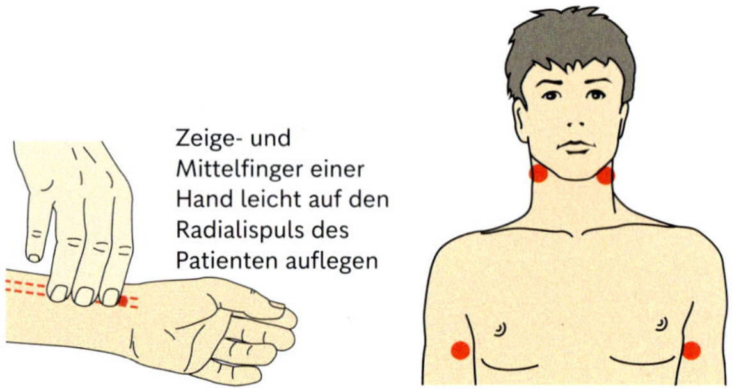

Hinweis: Ist kein Puls an der Arteria radialis tastbar, wird der Puls an der Arteria carotis geprüft.

Beschreiben Sie, wie ein bewusstloser Patient gelagert werden sollte.
→ **BA S. 293 /**
→ **JB 2 S. 233**

Lagerung bei Bewusstlosigkeit: Stabile Seitenlage

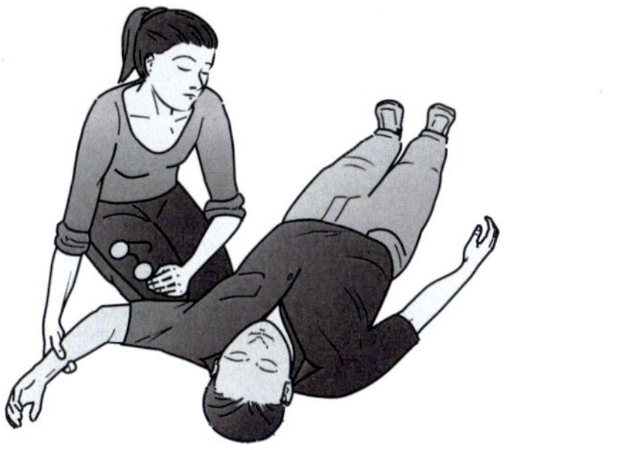

1 Nehmen Sie ggf. die Brille des Betroffenen ab und strecken Sie seine Beine aus. Knien Sie sich neben den Betroffenen.

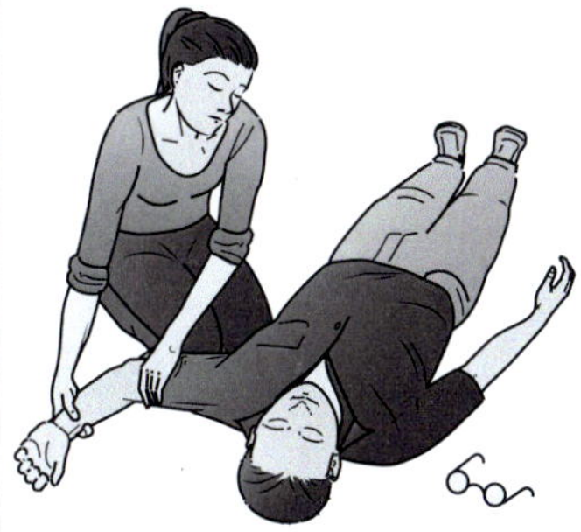

2 Lagern Sie den zugewandten Arm des Betroffenen mit gebeugtem Ellenbogen rechtwinklig aus.

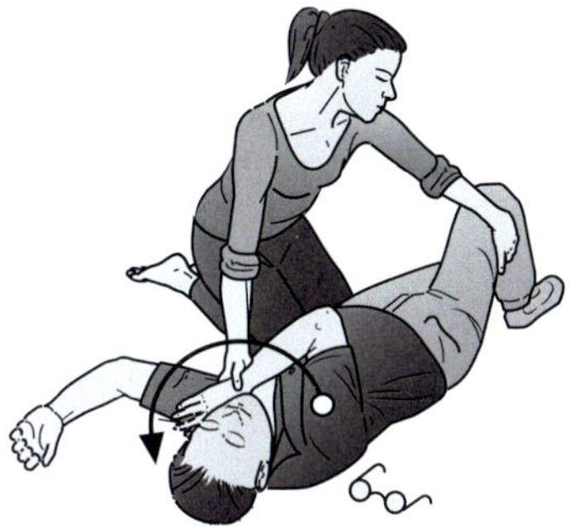

3 Führen Sie den anderen Arm des Betroffenen über dessen Oberkörper an die zugewandte Wange heran und fixieren Sie ihn dort.

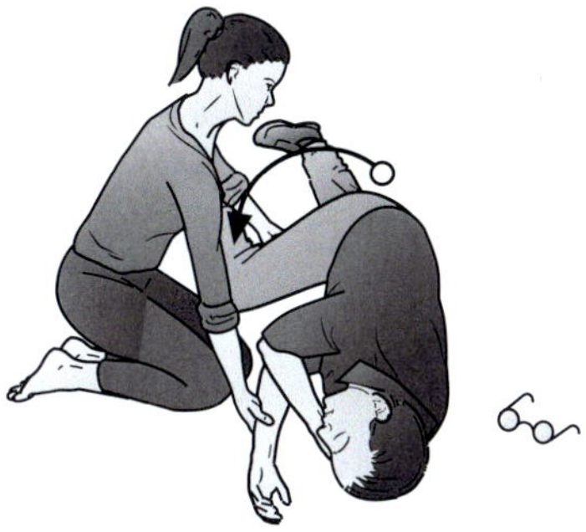

4 Fassen Sie mit Ihrer anderen Hand das abgewandte Knie und ziehen Sie es zu sich heran, sodass der Betroffene auf die Seite rollt, beugen Sie das jetzt oben liegende Bein in Hüfte und Knie rechtwinklig und nutzen Sie es als „Stütze“ für den Körper so, dass der Betroffene jedoch nicht auf dem unteren Bein liegt.

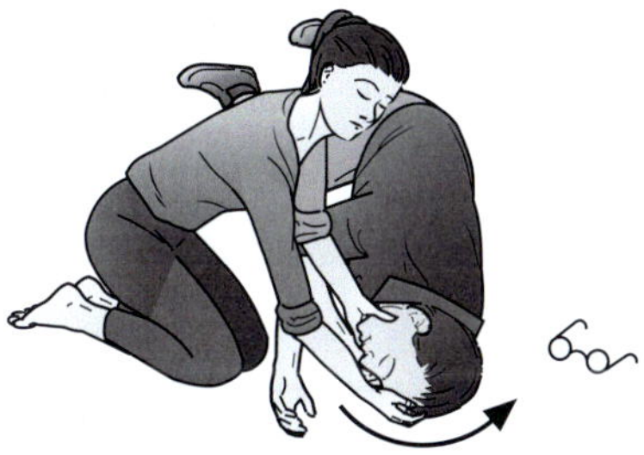

5 Überstrecken Sie den Kopf zum Freihalten der Atemwege und überprüfen Sie die Atmung regelmäßig.

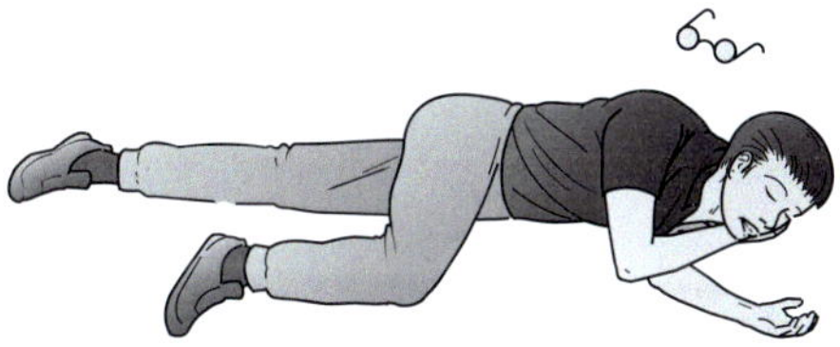

6 Schützen Sie die Person ggf. vor Kälte.

Nennen Sie die Fragen, die bei einer Notfallmeldung zu beantworten sind.
→ **BA S. 292 /**
→ **JB 2 S. 232**

Notfallmeldung
- Wer ruft an?
- Wo ist der Notfall eingetreten?
- Was ist geschehen?
- Wie viele Verletzte gibt es?
- Welche Verletzungen liegen vor?
- Warten auf Rückfragen

Was versteht man unter Reanimation?
→ BA S. 293 f. /
→ JB 2 S. 233 f.

Reanimation (Wiederbelebung)
- Atemwege freimachen (A)
- Beatmen (B)
- Wiederherstellung eines ausreichenden Kreislaufs (C)

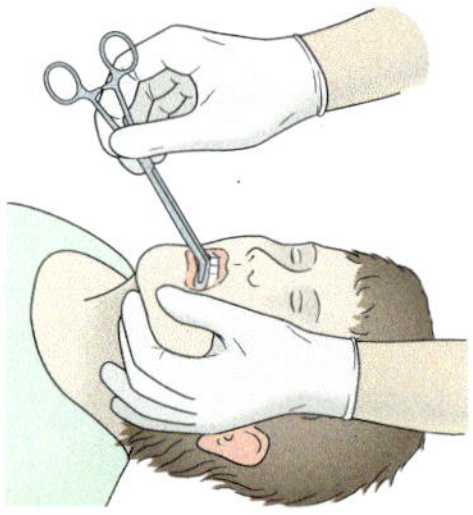
Atemwege freimachen

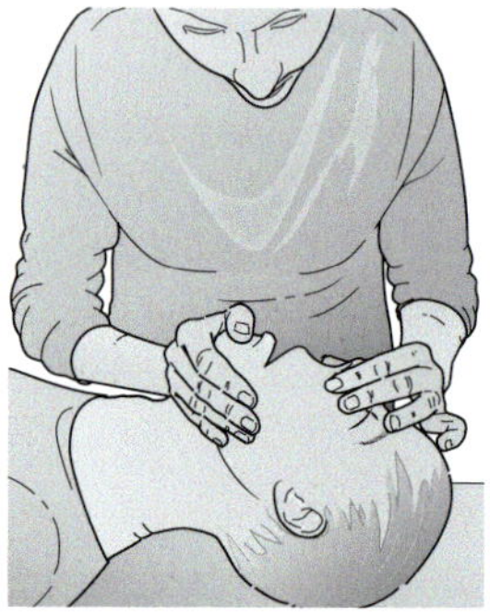
Mund-zu-Mund-Beatmung

Hinweis: Es ist die Bezeichnung ABC-Schema gebräuchlich:
A: Atemwege freimachen,
B: Beatmen, C: Circulation

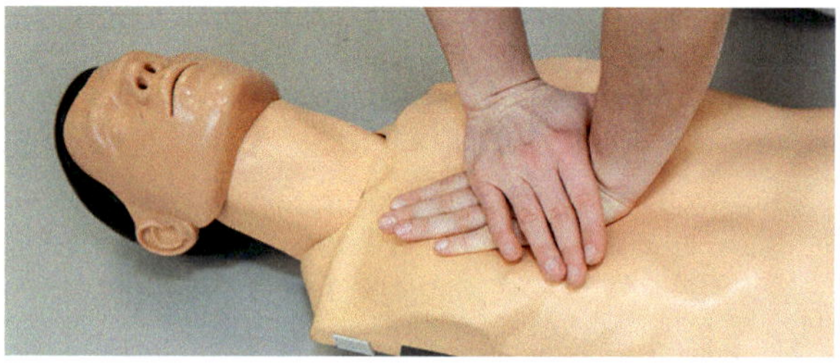
Durchführung der Thoraxkompression

Erklären Sie das Vorgehen bei einer Herzdruckmassage.
→ BA S. 294 f. /
→ JB 2 S. 234 f.

Herzdruckmassage
- Patient auf harte Unterlage legen
- Thoraxkompression mit gestreckten Armen
- Rhythmus: 30 Kompressionen und anschließend zwei Beatmungen

Hinweis: Die Herzdruckmassage gehört zu den Basismaßnahmen der CPR (cardiopulmonalen Reanimation).

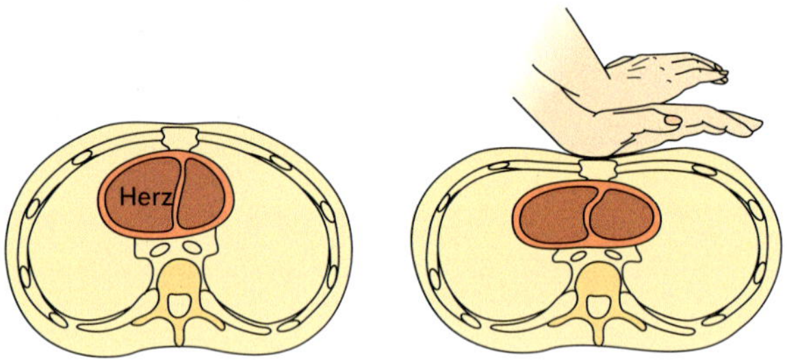

Was ist ein Defibrillator?
→ BA S. 295 /
→ JB 2 S. 235

Defibrillator
- ist ein elektronisches Gerät
- führt durch Stromstöße wieder eine normale elektrische Erregung des Herzmuskels und damit wieder einen normalen Rhythmus herbei

Hinweis: Es gibt halbautomatische und vollautomatische Defibrillatoren.

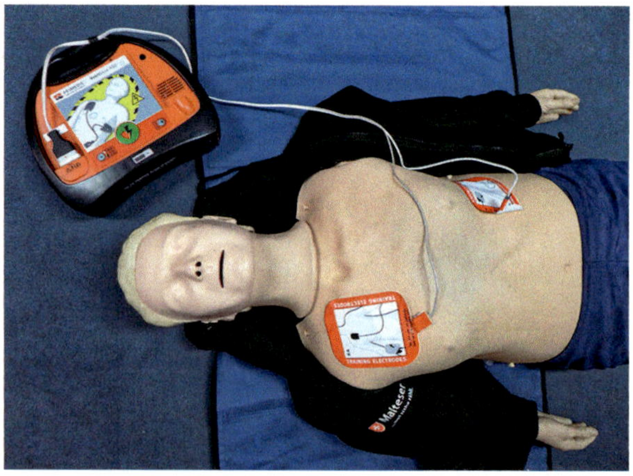
Automatischer Defibrillator

Wie fit bin ich für die Prüfung? ☺ ☐ 😐 ☐ ☹ ☐

Notfälle bei bestimmten Krankheitsbildern

Was versteht man unter Asthma bronchiale? → **BA S. 297 /** → **JB 2 S. 237**	**Asthma bronchiale** • Atemwegserkrankung mit anfallsartiger Verengung der Atemwege • behinderte Ausatmung • Atemnot
Was ist eine Synkope? → **BA S. 297 /** → **JB 2 S. 237**	**Synkope** • kurze Bewusstlosigkeit
Was ist eine Aspiration? → **BA S. 296 /** → **JB 2 S. 236**	**Aspiration** • Einatmen von Fremdkörpern • Verlegung der Atemwege • Husten, Würgereiz
Was versteht man unter Hyperventilation? → **BA S. 297 /** → **JB 2 S. 237**	**Hyperventilation** • übermäßige Atmung • erhöhte Atemfrequenz
Nennen Sie typische Symptome einer Synkope. → **BA S. 298 /** → **JB 2 S. 238**	**Symptome einer Synkope** • Pulsabfall • Blutdruckabfall • Blässe • kalter Schweiß • Benommenheit • Bewusstlosigkeit
Was ist ein Herzinfarkt? → **BA S. 298 /** → **JB 2 S. 238**	**Herzinfarkt** • Verschluss einer oder mehrerer Herzkranzgefäße • Nekrose von Herzmuskelgewebe

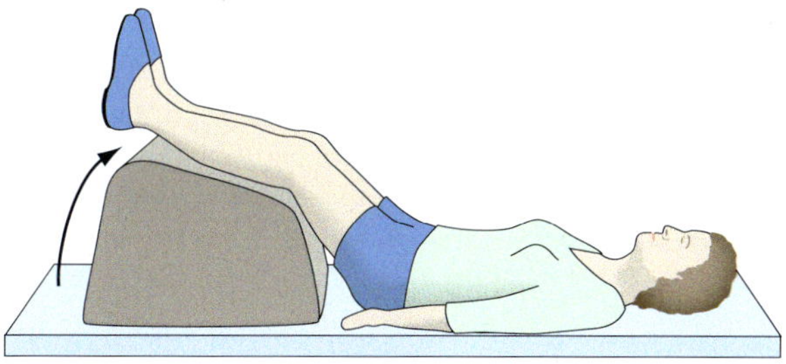

Autotransfusion

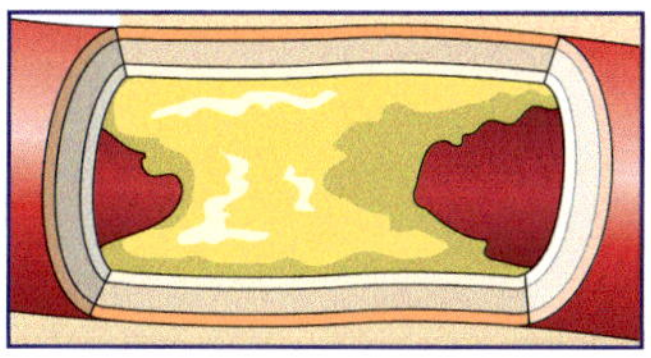

Welche Symptome zeigen Patienten mit Herzinfarkt?
→ BA S. 298 /
→ JB 2 S. 238

Symptome bei Herzinfarkt
- Schmerzen in der Brust, oft ausstrahlend in den linken Arm
- Engegefühl in der Brust
- Angst
- kalter Schweiß
- erhöhte Herzfrequenz
- Kurzatmigkeit
- Übelkeit
- Blutdruckabfall

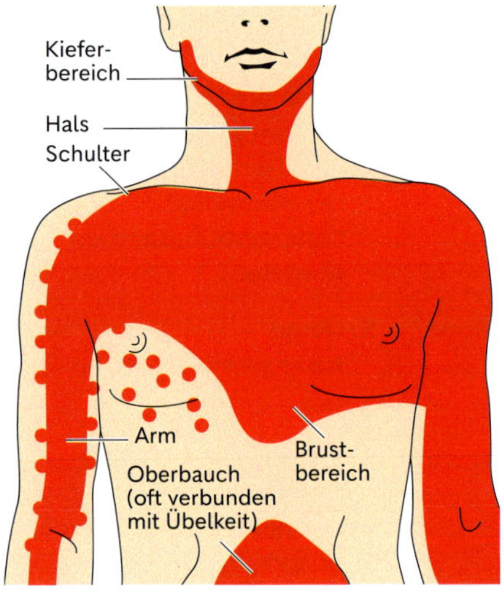

Schmerzzonen bei Angina pectoris und Herzinfarkt

Geben Sie die Schritte zur Ersten Hilfe bei Verdacht auf Herzinfarkt an.
→ BA S. 299 /
→ JB 2 S. 239

Erste Hilfe bei Herzinfarkt
- Notarzt rufen
- Oberkörperhochlagerung
- enge Kleidung öffnen
- Sauerstoffzufuhr

Was versteht man unter einem anaphylaktischen Schock?
→ BA S. 300 /
→ JB 2 S. 240

Anaphylaktischer Schock
- lebensbedrohliche Unverträglichkeitsreaktion (Allergie) mit schwerer Kreislaufstörung

Hinweis: Um allergische Reaktionen des Patienten zu vermeiden, ist eine sorgfältige Dokumentation der Anamnese notwendig.

Nennen Sie typische Allergene in der Zahnarztpraxis.
→ BA S. 300 /
→ JB 2 S. 240

Allergene in der Zahnarztpraxis
- Latex
- Penicillin
- Lokalanästhetika
- Füllungs- oder Prothesenwerkstoffe

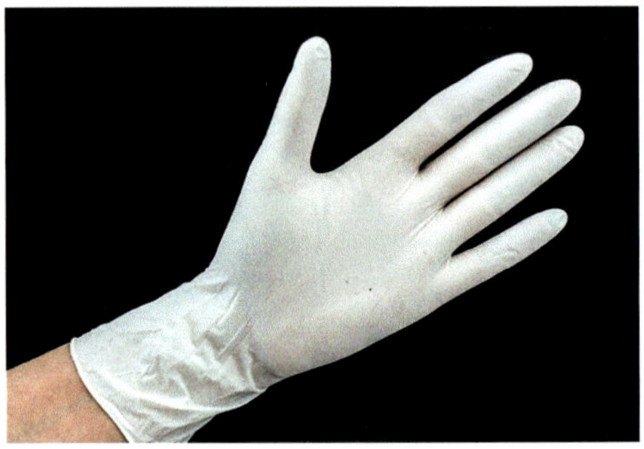
Latexhandschuhe

Definieren Sie Diabetes mellitus und nennen Sie Symptome und Ursache dieser Erkrankung.
→ BA S. 300 f. /
→ JB 2 S. 240 f.

Diabetes mellitus (Zuckerkrankheit)
- Stoffwechselkrankheit

Symptome von Diabetes mellitus
- erhöhter Blutzuckerspiegel
- vermehrter Durst (Polydipsie)
- vermehrte Harnausscheidung (Polyurie)
- Ausscheidung von Glukose im Urin (Glukosurie)
- Wundheilungsstörungen
- Infektanfälligkeit

Ursache von Diabetes mellitus
- Insulinmangel (Typ-1-Diabetes)
- Verminderung der Insulinwirkung (Typ-2-Diabetes)

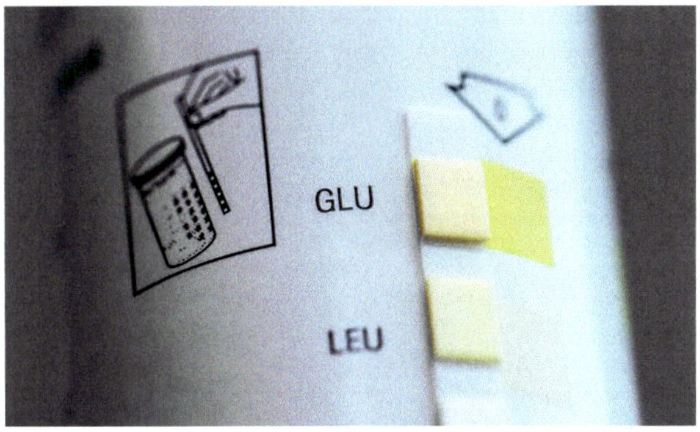

Die Ausscheidung von Glukose im Urin wird mit Teststreifen kontrolliert.

Welche beiden Formen von Diabetes werden unterschieden?
→ BA S. 301 /
→ JB 2 S. 241

Diabetesformen
- Typ-1-Diabetes
  - absoluter Insulinmangel
  - eher jüngere, schlanke Patienten
  - Insulin muss gespritzt werden
- Typ-2-Diabetes
  - relativer Insulinmangel
  - eher ältere, dickere Patienten
  - Gewichtsreduzierung/Diät und medikamentöse Behandlung

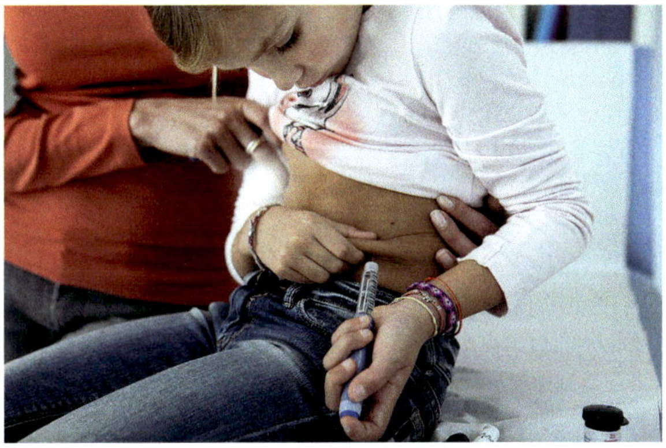
Spritzen von Insulin bei Typ-1-Diabetes

Erklären Sie die Begriffe Hypo- und Hyperglykämie.
→ BA S. 301 /
→ JB 2 S. 241

Hypoglykämie
- zu wenig Zucker im Blut

Hyperglykämie
- erhöhter Blutzuckerspiegel

Hinweis: Diabetiker weisen Blutzuckerwerte auf, die über 120 mg/dl bzw. 6,6 mmol/l liegen.

Wie verhalten Sie sich bei Verdacht auf eine Hypoglykämie?
→ BA S. 301 /
→ JB 2 S. 241

Erste Hilfe bei Verdacht auf Hypoglykämie
- Blutzuckerschnelltest
- Glukosezufuhr (z. B. Traubenzucker)

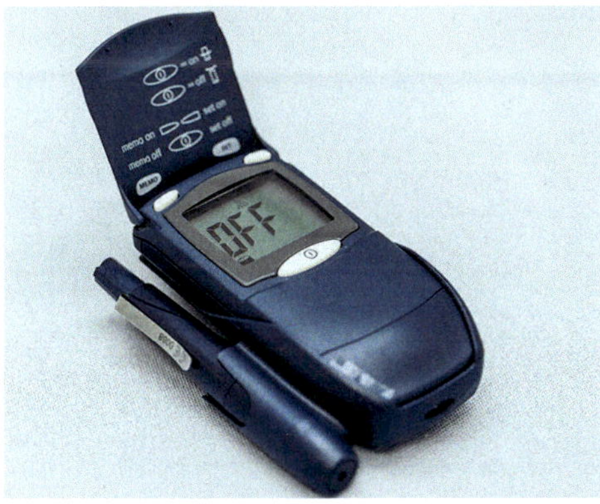

Worauf muss man in der ZA-Praxis bei der Behandlung von Schwangeren achten?
→ BA S. 302 /
→ JB 2 S. 242

Maßnahmen bei der Behandlung von Schwangeren
- keine größeren zahnärztlichen Eingriffe planen
- Röntgen nur bei strenger Indikation
- Lokalanästhetika mit niedriger Adrenalinkonzentration
- bei fortgeschrittener Schwangerschaft Rückenlage vermeiden

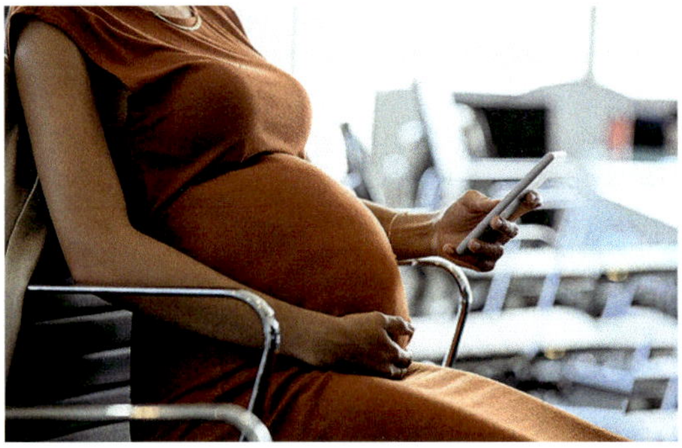

Wie fit bin ich für die Prüfung? ☺ ☐ 😐 ☐ ☹ ☐

Weitere Notfälle

Welche Komplikationen können nach Gabe von Lokalanästhetika auftreten?
→ BA S. 303 /
→ JB 2 S. 243

Komplikationen nach Lokalanästhesie
- Blutdruckanstieg
- Tachykardie durch Adrenalinzusatz
- allergische Reaktionen
- Spritzenabszess

Wie verhalten Sie sich bei einer Stichverletzung mit möglicher Infektionsgefahr?
→ BA S. 303 /
→ JB 2 S. 243

Postexpositionsprophylaxe
- Blut aus der Wunde ausdrücken
- Wunde desinfizieren
- ggf. Patienten befragen
- Dokumentation im Verbandbuch
- Durchgangsarzt aufsuchen

Welche Instrumente und Materialien enthält ein Notfallkoffer?
→ BA S. 303 /
→ JB 2 S. 243

Inhalt eines Notfallkoffers
- Stethoskop
- RR-Messgerät
- BZ-Messgerät
- Endotrachealtuben
- Laryngoskop
- Guedel-Tuben
- Magill-Zange
- Stauschlauch
- Desinfektionsmittel
- Venenverweilkanülen
- Infusionsbesteck
- Einmalspritzen
- Blutabnahmeröhrchen
- Notfallmedikamente
- Handschuhe

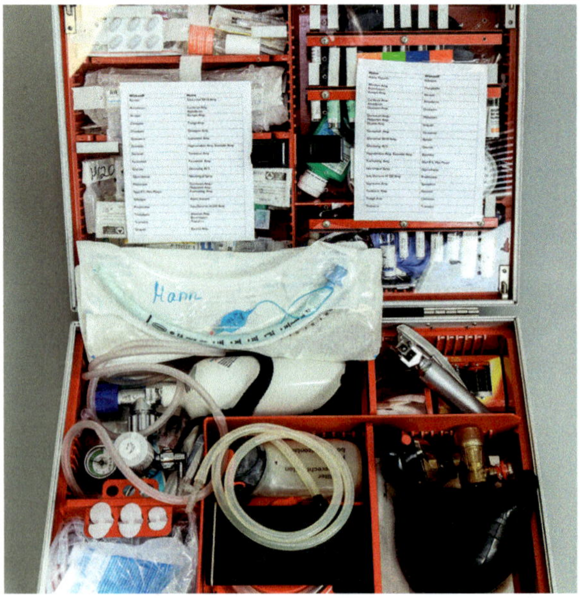

Wie fit bin ich für die Prüfung? ☺ ☐ 😐 ☐ ☹ ☐

Programmierte Aufgaben

1. Welche Materialien gehören in einen Notfallkoffer?

☒☒☒☒☒

A) ☐ Beatmungsbeutel
B) ☐ Laryngoskop
C) ☐ Abdruck
D) ☐ Infusionsbesteck
E) ☐ Blutzuckermessgerät
F) ☐ Aufbissschienen
G) ☐ Notfallmedikamente

2. Welche Aussage ist richtig bezogen auf die Zusammensetzung des Blutes?

☒

A) ☐ Die festen Bestandteile des Blutes sind Plasma.
B) ☐ Zu den Blutzellen gehören Erythrozyten, Thrombozyten und Osteozyten.
C) ☐ Die festen Bestandteile des Blutes machen ca. 60 % aus.
D) ☐ Im Plasma sind u. a. Wasser, Proteine und Zucker.
E) ☐ Die Begriffe Plasma und Serum werden synonym verwendet.

3. Welche Aussagen zu den Herzkranzgefäßen sind richtig?

☒☒☒

A) ☐ Der Verschluss einer Koronararterie kann zum Herzinfarkt führen.
B) ☐ Die Herzkranzgefäße entspringen an der oberen Hohlvene.
C) ☐ Eine OP an den Herzkranzgefäßen ist nicht möglich.
D) ☐ Die Herzkranzgefäße sind Äste der Aorta.
E) ☐ Die Herzkranzgefäße versorgen den Herzmuskel mit Sauerstoff.

4. Welche Begründungen treffen auf die stabile Seitenlage zu?

☒☒

A) ☐ Diese Lagerung geht am schnellsten.
B) ☐ Die Atemwege bleiben offen.
C) ☐ Der Patient liegt bequem.
D) ☐ Erbrochenes kann nicht aspiriert werden.

5. Welche Symptome sind richtig in Bezug auf die Synkope?

☒☒

A) ☐ kurzfristige Bewusstlosigkeit
B) ☐ Blutdruckanstieg
C) ☐ Pulsbeschleunigung
D) ☐ Blässe
E) ☐ übermäßige Atmung

6. Ordnen Sie den Arterien (1), den Venen (2) und den Kapillaren (3) die richtigen Aussagen zu.

[1] [2] [3]

A) ☐ sind Haargefäße
B) ☐ haben eine dicke Wand
C) ☐ führen im Körperkreislauf sauerstoffarmes Blut
D) ☐ führen im Lungenkreislauf sauerstoffarmes Blut
E) ☐ gehen vom Herzen weg
F) ☐ führen zum Herzen hin
G) ☐ Dort findet der Gasaustausch statt.

7. Welche Aussagen sind richtig in Bezug auf Notfallsituationen?

☒☒☒

A) ☐ Zu den Vitalfunktionen zählt die Atmung.
B) ☐ Das Bewusstsein eines Patienten kann durch Messung des Pulses erreicht werden.
C) ☐ Die Tatsache, dass Schmerzreize keine Reaktion hervorrufen, spricht für eine Bewusstlosigkeit.
D) ☐ Durch die Kontrolle der Atmung kann das Kreislaufsystem überprüft werden.
E) ☐ Die Atmung kann durch Beobachten der Brustkorbbewegung überprüft werden.

8. Welche Aussagen zum ABC-Schema sind richtig?

☒☒☒

A) ☐ Das A steht für Aspiration.
B) ☐ Das B steht für Beatmen.
C) ☐ Das C steht für Kollaps.
D) ☐ Dieses Schema gibt die Maßnahmen der Reanimation an.
E) ☐ Das C steht für Circulation.

---

1. A, B, D, E, G
2. D
3. A, D, E
4. B, D
5. A, D
6. A3, B1, C2, D1, E1, F2, G3
7. A, C, E
8. B, D, E

9. Ordnen Sie zu.

1 2 3 4 5 6

A	☐ Epilepsie	1	allergischer Schock
B	☐ Asthma-anfall	2	anfallsartige Funktionsstörung des Gehirns mit Krampfanfällen
C	☐ anaphylaktischer Schock	3	Atemnot durch Verengung der Atemwege bei der Ausatmung
D	☐ Apoplex	4	Einatmen von Fremdkörpern und dadurch Verlegung der Atemwege
E	☐ Hyper-ventilation	5	erhöhte Atemfrequenz mit vermehrtem Abatmen von CO_2
F	☐ Aspiration	6	Schlaganfall

10. Ordnen Sie dem Typ-1-Diabetes (1) und dem Typ-2-Diabetes (2) die korrekten Aussagen zu.

1 2

A) ☐ Insulin produzierende Zellen sind zerstört.
B) ☐ absoluter Insulinmangel
C) ☐ betrifft oft ältere, übergewichtige Patienten
D) ☐ betrifft v. a. jüngere Patienten
E) ☐ Eine Insulinresistenz liegt vor.
F) ☐ Es muss Insulin gespritzt werden.
G) ☐ Eine Behandlung mit Tabletten reicht oft aus.

11. Welche beiden Aussagen sind richtig in Bezug auf den Puls?

× ×

A) ☐ Das Wort Puls bezeichnet die Schläge des Herzens pro Minute.
B) ☐ Ein Säugling hat eine kleinere Herzfrequenz als ein Schulkind.
C) ☐ Beim Erwachsenen beträgt der Puls in Ruhe ca. 120 Schläge pro Minute.
D) ☐ Die Pulsmessung findet auf der Seite des kleinen Fingers statt.
E) ☐ An der Arteria carotis kann der Puls gemessen werden.

12. Ordnen Sie zu.

1 2 3 4 5 6 7

A	☐ Aspiration	1	Enge auf der Brust
B	☐ Hyper-ventilation	2	Atemwegserkrankung mit anfallsartiger Verengung der Atemwege
C	☐ Asthma bronchiale	3	vollständiger Verschluss einzelner oder mehrerer Herzkranzgefäße
D	☐ Synkope	4	übermäßige Atmung
E	☐ koronare Herzkrankheit	5	Verlegung der Atemwege durch Fremdkörper
F	☐ Angina pectoris	6	Verengung der Herzkranz-gefäße
G	☐ Herzinfarkt	7	kurzfristige Bewusst-losigkeit
H	☐ Schlaganfall	8	Verschluss einer Hirn-arterie

13. Welche Aussagen zur Lunge sind richtig?

× ×

A) ☐ Der lateinische Begriff heißt Cor.
B) ☐ Die Lunge wird von der Pleura überzogen.
C) ☐ Die Lungenspitzen liegen auf dem Zwerchfell.
D) ☐ Rechter und linker Lungenflügel bestehen jeweils aus 2 Lappen.
E) ☐ Die linksbetonte Lage des Herzens bedingt einen kleineren linken Lungenflügel.

14. Ordnen Sie der Bewusstseinslage (1), der Atmung (2) und dem Kreislauf (3) die korrekten Aussagen zu.

1 2 3

A) ☐ Atemgeräusche hören
B) ☐ ansprechen
C) ☐ Pulskontrolle
D) ☐ Blutdruckkontrolle
E) ☐ schütteln
F) ☐ Atemluft fühlen

---

9. A2, B3, C1, D6, E5, F4
10. A1, B1, C2, D1, E2, F1, G2
11. A, E
12. A5, B4, C2, D7, E6, F1, G3, H8
13. B, E
14. A2, B1, C3, D3, E1, F2

15. Welche Aussagen sind richtig in Bezug auf Notfallsituationen?

☒☒☒

A) ☐ Bei Bewusstlosigkeit ist die stabile Seitenlage indiziert.
B) ☐ Es gibt nur eine Möglichkeit der stabilen Seitenlage.
C) ☐ Bei einer Notfallmeldung sollte auf die 5 W-Fragen eine Antwort gegeben werden.
D) ☐ Unter Reanimation versteht man die stabile Seitenlage.
E) ☐ Die Reanimation erfolgt durch Fachpersonal.
F) ☐ Zur Reanimation gehören das Freimachen der Atemwege, das Beatmen und die Wiederherstellung des Kreislaufs.

16. Bringen Sie die Blutdruckmessung in die richtige Reihenfolge.

[1][2][3][4][5][6][7]

A) ☐ Blutdruckmanschette aufpumpen
B) ☐ Der letzte hörbare Ton gibt den diastolischen Blutdruckwert an.
C) ☐ langsam Luft ablassen
D) ☐ Manschette um den Oberarm legen
E) ☐ Stethoskop in die Armbeuge legen
F) ☐ Armschlagader stauen
G) ☐ Der erste mit dem Stethoskop hörbare Ton entspricht dem systolischen Blutdruckwert.

17. Welche Aussagenkombination zum Schlaganfall ist richtig?

☒

1 Der Schlaganfall wird auch Apoplex genannt.
2 Ursache für einen Schlaganfall kann der Verschluss einer Hirnarterie sein.
3 Ursache für einen Schlaganfall kann eine Hirnblutung sein.
4 Symptome können Sprachstörungen sein.
5 Symptome können halbseitige Lähmungen sein.
6 Eine schnelle Hilfe ist entscheidend.

A) ☐ Alle Aussagen sind richtig.
B) ☐ Nur die Aussagen 1, 2, 4 und 5 sind richtig.
C) ☐ Nur die Aussagen 2, 3 und 4 sind richtig.
D) ☐ Nur die Aussagen 3, 4, 5 und 6 sind richtig.
E) ☐ Nur die Aussagen 4, 5 und 6 sind richtig.

18. Welche Aussagen sind richtig in Bezug auf die Therapie der Synkope?

☒☒☒

A) ☐ Oberkörperhochlagerung
B) ☐ Flachlagerung des Patienten
C) ☐ Die Beine sollten tiefer gelagert werden als der Kopf.
D) ☐ Sauerstoffzufuhr
E) ☐ Autotransfusion

19. Welche Aussagen zum Blut sind richtig?

☒☒☒

A) ☐ Der rote Blutfarbstoff heißt Hämoglobin.
B) ☐ Die Blutzellen werden im Rückenmark gebildet.
C) ☐ Das Plasma gehört zu den festen Bestandteilen des Blutes.
D) ☐ Im Plasma sind u. a. Wasser und Hormone.
E) ☐ Bei AIDS-Kranken sinkt die Zahl der T-Helferzellen.

20. Ordnen Sie den folgenden Begriffen ihre Bedeutung zu.

[1][2][3][4][5][6][7][8]

A	☐ Anämie	1	Stoff, den das Immunsystem gegen Antigene bildet
B	☐ Thrombozyten	2	weiße Blutkörperchen
C	☐ pathologisch	3	Blutarmut
D	☐ pathogen	4	Blutplättchen
E	☐ Leukozyten	5	krankhaft
F	☐ Antikörper	6	krank machend
G	☐ Makrophage	7	roter Blutfarbstoff
H	☐ Hämoglobin	8	große Fresszelle

21. Welche Aussagen zu Allergien sind richtig?

☒☒☒

A) ☐ Eine Allergie ist eine Überempfindlichkeitsreaktion auf körperfremde Substanzen.
B) ☐ Symptom einer Allergie kann ein Ausschlag sein.
C) ☐ Pulsanstieg und Blutdruckabfall bessern sich nach kurzer Zeit.
D) ☐ Es kann zu einem Kreislaufstillstand kommen

15. A, C, F 16. A2, B7, C5, D1, E4, F3, G6
17. A 18. B, D, E 19. A, D, E
20. A3, B4, C5, D6, E2, F1, G8, H7 21. A, B, D

22. Ordnen Sie den Fachbegriffen des Herzens die richtigen Ziffern in der Abbildung zu.

[1] [2] [3] [4] [5] [6] [7] [8] [9] [10] [11] [12] [13] [14]

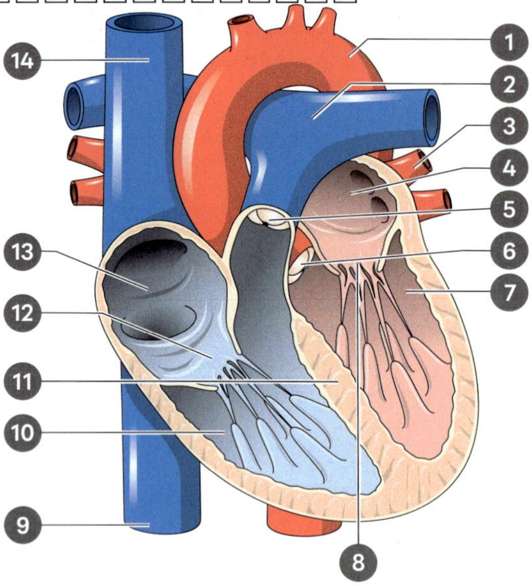

A) ☐ obere Hohlvene
B) ☐ untere Hohlvene
C) ☐ rechter Vorhof
D) ☐ rechte Kammer
E) ☐ Trikuspidalklappe
F) ☐ Pulmonalklappe
G) ☐ Septum
H) ☐ Mitralklappe
I) ☐ Aortenklappe
J) ☐ linker Vorhof
K) ☐ linke Kammer
L) ☐ Aorta
M) ☐ Lungenvene
N) ☐ Lungenarterie

23. Welche Aussagen sind richtig in Bezug auf die Hyperventilation?

[×] [×]

A) ☐ verminderte Atmung
B) ☐ übermäßige Atmung
C) ☐ erniedrigte Atemfrequenz
D) ☐ Ursachen sind Angst und Anspannung.
E) ☐ vermindertes Abatmen von CO_2

24. Welche Aussagen zum Blutdruck sind richtig?

[×] [×]

A) ☐ Die Einheit des Blutdrucks ist mmHg.
B) ☐ Der systolische Blutdruck ist der zweite hörbare, niedrigere Wert.
C) ☐ Eine Hypotonie ist ein Bluthochdruck.
D) ☐ Bei einem systolischen Blutdruckwert von 170 mmHg spricht man von einer mittleren Hypertonie.
E) ☐ Der optimale Blutdruck eines Erwachsenen in Ruhe liegt bei 160/90 mmHg.

25. Ordnen Sie zu.

[1] [2] [3] [4] [5] [6]

A	☐ Hyperglykämie	1	zu wenig Zucker im Blut
B	☐ Nüchtern-blutzucker	2	Schnelltest aus einem Tropfen Blut
C	☐ dauerhaft hohe Blutzuckerwerte	3	zu viel Zucker im Blut
D	☐ Hypoglykämie	4	Bewusstseinsstörung durch zu wenig Zucker im Blut
E	☐ Blutzucker-bestimmung	5	< 120 mg/dl
F	☐ hypoglykämisches Koma	6	führen zu Schäden an Augen, Nieren, Nerven

26. Ordnen Sie den Erythrozyten (1), Leukozyten (2) und Thrombozyten (3) die folgenden Aussagen zu.

[1] [2] [3] [1/2/3]

A) ☐ für die Gerinnung zuständig
B) ☐ für den Sauerstofftransport zuständig
C) ☐ für die Abwehr zuständig
D) ☐ sind rund und kernlos
E) ☐ sind die größten Blutzellen
F) ☐ sind Zellbruchstücke
G) ☐ werden im Knochenmark gebildet
H) ☐ leben ca. 120 Tage
I) ☐ sind doppelt so groß wie die Erythrozyten

---

22. A14, B9, C13, D10, E12, F5, G11, H8, I6, J4, K7, L1, M3, N2
23. B, D
24. A, D
25. A3, B5, C6, D1, E2, F4
26. A3, B1, C2, D1, E2, F3, G1/2/3, H1, I2

27. Ordnen Sie den Notfällen Hyperventilation (1), Aspiration (2) und Asthma bronchiale (3) die korrekten Erste-Hilfe-Maßnahmen zu.

[1] [2] [3] [1/2/3]

A) ☐ Beruhigen des Patienten
B) ☐ Patient auffordern, auszuhusten
C) ☐ Rückatmung über eine Plastiktüte
D) ☐ Atemhindernisse beseitigen
E) ☐ sitzende Lagerung mit erhöhtem Oberkörper
F) ☐ Gabe von Aerosolen, die die Bronchien erweitern

28. Welche Aussagen sind richtig in Bezug auf die Reanimation?

[×] [×] [×]

A) ☐ Die Herzdruckmassage gehört zu den Basismaßnahmen der cardiopulmonalen Reanimation.
B) ☐ Die Thoraxkompression erfolgt mit gebeugten Armen.
C) ☐ Der Rhythmus bei der Herzdruckmassage sind 15 Kompressionen und dann 5 Beatmungen.
D) ☐ Der Patient sollte auf einer harten Unterlage liegen.
E) ☐ Die Reanimation erfolgt durch einen oder zwei Helfer.

29. Welche Aussagen zur Anämie sind richtig?

[×] [×] [×]

A) ☐ Anämie bedeutet Blutarmut.
B) ☐ Häufige Ursache ist ein Magnesiummangel.
C) ☐ Die Patienten sind müde und blass.
D) ☐ Die Zahl der Erythrozyten und das Hämoglobin sind erniedrigt.
E) ☐ Während der Schwangerschaft tritt selten eine Anämie auf.

30. Welche Aussagen sind richtig in Bezug auf die hypertensive Krise?

[×] [×] [×]

A) ☐ Es handelt sich hierbei um einen massiven Blutdruckabfall.
B) ☐ Die systolischen Werte können bei 200 mmHg liegen.
C) ☐ Bei zahnärztlichen Behandlungen kann es zu einer hypertensiven Krise kommen.
D) ☐ Die Patientin sollte flach gelagert werden.
E) ☐ Die Notärztin sollte gerufen werden.

31. Welche Zuordnungen sind richtig?

[×] [×]

A) ☐ Hypotonie → Druckmesser
B) ☐ Arteriosklerose → Gefäßverkalkung
C) ☐ RR → niedriger Blutdruck
D) ☐ Thrombus → Blutgerinnsel in den Blutgefäßen
E) ☐ Manometer → Abkürzung für Blutdruck (Riva Rocci)

32. Welche Aussagen zur Atmung sind richtig?

[×] [×] [×]

A) ☐ Die Atemfrequenz eines Erwachsenen beträgt 12–18 Atemzüge pro Minute.
B) ☐ Ein Säugling atmet weniger oft als ein Erwachsener pro Minute.
C) ☐ Die Ausatmung heißt Exspiration.
D) ☐ Bei der Bauchatmung sind die Rippen beteiligt.
E) ☐ Bei der Bauchatmung kommt es zu einer Abflachung des Zwerchfells.

33. Welche Aussagenkombination zu den Aufgaben des Blutes ist richtig?

[×]

1 Wärmeregulation
2 Abwehrfunktion
3 Blutgerinnung
4 Transport von Hormonen
5 Transport von Nährstoffen

A) ☐ Alle Aussagen sind richtig.
B) ☐ Nur die Aussagen 1, 3 und 5 sind richtig.
C) ☐ Nur die Aussagen 2, 3 und 5 sind richtig.
D) ☐ Nur die Aussagen 2, 3 und 4 sind richtig.
E) ☐ Nur die Aussagen 4 und 5 sind richtig.

34. Welche Aussagen zu Epilepsien sind richtig?

[×] [×]

A) ☐ Ursache ist meist eine Schädigung des Gehirns.
B) ☐ Der Krampfanfall kann mehrere Stunden dauern.
C) ☐ Lichtreize können eine Epilepsie auslösen.
D) ☐ Während des Krampfanfalls sollte man den Patienten festhalten.

---

27. A1/2/3, B2, C1, D2, E3, F3 28. A, D, E
29. A, C, D 30. B, C, E 31. B, D
32. A, C, E 33. A 34. A, C

35. Welche Aussagen sind richtig in Bezug auf die Anatomie des Herzens?

☒ ☒

A) ☐ Das Septum trennt linken Vorhof von linker Kammer.
B) ☐ Die Mitralklappe liegt zwischen rechtem Vorhof und rechter Kammer.
C) ☐ Lungenarterien führen sauerstoffarmes Blut.
D) ☐ Die Herzwand besteht aus 3 Schichten: Endokard, Myokard und Perikard.
E) ☐ Lungenvenen führen vom Herzen weg.
F) ☐ Die Koronararterien versorgen die Herzscheidewand.

36. Welche Zuordnungen sind richtig?

☒ ☒ ☒

A) ☐ Defibrillator → soll den Herzmuskel durch Stromstöße wieder zu einer normalen Erregung führen
B) ☐ Beatmung → Mund-zu-Mund-Beatmung
C) ☐ Thoraxkompression → Elektrokardiogramm
D) ☐ EKG → Zusammendrücken des Brustkorbes
E) ☐ Reanimation → Wiederbelebung

37. Ordnen Sie zu.

1 2 3 4 5 6 7

A	☐ Aorta	1	Speichenschlagader
B	☐ Arteria radialis	2	Herz
C	☐ Atrium	3	Hauptschlagader
D	☐ Kontraktion	4	Vorhof
E	☐ Lymphe	5	Gewebeflüssigkeit
F	☐ Septum	6	Zusammenziehen eines Muskels
G	☐ Cor	7	Herzscheidewand

38. Ordnen Sie der Angina pectoris (1) und dem Herzinfarkt (2) die entsprechenden Symptome zu.

1/2 2

A) ☐ Schmerzen auf der Brust
B) ☐ Schmerzen strahlen z. B. in den linken Arm oder den Rücken aus
C) ☐ Angst
D) ☐ Vernichtungsschmerz
E) ☐ Todesangst
F) ☐ Zyanose

39. Welche Aussagen sind richtig in Bezug auf die koronare Herzkrankheit?

☒ ☒ ☒

A) ☐ Es handelt sich hierbei um eine Verengung der Herzkranzgefäße.
B) ☐ Risikofaktor für dieses Krankheitsbild sind niedriger Blutdruck und Magersucht.
C) ☐ Stress und Bewegungsmangel haben einen Einfluss auf die Entstehung dieser Erkrankung.
D) ☐ Symptome machen sich bereits bei einer Einengung der Koronararterien auf mehr als 20 % bemerkbar.
E) ☐ Die Folge einer KHK kann die Angina pectoris sein.

40. Welche Aussagen zum Diabetes mellitus sind richtig?

☒ ☒ ☒

A) ☐ Die Zuckerkrankheit kann im Harn festgestellt werden.
B) ☐ Diabetes mellitus ist eine Stoffwechselkrankheit.
C) ☐ Die Bauchspeicheldrüse heißt auf Lateinisch Hepar.
D) ☐ Diabetes mellitus geht mit einem erniedrigten Blutzuckerspiegel einher.
E) ☐ Die Krankheit beruht auf einem absoluten oder relativen Insulinmangel.

41. Bringen Sie die Erste-Hilfe-Maßnahmen in die richtige Reihenfolge.

1 2 3 4 5 6 7

A) ☐ Bewusstseinslage überprüfen
B) ☐ Notruf absetzen
C) ☐ Patient ist nicht ansprechbar
D) ☐ Atmung nicht vorhanden
E) ☐ Atmung überprüfen
F) ☐ Atemwege freimachen
G) ☐ beatmen
H) ☐ Pulskontrolle
I) ☐ Reanimation
J) ☐ Puls nicht vorhanden

---

35. C, D 36. A, B, E
37. A3, B1, C4, D6, E5, F7, G2
38. A1/2, B1/2, C1/2, D2, E2, F2
39. A, C, E 40. A, B, E
41. A1, B3, C2, D5, E4, F6, G7, H8, I10, J9

42. Welche beiden Blutbestandteile sind an der Blutgerinnung beteiligt?

☒☒

A) ☐ Erythrozyten
B) ☐ Thrombozyten
C) ☐ Leukozyten
D) ☐ Gerinnungsfaktoren im Plasma
E) ☐ Makrophagen

43. Ordnen Sie zu.

1 2 3

A ☐	Speichenschlagader	1	Arteria femoralis
B ☐	Halsschlagader	2	Arteria radialis
C ☐	Leistenschlagader	3	Arteria carotis

44. Welche Aussagen zu Notfällen bei Lokalanästhesie sind richtig?

☒☒

A) ☐ Vasokonstringenzien können zu einem Blutdruckabfall führen.
B) ☐ Bei Patienten mit koronarer Herzerkrankung sollte auf Adrenalin als Zusatz zum Anästhetikum verzichtet werden.
C) ☐ Adrenalin führt zu einer Gefäßkontraktion.
D) ☐ Systemische Komplikationen treten an einer bestimmten Stelle im Körper auf.
E) ☐ Allergien auf Lokalanästhetika kommen nicht vor.

45. Welche Aussagenkombination ist richtig in Bezug auf die Folgen nach Herzinfarkt?

☒

1 Ein Herzinfarkt kann überlebt werden.
2 Sind große Äste der Koronararterien betroffen, so kann ein großes Muskelareal nicht mehr mit Sauerstoff versorgt werden.
3 Nach einem Herzinfarkt wird zur Vorbeugung weiterer Infarkte ASS verordnet.
4 Risikofaktoren wie Rauchen sollten aufgegeben werden.
5 Es gibt auch „stumme" Herzinfarkte.

A) ☐ Alle Aussagen sind richtig.
B) ☐ Nur die Aussagen 1, 2, 4 und 5 sind richtig.
C) ☐ Nur die Aussagen 2 und 3 sind richtig.
D) ☐ Nur die Aussagen 3 und 4 sind richtig.
E) ☐ Nur die Aussagen 4 und 5 sind richtig.

46. Welche Aussagen sind richtig in Bezug auf die Synkope?

☒☒☒

A) ☐ Bei der Synkope spricht man auch von einer Ohnmacht.
B) ☐ Bei einer vasovagalen Synkope kommt es zu einer Weitstellung der Gefäße.
C) ☐ Dies hat einen vermehrten Rückstrom des venösen Blutes zum Herzen zur Folge.
D) ☐ Das Gehirn wird noch mit ausreichend Sauerstoff versorgt.
E) ☐ Zu einer orthostatischen Synkope kommt es durch plötzliches Aufstehen nach längerem Liegen.

47. Ordnen Sie den oberen Atemwegen (1) und den unteren Atemwegen (2) die korrekten Begriffe zu.

1 2

A) ☐ Nasenhöhle
B) ☐ Kehlkopf
C) ☐ Bronchien
D) ☐ Rachen
E) ☐ Lunge
F) ☐ Luftröhre

48. Welche Aussagen zur Hypoglykämie sind richtig?

☒☒☒☒

A) ☐ Typische Symptome bei einer Hypoglykämie sind Zittern und Unruhe.
B) ☐ Bei Diabetikern, die zu viel Insulin gespritzt haben, kann es zu einem hypoglykämischen Koma kommen.
C) ☐ Therapie bei Hypoglykämie ist die Injektion von Insulin.
D) ☐ Bei einem hypoglykämischen Koma sollte eine Glukoseinfusion verabreicht werden.
E) ☐ Das hypoglykämische Koma ist ein ernst zu nehmender Notfall, der mit dem Tode enden kann.

42. B, D 43. A2, B3, C1
44. B, C 45. A 46. A, B, E
47. A1, B2, C2, D1, E2, F2 48. A, B, D, E

49. Ordnen Sie zu.

1 2 3 4 5 6 7 8 9

A ☐	Systole	1	Kammer
B ☐	Diastole	2	vorbeugende Gabe eines Antibiotikums bei Patienten mit vorgeschädigtem Herzen, um eine Entzündung des Endokards zu vermeiden
C ☐	Endokarditis	3	Herzkranzgefäße
D ☐	Ventrikel	4	führen vom Herzen weg
E ☐	Koronar-arterien	5	Füllungsphase des Herzens
F ☐	Arterien	6	führen zum Herzen hin
G ☐	Venen	7	Dort findet der Gasaustausch statt.
H ☐	Kapillaren	8	Entzündung des Endokards
I ☐	Endokarditis-prophylaxe	9	Austreibungsphase des Herzens

50. Welche Aussagen zur Blutgerinnung sind richtig?

☒ ☒ ☒

A) ☐ Die Gerinnung beginnt mit der Bildung eines Fibrinnetzes.
B) ☐ Ein Koagulum ist ein Blutpfropf.
C) ☐ Thrombozyten verklumpen.
D) ☐ Für die Blutgerinnung braucht man Thrombozyten oder Gerinnungsfaktoren.
E) ☐ Gerinnungsfaktoren sind im Plasma.

51. Welche Aussagen sind richtig in Bezug auf die Reanimation bei Kindern?

☒ ☒

A) ☐ Bei Säuglingen erfolgt die Beatmung über Mund und Nase gleichzeitig.
B) ☐ Die Herzdruckmassage wird wie bei Erwachsenen gemacht.
C) ☐ Die Drucktiefe entspricht einem Drittel des Brustkorbumfangs.
D) ☐ Die Reanimation bei Kindern ist grundlegend anders als bei Erwachsenen.

52. Welche Aussagen treffen auf das Blutplasma zu?

☒ ☒ ☒

A) ☐ Das Blutplasma ist der flüssige Anteil des Blutes.
B) ☐ Das Blutplasma macht 75 % des Blutvolumens aus.
C) ☐ Hauptbestandteil des Plasmas ist Zucker.
D) ☐ Plasma ohne Fibrinogen wird Serum genannt.
E) ☐ Plasma enthält u. a. Proteine und Hormone.

53. Welche Aussagen sind richtig?

☒ ☒ ☒

A) ☐ Das Lymphsystem ist für die Abwehr zuständig.
B) ☐ Der Körperkreislauf ist der kleine Kreislauf.
C) ☐ Im kleinen Kreislauf wird sauerstoffarmes Blut mit Sauerstoff angereichert.
D) ☐ Der große Kreislauf wird auch Lungenkreislauf genannt.
E) ☐ Der Gasaustausch findet in den Lungenbläschen statt.

54. Ordnen Sie der koronaren Herzkrankheit (1), der Angina pectoris (2) und dem Herzinfarkt (3) die korrekten Aussagen zu.

1 2 3

A) ☐ Es besteht eine Enge auf der Brust.
B) ☐ Es liegt der Verschluss einzelner oder mehrerer Herzkranzarterien vor.
C) ☐ Herzmuskelgewebe wird nekrotisch.
D) ☐ Es liegt eine Verengung der Herzkranzgefäße vor.
E) ☐ Dies ist die Vorstufe des Herzinfarktes.
F) ☐ Es liegt eine Arteriosklerose zugrunde.

55. Welche Aussagen sind richtig in Bezug auf die Gerinnungsstörung?

☒ ☒ ☒

A) ☐ Die Hämophilie beruht auf einem Faktor-VIII-Mangel.
B) ☐ Acetylsalicylsäure führt zu einer vermehrten Gerinnung.
C) ☐ Xarelto® bewirkt eine Reduktion der Gerinnungsfähigkeit des Blutes.
D) ☐ Eine reduzierte Thrombozytenzahl hat eine gesteigerte Gerinnung zur Folge.
E) ☐ Bei Patienten mit Gerinnungsstörung sollte mit dem Hausarzt Rücksprache gehalten werden.

49. A9, B5, C8, D1, E3, F4, G6, H7, I2
50. B, C, E
51. A, C
52. A, D, E
53. A, C, E
54. A2, B3, C3, D1, E2, F1
55. A, C, E

56. Welche Aussagen sind richtig in Bezug auf Epilepsie?

☒☒☒

A) ☐ Lichtblitze können Auslöser von Krampfanfällen sein.
B) ☐ Die Einstellung des Lichtes am Behandlungsstuhl sollte bei Epileptikern vorsichtig vorgenommen werden.
C) ☐ Während des Krampfanfalls ist mit keinen Komplikationen zu rechnen.
D) ☐ Nach dem Krampfanfall fällt der Patient oft in einen Dämmerzustand.
E) ☐ Die Ursachen der Epilepsie liegen nicht im Gehirn.

57. Welche Aussagen zu Komplikationen während der Schwangerschaft sind richtig?

☒☒☒

A) ☐ Röntgen sollte während der Schwangerschaft vermieden werden.
B) ☐ Größere zahnärztliche Eingriffe sollten auf die Zeit nach der Schwangerschaft verschoben werden.
C) ☐ Im letzten Schwangerschaftsdrittel treten die meisten Missbildungen auf.
D) ☐ Das Vena-cava-Kompressionssyndrom führt bei Rückenlage der Schwangeren zu einem verschlechterten Rückstrom des Blutes.

58. Welche Aussagenkombination ist richtig? Mögliche Allergene sind ...

☒

1 Penicillin.
2 Latex.
3 Insektengifte.
4 Lokalanästhetika.
5 Nickel.

A) ☐ Alle Aussagen sind richtig.
B) ☐ Nur die Aussagen 1, 2, 4 und 5 sind richtig.
C) ☐ Nur die Aussagen 2 und 3 sind richtig.
D) ☐ Nur die Aussagen 3 und 4 sind richtig.
E) ☐ Nur die Aussagen 4 und 5 sind richtig.

59. Bringen Sie den Weg eines Erythrozyten durch den Körper in die richtige Reihenfolge (beginnend mit der linken Kammer).

1 2 3 4 5 6 7 8 9 10 11 12 13 14

A) ☐ linke Kammer
B) ☐ rechter Vorhof
C) ☐ Aortenklappe
D) ☐ obere und untere Hohlvene
E) ☐ Körperarterien
F) ☐ Aorta
G) ☐ Körperkapillaren
H) ☐ rechte Kammer
I) ☐ Lungenkapillaren
J) ☐ linker Vorhof
K) ☐ Lungenarterien
L) ☐ Pulmonalklappe
M) ☐ Lungenvenen
N) ☐ Mitralklappe

60. Ordnen Sie der spezifischen Abwehr (1) und der unspezifischen Abwehr (2) die entsprechenden Aussagen zu.

1 2

A) ☐ richtet sich gegen spezielle Antigene
B) ☐ richtet sich gegen unspezifische Erreger
C) ☐ Dazu gehören die T-Zellen.
D) ☐ Antikörper im Plasma gehören zur ...
E) ☐ Zytokine und Lysozym sind Bestandteil der ...
F) ☐ Makrophagen sind Zellen der ...

61. Welche Zuordnungen bezogen auf die Allergie sind richtig?

☒☒☒

A) ☐ Allergen → allergieauslösende Substanz
B) ☐ Penicillin → Krankenvorgeschichte
C) ☐ Anamnese → Antibiotikum
D) ☐ anaphylaktischer Schock → Unverträglichkeitsreaktion mit Kreislaufstörungen
E) ☐ Hautreaktion → Ausschlag

---

56. A, B, D 57. A, B, D 58. A
59. A1, B7, C2, D6, E4, F3, G5, H8, I11, J13, K10, L9, M12, N14
60. A1, B2, C1, D1, E2, F2 61. A, D, E

62. Bringen Sie den Ablauf der Blutgerinnung in die richtige Reihenfolge.

1 2 3 4 5 6

A) ☐ Fibrinnetzbildung
B) ☐ Gefäßverletzung
C) ☐ Gefäßkontraktion
D) ☐ Thrombozytenaktivierung
E) ☐ Thrombozytenaggregation
F) ☐ Aktivierung von Gerinnungsfaktoren

63. Ordnen Sie der Angina pectoris (1) und dem Herzinfarkt (2) die korrekten Erste-Hilfe-Maßnahmen zu.

1 1/2 2

A) ☐ sofort Notarzt rufen
B) ☐ Sauerstoffzufuhr
C) ☐ Gabe von Nitrolingual-Spray
D) ☐ Lagerung mit erhöhtem Oberkörper
E) ☐ enge Kleidung öffnen

64. Welche Strukturen unterstützen die Blutbewegung in den Venen?

× × ×

A) ☐ Venenklappen
B) ☐ Blutdruck
C) ☐ Muskelpumpe
D) ☐ Puls benachbarter Arterien
E) ☐ Arterienverlauf

65. Welche Aussagen zur Atmung sind richtig?

× ×

A) ☐ Die Einatemluft besteht zu 50 % aus Sauerstoff.
B) ☐ Die Ausatemluft enthält ca. 16 % Sauerstoff.
C) ☐ Stickstoff ist in etwa gleicher Menge in Ein- und Ausatemluft enthalten.
D) ☐ In der Ausatemluft sind ca. 70 % CO_2.
E) ☐ Einatmung heißt Exspiration.

66. Ordnen Sie zu.

1 2 3 4 5

A	☐ Epiglottis	1	Einatmung
B	☐ Alveole	2	Kehldeckel
C	☐ Inspiration	3	Luftröhre
D	☐ Trachea	4	Lungenfell
E	☐ Pleura	5	Lungenbläschen

67. Welche Aussagen zum Schock sind richtig?

× × × ×

A) ☐ Der Schock ist ein akutes Kreislaufversagen.
B) ☐ Typische Symptome sind Blutdruckanstieg und langsamer Puls.
C) ☐ Ein Volumenmangelschock wird durch hohe Blutverluste hervorgerufen.
D) ☐ Ein septischer Schock ist auf eine Infektion mit Mikroorganismen zurückzuführen.
E) ☐ Ein anaphylaktischer Schock wird durch einen Herzinfarkt hervorgerufen.
F) ☐ Schocklage heißt Oberkörper flach und Beine hoch lagern (Ausnahme: kardiogener Schock).

68. Ordnen Sie zu.

1 2 3 4 5 6 7

A	☐ Tracheotomie	1	Ausatmung
B	☐ Expiration	2	zu hohe Pulsfrequenz
C	☐ Alveole	3	Luftröhrenschnitt
D	☐ Tachykardie	4	massiver Blutdruckanstieg
E	☐ Zyanose	5	Lungenbläschen
F	☐ hypertensive Krise	6	Blaufärbung der Haut und Lippen
G	☐ kardiopulmonal	7	Herz und Lunge betreffend

69. Bringen Sie die Schritte bei der Reanimation in die richtige Reihenfolge.

1 2 3 4 5 6 7

A) ☐ Kreislauf wiederherstellen
B) ☐ beatmen
C) ☐ Mund-zu-Nase- oder Mund-zu-Mund-Beatmung
D) ☐ Atemwege freimachen
E) ☐ Thoraxkompression
F) ☐ Patientin auf harte Unterlage legen
G) ☐ Beatmen und Kompression im Verhältnis von 2 : 30

62. A6, B1, C3, D2, E4, F5
63. A1/2, B1/2, C1, D1/2, E2
64. A, C, D
65. B, C
66. A2, B5, C1, D3, E4
67. A, C, D, F
68. A3, B1, C5, D2, E6, F4, G7
69. A5, B2, C3, D1, E6, F4, G7

Stichwortverzeichnis

Stichwortverzeichnis

Abkürzungsverzeichnis

AG	Arbeitgeber
AIDS	Acquired Immune Deficiency Syndrome
AN	Arbeitnehmer
API	Approximalraum-Plaque-Index
ArbSchG	Arbeitsschutzgesetz
ASS	Acetylsalicylsäure
AV	Arbeitslosenversicherung
BBiG	Berufsbildungsgesetz
BEB	Bundeseinheitliche Benennungsliste für zahntechnische Leistungen, Privatgebührenverzeichnis für Zahntechniker
BEL II	Bundeseinheitliches Verzeichnis der abrechnungsfähigen zahntechnischen Leistungen (für Kassenpatienten)
BEMA	Bundeseinheitlicher Bewertungsmaßstab für zahnärztliche Leistungen
BG	Berufsgenossenschaft
BGB	Bürgerliches Gesetzbuch
BGR	Berufsgenossenschaftliche Regel
BGW	Berufsgenossenschaft für Gesundheitsdienst und Wohlfahrtspflege
BioStoffV	Biostoffverordnung
BKV	Bundeseinheitliches Kassenverzeichnis
BLS	Basic Life Support
BMV-Z	Bundesmantelvertrag Zahnärzte
Btm	Betäubungsmittel
BtMG	Betäubungsmittelgesetz
BtMVV	Betäubungsmittel-Verschreibungsverordnung
BUrlG	Bundesurlaubsgesetz
BZÄK	Bundeszahnärztekammer
bzw.	beziehungsweise
CAN	Card Access Number
CB-PVS	Cloud-basiertes Praxisverwaltungssystem
CHX	Chlorhexidin
CPR	cardiopulmonale Reanimation
DAJ	Deutsche Arbeitsgemeinschaft für Jugendzahnpflege
D-Arzt	Durchgangsarzt
DAZ	Deutscher Arbeitskreis für Zahnheilkunde
DGE	Deutsche Gesellschaft für Ernährung e. V.
DGK	Deutsche Gesellschaft für Kardiologie
DGZMK	Deutsche Gesellschaft für Zahn-, Mund- und Kieferheilkunde
DH	Dentalhygieniker/-in
DPE	Datensatz Persönliche Erklärungen (auf eGK)
DGUV	Deutsche Gesetzliche Unfallversicherung
DSGVO	Datenschutzgrundverordnung
DVT	digitale Volumentomografie
eAU	elektronische Arbeitsunfähigkeitsbescheinigung
EBZ	elektronisches Beantragungs- und Genehmigungsverfahren
EDV	elektronische Datenverarbeitung
eGK	elektronische Gesundheitskarte
einschl.	einschließlich
Ekst	Einkommensteuer
eMP	elektronischer Medikationsplan
Endo	Endodontie, Endodontologie
ePA	elektronische Patientenakte
eRezept	elektronisches Rezept
EU DSGVO	Europäische Datenschutzgrundverordnung
evtl.	eventuell
F.	Foramen
FAL	funktionsanalytische Leistungen
FDI	Fédération Dentaire Internationale
FFP	filtering facepiece; partikelfiltrierende Halbmaske
FLA	Fluoridlackanwendung
FU	Früherkennungsuntersuchung
FZ	Festzuschuss
GefStoffV	Gefahrstoffverordnung
GHS	Global Harmonisiertes System
GIZ	Glasionomerzemente
GKV	gesetzliche Krankenversicherung
GOÄ	Gebührenordnung für Ärzte
GOZ	Gebührenordnung für Zahnärzte
HIV	Human Immunodeficiency Virus, Humanes Immunschwäche-Virus
ICD	International Statistical Classification of Diseases and Related Health Problems
JArbSchG	Jugendarbeitsschutzgesetz
KFO	Kieferorthopädie
KIM	Kommunikation im Medizinwesen
KV	Krankenversicherung
KZBV	Kassenzahnärztliche Bundesvereinigung
KZV	Kassenzahnärztliche Vereinigung
LA	Lokalanästhetika
Lsg.	Lösung

LZÄK	Landeszahnärztekammer
M.	Musculus
MAV	Mund-Antrum-Verbindung
MKV	Mehrkostenvereinbarung
Mm.	Musculi
MRSA	mulitresistenter Staphylococcus aureus, methicillinresistenter Staphylococcus aureus
MVZ	medizinisches Versorgungszentrum
N.	Nervus
NFC	Near Field Communication
NFD	Notfalldatensatz (auf eGK)
NFDM	Notfalldatenmanagement
Nn.	Nervi
NNH	Nasennebenhöhlen
OK	Oberkiefer
OP	Operation
OPG	Orthopantomogramm
Pat.	Patient/Patientin
PKV	private Krankenversicherung
Pos.	Position
ppm	parts per million (Teile pro Million)
PSA	persönliche Schutzausrüstung
PSI	Parodontaler Screening-Index
PV	Pflegeversicherung
PVS	Praxisverwaltungssystem
QES	qualifizierte elektronische Signatur (über KIM im EBZ)
QM	Qualitätsmanagement

RG	Rechtsgeschäfte
RDG	Reinigungs- und Desinfektionsgerät
RKI	Robert Koch-Institut
RöV	Röntgenverordnung
RV	Rentenversicherung
RVO	Reichsversicherungsordnung
TI	Telematikinfrastruktur
TRBA	Technische Regeln für biologische Arbeitsstoffe
UK	Unterkiefer
UVV	Unfallverhütungsvorschriften
v. a.	vor allem
vdek	Verband der Ersatzkassen
VSDM	Versichertenstammdatenmanagement
VWL	vermögenswirksame Leistungen
WE	Willenserklärung
WHO	World Health Organization, Weltgesundheitsorganisation
WORM	write once read many
WSR	Wurzelspitzenresektion
ZÄK	Zahnärztekammer
ZFA	Zahnmedizinische/-r Fachangestellte/-r
ZMF	Zahnmedizinische/-r Fachassistentin/-er
ZMV	Zahnmedizinische Verwaltungsassistent/-in
ZMVZ	Zahnmedizinisches Versorgungszentrum
z. B.	zum Beispiel
zw.	zwischen

Bildquellenverzeichnis

Fotos/Collagen

AOK-Mediendienst: S. 109 Mi.; Dr. Claudia R. Barthel-Zimmer: S. 124 o.; bpk – Bildagentur für Kunst, Kultur und Geschichte: S. 60 o.; Bundesministerium für Gesundheit (BMG): S. 222 o.; Charité Universitätsmedizin Berlin, Charité Centrum für Zahn-, Mund- und Kieferheilkunde, Bereich Oralmedizin, zahnärztliche Röntgenologie und Chirurgie/Univ.-Prof. Dr. Andrea-Maria Schmidt-Westhausen: S. 214 2.v.u. + u., S. 218 u., S. 220 o.; CompuGroup Medical (CGM) Deutschland: S. 107 Mi., S. 110 Mi. + u., S. 122 u., S. 125 o. + Mi.; Iris Karcher: S. 19 Mi.re., S. 22 o. + u., S. 24 Mi.o., S. 26 Mi. + u.; Albert Mergelsberg: S. 112, S. 113; Jens Schünemann: S. 15 o., S. 23 Mi. + u., S. 25 Mi.u., S. 28 Mi., S. 127, S. 133 2. + 3.v.o., S. 134 o., S. 176 Bild 1-4 v.o., S. 208 Alles außer o. + u.re., S. 209 Restliche chirurgische Instrumente, S. 218 o., S. 226 A.C + E; Werner Krüper: S. 6, S. 9 o. + Mi., S. 17 Schmierinfektion, S. 19 Mi., S. 27 Mi. + u.re., S. 54 Mi.li., S. 93 o., S. 122 o., S. 132 2.v.o., S. 170 o., S. 207 Faden, S. 208 o., S. 209 u. + Tamponadenstopfer, S. 211 o., S. 215 Mi., S. 222 u. + Ampullen + Creme, S. 223 u., S. 226 D, S. 276 2.v.o., S. 278 u., S. 279 o. + u., S. 280 u.; Dentsply Sirona: S. 131 o. + Mi., S. 177 o.re.; DMG Dental-Material Gesellschaft mbH, Hamburg 2022: S. 126 Mi.; dpa Picture-Alliance/dpa-infografik GmbH: S. 62; Dr. Claudia R. Barthel-Zimmer: S. 174 o.; Dr. Dr. Brigitte Nestle-Oechslin: S. 220 u., S. 221 o.; Dr. Drüke: S. 212, S. 213 o. + Mi., S. 229 1-4 + 6 + 7; Dr. Friedrich Cleve: S. 119 u., S. 276 u.; Dr. Jochen Eble: S. 24 o., S. 25 Mi.o.li., S. 124 Mi. + u., S. 126 o., S. 131 u., S. 132 7.v.o., S. 133 4.-7.v.o., S. 134 2.v.o., S. 139 2. + 3.v.o. + u., S. 170 2.v.o. + u.li. + u.re., S. 175 o., S. 176 Bild 5-7 v.o., S. 177 o.li. + Mi.li., S. 206, S. 216 2.v.u., S. 220 Mi., S. 229 5; Dr. med. Uta Groger, Fachärztin für Allgemeinmedizin: S. 19 u., S. 24 Mi.u.; G DATA CyberDefense AG: S. 94 Mi.; Hoffmann Dental Manufaktur GmbH: S. 128 o., S. 129; INTERFOTO/CLASSICSTOCK/Debrocke: S. 53; KaVo Dental GmbH, Biberach/Riss: S. 25 o. + Mi.o.re., S. 133 u., S. 134 Mi., S. 139 o.; Kulzer GmbH, Hanau: S. 170 3.v.o.; KZBV und GKV-Spitzenverband/Albert Mergelsberg: S. 79 Mi., S. 121; mauritius images/BSIP: S. 27 u.li., S. 28 o., Bruno Kickner: Titelfoto, Science Source: S. 17 Mundsoor; mectron Deutschland Vertriebs GmbH: S. 208 u.re.; MELAG Medizintechnik oHG: S. 25 u., S. 27 o.; Mylan Germany GmbH (A Viatris Company): S. 267 Mi.; Nobel Biocare Services AG: S. 128 Mi.; Prof. Dr. Rainer Seemann: S. 132 o.; Ratiopharm: S. 267 o.; Science Photo Library/Cnri: S. 16 o., EYE OF SCIENCE: S. 119 o. + Mi.; SEPTODONT GmbH: S. 171 u.; Shutterstock.com/absolutimages: S. 17 Frau, ALPA PROD: S. 23 o., Andrii Spy_k: S. 17 Karies, Anton Starikov: S. 222 Pillen, Antonio Guillem: S. 7 re., botazsolti: S. 130 li. + re, byswat: S. 12, Casa nayafanaShutterstock/Casa nayafana: S. 19 o., Dental Pro Content: S. 218 Mi., DUSAN ZIDAR: S. 14 o., Ecelop: S. 207 Verhaltenshinweis 2-4, eleonimages: S. 219 o., Evgeny Karandaev: S. 11 Mi., fizkes: S. 11 u., GaroManjikian: S. 217 u., Heather Merlo: S. 17 Spritzen, HENADZI KILENT: S. 210 u., Image Point Fr: S. 279 Mi., Juan Gaertner: S. 15 Pilze, Kraska: S. 207 Verhaltenshinweis 1, Lighthunter: S. 216 u., medicalNN: S. 265 u., Migren art: S. 28 u., Nixx Photography: S. 15 Protozoen, S. 265 Mi, phichet chaiyabin: S. 17 Masern, Prostock-studio: S. 9 u.Mi., Rido: S. 280 o., Roschetzky Photography: S. 54 u., Sergii Kuchugurnyi: S. 175 Mi., S. 177 Mi.re., StockLite: S. 9 u.re., StockPhotosArt: S. 210 Mi., Thomas Francois: S. 17 Gehacktes, vittoria_vittoria: S. 110 o., wavebreakmedia: S. 9 u.li.; stock.adobe.com/DOC RABE Media: S. 60 Mi., isabelbueno: S. 27 u., Jürgen Fälchle: S. 109 u., MG/Stockfotos/Stockfotos-MG: S. 92, nakedking/Murat Subatli: S. 109 o., Robert Hainer: S. 207 Flasche

Illustrationen
Cornelsen/PER MEDIEN & MARKETING GmbH: S.: 7 Mi. li., 21 u. re., 48 Mi. re., 50 o. Mi., 55 Mi. re., 56 u. re., 58 o. Mi., 59 o. Mi., 63 u. re., 63 Mi. re., 64 o. re., 65 o. re., 74 o. re., 74 Mi. re., 87 u. re., 89 u. Mi., 90 Mi., 90 Mi., 91 u. Mi., 91 Mi., 93 Mi., 93 u. re., 94 o. re., 96 u. Mi., 97 o. re., 107 o. re., 272 o. re.; Angelika Kramer: S.: 18, 20, 26 o., 108, 272 u., 274 o., 275, 276; Gabriele Heinisch: S.: 126 u., 276 o.li.; Gerda Raichle: S.:15, 16 Mi., 29, 76 o. + u., 125 u., 169, 183, 216 o., 217 o., 268 u., 269 Mi. + u., 270 u., 277 Mi.; Jörg Mair: S.: S. 15 Viren, 16 Bakterien + Viren, S. 24 u., 31, 54 Mi.re., 75 o. + Mi., 77 o., 77 Mi., 78 Mi. + u., 79 o. + u., S. 80, 85, 86, 88, 120, 123, 132 o. + u., 133 o., 134 u., 166-168, 171 o., 172, 173, 174 alles außer o., 178-181, 185, 207 Nadel, 211 Mi., 213 u., 214 Mi., 215 u., 219 Mi. + u., 221 u., 266 u., 268 o. + Mi., 270 o., 271 u., 273, 274 u., 276 2.v.u., 277 u., 278 o., 284; Karin Mall: S. 271 o.; Natascha Welz: S.: 14 Mi, 223 alles außer u., 266 Mi

Textquellen
S. 21: DAHZ (Deutscher Arbeitskreis für Hygiene in der Zahnmedizin) und BZÄK